PARIS. — IMPRIMERIE ÉMILE MARTINET, RUE MIGNON, 2.

PRÉCIS

DE MANUEL OPÉRATOIRE

PAR

L.-H. FARABEUF

Professeur agrégé à la Faculté de médecine de Paris
CHEF DES TRAVAUX ANATOMIQUES
Membre de la Société de chirurgie

II

AMPUTATIONS DES MEMBRES

AVEC 403 FIGURES DANS LE TEXTE

—◦◦◦—

PARIS

G. MASSON, ÉDITEUR

LIBRAIRE DE L'ACADÉMIE DE MÉDECINE

BOULEVARD SAINT-GERMAIN, 120

MDCCCLXXXI

PRÉFACE

Le premier fascicule de cet ouvrage ayant été spontanément bien accueilli par plusieurs chirurgiens expérimentés d'Europe et d'Amérique, je me suis enhardi à travailler pendant quelques années pour donner un assez gros précis du manuel opératoire des *amputations*. Ultérieurement paraîtra une dernière partie consacrée aux résections et à certaines opérations fréquemment pratiquées, et qu'il est utile et possible de répéter sur le cadavre : « Parmi les opérations, il en est, dit Chassaignac, dont l'étude exige des manœuvres cadavériques, il en est pour lesquelles on n'a rien à retirer de ce genre d'exercices.... On répète sur le cadavre une ligature d'artère, une amputation et surtout une résection. On ne répète pas une opération de hernie étranglée ou une ablation de tumeur. »

C'est donc volontairement que je n'ai jamais songé à traiter de cette multitude d'opérations qui, sans grand profit pour les études sérieuses, prennent la majeure partie de la place dans les traités de médecine opératoire — opérations de petite chirurgie — opérations impossibles à répéter sur le cadavre, — opérations spéciales qui ne peuvent être enseignées que par des maîtres devenus spécialistes à des élèves spéciaux. Ne forçons point notre talent : c'est de la grosse ou grande chirurgie qu'on trouvera ici, celle-là même qui, au point de vue des études d'amphithéâtre, c'est-à-dire de *l'éducation de la main*, mérite la première place.

On trouvera dans ce livre bien des procédés justement abandonnés et bien d'autres très médiocres que la nécessité seule peut imposer. Les premiers ont été seulement indiqués ou figurés, les seconds n'ont reçu que les développements strictement nécessaires.

Quant aux procédés de choix ou d'élection, je n'ai rien épargné pour mettre le lecteur en mesure de les comprendre, de les apprécier et de les exécuter dans les meilleures conditions, pour que le malade guérisse et possède un moignon régulier, indolent et *utile*. J'ai donc été long, fort long, ne craignant pas les répétitions, cherchant, à l'imitation d'A. Paré, à faire si bien et si clair « qu'il n'y eût personne qui ne devînt par mes écrits beaucoup plus habile que moi ». Certes, nul ne me fera le reproche, adressé par Bichat aux auteurs de son temps, de forcer le lecteur à « parcourir péniblement dix pages de ce qui ne se fait plus pour arriver à dix lignes de ce qu'on doit faire. » Car ce qui ne se fait plus ou ce qui se fait encore, mais ne devrait plus se faire, a été relativement écourté ; tandis que ce qu'il faut faire recevait des développements tout à fait inusités.

Pour chaque procédé d'élection, j'ai donné les raisons de mon choix. Dédaigneux de faire des élèves crédules et inconscients, cherchant des disciples librement convaincus, ne désirant m'imposer à personne, je fais un appel constant aux connaissances et au jugement de ceux à qui je propose tel ou tel procédé, telle ou telle manœuvre.

Je n'attache pas, du reste, une importance extrême à la manière dont un opérateur s'y prend pour exécuter un procédé. Chacun a ses attitudes préférées, ses habitudes, etc. Je voudrais même que les juges des examens et des concours fussent, comme moi, à peu près indifférents au mode d'exécution chaque fois qu'il reste méthodique, et gardassent leur sévérité pour apprécier le résultat. Le juge B. veut que le couteau attaque d'abord la face dorsale; le juge C. tient pour le contraire. A quoi bon faire subir aux candidats les conséquences de ce futile désaccord, puisque vous vous entendez, Messieurs, sur la forme, la situation, la vitalité, les dimensions du lambeau, etc.?

On reconnaîtra, je l'espère, que je ne me suis pas contenté de mes études d'amphithéâtre et que c'est de la médecine opératoire applicable au vivant que je me suis efforcé d'enseigner. Au peu que j'ai vu moi-même j'ai voulu ajouter tout ce que je pouvais prendre dans les auteurs français, anglais et allemands.

On ne trouvera pas ici de séries de faits à l'appui du jugement porté, avec prudence et réserve, sur les procédés opératoires. A ce point de vue surtout, la statistique est d'un primitif désespérant. Certes, le temps n'est pas loin où tout le bagage statistique chirurgical accumulé jusqu'à nos jours sera rejeté avec dédain comme une matière brute et avariée. Car n'est-il pas urgent de catégoriser les amputations de chaque segment de membre suivant la cause, l'état général et local, suivant le lieu ou la hauteur de l'amputation; enfin, suivant le procédé et le mode de réunion et de pansement? Peut-on se contenter d'observations comme j'en ai tant lu, surtout dans les recueils anglais, où il est dit à la fin : *recovered*, guéri ! C'est le principal. Mais dans quel état est la cicatrice? Le moignon est-il indolent et utilisable ? On n'en dit rien. Et que de fois aussi j'ai, à propos des amputations du membre inférieur, trouvé comme résultat indiqué : le malade marche; sans qu'il soit dit s'il s'appuie sur le moignon ou sur l'ischion !

Jusqu'à présent et malgré les commodités de l'anesthésie, les procédés rapides ont été conservés par la grande majorité des chirurgiens, « comme si un sablier devait être la mesure du mérite d'un opérateur » (Pouteau, III, 214).

J'ai voulu réagir hardiment contre cette pratique, qui devait disparaître avec l'avènement du chloroforme, car ce qu'on gagne en vitesse on le perd en précision. Je me permettrais même de ne pas accorder à Sédillot que les procédés rapides doivent être conservés près des champs de bataille : car ce n'est pas l'amputation proprement dite qui prend du temps, mais bien les soins préliminaires et consécutifs, l'anesthésie, l'hémostase et le pansement. Qu'y a-t-il à gagner à choisir un procédé rapide? Des secondes, très rarement des minutes. Qu'y a-t-il à perdre? La sécurité, le *tuto*, auquel tout doit être sacrifié, le *cito* comme le *jucunde*.

Plusieurs chirurgiens français tendent à se montrer moins soucieux qu'autrefois de l'effet à produire sur les assistants : pour amputer le mieux possible, ils se placent commodément; ils *extirpent* les membres et ne les *abattent* plus avec la furia, la recherche de pose et les grands gestes incommodes de leurs prédécesseurs. Toutefois, la simplicité dans l'attitude, la brièveté du couteau employé, la volonté de faire un bon moignon, ne doivent point empêcher le chirurgien d'opérer avec élégance.

Est-il donc si utile de bien opérer? Les vrais chirurgiens disent oui, les autres non. Pour ceux-ci les malades guérissent aussi vite et aussi bien, les moignons sont aussi bons, quelles qu'aient été la méthode employée et l'habileté de l'opérateur. Ceux qui parlent ainsi, contestant, en fait, l'utilité des longues études anatomiques et opératoires, contempteurs de ce qu'ils ignorent, ne méritent le nom de chirurgiens que parce qu'ils font de la chirurgie.

Nous savons mieux qu'autrefois choisir le moment opportun pour pratiquer les opérations; nous respectons les contre-indications de l'état général; nous sommes maîtres, ou à peu près, de la septicémie. Par conséquent, puisque nous pouvons presque répondre de la vie des opérés, le moment n'est-il pas venu de concentrer notre attention sur les procédés opératoires, afin que cet idéal, la réunion rapide, se produise sûrement et que le résultat, le moignon, reste non seulement régulier et indolent, mais encore et surtout puissant et bien conformé pour le travail ?

Je n'ai rien à dire sur la forme de ce travail que je n'aie déjà dit dans le préambule de la première partie. Ici encore les figures ont été faites par moi et gravées sous la direction de M. Blanadet, dont la complaisance ne s'est pas démentie un seul instant pendant notre longue collaboration. Ces figures ne sont pas toutes ce que j'aurais voulu qu'elles fussent ; elles m'ont cependant coûté beaucoup à tous les points de vue. J'ai vainement voulu trouver un dessinateur capable de représenter plusieurs mains attelées à la fois à la même manœuvre opératoire. Telles qu'elles sont, j'espère que les figures de cet ouvrage contribueront à le rendre clair et précis. Elles ont été faites pour cela et ne sont pas empruntées à des ouvrages antérieurs. C'est un trait d'originalité rare et incontestable que je me permets de signaler.

Si je voulais citer les ouvrages lus ou consultés pendant la rédaction de ce précis, le premier serait un recueil manuscrit de mes leçons orales d'autrefois, et que m'a laissé M. Charles Monod en quittant l'École pratique après s'y être exercé trois années...; le dernier, le volume de mémoires sur les amputations que vient de publier le professeur Verneuil. En relisant ces mémoires, que je ne connaissais pas tous dans leur état actuel, je me suis aperçu qu'ayant été imprégné de l'enseignement de ce maître depuis quinze ans, je tenais de lui un certain nombre d'idées que j'étais arrivé à croire miennes.

En terminant, il me faut donner au lecteur un avis utile, sinon indispensable. Quand vous lirez dans ce livre : Incisez de gauche à droite... attaquez le bord gauche du pied... poursuivez jusque sur la face droite du membre... sachez que les termes *gauche* et *droite* visent l'opérateur et non l'opéré. Par conséquent, incisez de gauche à droite veut dire : de votre gauche à votre droite; attaquez le bord gauche du pied, signifie : attaquez le bord du pied quelconque situé à votre gauche; poursuivez jusque sur la face droite du membre, est mis au lieu de : poursuivez jusque sur la face du membre qui regarde votre main droite.

PRÉCIS

DE MANUEL OPÉRATOIRE

II. AMPUTATIONS DES MEMBRES

PREMIÈRE PARTIE

GÉNÉRALITÉS

L'amputation est une opération par laquelle on enlève un membre en totalité ou en partie.

Il y a deux espèces d'amputations : les unes, faites au niveau des jointures et dans lesquelles on ne fait que séparer les pièces du squelette, sont les DÉSARTICULATIONS ou amputations *dans la contiguïté;* les autres, faites au niveau des os que l'on scie, sont les AMPUTATIONS proprement dites ou *dans la continuité.*

On doit confondre ces deux espèces dans la même description générale, car le point important n'est pas la division des parties osseuses, mais la taille des parties molles et des téguments dont il faut garder une quantité suffisante pour bien recouvrir la portion de squelette mise à nu.

Le chirurgien qui va pratiquer une amputation doit se proposer avant tout de sauver la vie du malade.

Mais ce n'est point assez qu'un amputé respire, il faut encore que l'infirmité consécutive à l'opération ne fasse pas de la vie un insupportable fardeau. Ils le sentent bien, les malheureux qui, n'ayant que leurs bras pour toute fortune, refusent de sacrifier un de leurs membres, si compromis qu'il paraisse, et préfèrent de risquer cent fois la mort plutôt que de consentir à vivre avec un moignon douloureux ou impotent.

C'est pourquoi l'opérateur doit se préoccuper toujours de diminuer, dans la mesure du possible, par le choix du procédé et de l'appareil prothétique, les inconvénients définitifs de la mutilation qu'il va produire.

S'il est vrai que toutes les manières d'amputer actuellement en usage sont également faciles à pratiquer et, bien exécutées, également favorables à la survie des opérés, il ne nous restera plus, pour nous guider dans le choix du procédé, qu'une question à résoudre : Que fera l'amputé de son moignon? ou plutôt : Que peut-il désirer en faire?

Si vous mutilez le pied ou le bas de la jambe, sachez qu'il est désirable que le malade puisse marcher en s'appuyant directement sur l'extrémité de son moignon.

Si vous enlevez une partie de la main, faites que le reste puisse saisir l'outil gagne-pain sans douleur.

Si votre opération porte sur l'avant-bras ou la jambe, le bras ou la cuisse, n'oubliez pas qu'un appareil prothétique sera utile sinon indispensable, et que le moignon devra recevoir, supporter et faire fonctionner cet appareil.

Puisque le *moignon* est, après le salut du malade, le but de toute amputation, puisque c'est pour apprendre à faire et à conserver de bons moignons, dans toutes les régions des membres, que ce livre est écrit, il est méthodique d'exposer successivement : ce qu'il faut faire ; avec quoi on peut le faire ; et enfin, comment on doit le faire.

En d'autres termes, je vais essayer de montrer au tailleur de moignons :

1° Le modèle, le *moignon cicatrisé indolent et utile* à imiter ; puis le *moignon conique douloureux et impotent*, à éviter ;

2° La *matière première et ses qualités*, c'est-à-dire *les chairs et les os*, leurs habitudes physiologiques et pathologiques : alors seront indiquées les diverses qualités qu'il faut donner aux moignons frais, et pour sauver la vie et pour faire de bons moignons définitifs ;

3° Les diverses *méthodes de la coupe* classées d'après les diverses formes de moignons, formes requises par le genre de travail que fera la partie mutilée ;

4° Les *instruments* et la manière de s'en servir ;

5° La *suspension provisoire du cours du sang*, ou l'art de comprimer chaque artère en particulier.

6° Enfin, pour résumer tous les préceptes précédents, et les compléter (narcose, pansement), le tableau d'une amputation sera esquissé avec toutes les scènes, dans l'ordre où elles se succèdent habituellement.

ARTICLE PREMIER

DES MOIGNONS

a. *Les bons moignons.* — Un moignon est *bon* lorsqu'il est *indolent* et *solide*, c'est-à-dire apte à se mouvoir sans douleur et à supporter les pressions du sol, de l'outil ou de l'appareil sans s'ulcérer ; il est *parfait* lorsque, outre ces qualités principales, il possède une *forme régulière*.

Un moignon indolent et solide, quelle que soit sa forme, présente une *cicatrice* ÉTROITE, cachée dans un sillon et protégée par deux lèvres à peu près régulières que forme la peau plus ou moins matelassée de tissu cellulaire. Il n'est pas bon que ces lèvres soient coupées de plis profonds, car ceux-ci résultent de brides sous-jacentes rétractiles qui, en bien des cas, appliquent trop fortement le tissu inodulaire sur l'extrémité de l'os.

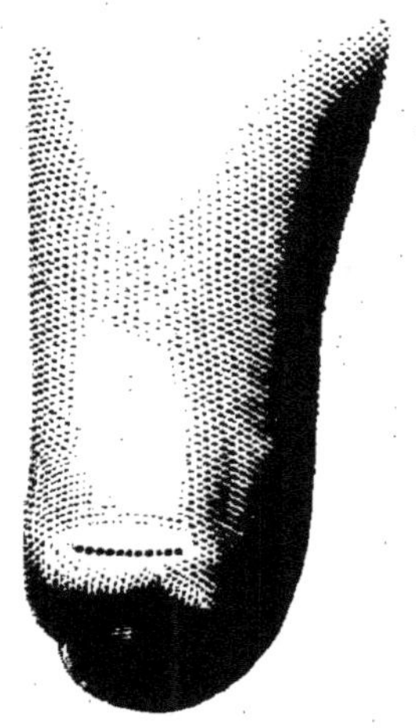

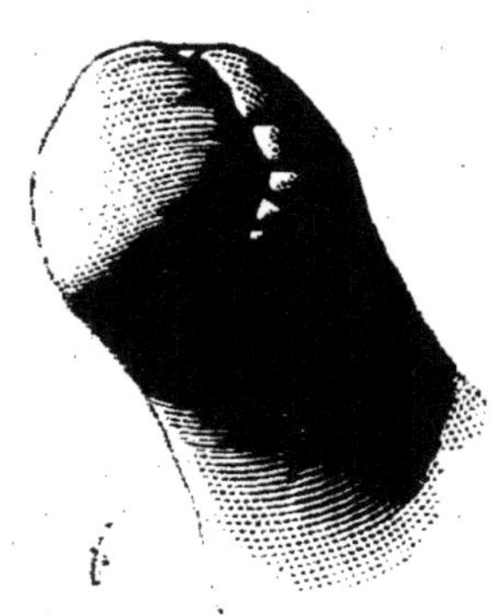

Fig. 1. — Bon moignon de jambe. (Marcellin Duval.)

Fig. 2. — Bon moignon de bras droit. (Houzé de l'Aulnoit.)

La *peau* d'un *bon* moignon est saine, lâche ou modérément tendue, quelquefois doublée d'un pannicule graisseux épais, quelquefois, au contraire, maigre, mince en apparence, mais alors surabondante et plissée comme le tégument olécrânien. Dans tous les cas, elle est *mobile*, sans autres adhérences avec le squelette que celles de la ligne cicatricielle qui peuvent, à la longue, acquérir une grande fixité, surtout lorsqu'elles sont éloignées du bout de l'os, rejetées sur le côté.

Avec le temps et par le travail, la couche profonde du fascia sous-cutané peut se transformer en bourse muqueuse accidentelle, de même que l'épiderme peut s'épaissir et devenir un véritable durillon.

Sous les téguments d'un moignon, on rencontre immédiatement l'os si la peau seule a été conservée pour recouvrir le squelette.

Il n'en est pas de même si l'on a gardé aussi une longueur suffisante de muscles et si l'on a été assez heureux pour en obtenir la cicatrisation sur place. Sous les téguments, se trouve alors une couche fibreuse dont la structure et l'épaisseur ne rappellent guère l'origine, mais qui n'en sépare pas moins heureusement l'os de la peau et les empêche d'entrer en conflit. Cette *coiffe fibreuse* donne insertion aux tendons et aux muscles, car c'est de la fusion de leurs extrémités coupées qu'elle résulte. Sa cicatrice est bien moins mobile sur l'os que ne peut l'être celle de la peau : on y voit aboutir les cordons fibreux qui représentent les extrémités oblitérées des gros vaisseaux et les cordons nerveux quelquefois effilés et dissociés, mais plus souvent hypertrophiés et globuleux.

La présence des bouts nerveux au voisinage du sommet d'un moignon, et spécialement dans la région active, est très souvent l'origine d'une incapacité fonctionnelle déterminée par la douleur. Les extrémités des nerfs, surtout celles des nerfs cutanés, dit-on, ont en effet une grande tendance à se renfler en massue, en olive ou en fuseau, et même à se réunir ensemble sous forme d'anses et de plexus. Il en résulte des *névromes* généralement sensibles au moindre contact et qui rendent impuissants et intolérants les divers points qu'ils occupent. Comme les nerfs sont toujours coupés plus haut que la peau, leurs renflements terminaux se rencontrent d'habitude à une certaine distance de la cicatrice, sur le pourtour ou sur l'extrémité des moignons, suivant la méthode employée. Mais ils peuvent se montrer aussi au niveau même du tissu inodulaire, puisqu'il est possible de voir deux troncs nerveux séparés par l'épaisseur d'un os, se cicatriser en fronde par-dessous l'extrémité de celui-ci. Pour bien faire, les névromes, puisque les névromes sont presque inévitables, doivent être situés loin du sommet, près de la racine du tronçon de membre, et surtout bannis du point ou des points destinés à exercer une pression ou bien à subir un contact.

Le *squelette* d'un *bon* moignon présente une extrémité arrondie, généralement un peu atrophiée sur une hauteur très variable. A la suite des amputations vraies, le canal médullaire est presque toujours fermé par une mince lamelle de tissu compact quelquefois trouée en son milieu. S'il y a deux os, ils sont assez souvent soudés par des stalactites osseuses, indices d'une irritation prolongée.

Il n'est pas rare de rencontrer quelques irrégularités qui entourent le bout des os et les font ressembler au bout d'un bâton fatigué sur le pavé. Ce sont des productions périostiques auxquelles adhère la cicatrice des parties profondes et quelquefois aussi celle des téguments.

Sous l'influence de la persistance de l'irritation du périoste, il peut se produire, non plus une couronne de simples aspérités, mais un nombre variable d'épines osseuses qu'on a vues assez longues et assez pointues pour perforer les téguments, quelles qu'en soient l'épaisseur et la laxité.

Les moignons qui proviennent d'une *désarticulation* présentent quelques particularités. Ils ont moins de tendance à la forme conique, mais ils perdent souvent, avec le temps, leur aspect de massue par l'atrophie lente et graduelle de leur squelette. L'extrémité inférieure du fémur elle-même peut s'atténuer au point de ne plus présenter de traces de condyles.

Les cartilages, quand ils ne se sont pas exfoliés, persistent assez longtemps. Uhde en a trouvé des restes sur l'extrémité inférieure de l'humérus, neuf ans après une désarticulation du coude ; mais à la longue ils se résorbent.

Dans les premiers temps, les téguments peuvent être complètement dépourvus d'adhérences avec la surface articulaire et ses contours. Il n'en est pas tout à fait de même plus tard, soit que le cartilage ait été éliminé pendant la suppuration de la plaie, soit qu'il ait été résorbé lentement et tardivement. Ici donc, nous n'avons pas la cicatrice fatalement adhérente, du moins pendant les premiers mois, des moignons dont le squelette a été scié.

La forme que prend et garde le bout de l'os d'un moignon dépend sans doute aussi du travail qu'il fait. Mais je ne suis pas sûr de répéter une vérité en disant que l'atrophie survient spécialement lorsque les moignons ne sont employés à aucun service.

Après avoir dit brièvement ce que doivent être les bons moignons, essayons de montrer les défauts des mauvais.

b. *Les mauvais moignons.* — La forme des moignons cicatrisés, abstraction faite de la situation de la cicatrice, est liée, plus souvent qu'on ne le croirait, à leur aptitude au travail. C'est, en effet, la conicité à divers degrés qui est le fléau des moignons.

Qu'est-ce donc qu'un moignon conique?

Cette expression consacrée qui date du temps où l'on ne s'occupait guère que de l'amputation de cuisse, a besoin à mon sens de quelques explications.

La *conicité* des moignons cicatrisés n'implique pas nécessairement la forme conique; elle est caractérisée par la *tendance de l'os trop long ou trop gros à sortir à travers les téguments trop courts ou trop étroits.* Cette tendance se révèle par la tension des parties molles et de la cicatrice étroitement appliquées sur le squelette; par la sensibilité, la minceur, la misère et par conséquent la fragilité de ces mêmes parties, sensibilité et fragilité qui rendent le moignon incapable, immobile, intolérant et même douloureux au repos (fig. 3 et 4).

Un os d'un faible diamètre ou pointu, recouvert par une surface cicatricielle adhérente, exposée à fleur de peau, tendue de toutes parts par les téguments, et par conséquent tiraillée, voilà le plus mauvais type du moignon conique non ulcéré.

Mais, l'extrémité de l'os peut être large et renflée, la cicatrice peut être étroite : si les téguments quels qu'ils soient, d'un moignon quelle que soit sa forme, sont à la

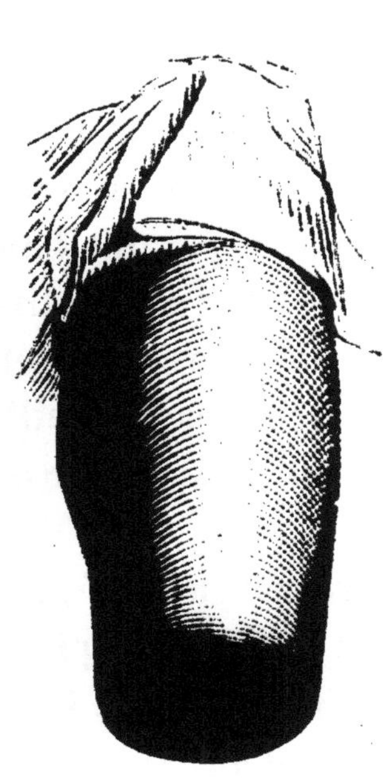

Fig. 3. — Moignon de jambe, non conique de figure, mais à large cicatrice fréquemment ulcérée et par conséquent conique dans le sens pathologique du mot.

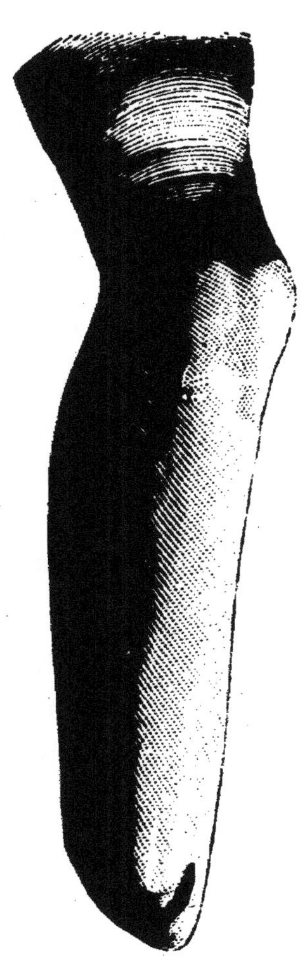

Fig. 4. — Moignon de jambe, conique à tous les points de vue. (L'étranglement au-dessus du genou a été déterminé par l'appareil de Beaufort.)

fois très tendus et sensibles à la pression, le moignon possède à un degré moindre tous les défauts du type ci-dessus indiqué et mérite le même nom.

1.

Au contraire, bien que les moignons de bras et de cuisse acquièrent le plus souvent, chez les sujets dépourvus d'embonpoint, la forme en pain de sucre, du fait de l'atrophie des muscles, ces moignons, coniques de figure, ne sont pas pour cela coniques dans le sens pathologique du mot, sens qui me semble suffisamment éclairé par ce qui précède.

Lorsqu'un moignon conique est assez indolent pour pouvoir travailler, il s'ulcère à la longue : le repos amène la réparation; puis, la reprise du travail reproduit l'ulcération, et ainsi de suite. Cette succession d'alternatives ne prend fin que par la condamnation au repos à perpétuité, par la nécrose et la chute de la partie osseuse saillante, ou encore par l'action chirurgicale sur le squelette ou sur les téguments.

Un moignon conique capable de rester cicatrisé, pourvu qu'il ne travaille pas, n'est point ce qu'il y a de pire.

Très fréquemment, en effet, la saillie de l'os hors des téguments est permanente, soit qu'il n'ait jamais pu être enveloppé par les chairs, ce qui peut être le fait du chirurgien, de la gangrène ou de la nécessité (*conicité d'emblée*); soit que primitivement suffisantes, les parties molles aient subi une rétraction secondaire graduelle et considérable sous l'influence d'un retard dans la cicatrisation ou d'une irritation prolongée; soit enfin que l'os lui-même ait grandi, naturellement comme chez les enfants, ou pathologiquement, par la production de ces végétations exceptionnelles déjà signalées plus haut.

Lorsque l'os est saillant à l'extérieur depuis un certain temps, ordinairement à travers la plaie d'amputation, mais quelquefois aussi à travers une perforation des téguments et même d'un épais lambeau, il peut être nécrosé et dénudé (fig. 5) ou, au contraire, vivant et couvert de bourgeons charnus (fig. 6). L'orifice qui lui donne issue est un anneau inodulaire commun à la peau et aux chairs, adhérent au périoste.

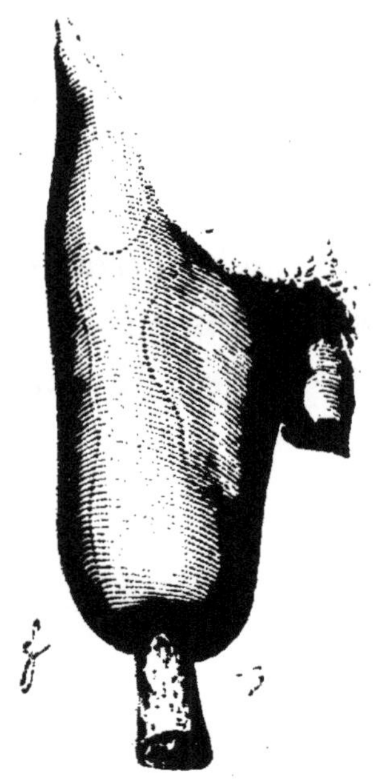

FIG. 5. — Moignon de cuisse. Os dénudé, nécrosé peu de temps après l'amputation circulaire non suivie de réunion.

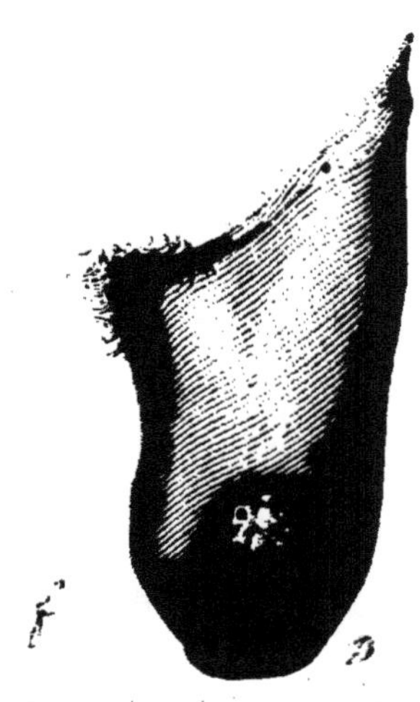

FIG. 6. — Moignon de cuisse. Os vivant couvert de bourgeons charnus, primitivement recouvert, sorti entre les deux lambeaux latéraux abandonnés à la pesanteur dans un pansement vicieux.

Si le bout de l'os est nécrosé, il faut qu'il tombe spontanément ou qu'il soit enlevé; mais comme la nécrose remonte quelquefois fort haut et qu'alors il se forme un os nouveau qui engaîne le séquestre, on conçoit que l'intervention chirurgicale puisse être difficile, contre-indiquée et même impossible.

Dans le cas où l'os, quoique saillant, vit recouvert de bourgeons charnus, le sacrifice de la partie proéminente ne devient nécessaire que si la peau du moignon n'est pas suffisante pour recoiffer l'os après qu'on l'aura détachée de l'anneau inodulaire. Or, si l'insuffisance des téguments n'est pas primitive et si elle ne résulte pas de l'allongement de l'os, cette opération est possible. La rétraction dite secondaire des parties molles, celle qui cause le plus souvent la conicité, porte spécialement sur les chairs qui entraînent il est vrai la peau avec elles; mais le tégument conserve assez longtemps son extensibilité.

Il est d'autres inconvénients, la névralgie, l'œdème, etc., que peuvent présenter les moignons. Comme il ne dépend pas du chirurgien opérateur de les éviter, je n'ai pas à m'en occuper ici.

ARTICLE II

PROPRIÉTÉS DES MATIÈRES DONT ON FAIT LES MOIGNONS

En premier lieu, il convient d'examiner les propriétés qui concernent la *constitution physique* des moignons, c'est-à-dire l'élasticité de la peau, la rétractilité des muscles, la dureté et le volume des os. Cette étude nous conduira à la détermination rigoureuse de la quantité de parties molles qu'il faut garder pour obtenir un bon résultat primitif et définitif.

a. *Des téguments.* — Le derme des membres de l'enfant

et de l'adulte est très élastique partout où il n'est pas doublé d'une couche épidermique ou d'un pannicule graisseux d'une épaisseur considérable. Son extensibilité a pourtant des limites. Lorsque les parties sous-jacentes prennent un très grand développement en quelques mois, on observe les éraillures, véritables débridements interstitiels, de la grossesse et des cas mécaniquement analogues. Quand les parties sous-cutanées se gonflent au contraire très rapidement, il se produit des solutions de continuité qui nous intéressent plus directement et résultent de la gangrène des téguments.

D'un autre côté, lorsque la peau, après avoir été lentement et longtemps distendue, se trouve subitement libérée, soit par un amaigrissement rapide, soit par l'accouchement, soit par une section chirurgicale, il arrive souvent qu'elle semble avoir perdu une partie de son ressort et qu'elle ne subit pas immédiatement le retrait dont elle est ordinairement susceptible. Mais, sauf peut-être chez les vieillards, la peau, dans ces conditions, retrouve peu à peu sa rétractilité, et l'opérateur ne doit pas l'oublier.

Il en est de même lorsque le tégument, étant devenu ferme et lardacé au voisinage d'une tumeur blanche, semble avoir complètement perdu son élasticité.

Donc, l'élasticité des téguments épuisée par la distension ou entravée par l'infiltration se retrouve. Si elle ne se manifeste pas par une rétraction immédiate après la dissection d'un lambeau, sachez que plus tard elle vous montrera ses effets. Bien plus, il semble que la rétractilité de la peau n'ait pas de limite, c'est-à-dire qu'elle continue indéfiniment à se manifester, jusqu'à ce que le tégument ait trouvé un point d'appui et acquis une tension capable de contre-balancer sa tendance au retrait.

Heureusement, dans la confection des moignons, il suffit en général de prévoir les effets de la rétractilité immédiate de la peau, de celle qui lui fait perdre un tiers de sa longueur et, dans des cas spéciaux, de celle qu'elle retrouvera prochainement, soit qu'elle ait subi une distension anormale, soit qu'elle ait perdu momentanément sa souplesse par l'infiltration. Cependant, si le moignon est très lent à se cicatriser, ou plutôt, s'il ne se forme pas assez rapidement des adhérences inodulaires qui fixent les lèvres de la plaie, attendez-vous à voir la peau, non-seulement suivre les chairs dans leur retrait, mais encore contribuer elle-même dans une certaine mesure à ce retrait, puisque dans des cas pareils elle se montre modérément tendue et dépourvue de plis.

Voyez, par exemple, le moignon de cuisse représenté fig. 5, page 11. L'amputation circulaire a été faite pendant la guerre de 1870-1871, très près du genou, par un chirurgien que je connais et qui a certainement bien opéré. Le dessin a été exécuté d'après nature en 1874. En voyant quelle est la saillie de l'os, on devine combien de plis devrait former la peau si elle avait cessé de se rétracter immédiatement après l'amputation. Eh bien! cette peau, tardivement fixée à l'os nouveau qui entourait la partie cachée du séquestre, avait sur le moignon la même tension que sur le membre sain, ni plus ni moins. Mais un tel retrait des téguments demande du temps; c'est pourquoi l'on dit quelquefois : quand on a gardé assez de peau, on la retrouve toujours. De sorte que si, par malheur, l'os devient saillant, quoique vif et bourgeonnant, on peut le recoiffer en prenant la simple précaution de désunir l'enveloppe du moignon d'avec l'anneau inodulaire qui adhère au périoste, en faisant de l'autoplastie par glissement. Cela n'est vrai que si l'amputation date seulement de quelques mois, ou bien si la peau s'est trouvée exceptionnellement retenue et mise dans l'impossibilité de se raccourcir.

On pourrait, en employant des termes malheureusement un peu obscurs, résumer ainsi tout ce qui précède :

L'allongement que permet l'*élasticité* de la peau peut atteindre immédiatement ses extrêmes limites; il disparait en totalité aussitôt que cesse la cause qui l'avait produit.

Le raccourcissement que détermine l'*élasticité* de la peau libre arrive au maximum instantanément et persiste jusqu'à ce qu'une force active antagoniste vienne le détruire.

Au contraire, l'allongement réel, résultat d'un travail nutritif interstitiel causé par la distension prolongée, et dû à ce qu'on peut appeler l'*extensibilité* de la peau, est très lent à se produire et très lent à disparaître. Il en est de même du raccourcissement réel, par diminution de substance, déterminé par le relâchement permanent et ce qu'on peut appeler la *rétractilité*.

De ces dernières données physiologiques nous devons tirer deux conséquences pratiques :

1° En présence d'un moignon conique d'emblée, il faut considérer comme impossible d'obtenir par des moyens mécaniques l'allongement de la peau; il faut raccourcir le squelette, ou, si l'on ne peut faire autrement, laisser se former une large surface cicatricielle.

2° Quand il s'agit, au contraire, d'une conicité secondaire, avec saillie d'un os vivant et bourgeonnant, il ne faut pas désespérer de pouvoir le recoiffer avec la peau qui, primitivement suffisante, n'a pas dû, malgré les apparences, subir un raccourcissement réel important, s'il ne s'est écoulé que quelques mois depuis l'opération (1).

Ce qui précède concerne la peau considérée comme une membrane libre sur ses deux faces et partout identique à elle-même. Or, le derme n'est pas également libre, dans toutes les régions, de se rétracter à sa guise. Tantôt son élasticité est paralysée par l'épaisseur de sa cuirasse épidermique ou la densité de sa doublure graisseuse ; tantôt ce sont des adhérences aponévrotiques ou osseuses qui le retiennent sur place ; tantôt enfin, comme au niveau des condes articulaires, devant la rotule et surtout derrière l'olécrâne, sa rétractilité soumise à chaque instant à de nouvelles épreuves semble avoir tout à fait disparu.

Donc, dans les régions où l'épiderme est mince, le pannicule graisseux peu abondant, où la peau n'adhère pas notablement aux parties profondes et se trouve peu distendue par l'attitude ordinaire du membre, la rétraction des lambeaux tégumentaires doit être considérable. C'est ce qui arrive à la face dorsale du poignet, au niveau du voisinage du pli du coude, à la face antérieure de l'avant-bras et du bras, sur le dessus du cou-de-pied, près du jarret, en dedans et en avant de la racine des membres.

Au contraire, là où l'épiderme et le pannicule graisseux

____

(1) Voy. Philippe, *Gaz. des hôp.*, 1869, p. 465.

sont épais, où les téguments adhèrent aux aponévroses, aux saillies osseuses sous-jacentes, et se trouvent fréquemment distendus par l'attitude habituelle et les mouvements des membres, il ne se produit qu'un faible raccourcissement des lambeaux cutanés. C'est ce que l'on observe sur les sujets gras et en particulier, pour l'une ou l'autre des raisons énumérées ci-dessus : à la paume de la main et à la plante du pied ; en dehors et en arrière de la racine des membres ; sur la face dorsale des articulations phalangiennes des doigts ; derrière le coude et devant le genou.

On voit donc que l'enveloppe la plus superficielle des moignons est une enveloppe élastique qui sera aussitôt raccourcie que taillée, et qui par conséquent devra être taillée en prévision même de ce raccourcissement. Celui-ci varie, il est vrai, avec les régions, l'épaisseur du panicule graisseux et de l'épiderme, l'âge et d'autres circonstances encore qui ont été ou seront indiquées, mais on peut l'estimer en moyenne à un tiers. Par conséquent, s'il faut un lambeau long de 8 centimètres pour couvrir et fermer une plaie, il est nécessaire d'en tailler un de 12 (voy. plus loin). Certes, la peau rétractée n'est pas de fer, et l'on peut lui redonner par la traction ce qu'elle a perdu par élasticité ; de sorte que, s'il était possible d'obtenir toujours la cicatrisation d'un moignon sans gonflement intérieur et la solidification immédiate de la cicatrice, on pourrait tailler juste sans inconvénients. Mais il n'en est rien et il est très important de ne jamais l'oublier. Quand on ferme une plaie d'amputation par la suture ou les agglutinatifs, il faut que les lèvres de la peau se tiennent en contact d'elles-mêmes, sans nécessiter la moindre traction ; la suture, si on l'emploie, ne doit servir qu'à les immobiliser dans cet état, pendant et malgré le gonflement inflammatoire du moignon, s'il se produit.

L'*épaisseur* de la peau est aussi à considérer. Elle dépend du derme, du panicule graisseux et de l'épiderme. Un moignon garni de peau épaisse est évidemment meilleur pour le travail qu'un moignon garni de peau mince, d'autant plus que les régions où la peau est épaisse sont déjà et depuis longtemps habituées aux chocs et aux pressions.

Je ne parle ici qu'au point de vue physique ; mais la peau mince ne vaut rien non plus, au point de vue de la vitalité des lambeaux.

Dans les deux cas, il est nécessaire de distinguer la peau épaisse par elle-même, de la peau couverte d'un épiderme épais ou couvrant une épaisse couche de graisse et pouvant être mince en réalité.

b. *Des muscles.* — Si la peau, au point de vue de l'étendue et de l'épaisseur, devait nous occuper en premier lieu, parce qu'on ne fait pas de moignons sans peau, les *muscles* appellent maintenant notre attention parce qu'on ne fait guère de moignons sans muscles.

Les muscles d'un moignon doivent être considérés comme devant demeurer en repos pendant la période de cicatrisation ; mais ils peuvent aussi se contracter de temps en temps, plus ou moins énergiquement, être pris de spasme isolément, ou simultanément avec les autres muscles du corps, comme dans le tétanos. Si les muscles d'un moignon n'étaient pas engainés dans les aponévroses, on verrait souvent ceux qui ont été tout à fait privés de leurs insertions inférieures par l'amputation se raccourcir considérablement et momentanément par la contraction. Après l'amputation de cuisse, par exemple, le couturier, muscle long et à longs faisceaux, pourrait se retirer près de l'aine où il formerait une masse ovoïde longue de quelques travers de doigt, s'il est vrai que les muscles peuvent perdre en se contractant les 4/5 de leur longueur (1). En même temps, ce muscle conservant le même volume, augmenterait considérablement dans ses diamètres, sans toutefois changer de consistance et en restant mou comme tout muscle contracté qui n'éprouve pas de résistance. Mais le muscle couturier, comme tous les autres, est pourvu d'une gaine aponévrotique d'autant plus juste que le sujet est plus musclé et plus gras. Quand même on le supposerait tout à fait dépourvu d'adhérences celluleuses, vasculaires et nerveuses, le muscle couturier coupé en travers se retirerait aussitôt légèrement dans sa gaine comme le colimaçon dans sa coquille ; mais pas plus que ce dernier, il ne pourrait trouver place où il n'y en a pas, ni disparaître profondément.

Les aponévroses d'un segment de membre entier sont solidaires. A l'état physiologique, quand un muscle se raccourcit, son antagoniste s'allonge : le premier, en gros-

______

(1) En considérant les muscles comme des organes attachés des deux bouts à un os, il y a : *muscles longs à longs faisceaux*, comme le couturier, le biceps, le sterno-mastoïdien, dont le raccourcissement fonctionnel est considérable et la puissance assez faible ; et *muscles longs à courts faisceaux* (tous les muscles penniformes et semi-penniformes, si nombreux dans l'économie) dont la force est considérable, mais le raccourcissement minime.

sissant, enfle sa gaine, l'arrondit et pour cela tire de son côté l'aponévrose d'enveloppe générale; le second, en s'amincissant, désemplit l'aponévrose et la relâche. Par ce mécanisme, les muscles, dans leur fonctionnement normal qui n'utilise qu'une partie du raccourcissement dont ils sont susceptibles, n'éprouvent point de gêne sensible de la part de aponévroses.

Il n'en est pas de même dans un moignon dont tous les muscles peuvent se raccourcir et, par conséquent, grossir en même temps. C'est en partie pour cela que lorsque l'on tient en main un moignon de cuisse tout frais et encore ouvert, on ne voit pas, si le spasme est général, chacun des muscles se raccourcir autant que s'il se contracte isolément.

Il y a donc des obstacles mécaniques qui s'opposent à ce que le spasme des muscles d'un moignon puisse déterminer le retrait brusque de ces muscles vers leurs insertions supérieures et, par conséquent, la conicité instantanée. Ces obstacles qui luttent contre les efforts de la contraction, luttent aussi contre ceux de l'élasticité musculaire qui va nous occuper, c'est pourquoi je crois bon de les énumérer.

Ce sont, avant tout, les adhérences des muscles à l'os, adhérences plus ou moins solides qui cèdent si le périoste se décolle, qui sont directes pour le muscle directement inséré sur l'os, et indirectes pour celui qui n'est rattaché au squelette que par les tractus celluleux, vasculaires et nerveux grâce auxquels il est fixé plus ou moins efficacement aux organes voisins.

En second lieu, c'est la résistance que les gaines

aponévrotiques extra et intra-musculaires opposent au grossissement et, partant, au raccourcissement des muscles, résistance d'autant plus efficace que le volume du contenu se rapproche davantage de la capacité du contenant. On voit d'ici quelles doivent être les conséquences d'un amaigrissement rapide à la suite d'une amputation.

Le rôle contentif des aponévroses peut être favorisé par le pansement compressif, par la fameuse bande roulée, véritable aponévrose d'enveloppe plus inextensible encore que les aponévroses véritables. Le lien circulaire du garrot, le lien de caoutchouc d'Esmarch, la simple compression circulaire exercée par les mains de l'aide qui rétracte, entravent le raccourcissement des muscles. Louis et Pelletan le disent formellement. C'était vrai avant le chloroforme, alors que le patient contractait violemment ses muscles; c'est plus vrai encore aujourd'hui, car sur un amputé insensible les chairs coupées peuvent être retenues en position par les mains de l'aide rétracteur. Je l'ai constaté en tenant un bras dans mes mains pendant qu'on l'amputait : j'étais maître du biceps, que je pouvais empêcher de se raccourcir en le tenant ferme ; je gênais momentanément l'opérateur en paraissant très zélé pour serrer et rét acter.

Le bandage circulaire que les chirurgiens du XVIIIe siècle appliquaient avant l'amputation, les condamnait au moignon conique s'ils sciaient l'os avant de relâcher le bandage; car lorsqu'ils le desserraient, ils voyaient les muscles libres rentrer dans leurs gaines.

Cela prouve bien l'influence sur la rétraction des chairs,

des aponévroses qui agissent par compression circulaire, et l'utilité des bandages et modes de pansement dont l'action est analogue.

Qu'ai-je voulu dire tout à l'heure en écrivant les mots *élasticité musculaire*, et en quoi cette propriété intéresse-t-elle l'opérateur ?

Les muscles sont élastiques, rétractiles et extensibles comme la peau, mais ils ne le sont que dans un sens, celui de la longueur.

L'élasticité des muscles n'est point semblable à celle de la peau. Celle-ci, en effet, dépend de l'existence dans la trame du derme de nombreuses fibres élastiques, éléments les plus robustes de l'économie et aussi les derniers à subir la putréfaction, à perdre leurs propriétés; celle-là est fragile comme le tissu musculaire lui-même. Qu'un muscle soit troublé dans sa nutrition depuis quelques jours, qu'il soit mort depuis quelques heures, son élasticité baisse si elle ne disparaît.

L'élasticité musculaire est-elle une propriété de la substance contractile, ou bien seulement de son enveloppe, ou bien encore des deux à la fois? Fort heureusement cela importe peu au chirurgien, car nous n'en savons rien (1).

Les faits que je vais décrire et attribuer à l'élasticité musculaire, M. Richet, dans son *Traité d'anatomie médico-chirurgicale*, les a vraiment beaucoup mieux exposés que ses devanciers. On pourrait critiquer l'entité physiologique qu'il a créée, mais ce n'est point ici le lieu,

____

(1) Voy. Bichat. Malgaigne, Richet (traités d'anatomie) et les livres classiques de physiologie, notamment le manuel de Küss et Duval.

et je me borne à dire qu'il attribue à la *contractilité spontanée* déterminée par une action réflexe continue, ce que les uns attribuent à la *tonicité* et les autres à l'élasticité.

Pour ce que nous faisons ici, qu'importe l'essence même du phénomène? Tirez sur un muscle fixé à l'une de ses extrémités, il s'allongera; lâchez-le, il reprendra sa première longueur, comme un fil de caoutchouc. Comme un fil de caoutchouc, le muscle résiste d'autant plus qu'il est plus allongé, et lorsqu'il ne peut plus s'allonger, il se brise si la force de traction est suffisante. La courbe de l'élasticité musculaire n'est cependant pas semblable à celle des ressorts inertes.

Le faisceau musculaire possède donc l'élasticité de traction, élasticité très étendue, mais d'une grande faiblesse, ce qui semblerait faire croire que, lorsque les muscles d'un moignon seront trop courts, on pourra les allonger par la suture en raison justement et de l'étendue et de la faiblesse de leur élasticité. Mais cela ne se peut, car l'élasticité musculaire est continue, et il n'y a pas de suture qui résiste à une traction continue, les tissus se coupant sur les fils.

Quand on divise un muscle en travers, les deux bouts s'écartent immédiatement d'une quantité *proportionnelle à la longueur des fibres* de chaque bout. Si l'on coupe un tendon, le bout musculaire seul se retire, l'autre reste en place, car il n'est pas sensiblement élastique.

L'écartement des deux bouts d'un muscle est d'autant plus marqué que ce muscle est plus distendu par la position du membre; mais on peut dire que, abstraction faite des adhérences qui peuvent exister, il n'est pas un

seul muscle dont on puisse, par une position quelque
forcée qu'elle soit, satisfaire la tendance au raccourcissement.

Je veux dire que si, par exemple, on coupe un muscle
pris dans le plus grand relâchement possible, ces deux
bouts s'écarteront encore quelque peu. Les muscles de
l'économie ont donc toujours un certain degré de tension,
d'autant plus faible, il est vrai, qu'ils sont plus relâchés.

L'étendue de l'élasticité des fibres musculaires dépasse
donc faiblement, dans les deux sens, l'étendue des changements de longueur qu'elles subissent normalement. Mais
lorsqu'un muscle coupé s'est raccourci, au point de n'avoir
plus qu'une longueur égale à celle qu'il avait pendant son
plus grand raccourcissement fonctionnel, il lui reste encore
de la tendance au raccourcissement élastique. Cette tendance est très faible, il est vrai, et peut être contre-balancée
par la moindre force antagoniste; malheureusement, je le
répète, elle est continue et triomphe souvent des obstacles
qu'on cherche à lui opposer.

Quand on ampute un membre, on le met assez généralement dans une position telle, que ses muscles soient
également tendus, afin qu'ils se raccourcissent également,
du moins ceux dont les fibres sont également longues
et également libres. Dans cette position moyenne, de
combien se raccourcit une fibre musculaire? Je ne suis
pas en mesure de répondre mathématiquement à cette
question.

Grâce à leur élasticité, les muscles se raccourcissent
donc d'une certaine quantité et par conséquent découvrent
l'os; mais, comme cela se passe au moment même de la

section, l'opérateur y remédie en divisant le squelette à la hauteur nécessaire.

J'ai dit que la peau, après son raccourcissement élastique opéré, tendait encore à perdre de sa longueur réelle. Cela est encore bien plus vrai pour les muscles.

Qu'ils s'enflamment ou qu'ils ne s'enflamment pas, qu'ils se contractent ou qu'ils ne se contractent pas, les muscles, après avoir subi leur brusque raccourcissement élastique, continuent à rentrer dans leurs gaines, mais si lentement qu'on s'en aperçoit à peine. Si le premier jour on pouvait leur redonner toute leur longueur réelle, par suite d'un allongement élastique de 2 centimètres, par exemple, bientôt on ne le peut plus. Et pourtant, cet allongement élastique de $0^m,02$ est encore possible, mais le muscle s'est raccourci réellement, s'est *rétracté*, et ce n'est point un simple raccourcissement élastique qu'on pourrait toujours corriger par un allongement élastique équivalent, c'est une réelle perte de longueur qui pourra être compensée plus tard, si la cicatrice, pas trop tardive et libre d'exercer son retrait inodulaire, tire sur le muscle suffisamment. En effet, les muscles *sains* sont extensibles, c'est-à-dire qu'ils peuvent s'allonger réellement; ne le voit-on pas chez la femme enceinte, comme Prévost et Dumas l'ont vu sur la grenouille prête à pondre? Mais cela ne touche pas fort notre sujet. Revenons à nos moignons.

Le raccourcissement élastique qui suit immédiatement la section des muscles s'appelle généralement *rétraction primitive* ; le raccourcissement lent et réel qui vient après s'appelle *rétraction secondaire*. On a pu deviner déjà, quelles causes devaient favoriser celle-ci : l'amaigrissement rapide du sujet, avec ou sans destruction des traînées celluleuses par la suppuration, le débridement ou la rupture des aponévroses, la diminution de volume des muscles, un pansement vicieux, etc.

La conicité primitive est toujours facile à éviter quand il y a de l'étoffe. Mais si les muscles d'un moignon sont longs, c'est-à-dire si l'amputation a lieu loin de la racine du segment de membre, la rétraction secondaire menace d'être considérable parce qu'elle est toujours proportionnelle à la longueur des fibres musculaires conservées ici en totalité (1).

La rétraction des muscles est fâcheuse parce qu'ils se retirent, et grave parce qu'ils entraînent la peau avec eux, ce qui détermine la saillie de l'os.

Il n'est pas indifférent d'avoir ou de n'avoir pas une couche de chair à interposer entre le squelette et les téguments. Bien que les muscles ne conservent généralement ni leur volume ni leur structure au voisinage de la cicatrice, ils n'en sont pas moins très-utiles, car lorsqu'on est assez heureux pour en obtenir la cicatrisation en bonne place, ils couvrent l'os et le séparent de la peau qui se mobilise facilement. Ils font plus : solidement insérés sur l'extrémité du moignon, ils peuvent le mouvoir et le rendre apte à manœuvrer un appareil.

---

(1) Tout récemment, un chirurgien des hôpitaux de Paris fit une amputation sus-malléolaire elliptique à lambeau postérieur qui ne fut pas réuni par première intention. La jambe resta huit jours totalement comprimée dans du coton. Au bout de ce temps, le lambeau était encore parfaitement suffisant. Le pansement compressif ne fut pas rétabli : dès le lendemain, il n'y avait plus de lambeau; il fallut, plus tard, raccourcir les os considérablement.

Nous venons de voir que la peau et les muscles, c'est-à-dire les parties molles du moignon, éprouvaient aussitôt coupés une rétraction primitive considérable, et qu'ensuite leur tendance au raccourcissement les rendait susceptibles d'éprouver une rétraction secondaire, notable, quoique lente, rétraction secondaire que favorisaient certaines circonstances, mais contre laquelle on pouvait espérer lutter, spécialement par un mode de pansement capable de produire une *cicatrisation rapide*.

Contre la rétraction primitive qui est un raccourcissement obligatoire, nous ne pouvons rien que tailler les chairs en conséquence. Quelle est donc l'étendue moyenne de ce raccourcissement? Est-il possible de donner une règle de conduite qui permette, en admettant que l'os ne s'allonge jamais, ce qui est vrai dans l'immense majorité des cas, de toujours le bien recouvrir aussitôt l'amputation terminée, d'éviter « la saillie de l'os, aussi fâcheuse pour le malade qu'elle est en général honteuse pour le chirurgien »? (Deschamps et Percy.) Oui, cela est possible, mais à une condition, c'est que la règle générale sera modifiée dans son application aux régions exceptionnelles où l'on voit la rétraction des chairs ou des téguments excéder ce qu'elle est habituellement. J'aurai soin de ne point l'oublier en traitant des amputations en particulier.

RÈGLE GÉNÉRALE. — *La rétraction immédiate enlève aux parties molles d'un moignon un tiers de leur longueur primitive.*

Si donc vous avez besoin d'un lambeau de 10 centimètres de long, faites-le de 15 au minimum, il n'en aura plus que 10 quand il sera taillé.

Voici maintenant les correctifs généraux :

Plus les os sont gros relativement aux chairs, plus il faut être prodigue d'étoffe.

Plus la rétraction secondaire est à craindre et, par conséquent, plus on ampute loin de la racine du segment de membre, plus aussi il faut garder de chairs.

Souvenez-vous encore que la peau, surface enveloppante, doit être plus longue et plus large que les muscles enveloppés.

c. Des os. — Chez les enfants, les moignons grandissent souvent dans la proportion normale ; l'os s'allonge et les chairs suivent, plus ou moins tendues et atrophiées par l'inaction. Tel est du moins ce qui se passe généralement ; mais il est des cas où l'os grandit plus que les chairs et perce la peau, même plusieurs années après la cicatrisation définitive. MM. Bouvier, Marjolin et Giraldès en France (1) ont signalé des cas semblables, connus aussi à l'étranger. Il me semble que c'est surtout après l'amputation de la jambe, au voisinage du genou, que l'on a constaté des faits d'allongement de l'os disproportionné à celui des chairs. Cela n'a rien de surprenant. Quand on ampute un jeune enfant à quelques travers de doigt du genou, on laisse les cartilages épiphysaires supérieurs des deux os, cartilages peut-être surexcités et qui vont produire presque la moitié d'un tibia et d'un péroné d'adulte. La peau, au contraire, se développe sur place et ne croît pas en longueur par apposition de substance, comme les

____

(1) Voy. *Société de chirurgie*, 1859.

os. Les téguments de la région de la jarretière et les muscles qui ont été conservés ne peuvent pas reproduire le mollet, bien que la production osseuse marche comme si la jambe n'avait pas été coupée. Le moignon grandit en os pour former une demi-jambe ; en chair, seulement pour un quart. Généralement, les deux os ne s'allongent pas également : tantôt c'est le péroné qui perce la peau, tantôt c'est le tibia.

On comprend la possibilité d'observer des faits analogues sur des segments de membre autres que la jambe, amputés près de leur racine, et spécialement sur le bras. Du reste, il est bien possible que, certaines circonstances étant données, le squelette d'un moignon d'enfance grandisse plus que la peau, quel que soit le lieu de l'amputation.

Je devais, il me semble, appeler l'attention de l'opérateur sur ce qui précède, puisqu'il en sort l'indication de garder, chez le jeune enfant, une longueur de peau correspondante à celle que pourra atteindre ultérieurement l'os dans son développement physiologique.

On ne peut prévoir les cas très rares et dans lesquels, à tous les âges sans doute, l'ostéopériostite chronique, plus ou moins déterminée par le mode de pansement, produit des aiguilles osseuses capables de perforer les téguments du moignon.

2° Vitalité des diverses parties des moignons.

Il ne suffit pas de garder assez de chairs pour recouvrir les os. Il faut encore conserver ces chairs et ces os, c'est-à-dire éviter la gangrène et la nécrose; combattre la tendance à l'inflammation du tissu cellulaire, des veines, du périoste et de la moelle; procurer l'oblitération des artères et la cicatrisation des nerfs en bon lieu; enfin, favoriser la réunion superficielle et profonde des parties dures et des parties molles.

Est-ce que tout cela dépend du chirurgien? Oui certes, dans une large mesure, et nous verrons plus loin comment il devra se comporter pour réaliser tous ces *desiderata*.

Étudions donc en premier lieu l'énergie vitale, ou la résistance à la mortification, des diverses parties constituantes des moignons.

Abstraction faite de toute complication inflammatoire, la mortification d'un petit bout d'os, de quelques tendons ou de quelques lambeaux de chair, a bien moins d'inconvénients que celle de la peau. Celle-là ne fait en somme que retarder la cicatrisation, chose déjà grave, mais n'empêche pas le moignon d'être utilisable. La gangrène du tégument, au contraire, retarde aussi la cicatrisation et de plus, pour peu qu'elle soit étendue, détermine la conicité, avec issue de l'os et nécrose consécutive, ou bien sans issue de l'os, mais avec large cicatrice adhérente et par conséquent impotence fonctionnelle.

C'est l'intégrité de la circulation qui maintient la vie dans les diverses parties d'un moignon. Si les chairs flottantes, ou même le bout de l'os toujours quelque peu dénudé, continuent à recevoir du sang artériel en quantité suffisante, et si ce liquide trouve une issue facile par les veines, la mortification de cause locale ne se produira pas.

On comprend que plus les chairs flottantes sont longues,

que plus l'os est dénudé, plus mal se fait l'irrigation nutritive, surtout sur les bords libres de ces parties. Donc, la trop grande longueur des chairs, toutes choses égales d'ailleurs, n'est pas favorable à leur conservation. A ce point de vue, il est bon de ne garder que juste la quantité de parties molles nécessaires pour recouvrir l'os. Mais il serait insensé de tailler trop courts les téguments, dans la crainte d'une gangrène problématique, car ce serait exposer l'os à une nécrose certaine.

Le pansement, toujours plus ou moins compressif, peut, en entravant la circulation, déterminer la gangrène. C'est au chirurgien à prendre ses précautions. Mais il ne peut rien de particulier contre la tendance à la mortification que présentent certains sujets atteints de maladies générales, de vieillesse, de diabète, d'alcoolisme, d'altération quelconque et préexistante de la vitalité des tissus du membre amputé. Dans ces divers cas il est obligé de se conduire comme si l'étoffe était neuve et solide.

a. *Téguments.*— Pour vivre, la peau a besoin de recevoir une quantité suffisante de sang artériel et de se débarrasser facilement du sang veineux. Or, les voies circulatoires sont d'autant plus faciles qu'elles sont plus multipliées. Généralement, elles sont d'autant plus nombreuses que le tégument (non compris l'épiderme) est plus épais. Dans la plupart des régions des membres, la peau ne contient pas de longues artères, comme celles du cuir chevelu par exemple; elle reçoit, des parties sous-jacentes, un grand nombre de petits vaisseaux faiblement espacés et dont les anastomoses intradermiques sont assez étroites pour que le bord libre d'un lambeau cutané un peu long, ait bien des chances de se mortifier, faute de nourriture.

Le tissu cellulaire sous-cutané est le porte-vaisseaux de la peau des membres, sa doublure nourricière.

Les extrémités, et surtout la paume de la main et la plante du pied, ont des téguments très vasculaires.

Devant le genou, derrière le coude, la peau sus-jacente à des espaces libres, et par conséquent très mobile et surabondante, reçoit, des cercles péri-articulaires formés par les récurrentes, des artérioles nombreuses et longues. Au contraire, dans l'intervalle des articulations, le tégument arrive au minimum de vascularisation. Aussi ne doit-on pas s'étonner de voir si souvent se mortifier les lambeaux tégumentaires des amputations de jambe.

Lorsqu'un lambeau cutané a été taillé dans les meilleures conditions pour sauvegarder sa vitalité, il faut encore que dans la suite rien ne vienne compromettre ce premier résultat. Si le tégument prérotulien, en particulier, par ses habitudes physiologiques, se replie naturellement sous l'extrémité inférieure du fémur après la désarticulation du genou, il n'en est pas ainsi du tégument du jarret, dont les vaisseaux, non prédisposés, perdraient, par un coude brusque, une partie de leur perméabilité.

Que de fois la compression du pansement, trop considérable ou mal répartie, n'a-t-elle pas gangrené les lambeaux, et spécialement les lambeaux cutanés appliqués directement sur les os? Et que de fois aussi la compression en sens inverse, qui résulte du gonflement considérable d'un moignon emprisonné dans une enveloppe suturée trop étroite, n'a-t-elle pas amené le même résultat?

b. *Muscles.* — Ils reçoivent, on le sait, un grand nombre de vaisseaux qui les pénètrent, obliquement au bras et à la cuisse, presque perpendiculairement à la jambe et à l'avant-bras. Considérons un instant la région antéro-externe de la jambe : aux muscles aboutissent de nombreux rameaux nés de vaisseaux placés à une grande profondeur. Si l'on veut tailler un lambeau bien nourri, il faudra donc y comprendre ces vaisseaux, en rasant les os à la Ravaton. Car, en dédoublant l'épaisseur des chairs, pour laisser les fibres musculaires profondes et les vaisseaux, et ne prendre que les fibres superficielles, comme cela se fait encore, on court d'assez grands risques de voir celles-ci se gangrener.

Du reste, il ne faudrait pas croire qu'un copeau musculaire, même volumineux, détaché des deux bouts et resté adhérent à la face profonde d'un lambeau, dût être nécessairement voué à la décomposition. Tout dépend de la conservation des vaisseaux dont l'origine et la situation varient avec les régions.

c. *Parties fibreuses.* — Tous les chirurgiens s'accordent à douter de la vitalité des parties fibreuses, mais seulement lorsqu'elles sont flottantes, comme le sont naturellement les tendons libres et, accidentellement, les aponévroses et ligaments déchiquetés par un opérateur mal habile. Les tendons adhérents à un repli synovial vasculaire ne se mortifient pas, à moins de circonstances exceptionnelles. Quant aux tendons libres sur une longueur de plusieurs centimètres, il est prudent de les raccourcir.

d. *Os.* — La nécrose est la cause la plus ordinaire du

retard de la cicatrisation des moignons. On ne saurait trop faire pour en bien préciser les causes.

Le périoste nourrit les couches superficielles de l'os. Il reçoit lui-même ses vaisseaux des chairs périphériques ; c'est pourquoi les lambeaux périostiques conservés à la face profonde des lambeaux charnus survivent généralement. Pour ne pas affaiblir la vitalité du périoste et, par suite, celle de la virole osseuse sous-jacente, les chairs ne doivent jamais être décollées du pourtour de l'os d'un moignon. De même la moelle, dont les vaisseaux se distribuent aux couches compactes profondes, a besoin d'être ménagée avec soin.

S'il est dangereux pour le tissu compacte d'être privé, lors de l'opération, de ses rapports vasculaires avec le périoste et la moelle, il l'est davantage encore de perdre ces rapports par l'inflammation déterminée le plus souvent par un pansement vicieux.

En somme, les os, pour ne pas se nécroser, ont besoin de vaisseaux : le tissu spongieux en est mieux pourvu que le tissu compacte ; aussi est-il plus vivace. Au voisinage des tumeurs blanches, le périoste est épaissi, la moelle splénisée, le tout très vasculaire. Ces conditions semblent rendre la nécrose peu redoutable et sont loin d'empêcher la réunion immédiate.

Les *cartilages* articulaires, greffés sur les os, en dépendent au point de vue de la nutrition. Il s'en faut de beaucoup qu'après une désarticulation, l'exfoliation soit constante, même quand la plaie suppure. Cette dernière circonstance est pourtant essentiellement défavorable à la vitalité du revêtement cartilagineux. Bromfield, dans le siècle dernier, a vivement recommandé d'enlever les cartilages au moment même de la désarticulation, pour abréger considérablement la cure des moignons qui doivent suppurer.

3° *Du processus cicatriciel des diverses parties des moignons.*

La plaie d'un moignon, on le voit, est fort complexe, puisqu'elle intéresse des tissus différents par leurs propriétés comme par leur structure.

Lorsque cette plaie n'est pas réunie, supprimée, pour ainsi dire, immédiatement après l'opération, elle s'enflamme, à des degrés divers, suivant la nature du pansement, l'état général du blessé et la constitution du milieu ambiant. Cette inflammation réparatrice (car je n'ai pas à m'occuper des complications) porte sur tous les tissus inégalement.

Le tissu cellulaire interstitiel se gonfle et prolifère ; il tend à souder ensemble les extrémités de tous les organes coupés, comme le soufre d'un paquet d'allumettes trempées en même temps. Bientôt il a recouvert la plaie d'une nappe embryonnaire bourgeonnante qui jette du pus en quantité variable, et prépare dans son épaisseur des éléments solides définitifs. Quand cette nappe est organisée, elle subit le retrait inodulaire : la plaie se ferme comme un orifice muni d'un sphincter, par-dessus l'os enchâssé. En définitive, il n'existe plus qu'un plan cicatriciel, quelquefois même un simple cordon allant d'une espèce d'ombilic cutané à l'extrémité du squelette et donnant attache, sur toute sa périphérie, aux divers organes divisés par le bistouri.

Cependant, si la peau n'a pas été conservée suffisamment abondante pour obéir au retrait modulaire, une large cicatrice se forme, étalée en surface sur le bout des os.

On comprend très bien que les coupes vives de la peau, du tissu cellulaire, des muscles et des autres parties molles produisent une couche de tissu conjonctif embryonnaire, puisque les éléments du tissu conjonctif se retrouvent, à l'état fondamental ou accessoire, dans toutes ces parties.

On comprendra aussi l'union des chairs aux os, en réfléchissant qu'il suffit de quelques semaines pour que, sous l'influence de la vascularisation traumatique de la moelle et du périoste, le tissu compacte lui-même se vascularise et se raréfie, au point de produire des bourgeons charnus comme le reste de la plaie. Plus tard, il est vrai, le canal médullaire, s'il a été ouvert, se ferme d'un couvercle osseux, auquel le tissu cicatriciel tient lieu de périoste; et du gonflement périostique il ne reste qu'une couronne d'insignifiantes végétations osseuses.

L'inflammation des moignons, si elle ne se modère, devient un danger. C'est par elle que de vastes décollements sous-cutanés, intermusculaires, résultent de la fonte du tissu cellulaire; que les fusées purulentes remontent le long des gaînes tendineuses; que des hémorrhagies secondaires se produisent, par rupture des jeunes et tendres cicatrices vasculaires; que les veines et la moelle osseuse suppurent; que le périoste, en se décollant, abandonne l'os à la nécrose et, libre, cède à la traction des muscles, agents de la conicité secondaire.

Jusqu'en 1871, la grande majorité des amputés des

hôpitaux de Paris voyaient leurs moignons s'enflammer et suppurer, ordinairement plusieurs mois avant d'arriver à guérison définitive. Le gonflement atteignait son apogée quelques jours après l'opération, accompagné d'un dégorgement abondant de liquide septique dont la non-élimination ou la réabsorption empoisonnait l'opéré.

L'art des *pansements* a fait des progrès si rapides, qu'à l'heure où j'écris de tels faits sont devenus exceptionnels. Avec l'alcool, le coton, l'acide phénique, etc., les moignons guérissent beaucoup plus simplement, même en passant par le stade de suppuration, ce qui arrive lorsqu'on tient la plaie ouverte.

La confiance dans les nouveaux pansements est telle, que la *réunion immédiate*, dans les hôpitaux, est tout à fait à l'ordre du jour. Quelle tentation, en effet, pour un chirurgien, que d'essayer, dans la même heure, de créer et de supprimer une vaste plaie !

Il ne faut pas croire cependant que les lèvres d'une plaie puissent se réunir solidement en quelques instants. Non, il faut toujours un ciment cicatriciel, c'est-à-dire le temps nécessaire au développement des éléments du tissu conjonctif qui doivent remplacer l'exsudat amorphe et agglutinant du premier jour.

De sorte que l'intermédiaire obligé de l'union des divers tissus intéressés dans une amputation est le tissu conjonctif. Aussi est-il presque indifférent de mettre en contact des surfaces hétérogènes. Le muscle s'unit à l'os, l'os au tégument, etc. Il suffit que les parties rapprochées soient immobiles et vivaces. Cependant il est probable que les organes comme le derme, les aponévroses, le périoste, dans lesquels il entre beaucoup d'éléments conjonctifs maigres, sont plus que les autres aptes à la réunion rapide. Pour cette raison, on est porté à croire que les surfaces naturelles des muscles doivent avoir plus de tendance à la réunion rapide que les coupes obliques ou transversales. Il est en outre généralement admis qu'un lambeau périostique s'attache particulièrement bien à la surface de section de la moelle et de l'os.

Les nerfs, on le sait, ont une singulière tendance à la reproduction et à la fusion.

Après avoir étudié la manière de vivre, de souffrir et de guérir des parties d'un moignon, c'est-à-dire après avoir étudié les propriétés physiologiques et pathologiques de chacun des tissus constitutifs des moignons en particulier, étudions le *moignon frais dans son ensemble*.

Le moignon frais doit être confectionné de manière : 1° à ne pas compromettre par lui-même la vie du blessé; 2° à donner dans la suite un moignon cicatrisé utilisable. Mais, est-ce que le chirurgien opérateur n'a pas le droit de se laver les mains devant les accidents consécutifs aux amputations? Non. Que dirait-on d'un capitaine qui, après avoir armé son navire sans soin, tiendrait la mer sans précaution ?

Les amputés peuvent mourir d'*hémorrhagie*, soit pendant, soit après l'opération. Les hémorrhagies secondaires, d'autant plus graves et d'autant plus difficiles à éviter que le malade a déjà perdu plus de sang, tiennent ordinairement à des *fautes opératoires*, le chirurgien ayant piqué une artère au-dessus de sa ligature, ayant oublié de lier ou mal lié quelque artériole. Les hémorrhagies ne sont point seulement dangereuses lorsqu'elles sont abondantes ; si faibles qu'elles soient, elles sont excessivement fâcheuses, car elles empêchent la réunion immédiate des chairs et inondent les surfaces absorbantes du moignon d'un produit exposé à la décomposition.

Donc, au moment de rapprocher les chairs et d'appliquer le pansement, toutes les sources d'hémorrhagie auront été oblitérées, tout suintement aura cessé depuis quelque temps. C'est la première qualité d'un moignon que d'avoir une plaie parfaitement étanchée.

La *suppuration* de la surface de section est bien plus difficile à éviter que l'hémorrhagie ; aussi est-elle la cause ordinaire de la mort des amputés. Plus cette suppuration est étendue et plus elle dure, plus elle est dangereuse. La surface de la plaie d'amputation sera donc toujours réduite le plus possible par le choix du procédé. Quant à la durée de la suppuration, elle peut être nulle ou considérable. Qu'elle soit nulle, c'est l'idéal ; car c'est la suppuration qui amène la pyohémie, qui épuise le malade, altère ses organes et l'expose, en le retenant au lit, surtout à l'hôpital, à la contagion de plusieurs maladies intercurrentes.

L'idéal est donc la réunion de la plaie par adhésion immédiate sans suppuration, la *réunion immédiate*. Quelles en sont les conditions?

Il n'y en a que deux, mais elles sont absolues : 1° Effacement complet de la cavité de la plaie par la mise en contact permanent des chairs entre elles et avec les os. 2° Persistance de la vitalité de ces diverses parties.

Pour que les chairs puissent être rapprochées sans laisser de vide dans la profondeur, elles doivent être taillées par des procédés spéciaux suivant les régions amputées. Je pense qu'il y a tout intérêt à scier les os de manière à faciliter ce rapprochement. Pour que les chairs puissent être maintenues en contact, il faut qu'elles aient une longueur suffisante et que le pansement soit intelligemment fait. C'est par la manière de scier les os et de tailler les chairs qu'on prépare le *contact*, et par le pansement qu'on obtient l'*immobilisation*.

Quant à la persistance de la vitalité des parties constituantes d'un moignon, c'est là le point principal. Un opérateur qui laisse un bout d'os saillant et dépouillé de son périoste, de longs tendons flottants ou des parties fibreuses détachées et mal nourries, des languettes musculaires hachées par le couteau, des lambeaux de peau trop longs et amincis, un tel opérateur assure la non-réussite de la réunion par première intention.

Donc, jamais l'os ne doit être privé de son périoste, même dans l'étendue de 2 millimètres, car c'est le périoste qui nourrit les couches superficielles de l'os. Jamais le périoste ne doit être séparé des chairs, car ce sont les chairs qui fournissent au périoste ses vaisseaux. Jamais non plus on ne touchera à la moelle, car elle détruite, même sur une faible étendue, la nécrose est presque fatale. Si donc elle saigne, ce qui arrive surtout dans les cas de splénisation, suite de tumeur blanche, on se gardera de la broyer avec la pince ou de la détruire avec un caustique.

Le bout de l'os amputé ne doit pas fatalement suppurer,

il peut se réunir par adhésion immédiate (Verduin le savait déjà), au tissu cellulaire, aux muscles, et surtout au périoste ; plus facilement, lorsque l'os, la moelle et le périoste sont vascularisés, du fait de l'enfance ou de la maladie. Lorsque la section osseuse ouvre le canal médullaire et atteint par conséquent un cylindre osseux compact, à mince périoste, la réunion est moins facile, la myélite et la nécrose plus fréquentes.

Si donc il était possible de toujours amputer dans une région dépourvue de canal médullaire, un os vasculaire et entouré d'un périoste épais, on devrait toujours le faire. C'est pour cela qu'il est bon, lorsque le hasard nécessite l'amputation d'un membre autrefois fracturé, de scier l'os au niveau du cal afin de ne pas ouvrir le canal médullaire.

L'ostéo-myélite ascendante n'entraîne pas seulement la nécrose d'une virole osseuse ; elle est très fréquemment la cause apparente et probablement réelle de l'infection purulente.

Lorsque, au lieu de scier les os, on se borne à les séparer au niveau des articulations, la réunion immédiate du moignon est encore possible, car le cartilage ne s'exfolie pas nécessairement ; il peut adhérer aux lambeaux et très vite, comme le reste de la cavité articulaire.

C'est un grand point que d'éviter la nécrose du bout des os sciés ou l'exfoliation des cartilages des os désarticulés ; car c'est éviter la cause non pas constante mais ordinaire de l'échec de la réunion immédiate. Nous n'avons plus, en effet, comme au commencement du siècle, besoin de nous presser pour terminer l'hémostase définitive. Nos opérés ne souffrent plus ; nous pouvons prendre le temps de lier jusqu'aux moindres artérioles ; aussi ne voyons-nous plus que rarement la réunion immédiate échouer, par suite du suintement sanguinolent ou de l'hémorrhagie véritable.

Si l'os devait fatalement se nécroser ou, tout au moins, suppurer, comme on pouvait le croire en visitant naguère les hôpitaux, il y aurait lieu de se demander s'il est permis de fermer la plaie immédiatement après l'opération. Cette occlusion, plus ou moins complète, est en effet possible, car les chairs et les téguments se cicatrisent parfaitement par-dessus un os mortifié qui entretient, dans la profondeur du moignon, un foyer de suppuration dont les produits ne peuvent être évacués au dehors. Il est évident que si l'os suppure ou se nécrose, la réunion immédiate de l'enveloppe charnue des moignons a bien peu d'avantages, si elle en a, sur la cicatrisation après suppuration de la plaie tenue béante jusqu'à son entière oblitération.

C'est pour cela que, la réunion immédiate totale étant l'idéal, à tous les points de vue, le chirurgien doit faire, pendant l'opération, tout ce qui peut éviter la suppuration et la nécrose du squelette. Il y arrivera en choisissant le lieu de l'amputation, si c'est possible ; en conservant le périoste adhérent aux chairs et à l'os aussi long que l'os, sinon plus ; en respectant la moelle ; en sciant l'os et taillant les chairs de manière à rendre possible un contact parfait et général.

Nous avons vu que ce contact dont la permanence est si nécessaire, pouvait être détruit par le sang, à la suite d'une hémostase insuffisante ; qu'il pouvait être empêché par une section vicieuse de l'os et des parties molles, par la nécrose d'un bout d'os dénudé : il peut l'être aussi par la mortification des parties charnues. C'est pourquoi, sur un bon moignon prêt à être réuni, on ne doit voir, je le répète, ni muscles déchiquetés, ni tendons flottants et échancrés de coups de couteau, ni parties fibreuses susceptibles de se mortifier.

Toute la plaie doit être nette, vivace, aussi peu anfractueuse que possible, et purgée, par les ciseaux ou le bistouri, de toutes les parties avariées susceptibles de se gangréner et par conséquent d'entraver la réunion. En un mot, le moignon doit être *paré* avec soin, ce qui se fait en même temps que l'hémostase et ne demande que quelques instants. Nous verrons, à propos des amputations en particulier, quelles sont les indications qui découlent de la conformation de chacune des régions des membres.

Au point de vue de la forme définitive du moignon et de son aptitude ultérieure au travail, la réunion immédiate présente également les plus grands avantages : avec des chairs suffisantes, elle évite la conicité, l'adhérence de la cicatrice tégumentaire aux os, et surtout la formation d'une large surface inodulaire, comme cela est si fréquent après la suppuration de l'os, même lorsqu'on a gardé assez de parties molles. Toujours au même point de vue, la peau doit être, autant que possible, doublée d'un matelas de parties charnues; l'os scié de manière à ne pas ulcérer ni percer la peau; les nerfs des lambeaux réséqués, car les névromes rendent quelquefois inutiles et embarrassants les plus beaux moignons. Enfin et surtout, il faut que les chairs aient été taillées de manière à placer la cicatrice dans un sens favorable au travail que plus tard exécutera le moignon.

Quand l'opérateur a rempli toutes ces conditions de succès, il ne doit rien négliger dans le pansement pour assurer la réussite. Il soignera l'hémostase définitive d'une façon particulière, employant la torsion ou les fils absorbables. Pour parer à toute éventualité, il drainera la profondeur du moignon, mais sans interposer le tube entre les os et les chairs, ce qui détruirait un contact précieux. Des sutures étagées assureront la permanence de ce contact, aidées d'une *compression extérieure*, molle et intelligemment répartie. Le tout, isolé de l'air nocif par le coton ou les agents chimiques antiseptiques, sera *absolument immobilisé* (1).

Toutes ces précautions ne rendent pas superflues celles de l'hygiène hospitalière et individuelle dont un chirurgien prudent ne se départit jamais.

ARTICLE III

CLASSIFICATION DES MÉTHODES D'AMPUTATION

Le but, la fin de toute amputation, c'est le moignon, le moignon cicatrisé qui résume en lui toutes les particularités de l'opération.

Or, quelle est la caractéristique d'un moignon? Est-ce son indolence, sa régularité, sa charnure?

___

(1) Verduin (d'Amsterdam), l'inventeur principal de la méthode à lambeau (traductions de Vergniol, 1693, et de Massuet, 1756), fait remarquer qu'avant lui, personne n'avait parlé de la cure des amputés par apposition de substance. Il dit

Non, c'est *la situation de la cicatrice* relativement à l'extrémité des os.

Ordinairement, en effet, la cicatrice, ne pouvant tolérer ni chocs ni pressions, rend la région qu'elle occupe incapable, soit de transmettre le poids du corps, soit de presser un outil, soit de fournir un point d'appui à la gaine on coquille d'un appareil prothétique, etc.

Il dépend de l'opérateur de placer la cicatrice où il veut ; il lui suffit, pour cela, de connaître les propriétés des chairs de la région et de les tailler en conséquence.

La plupart des moignons qui résultent des amputations du *membre inférieur* sont destinés à s'appuyer sur le sol, directement ou à l'aide d'un simple prolongement artificiel. La cicatrice ne doit donc pas se voir sur la surface d'appui ; elle doit être rejetée sur l'un des côtés, c'est-à-dire sur l'une ou l'autre des quatre faces du moignon.

Plusieurs moignons du *membre supérieur* sont au contraire destinés à fournir, par leur périphérie, un point d'appui solide et indolent à la gaine cylindrique creuse qui sert de base à l'appareil prothétique, si simple qu'il soit. Par conséquent, la cicatrice sera bien placée sur le bout du moignon, bout libre dans la coquille de l'appareil et sans contact avec elle.

Enfin, il est de nombreux moignons qui sont moins exigeants que ceux des deux catégories précédentes. Ce sont

que la chair doit être doucement contenue sur l'os pour s'y unir et emploie un *soutien* mécanique. « Certainement, ajoute-t-il, c'est une chose fort remarquable que la chair entée s'attache si tost et si ferme au tronc, sur tout à l'os. »

Alanson, en octobre 1781, pour fixer solidement le lambeau postérieur d'une amputation sus-malléolaire et en obtenir l'adhésion immédiate, emploie la *suture profonde*, THROUGH THE WHOLE SUBSTANCE OF THE FLAP.

ceux qui n'ont besoin d'agir ni par leur extrémité ni par *toute* leur circonférence. Une cicatrice terminale ne les gêne pas, non plus qu'une latérale, pourvu qu'elle soit placée du bon coté, du côté inactif. On peut donc les réaliser par les procédés qui conviennent aux deux premières catégories. Mais, pour des raisons anatomiques et opératoires, on préfère souvent d'autres manières de faire qui, en définitive, donnent une cicatrice à la fois terminale et latérale, une cicatrice qui se prolonge généralement sur un côté de la circonférence, quelquefois sur plusieurs, mais en laissant toujours le *côté utile* matelassé par des téguments intacts, solides et indolents.

Telles sont les trois catégories de moignons auxquelles répondent trois systèmes d'amputations, que je désignerai par ces mots :

Système des amputations *à cicatrice latérale.*
Système des amputations *à cicatrice terminale.*
Système des amputations *à cicatrice termino-latérale.*

Qu'on ne se méprenne pas sur le sens attaché ici à l'adjectif latérale qui veut dire : appartenant à un *côté quelconque*, intern. ou externe, antérieur ou postérieur, dorsal ou palmaire. loin du centre ou pôle terminal du moignon.

Quand la cicatrice est à la fois terminale et latérale, elle se prolonge soit sur un, soit sur plusieurs côtés : elle est alors ou termino-unilatérale, ou termino-bilatérale.

Le chirurgien qui a de l'étoffe (quelquefois on taille son

habit comme on a son drap) doit se demander, avant de prendre le couteau, dans laquelle des trois catégories devra rentrer le moignon qu'il va faire, c'est-à-dire comment et pour quoi ce moignon sera utilisé.

Cette indispensable opération mentale étant accomplie, reste à déterminer de quelle façon le moignon d'élection sera réalisé. Car il y a plusieurs manières d'arriver à peu près au même but, et l'état anatomique, naturel ou accidentel des parties, peut conseiller, sinon imposer l'une ou l'autre de ces manières que l'on appelle *méthodes, modes, procédés* opératoires. Ces expressions sont souvent employées comme synonymes, mais le terme *méthode* est le plus large, et le terme *procédé* le plus étroit.

On compte cinq principales manières d'amputer désignées, d'après la forme de l'incision des téguments et des chairs, sous les noms de méthodes *circulaire, elliptique, ovalaire, à deux lambeaux, à lambeau unique.*

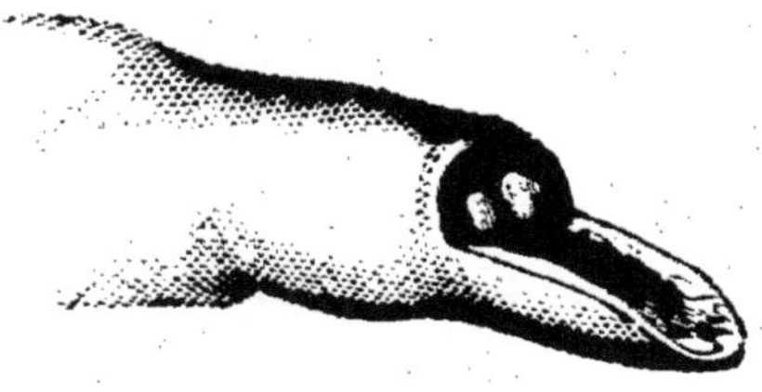

Fig. 7. — Amputation partielle d'un doigt, lambeau unique palmaire.

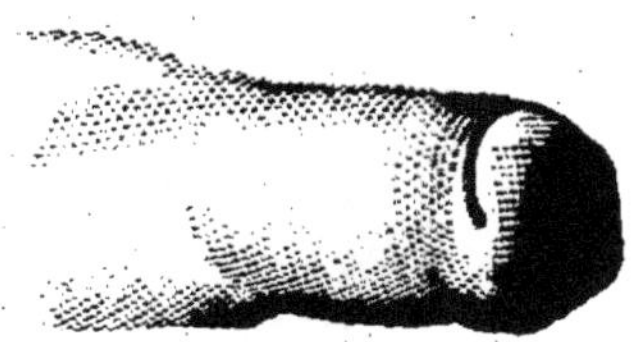

Fig. 8. — Moignon de doigt, lambeau unique, cicatrice latérale (dorsale)

La méthode *à lambeau unique* donne une *cicatrice latérale*, plus ou moins éloignée du bout du moignon, suivant que le lambeau est plus ou moins long (fig. 7 et 8).

L'incision *elliptique très oblique* amène un résultat absolument semblable (fig. 9 et 10). Moins cette incision est inclinée, c'est-à-dire plus elle se rapproche de la forme

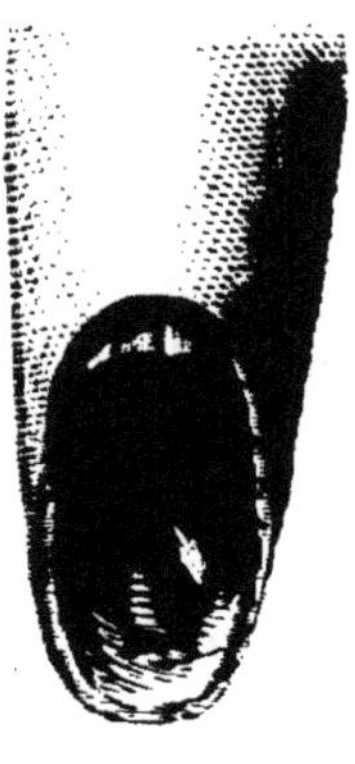

Fig. 9. — Incision elliptique très oblique. Le point culminant est au-dessus de la section osseuse.

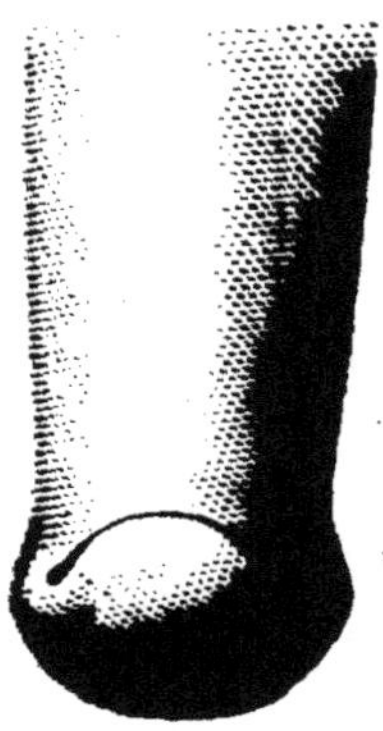

Fig. 10. — Moignon sus-malléolaire résultant de la méthode elliptique très oblique ; cicatrice latérale (antérieure).

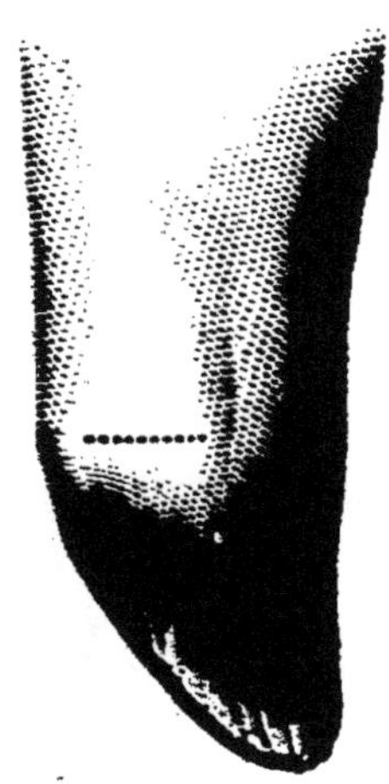

Fig. 11. — Incision elliptique peu oblique ; le point culminant reste au-dessous de la section osseuse.

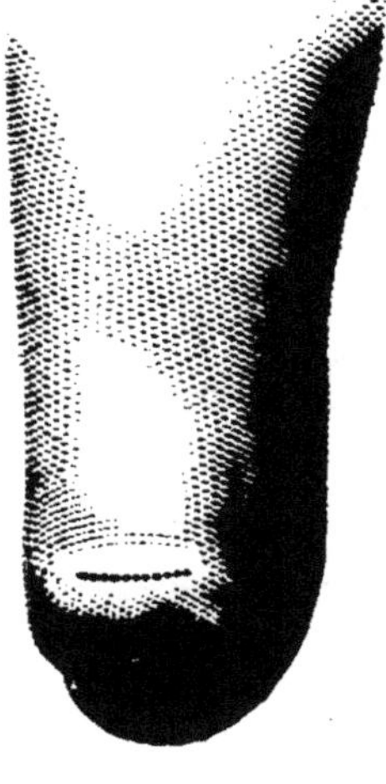

Fig. 12. — Moignon de jambe résultant de la méthode elliptique peu oblique ; cicatrice terminale protégée.

circulaire, plus aussi la cicatrice tend à devenir purement terminale (fig. 11 et 12).

A la suite de *l'incision circulaire*, la cicatrice ferme la plaie comme les cordons d'une bourse ; elle se fixe au

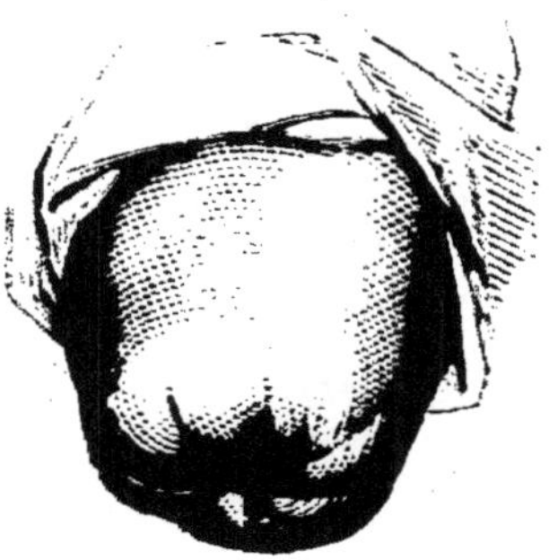

Fig. 13. — Moignon de cuisse non déformé résultant de l'incision circulaire ; cicatrice terminale presque centrale.

centre du moignon (si aucune disposition anatomique particulière ne l'entraine sur l'un des côtés), et donne, en définitive, le type du moignon *à cicatrice terminale* [médiane ou opposite de Malgaigne (fig. 13)].

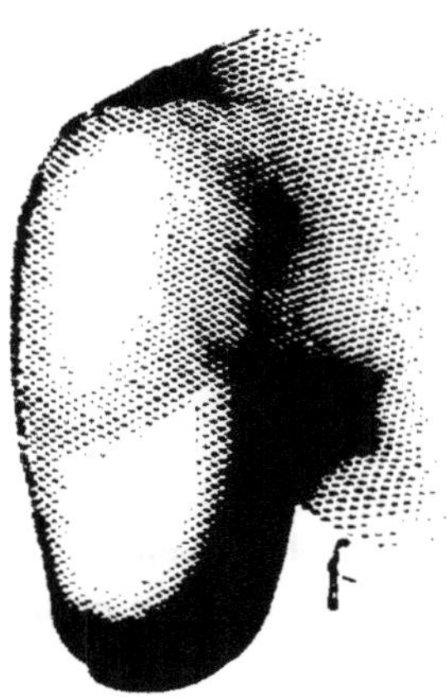

Fig. 14. — Moignon de bras résultant d'une amputation à deux lambeaux arrondis ; cicatrice termino-bilatérale.

La méthode *à deux lambeaux égaux* donnerait toujours, si le tissu inodulaire n'était pas essentiellement rétractile, une cicatrice terminale traversant comme un méridien le pôle du moignon, pour empiéter sur deux côtés opposés (fig. 14). Mais souvent la ligne modulaire se raccourcit au point de devenir simplement *terminale* plutôt que *termino-bilatérale*. Lorsque les deux lambeaux sont inégaux et que cependant le plus long est de longueur modérée, le résultat ressemble à celui de l'incision elliptique peu oblique (voy. plus loin fig. 40).

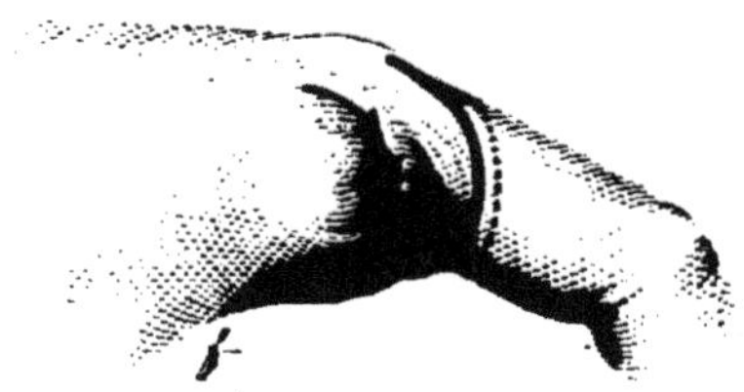

FIG. 15. — Moignon d'index désarticulé par la méthode ovalaire, cicatrice termino-unilatérale.

Enfin, l'incision dite *ovalaire* n'étant qu'une incision circulaire ou elliptique peu oblique avec fente latérale plus ou moins longue, ne peut être suivie que d'une cicatrice *termino-unilatérale* (fig. 15).

Le tableau suivant résume ce qui précède :

CICATRICE TERMINALE	MÉTHODE CIRCULAIRE
(moignon utilisable par toute sa circonférence).	(méthode *elliptique peu oblique* et quelquefois, méthode mixte à *deux courts lambeaux*).
CICATRICE LATÉRALE	MÉTHODE A LAMBEAU UNIQUE
(moignon utilisable et par son extrémité et par la moitié de sa circonférence).	(incision *elliptique très oblique*) (méthode à *deux lambeaux très inégaux*).

<table>
<tr><td>CICATRICE TERMINO-UNILATÉRALE
(moignon utilisable par trois de ses faces).</td><td>MÉTHODE OVALAIRE,
(rarement : incision elliptique fermée suivant le grand axe).</td></tr>
<tr><td>CICATRICE TERMINO-BILATÉRALE
(moignon utilisable par deux de ses faces).</td><td>MÉTHODE A DEUX LAMBEAUX,
grands et sensiblement égaux.</td></tr>
</table>

Personne, je pense, ne mettra en doute l'utilité pratique d'une telle classification des méthodes et des moignons, puisque, je le répéterai cent fois, le chirurgien, en face d'un membre à couper, doit se poser successivement les deux questions suivantes :

1° Que fera le moignon, et par conséquent, où dois-je placer la cicatrice?

2° Quelle est la méthode qui me donnera le mieux le résultat désiré?

Pour que le tableau précédent exprime la vérité, il est nécessaire d'ajouter quelques remarques.

En effet, une incision circulaire, c'est-à-dire faisant le tour du membre comme un bracelet, une jarretière, ne donnera une cicatrice terminale qu'autant qu'elle *restera* circulaire après la section des chairs. Dans la pratique, presque toujours, cette cicatrice sera éloignée du centre du moignon par l'inégale rétraction des muscles.

La même cause, la rétraction, agissant inégalement sur les diverses faces du membre, peut déformer singulièrement les incisions elliptiques, tantôt en exagérant leur obliquité, tantôt en la faisant disparaître. Sans cesse, dans le cours de cet ouvrage, je reviendrai sur la déformation physiologique immédiate des plaies d'amputation, et l'on verra que, pour obtenir ce que l'on veut, il faut souvent commencer l'opération comme si l'on désirait autre chose.

Pour se convaincre de la réalité de ce que je viens de dire, il suffit d'amputer un membre supérieur, successivement au poignet, au milieu de l'avant-bras et au coude, par la méthode circulaire. Au poignet, l'incision devient elliptique par le retrait considérable des téguments dorsaux ; au milieu de l'avant-bras, elle reste circulaire ; au coude enfin, par la rétraction étonnante des parties molles antérieures, la cicatrice vient se former tout à fait en avant, quelquefois à plusieurs centimètres au-dessus de l'extrémité de l'humérus.

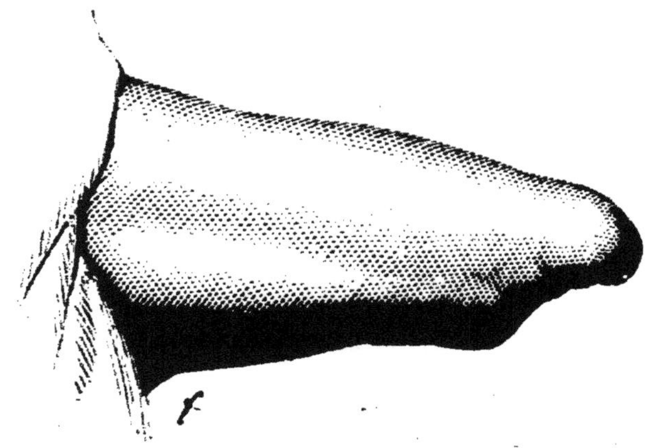

Fig. 46. — Profil d'un moignon résultant d'une amputation circulaire de la cuisse. Déformation causée par la rétraction secondaire des muscles postérieurs et internes.

Sur la cuisse, l'incision circulaire devient elliptique à point culminant postéro-interne. Donc, si l'on veut y obtenir une cicatrice centrale terminale, il faut couper les téguments et les chairs plus bas, en dedans et en arrière, qu'en dehors et en avant, faire une incision elliptique qui deviendra circulaire immédiatement. C'est ce que Marcellin Duval exprime à peu près ainsi : A la cuisse, pour réaliser la méthode circulaire, on doit pratiquer l'incision elliptique.

Les lambeaux, il faut y songer quand on les dessine, n'échappent pas davantage aux conséquences de l'inégale rétraction des parties molles; ils subissent en maintes régions des altérations considérables dans leur forme et dans leurs dimensions (fig. 18).

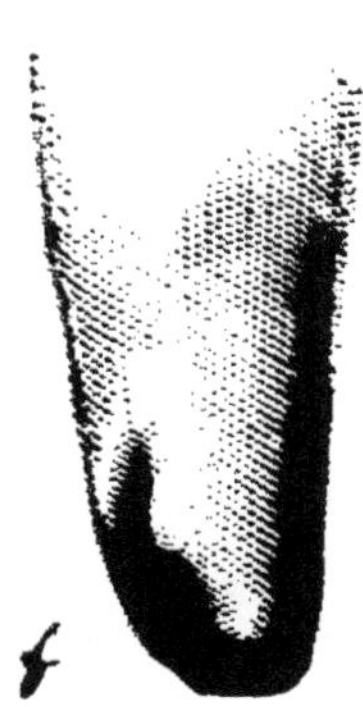

FIG. 17. — Face postérieure d'un moignon sus-malléolaire, méthode circulaire. Déformation causée par la rétraction secondaire des muscles de la région postérieure.

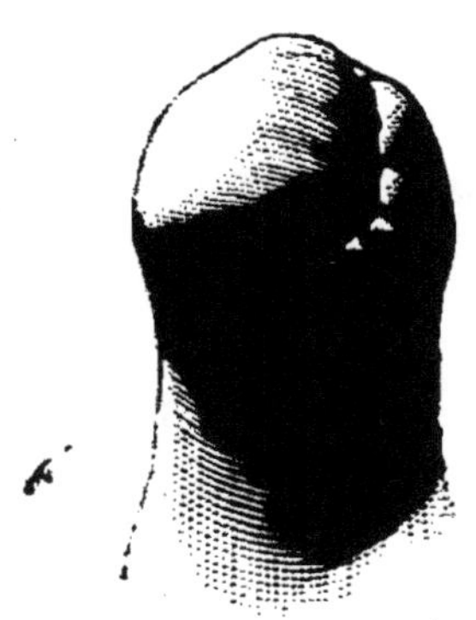

FIG. 18. — Moignon de bras amputé à deux lambeaux primitivement égaux dont l'interne, considérablement rétracté, a entraîné la cicatrice de son côté.

Ce n'est pas tout de faire le moignon idéal, il faut encore le conserver tel, c'est-à-dire entraver par une cicatrisation rapide, la rétraction secondaire capable de déformer les moignons, plus encore que la rétraction primitive.

En général, on se préoccupe trop peu de la déformation primitive, et, comme on est souvent impuissant contre la secondaire, il devient quelquefois difficile, même à des yeux exercés, de dire, à l'aspect d'un vieux moignon, par quel procédé il a été obtenu.

Bien que ces réserves fassent pressentir les nombreuses modifications que devront subir les méthodes désignées ci-dessus, pour s'adapter à chaque amputation en particulier, je vais donner successivement les règles de chacune de ces méthodes. L'opérateur réduit à la connaissance de tels préceptes généraux, obtiendrait souvent, il faut le dire, un résultat inattendu et même redouté; ils sont néanmoins indispensables, car ils constituent la base que viennent altérer à peine les modifications commandées par la conformation de chaque région et les propriétés de ses parties molles.

A. — DE LA MÉTHODE CIRCULAIRE.

Le résultat immédiat de la méthode circulaire diffère, suivant que le squelette du membre est, ou n'est pas, entouré de muscles épais.

Dans le premier cas, comme à la cuisse, au bras, la plaie d'amputation ressemble à un entonnoir : le bord est formé par la peau, l'intérieur par les muscles et le fond par l'os. Le pansement ferme cet entonnoir en l'aplatissant, pour emprisonner l'os au fond; la plaie, de circulaire devient diamétrale et se fronce ultérieurement par les progrès de la cicatrisation. C'est l'amputation circulaire type : elle mérite le nom d'*infundibuliforme* (fig. 19, 20 et 21).

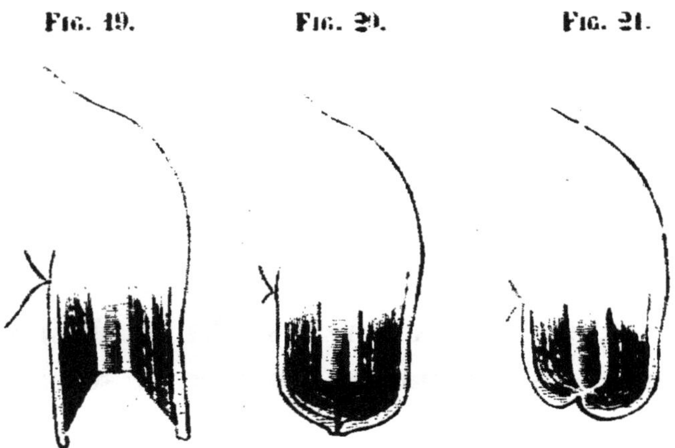

FIG. 19. — Coupe d'un moignon infundibuliforme béant.

FIG. 20. — Le même fermé. On voit un clapier au bout de l'os.

FIG. 21. — Le même cicatrisé. Le noyau inodulaire unit l'os, les chairs, la peau.

Dans le second cas, on ne peut garder que de la peau pour envelopper les os ; c'est ce qui arrive près du poignet. La plaie présente l'aspect d'un vase cylindroïde peu profond dont le pourtour est formé par la face intérieure des téguments disséqués sur une étendue suffisante, et le fond, large et plat, par la *section transversale* des os et des tendons, encore pourvus ou non de fibres musculaires. C'est l'amputation circulaire dite *à manchette*.

En raison de la conformation de certains segments de membres dont les os sont entourés de muscles d'un côté et sous-cutanés de l'autre, ces deux manières se combinent quelquefois. Il en est de même quand on a affaire à des membres très volumineux sur lesquels il est indispensable de disséquer la peau et de la retrousser, avant de couper les muscles, si l'on veut pouvoir fermer le moignon.

Amputation circulaire infundibuliforme.

Les anciens ne pratiquaient que l'amputation circulaire et ne la pratiquaient pas bien. Malgré les recommandations de Celse, trop brèves, il est vrai, ils coupaient la peau, les muscles et l'os, tout au même niveau. La saillie de l'os qui ne se rétracte pas comme les chairs, était fatale. Le moignon, conique d'emblée, ne pouvait se cicatriser définitivement, qu'après que la nécrose était venue raccourcir le squelette trop long pour pouvoir être enveloppé par des téguments trop courts. Cela demandait six mois.

J. L. Petit et Cheselden furent les premiers à recommander, celui-là sur le continent, celui-ci en Angleterre, de couper d'abord la peau et la graisse; puis, après la rétraction de ces téguments, de diviser les muscles le plus haut possible (1). (Voy. Garengeot, 1720.)

En 1742, Henri-François Ledran s'exprime ainsi : « Je » couppe d'un seul coup la peau et la moitié de l'épaisseur

---

(1) Il n'est pas facile de faire accorder par un Anglais que la priorité de cette *double incision* appartient très vraisemblablement à J. L. Petit.

Avant la naissance de Cheselden, qui eut lieu en 1688, le précoce et célèbre chirurgien français enseignait déjà l'anatomie. En mai 1719, le traité des *opérations de chirurgie* de son élève Garengeot était livré à l'imprimerie : il paraissait en 1720 à Paris, et à Londres en 1723. Dans ce traité, la *double coupe* est décrite avec grand soin, page 311.

Cheselden, au contraire, n'a écrit qu'en 1719. Il est vrai qu'il prétend avoir eu l'idée de couper la peau et les muscles successivement, pendant qu'il étudiait sous Fern, vers 1710 au plus tôt.

» des muscles par une incision circulaire ; aussitôt je fais
» retirer en haut la peau et les muscles autant qu'il est
» possible et je fais une seconde incision circulaire précisé-
» ment au niveau de la peau couppée et retirée. Par celle-ci
» je ne couppe point de peau, mais seulement les muscles
» jusqu'au périoste inclusivement, sans craindre de gâter
» le couteau. »

Plus tard (1779), Alanson, trouvant insuffisants les préceptes des chirurgiens qui se contentaient de faire rétracter
la peau, et même ceux de Bromfield qui recommandait de
détruire les adhérences apparentes des téguments, modifia
ainsi chacun des temps de la double coupe de J.-L. Petit :
après l'incision circulaire de la peau, il disséquait au
besoin cette membrane de manière à la séparer des
muscles superficiels, *dans une étendue juste suffisante;*
puis il coupait les muscles, non sans difficulté, en plon-
geant le bout de la lame obliquement vers la racine du
membre, pour *creuser* le moignon comme on évide une
pomme gâtée avec la pointe d'un couteau.

Malgré les perfectionnements successifs de la méthode de
J. L. Petit, la conicité primitive du moignon demeurait
tellement fréquente, que Louis, le célèbre secrétaire de
l'Académie de chirurgie, porta son attention sur ce point,
et démontra, en 1752, les avantages de la méthode de
Celse. Celle-ci consiste à couper d'un premier coup, jusqu'à l'os, la peau et les muscles ; puis à recouper ensuite
à sa base le cône musculaire qui n'a pas manqué de se
former par la rétraction plus grande des muscles superficiels dépourvus d'adhérences osseuses. Ce procédé de la
coupe et recoupe fut longtemps en honneur. Dupuytren

l'employait et, en 1868, sous mes yeux, St. Laugier l'exécutait encore à l'Hôtel-Dieu de Paris.

Louis conseilla donc de diviser une deuxième fois les muscles profonds afin de porter la scie le plus haut possible. B. Bell prétendit arriver au même résultat en détruisant les attaches osseuses de ces mêmes muscles avec un couteau en forme de truelle insinué tout autour de l'os.

Ainsi donc, de nombreuses tentatives furent faites dans le cours du dix-huitième siècle pour remédier à la conicité du moignon. Ce fut Desault qui eut l'honneur de rassembler ce qu'il y avait de bon dans le procédé de Petit et dans celui de Celse renouvelé par Louis, et par conséquent, d'établir définitivement les règles de la méthode circulaire. Desault, après la section des téguments, coupait les muscles « couches par couches, laissant d'abord rétracter la première avant que de diviser la seconde, incisant ensuite celle-ci au niveau de l'endroit où les chairs s'étaient retirées, et ainsi de suite jusqu'à l'os. Par là on a le véritable cône creux. » (Tome II, p. 547.)

Aujourd'hui, la section des parties molles dans une amputation circulaire doit être décomposée en quatre temps successifs :

1° Division des téguments ;
2° Mobilisation et rétraction des téguments ;
3° Coupe des muscles ;
4° Recoupe des muscles restés saillants.

Sauf pour la cuisse droite en dedans de laquelle on ne peut manœuvrer, l'opérateur droitier se place de manière que la partie sacrifiée soit à sa gauche, sinon dans sa main gauche. Il ne regarde pas le membre directement par le travers, car il est ordinairement tourné de trois quarts, vers la face de l'opéré. Campé sur la hanche droite, les pieds d'équerre et les jarrets pliés, le bras droit libre dans tous ses mouvements, il peut, sans changer d'attitude, accomplir tous les temps de l'opération, y compris le sciage des parties osseuses. Un aide habile est indispensable pour rétracter les parties molles.

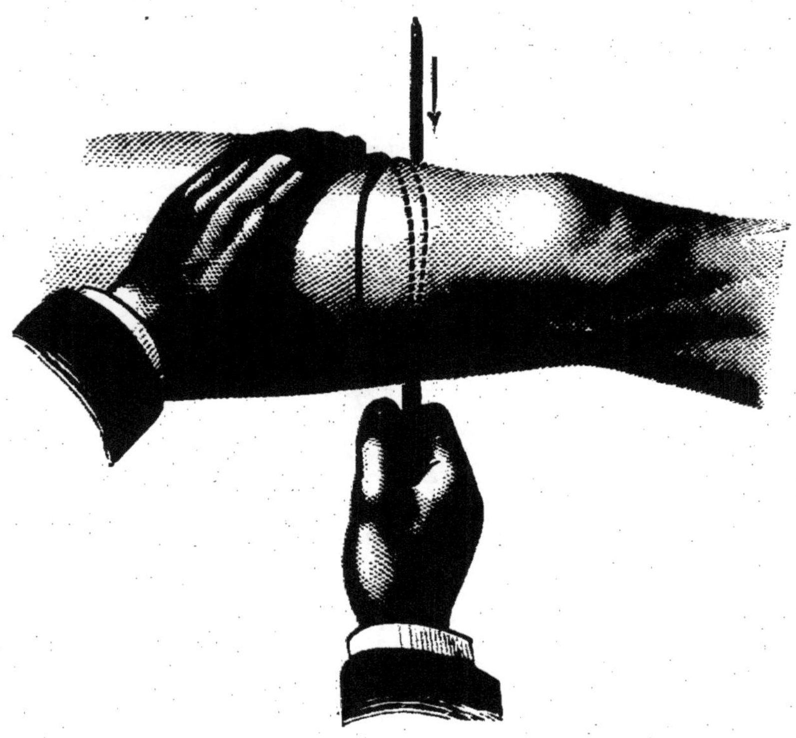

Fig. 22. — Méthode circulaire. Attaque pour commencer la section des téguments. Cuisse droite.

1° Pour *diviser les téguments*, l'opérateur tenant le couteau à pleine main, comme une serpette, le passe sous le membre, la pointe haute, attaque avec le talon du tranchant les téguments de la face éloignée (fig. 22). En tirant et sciant au besoin avec légèreté, il coupe successivement sur la face éloignée de lui, sur la face inférieure et, toujours tirant mais en relevant le manche, sur la face rapprochée.

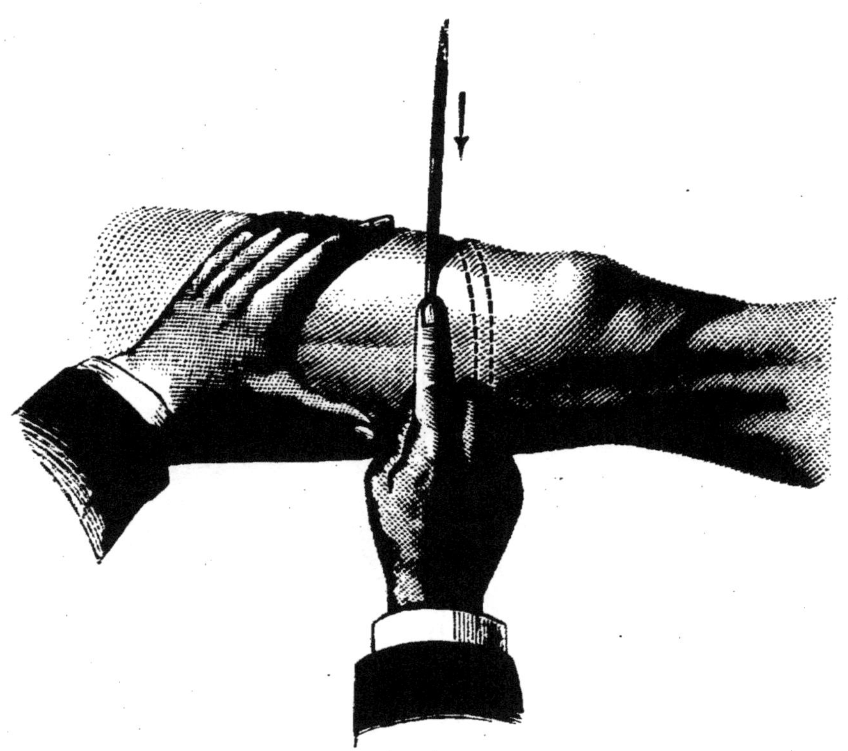

Fig. 23. — Méthode circulaire. Reprise pour achever la section des téguments.

Les téguments étant incisés sur les trois quarts de la circonférence (1), il faut faire une *reprise* (fig. 23). La droite qui était en supination se met en pronation, amène le couteau par-dessus le membre, reprend l'extrémité initiale

_____

(1) Autrefois, le chirurgien mettait un genou à terre, engageait le bras tout entier sous le membre et rabattait le couteau par-dessus, la pointe vers sa poitrine. Il incisait en tirant, d'abord sur la face supérieure, puis sur la face éloignée, puis sur la face inférieure et enfin, en se relevant, sur la face rapprochée, coupant d'un

de la *première* incision, et la réunit à l'extrémité terminale.

2° *Libération des téguments.* — Le chirurgien passe
en revue toute l'étendue de la lèvre supérieure de la

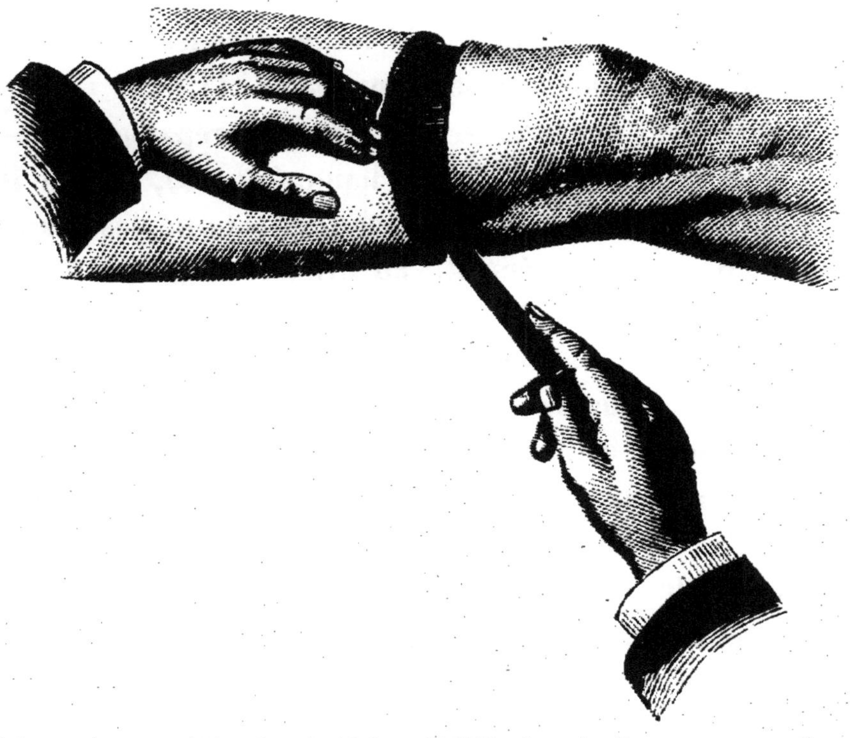

FIG. 24. — Méthode circulaire. Mobilisation de la peau accomplie
sur la cuisse droite par le seul concours des mains de l'opérateur.

peau; il en détruit toutes les adhérences, spécialement
au niveau des cloisons aponévrotiques intermusculaires,
sans craindre d'entamer l'aponévrose d'enveloppe. L'aide
chargé de favoriser la rétraction s'emploie du bout des

seul trait tout autour du membre. Un pareil tour de force est inutile. Mieux vaut
se contenter de diviser d'abord la moitié, les deux tiers ou les trois quarts inférieurs de la circonférence des téguments, et terminer l'incision circulaire par une
reprise faite par-dessus le membre.

doigts à faciliter la libération des téguments, partout où l'opérateur porte la pointe de son couteau (fig. 24). — La peau bien libérée est alors entraînée le plus haut possible par la traction de l'aide rétracteur. Celui-ci, pour agir sur toute la périphérie du membre, l'embrasse dans le cercle parfait et complet qu'il forme avec les croissants du pouce et de l'index de ses deux mains (1).

3° *Coupe des muscles.* — Le chirurgien repasse le couteau sous le membre, la pointe haute (fig. 25), comme il l'a fait déjà pour sectionner la peau, et entaille les chairs hardiment et profondément, au niveau de la peau rétractée.

De même que pour les tégumens, il coupe d'un premier et long trait sous le membre; d'un second trait, après avoir ramené le couteau par-dessus, il complète la section circulaire qui, sur le vivant, demeure largement béante et montre l'os dénudé.

Grâce à la rétractilité plus considérable des parties molles superficielles et à la traction des mains de l'aide, un cône charnu saillant s'est formé, ayant sa base près de la peau rétractée et son sommet près de l'os (2).

(1) On dit généralement à l'aide rétracteur de répartir sa force également sur toute la périphérie du membre. Ce n'est pas mal; mais, ce qui est mieux, c'est de l'engager à porter ses efforts spécialement sur le côté qu'entame et que va entamer le couteau.

Surtout pendant la recoupe des muscles, l'aide, pour obtenir le maximum de rétraction dans le point où mord le tranchant, ne doit rien exiger du point diamétralement opposé.

(2) Marc Sée m'a recommandé sa manière de faire qui est la suivante : après avoir fait à fond la première et unique section transversale des chairs, et vu se former le cône des muscles profonds, le chirurgien donnant un coup de couteau de chaque côté, fend le cône en deux lambeaux qu'il détache et relève avec ou sans le périoste adhérent à leur face profonde. L'os devient facile à scier, et reste débordé par les parties charnues les plus profondes et les plus propres à s'unir avec sa surface de section.

La règle est de recouper circulairement et le plus haut possible toutes les parties charnues qui constituent ce cône.

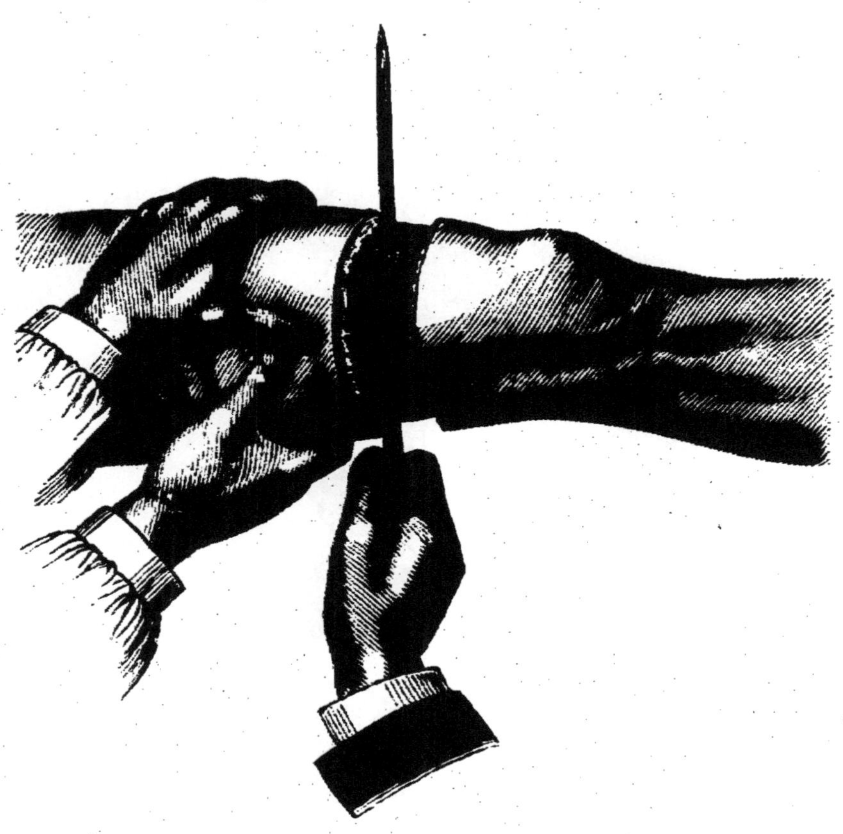

Fig. 25. — Méthode circulaire. Attaque pour la coupe des muscles au niveau de la peau rétractée par les deux mains de l'aide.

4° Recoupe des muscles (fig. 26). — Au niveau de la peau rétractée et après avoir engagé de nouveau le couteau sous le membre, l'opérateur attaque la base du cône, en dirigeant légèrement le tranchant vers la racine du membre pour creuser le moignon si c'est possible; il incise à fond jusqu'à l'os.

Comme toujours, le premier trait épargne les chairs situées sur ou devant l'os,

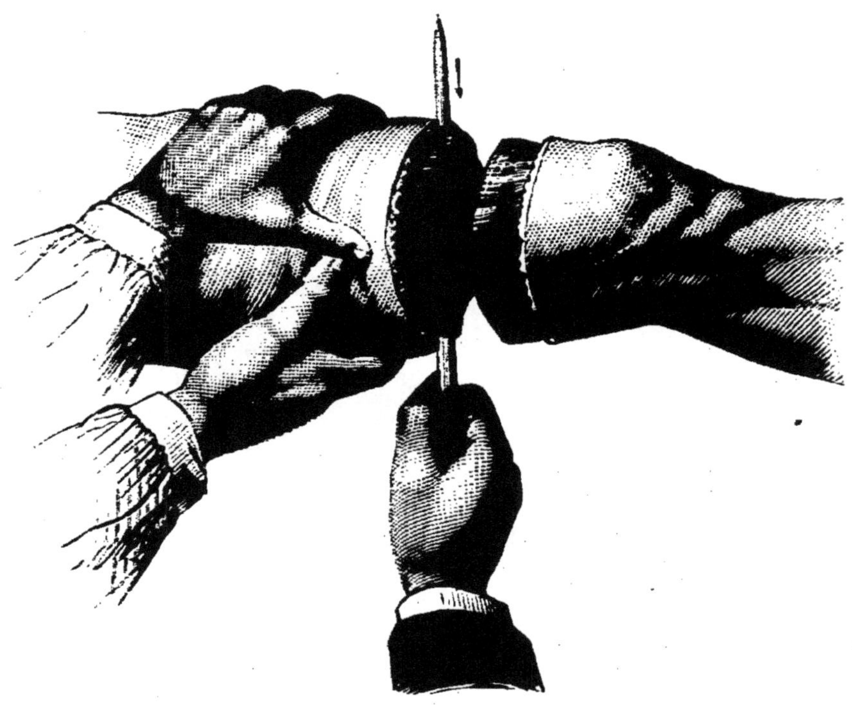

FIG. 26. — Méthode circulaire. Attaque pour recouper les muscles au niveau de la peau rétractée et en creusant.

Il y a lieu encore une fois de faire une reprise par-dessus. — Pour y réussir facilement, le chirurgien, à cause de la mobilité des parties restant à diviser et roulant autour de l'os, les fixera entre le pouce et l'index gauches (fig. 27).

L'os doit être dès à présent absolument dénudé sur toute sa circonférence. S'il n'en est pas ainsi, il faut le cerner de nouveau d'une main légère, mais « sans trop craindre de gâter le couteau ». Mieux encore, lorsque l'on redoute de n'avoir pas un moignon suffisamment creux, on doit avec la pointe ou le talon, diviser, en les refoulant, les attaches osseuses des muscles profonds, par exemple

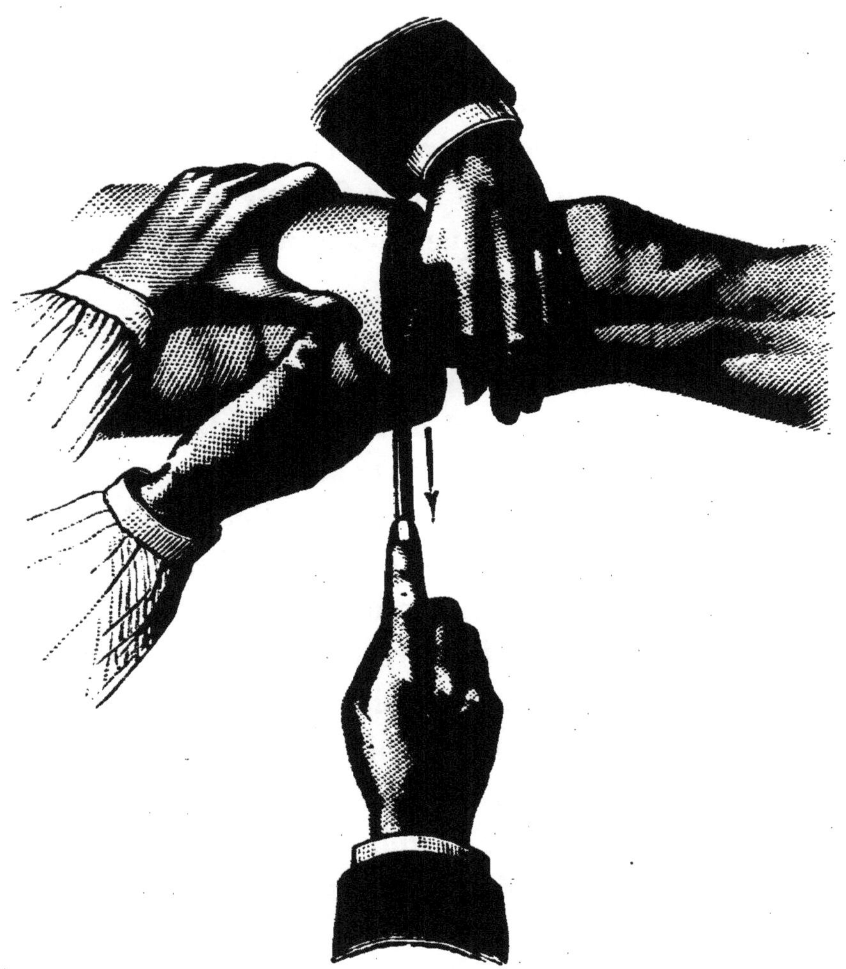

Fig. 27. — Méthode circulaire. Reprise pour finir la section du cône musculaire. Travail de la main gauche.

celles qui se font à la ligne âpre du fémur, mais *il ne faut pas dénuder l'os plus haut qu'on ne pourra le scier* (1).

(1) C'est ce qui arrive souvent, lorsque, à la manière de Bell, on insinue la pointe tout autour de l'os à une profondeur trop considérable. Je préfère de beaucoup

4.

La manière d'envelopper les chairs pour les rétracter, le sciage, l'hémostase, etc., n'ont rien de spécial à la méthode circulaire.

Quand on ferme immédiatement l'entonnoir du moignon, on ne peut que l'aplatir de manière à avoir une plaie transversale, ou oblique, ou antéro-postérieure. Les extrémités ou commissures, en raison de la fermeté des téguments, restent béantes. On les a quelquefois fendues ou excisées.

Amputation circulaire à manchette.

C'est un pis-aller (2) dont on est obligé de se contenter, lorsque les os ne sont recouverts que par des téguments, ou lorsqu'il est impossible par la rétraction simple d'arriver à scier l'os assez haut. (B. Bell, Brunninghausen, etc.)

La peau est coupée circulairement comme dans l'amputation infundibuliforme. La lèvre supérieure des téguments est ensuite saisie du bout des doigts gauches, détachée des parties sous-jacentes avec la pointe du couteau, sur toute la périphérie du membre, et finalement retroussée dans une étendue suffisante. Elle doit emporter à sa face profonde toute l'épaisseur du tissu sous-cutané (fig. 28).

me borner à cerner l'os avec soin, comme Sédillot et la plupart des opérateurs, afin de scier le plus haut possible, mais juste au point où cesse la dénudation. D'autres chirurgiens conseillent de garder un manchon ou lambeau de périoste destiné à s'adapter à la tranche de l'os (Onsenort, Houzé, F. Poncet, etc.).

Si donc maintenant on racle quelquefois le périoste, c'est pour le conserver et non plus pour lui épargner la morsure de la scie. Déjà J. L. Petit ne craignait pas de scier le périoste sans prendre la précaution de l'inciser d'abord, précaution futile, car il est presque impossible de faire passer le trait de scie juste dans la voie étroite qu'a tracée le couteau périostotome.

(2) Ce mot, que je crois juste, paraîtrait sans doute excessif à plusieurs chirurgiens allemands et anglais qui se contentent volontiers d'une manchette ou de lambeaux de peau pour envelopper leurs moignons.

Les parties charnues sont ensuite coupées circulairement, et même recoupées, si les profondes subissent un retrait insuffisant.

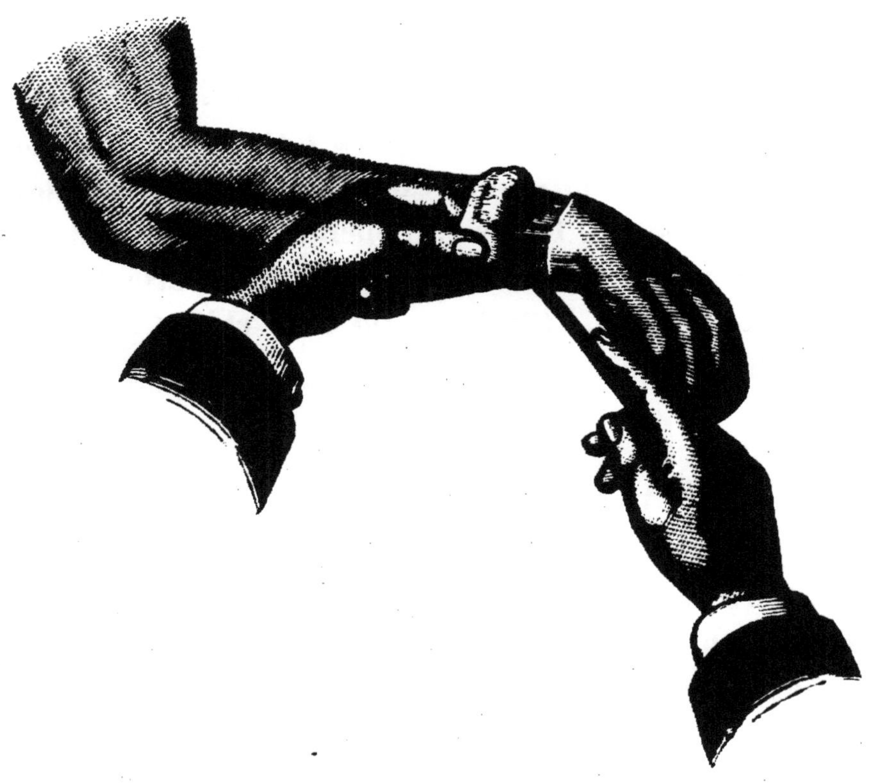

FIG. 28. — Méthode circulaire à manchette.

Dans les régions où l'amputation à manchette est indiquée, les parties charnues sont souvent réduites à des tendons, vaisseaux et nerfs, c'est-à-dire à des cordes nombreuses, dures, souvent cachées dans des gouttières osseuses, en un mot, difficiles à couper. — Si, après avoir introduit le couteau dessous, à plat, on tourne le tranchant vers l'extérieur, rien n'échappe, et l'on peut ainsi tailler de véritables petits lambeaux. (Hervez de Chégoin, Cloquet, Richet.)

Quand il y a deux os dans le segment de membre amputé, comme c'est l'ordinaire lorsque l'on est obligé de disséquer la peau, la dernière manœuvre du couteau consiste à pratiquer une incision qui cerne les deux os comme le pourraient faire les deux anneaux d'un 8 de chiffre. On verra plus loin (voy. AMPUTATIONS DE L'AVANT-BRAS) comment il faut s'y prendre pour exécuter sûrement, simplement et facilement ce temps de l'opération. Il me faudrait deux pages pour reproduire la description pourtant précise que Lisfranc (I, 719) donne du 8 de chiffre, tel qu'il aimait à le pratiquer.

B. — DES AMPUTATIONS A LAMBEAUX.

L'histoire de ces amputations est déjà ancienne (1). C'est, dit-on, Lowdham (d'Oxford) qui les inventa ou réinventa, dans la deuxième moitié du dix-septième siècle (voy. *Mém. de l'Acad. de chir.*, p. 244). Sur la jambe, il taillait un unique lambeau postérieur qu'il coudait ensuite pour couvrir les os. La pratique du chirurgien anglais demeura ignorée, même dans son pays.

Verduin (d'Amsterdam) publia, en 1796, après l'avoir médité longtemps, un mémoire important et pratique qui fut très répandu et traduit en français en 1697 par Vergniol : *Sur l'amputation à lambeau.* Sabourin (de Genève)

---

(1) Voy. *Mém. de l'Acad. de chir.*, II, 169 : *Histoire de l'amputation à lambeau, etc.*, par La Faye.

crut également l'avoir inventée en 1702. Depuis, un grand nombre de chirurgiens s'en déclarèrent les partisans : quelques-uns crurent le lambeau capable de rendre inutile la ligature des vaisseaux, de préserver du tétanos, de la gangrène, etc., etc.

Ravaton (de Landau), en proposant à l'Académie de chirurgie, en 1739, sa *Méthode à deux lambeaux carrés*, ne poursuivait pas tant de chimères, et l'on peut en dire autant de Vermale qui taillait *deux lambeaux arrondis* par transfixion (1). Ces chirurgiens prétendaient seulement découvrir et recouvrir l'os avec facilité et par conséquent prévenir la nécrose et hâter la guérison. Tel est, en effet, le grand avantage de la méthode à deux lambeaux sensiblement égaux sur l'incision circulaire.

Avec un lambeau unique qui exige une longueur double de parties molles, on arrive également à atteindre le squelette aussi haut que l'on veut. Mais en outre, chose avantageuse en bien des cas, et qui pourtant ne préoccupait guère les anciens chirurgiens, on rejette la cicatrice sur le côté.

Le résultat est donc tout différent avec *un* ou avec *deux* lambeaux.

Occupons-nous d'abord de **l'art de tailler les lambeaux.**

Principes généraux. — Les membres se rapprochent de la forme cylindrique, et leur section est plus facile à

______

(1) C'est après m'avoir vu faire à Landau, dit Ravaton, que Vermale s'étant mis à tailler des bouchons, inventa son procédé.

couvrir avec un lambeau arrondi en U qu'avec un lambeau carré. De même, deux lambeaux destinés à concourir ensemble à envelopper un moignon, toujours plus ou moins hémisphérique, s'uniront mieux si leur extrémité libre est semi-lunaire, que si elle est carrée.

Quand on fait deux lambeaux, on leur donne la *même largeur* et souvent la même longueur.

Un lambeau unique peut avoir une largeur variable. Celle qui convient ordinairement égale la *demi-circonférence* du membre.

La peau du lambeau, destinée à envelopper les chairs, doit, autant que possible, déborder en tous sens. Dans la méthode à deux lambeaux, les téguments ne peuvent avoir que la largeur de la masse musculaire ; mais en longueur, comme ceux de tout lambeau, ils peuvent et doivent *dépasser les chairs*.

Pour qu'un lambeau soit vivace, *sa base qui le nourrit doit être vasculaire et large*, nullement rétrécie en pédicule.

a. *Transfixion*. — La manière la plus expéditive de tailler un lambeau est celle de Verduin. Avec un long couteau, on fait une *ponction* transversale ou *transfixion* des parties molles à ras des os, et l'on sépare, de dedans en dehors, c'est-à-dire de la profondeur vers l'extérieur, un lambeau plus ou moins long, en faisant descendre et sortir plus ou moins bas le taillant agité de mouvements de va-et-vient larges et réguliers. On obtient ainsi, sur un sujet gras, de magnifiques lambeaux arrondis en U ou en demi-lune, suivant leur longueur. Mais, sur un sujet maigre et dans les régions où la peau est très rétractile, celle-ci peut être débordée par les chairs, ce qui est mauvais, à tous les points de vue. Le tégument qui enveloppe des muscles doit toujours rester plus long que ces muscles, même après que les lambeaux rétractés et coudés ont été mis dans leur attitude définitive.

Si l'on fait deux lambeaux, ils doivent, nous l'avons vu, se partager également, dans le sens transversal, la peau et les muscles, et par conséquent ne sauraient avoir en largeur plus de peau que de muscles. Mais, quand on a à tailler un lambeau unique, *il est bon que les téguments soient à la fois et plus larges et plus longs que les chairs.*

On y arrive en opérant comme Verduin, mais avec quelques précautions en plus. Le chirurgien applique le pouce et les doigts gauches sur le futur lambeau ; il en pince les téguments pour en former un large pli longitudinal qu'il maintient pendant toute la durée du travail du couteau, et qu'il s'efforce bientôt de refouler vers la racine du membre, afin qu'en terminant le lambeau le tranchant divise la peau plus bas que les muscles (voy. page 74, fig. 30).

Lorsque l'os est unique et occupe sensiblement l'axe de la masse charnue, comme au bras que je supposerai tenu horizontal, la pointe du couteau opérant la ponction est d'abord dirigée vers l'humérus qu'elle heurte légèrement. L'opérateur, abaissant alors le manche de quelques degrés vers le sol, pousse la pointe devant l'os ; puis, relevant le manche plus qu'il ne l'avait abaissé, et soulevant les chairs avec le plat ou le dos du couteau plutôt qu'avec le taillant, il continue la transfixion et fait sortir la lame en un point diamétralement opposé à la piqûre initiale. Le travail de la main gauche sur les téguments et la fin de la taille du lambeau se font comme il a été dit précédemment.

C'est ainsi qu'il faut tailler le premier des deux lambeaux arrondis de la méthode de Vermale. Ce premier étant exécuté et relevé, le couteau est facilement engagé en

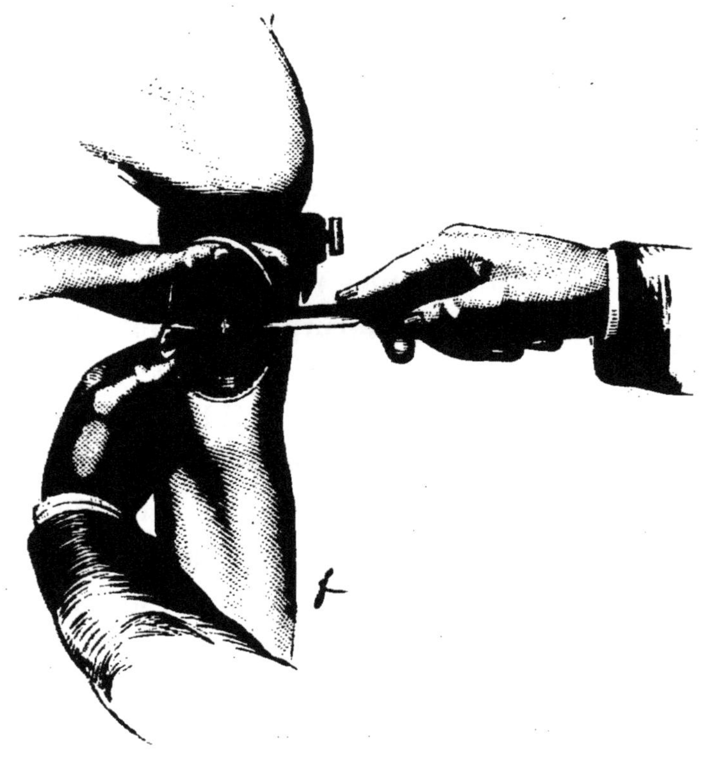

Fig. 29. — Taille d'un second lambeau après transfixion du premier. Travail de la main gauche pour permettre à la pointe de se dégager.

travers, derrière l'os; mais au moment où la pointe réapparaît de l'autre côté, la main gauche doit aller lui faire place, en déprimant le bord cutané du futur second lambeau (fig. 29). Une fois le plein du tranchant engagé derrière l'os, et animé de mouvements de va-et-vient, on songe à terminer le lambeau. A ce moment il est difficile de faire mordre la peau du cadavre, quand elle est très flasque : c'est à la main d'un aide à redonner de la tension aux téguments, en les pinçant en avant, au-dessous du vide laissé par la taille du premier lambeau.

Faire par transfixion des lambeaux régulièrement arrondis n'est pas facile, lorsque le membre n'est pas rond, lorsque le couteau rencontre de brusques saillies osseuses, ou lorsque les téguments n'ont point partout une adhérence égale. Il faut s'appliquer, dans ces cas difficiles, à faire avancer tantôt l'extrémité du tranchant plus vite que le talon, tantôt celui-ci plus vite que celle-là.

b. Entaille. — La manière que j'appellerai *l'entaille*, et qui fut celle de Lowdham, de van Vlooten, de White, de Conrad Langenbeck, etc., ne demande pas plus de temps que celle de Verduin. Elle fait la même chose à l'envers.

Pendant que la main gauche pince et refoule les téguments, le couteau attaque les chairs au-dessous et les entaille en coup de hache, à plein tranchant, de dehors en dedans et de bas en haut. Pour que le travail du couteau droit, le seul employé actuellement, se fasse bien, il faut, en exécutant des mouvements de va-et-vient curvilignes, faire mordre l'instrument sur la moitié de la circonférence du membre, comme dans un arpège on fait mordre l'archet successivement sur les quatre cordes du violon (voy. fig. 36, page 79).

c. Incision préalable du contour des lambeaux. — Pour être sûr d'avoir, en définitive, plus de peau que de muscles, en large et en long, si l'on ne fait qu'un lambeau, en long seulement, dans les autres cas, il vaut mieux, plutôt que de faire la transfixion ou l'entaille d'emblée :

1° Inciser d'abord les téguments seuls avec la pointe du couteau, suivant un tracé marqué d'avance à l'iode ;

2° Lorsque la peau bien libérée et sollicitée par un aide, s'est rétrécie et raccourcie, diviser les muscles, par trans-

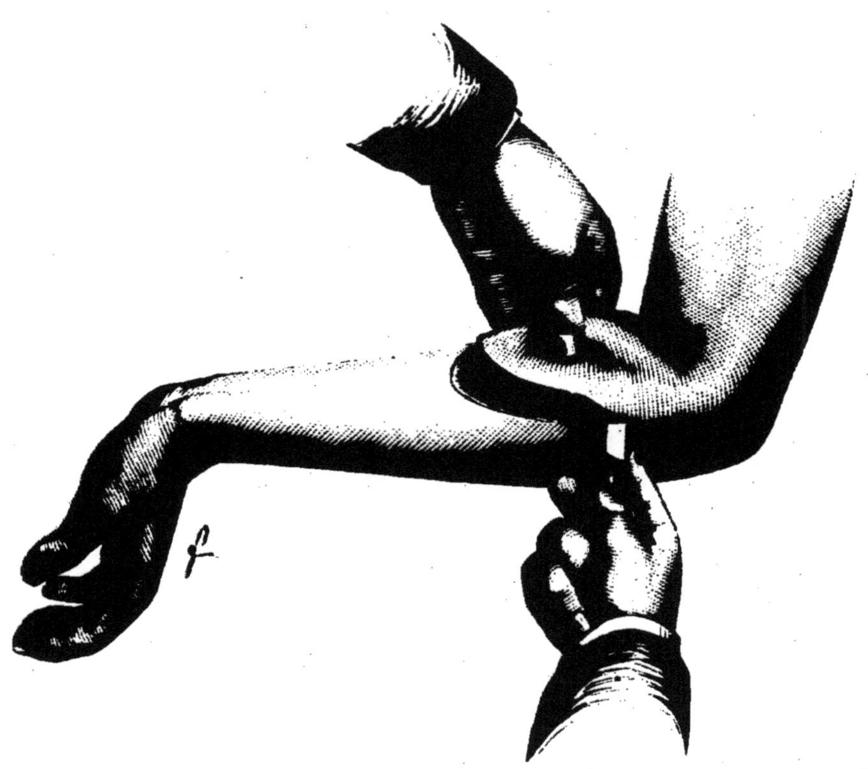

Fig. 30. — Transfixion d'un lambeau. Les téguments ont été découpés au préalable. Rôle de la main gauche.

fixion ou autrement, au niveau du contour acquis du lambeau cutané (fig. 30).

A vrai dire, je crois qu'aujourd'hui il faut procéder ainsi

dans l'immense majorité des cas. N'avons-nous pas le chloroforme qui supprime la douleur, et par conséquent nous donne les minutes ou plutôt les secondes nécessaires ? N'avons-nous pas, à défaut de coup d'œil, le pinceau et la teinture d'iode pour esquisser et réesquisser le dessin des lambeaux ?

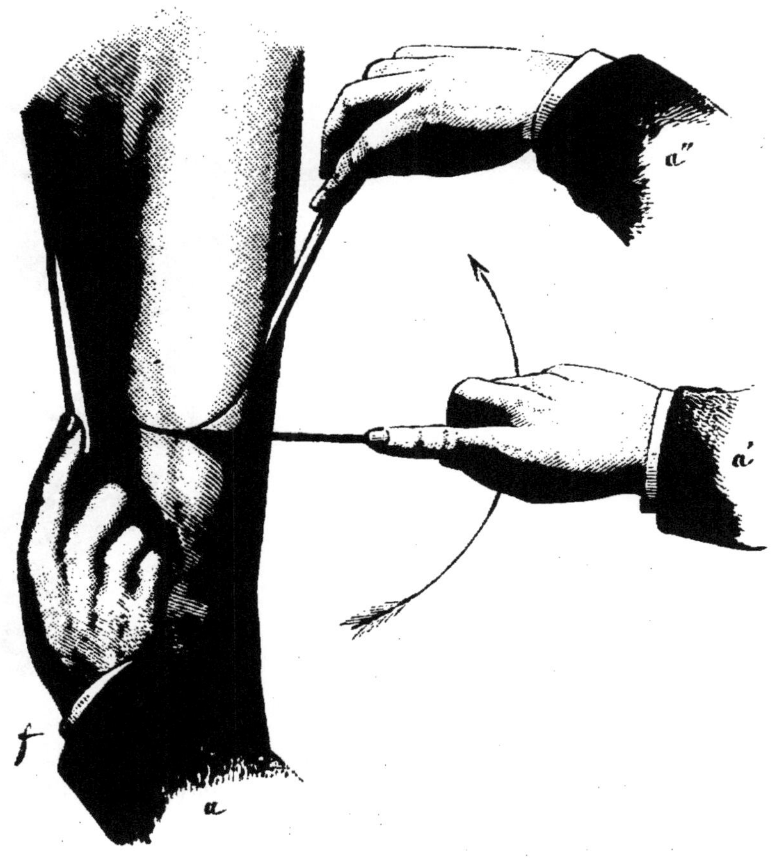

FIG. 3. — Taille du contour d'un lambeau antérieur d'un seul trait.
Les trois positions successives de la même main droite : *a*, *a'*, *a''*.

Mais, si l'on veut inciser avec la pointe du couteau le contour d'un lambeau qui toujours se rapproche de la forme d'un U, il faut avoir acquis quelque souplesse dans la main droite, appris à manœuvrer de la main gauche le membre malade, et tenir les assistants assez éloignés pour conserver la liberté de ses mouvements.

Cela étant, l'opérateur a le choix pour l'U :

1° De le faire d'un trait, en descendant une branche et remontant l'autre (fig. 31, p. 75, fig. 32 et 33);

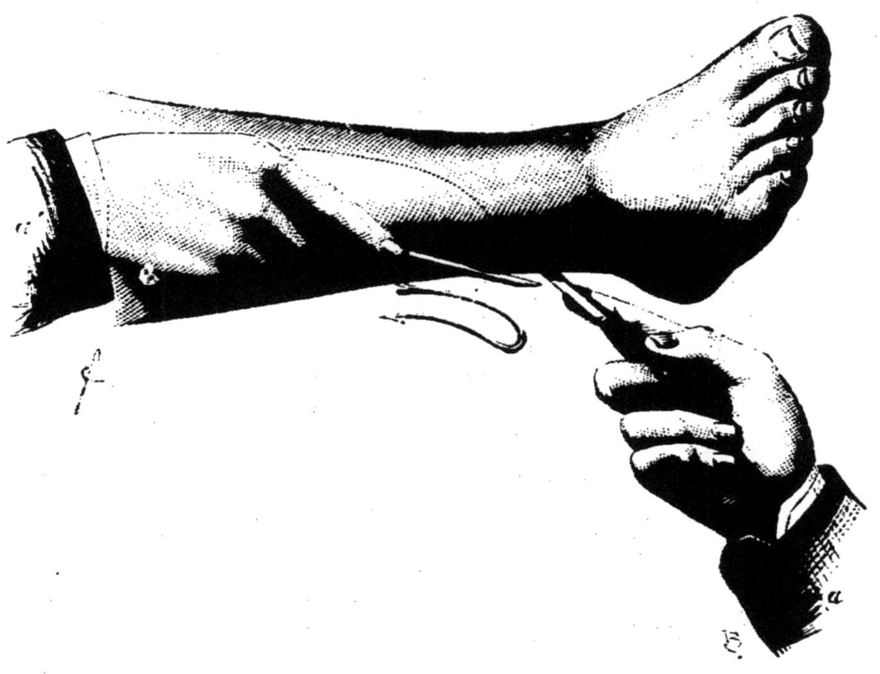

Fig. 32. — Taille du contour d'un lambeau postérieur en un temps. La main droite est représentée dans deux positions successives, *a* et *a'*.

2° De le faire en deux traits, descendant chacune des deux branches de l'U successivement (fig. 34, p. 77);

3° De le faire encore en deux traits, mais partant de la courbe ou point infime et remontant chacune des deux branches l'une après l'autre (fig. 35, p. 78).

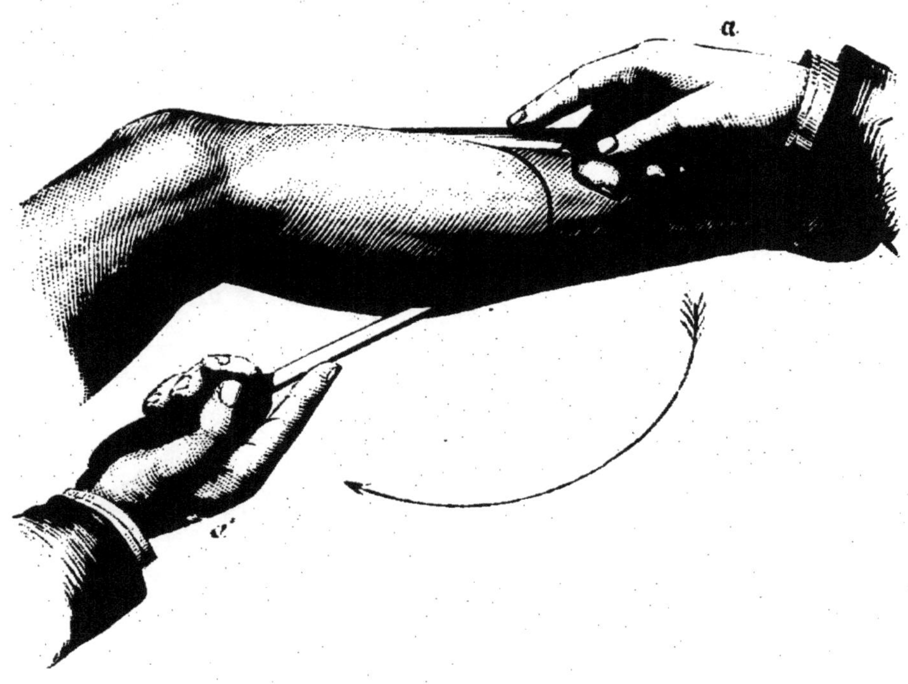

Fig. 33. — Taille du contour d'un lambeau latéral d'un seul trait ; main droite représentée en deux attitudes successives, *a, a'*. Mouvement indiqué par la flèche.

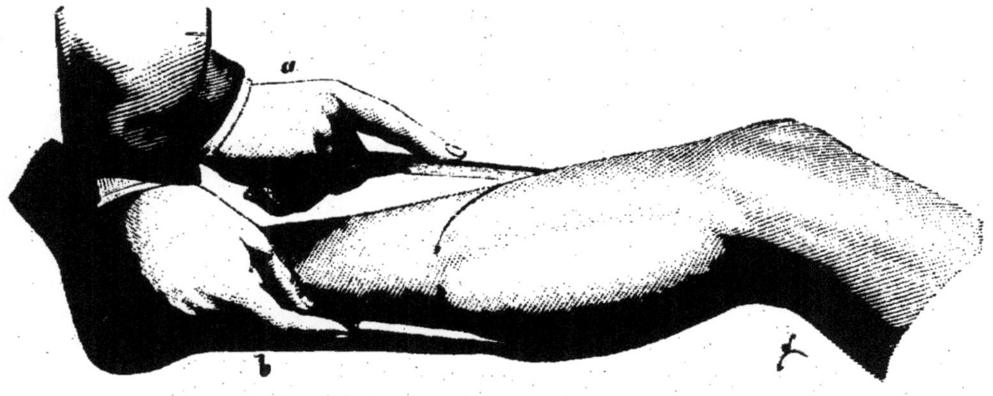

Fig. 34. — Incision du contour d'un lambeau en deux temps. Deux attitudes différentes, *a* et *b*, de la main droite, pour abaisser les deux incisions à la rencontre l'une de l'autre et successivement.

Qu'on ne l'oublie pas, l'opérateur est toujours plus sûr de ses mouvements quand il tire le couteau *vers lui* ou *de sa gauche* vers sa *droite*.

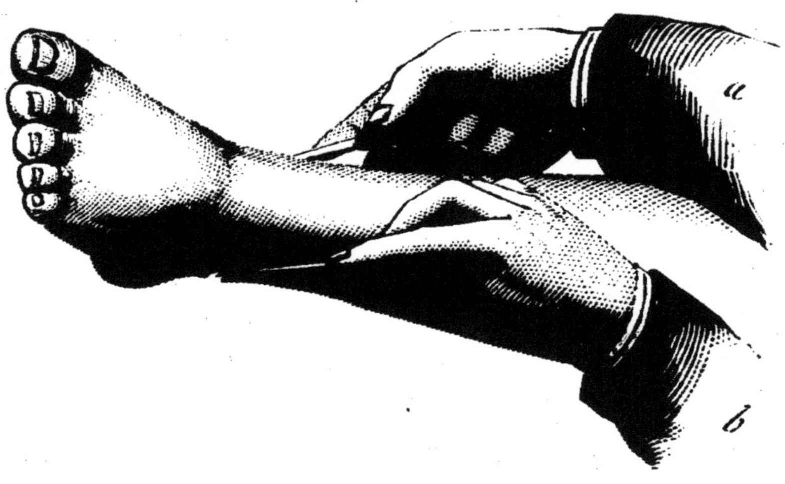

FIG. 35. — Incision du contour d'un lambeau en deux temps. Deux attitudes différentes et successives, *a* et *b*, de la main droite, pour tirer les deux incisions à partir du même point, du sommet de la courbe.

Lorsque le lambeau est dessiné, circonscrit, tracé, c'est-à-dire lorsque sa peau est incisée et spontanément rétractée, grâce à la section de toutes les brides qui en retenaient le bord, il faut songer à diviser les chairs qu'il est devenu facile de tailler plus courtes et plus étroites que les téguments. On y arrive facilement :

1° Par transfixion (fig. 30, p. 74) ;

2° Par entaille (fig. 36) ;

3° Par dissection ou désossement (fig. 37, p. 80).

La transfixion a l'inconvénient de diviser les vaisseaux au hasard et de découper les chairs obliquement, quelquefois en véritables languettes sans vitalité.

L'entaille sans précautions mérite les mêmes reproches.

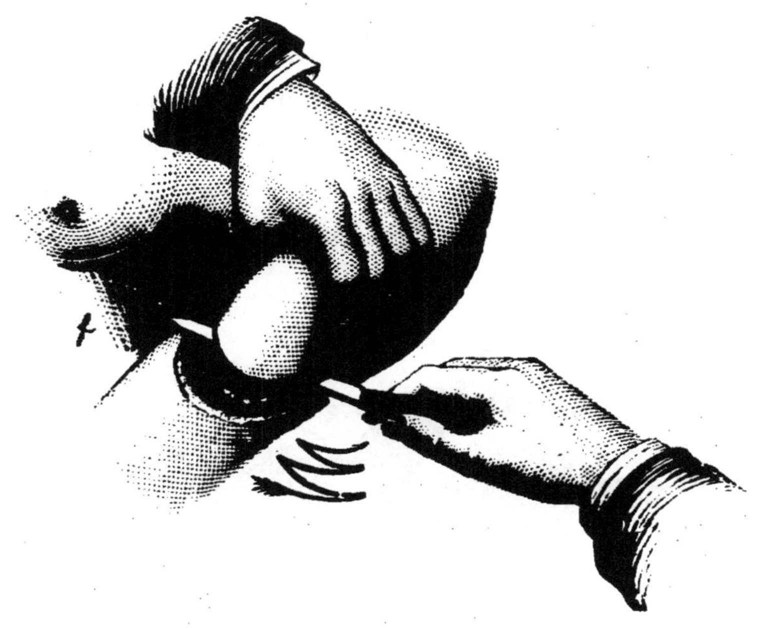

Fig. 36. — Entaille d'un lambeau. Rôle de la main gauche. La flèche en zigzag indique l'arpège du couteau.

Rien ne me paraît valoir la dissection attentive (désossement à la Ravaton) qui n'a que le seul tort d'exiger quelques connaissances anatomiques ; car elle nous donne des moignons étoffés, des muscles bien nourris par des artères conservées jusqu'à l'extrémité des lambeaux, toujours faciles à lier et à mesure qu'on les rencontre si l'on veut.

Parmi les chirurgiens éminents qui s'efforcent de vulgariser cette manière de faire, véritablement précieuse pour certaines amputations, il faut citer avant tous, à ma connaissance, Marcellin Duval qui a fait de si nombreux éléves dans nos écoles de médecine navale, et les professeurs Verneuil, Guyon, etc. (de Paris).

Après que les incisions cutanées réglementaires seront accomplies, on devra donc, dans un grand nombre de cas, tailler les chairs de dehors en dedans. A cet effet, les doigts gauches s'emploieront à soulever et écarter les muscles pendant que le petit couteau les divisera, les désinsérera ou les décollera des os sous-jacents, avec la précaution

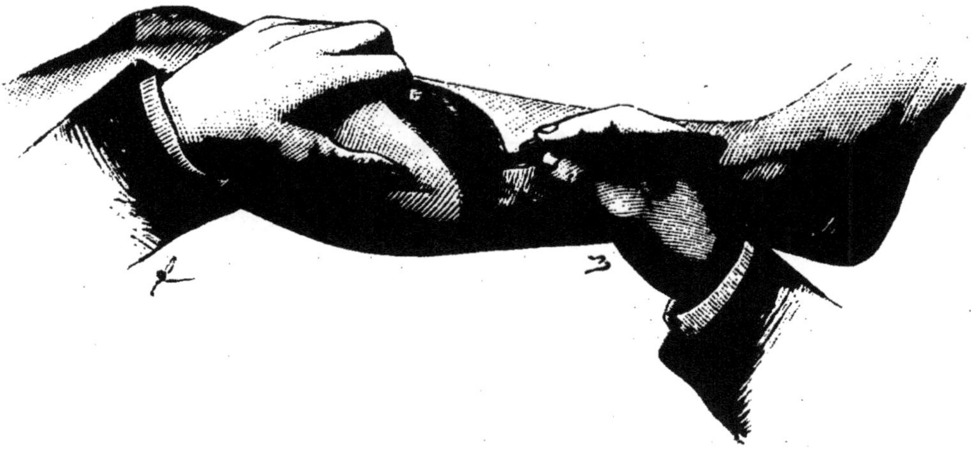

Fig. 37. — Taille des chairs d'un lambeau par dissection ou désossement. Collaboration des deux mains.

essentielle de conserver dans les lambeaux, pour le moment du moins, tous les nerfs et vaisseaux. L'opérateur, s'il est anatomiste, reconnaît les parties qu'il divise. Pourvu qu'il sache raser et dépouiller les os, séparer les parties molles des parties dures, c'est assez.

De cette façon, on extirpe un membre comme on enlève une tumeur (fig. 37). Et, si l'on veut garder un lambeau périostique sans le détacher de la face profonde de la peau ou des muscles qui s'y insèrent, on se met dans les meilleures conditions pour obtenir l'adhésion primitive de la surface de section osseuse.

Jusqu'à présent il n'a été question que des lambeaux arrondis. La taille des lambeaux carrés de Ravaton et de Teale est beaucoup plus facile.

Ravaton, après avoir fait une incision circulaire profonde jusqu'à l'os, fendait les chairs en long sur deux points diamétralement opposés; il relevait ensuite ses deux lambeaux *carrés et égaux*, en les détachant des os.

Teale faisait, et un grand nombre d'Anglais ont fait et font encore à son imitation, deux lambeaux *carrés très inégaux*, taillés de dehors en dedans à la Ravaton (fig. 38).

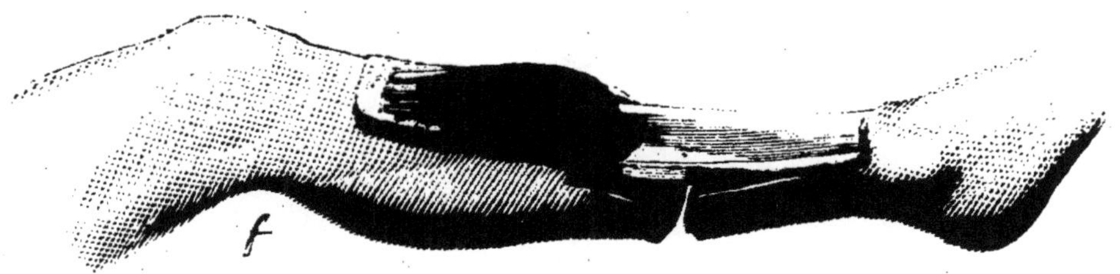

Fig. 38. — Deux lambeaux de Teale taillés à la Ravaton.

Le grand lambeau, d'après l'auteur de la méthode, sera pris sur le côté du membre où ne sont pas les principaux vaisseaux : devant la jambe, derrière l'avant-bras, etc. Il aura en longueur au moins la moitié de la circonférence du membre, presque deux diamètres, de manière à pouvoir se replier sur lui-même, avant d'être réuni au petit lambeau auquel on donnera une longueur quatre fois moindre, environ un demi-diamètre (fig. 38).

On a fait ainsi en Angleterre un grand nombre d'excellents moignons (fig. 39). C'est très bien quand on a de la chair à volonté et qu'on ne craint pas de scier les os plus haut qu'on le pourrait faire en employant d'autres procédés.

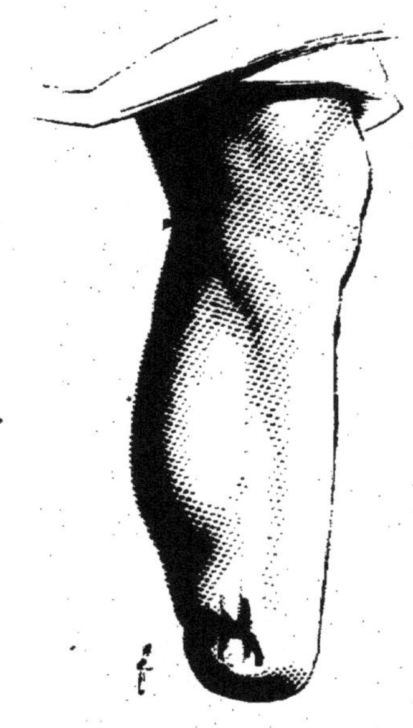

Fig. 39. — Bon moignon de jambe obtenu par le procédé de Teale.

Pour imiter Teale, il faut pratiquer d'abord deux longues incisions cutanées longitudinales, latérales et diamétralement opposées ; puis, réunir leurs extrémités inférieures par une incision transversale. Le couteau divise alors les parties charnues, suivant le même trajet, en large et en long. Ensuite, ce grand lambeau est détaché et relevé avec soin, de manière à dépouiller absolument les os (fig. 38).

Enfin, à l'aide d'une incision transversale faite à la hauteur convenable sur la moitié du membre jusqu'alors respectée, le deuxième ou petit lambeau est formé, disséqué et relevé à son tour. La section des os est on ne peut plus facile.

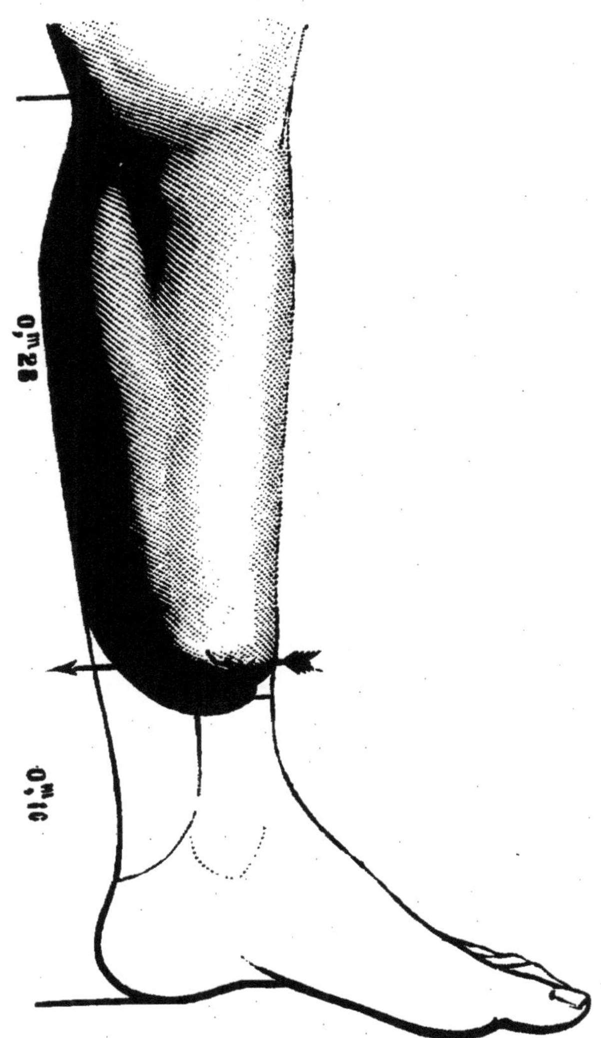

Fig. 40. — Moignon de jambe : deux lambeaux, le postérieur très long.

Après ce que nous venons de dire sur l'art de tailler les lambeaux, il nous est facile de comprendre que deux lambeaux, *très inégaux*, donnent à peu près le même résultat qu'un lambeau *unique*, c'est-à-dire une cicatrice arquée, *latérale*, qui embrasse environ la moitié de la périphérie du moignon. Celui-ci est donc puissant par la plus grande partie de sa circonférence et par son extrémité (fig. 40).

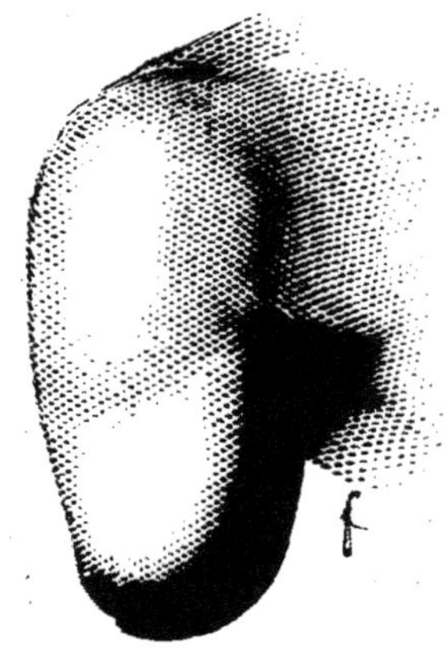

FIG. 41. — Moignon de bras : deux lambeaux, antérieur et postérieur.

Deux lambeaux, *sensiblement égaux*, donnent, au contraire, une plaie bivalve et finalement une cicatrice terminale en forme de fente quelquefois prolongée très loin sur les côtés et méritant le nom de *termino-bilatérale*. Le moignon est puissant par deux de ses faces (fig. 41).

Lambeaux cutanés et méthode mixte.

De même que l'on est obligé quelquefois de pratiquer l'amputation circulaire en ne gardant que la peau que l'on retrousse en manchette, de même on se contente assez souvent des téguments pour tailler des lambeaux. (Brünninghausen, 1818, Liston, etc.) Cela se comprend pour les régions où les os n'ont d'autre enveloppe que la peau. Cependant un grand nombre de chirurgiens d'Allemagne, de Russie, etc., ne craignent pas de généraliser cette manière de faire (voy. Esmarch, *Chirurgie de guerre*, 1879).

Que les lambeaux cutanés doivent être carrés ou arrondis, il faut toujours les circonscrire avec la pointe du couteau et les relever en disséquant leur face profonde. Quand il existe sous les téguments quelque mince couche musculaire, on la coupe en travers, avec les tendons, nerfs et vaisseaux, après la rétraction des lambeaux.

Plusieurs auteurs français, Baudens dès 1830 (voy. *Gaz. des hôpitaux*, 1848), ont aussi proposé, même pour la cuisse et le bras où tant de muscles environnent les os, de se contenter de lambeaux simplement cutanés ou doublés seulement d'une très mince couche musculaire. De tels lambeaux sont facilement taillés par transfixion chez les sujets maigres; les muscles qui n'en font pas partie sont ensuite coupés circulairement et, par leur rétraction, permettent de creuser le moignon, ce qui rend suffisants des lambeaux d'une faible longueur. Or, cette faible longueur est une nécessité, vu la minceur des lambeaux qui les prédispose à la gangrène.

Sédillot recommande de combiner ainsi la méthode à lambeaux avec la méthode circulaire, pour en faire ce qu'il appelle un *procédé mixte* applicable et appliqué par lui à la cuisse, au bras et à l'avant-bras, avec succès.

Tout cela est renouvelé de Kirkland, qui l'a décrit et figuré en 1786.

C. — DE LA MÉTHODE ELLIPTIQUE.

La méthode *elliptique, oblique elliptique, mixte, circulaire oblique,* ou *méthode de Soupart* (1847), se rapproche de la méthode circulaire comme exécution, et des méthodes à lambeaux comme résultat.

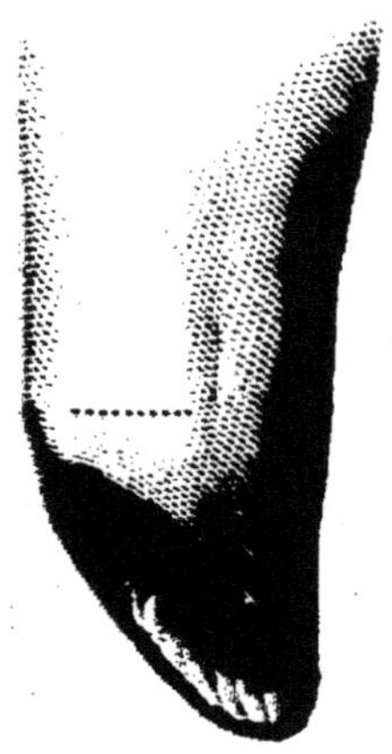

Fig. 42. — Incision elliptique peu oblique.

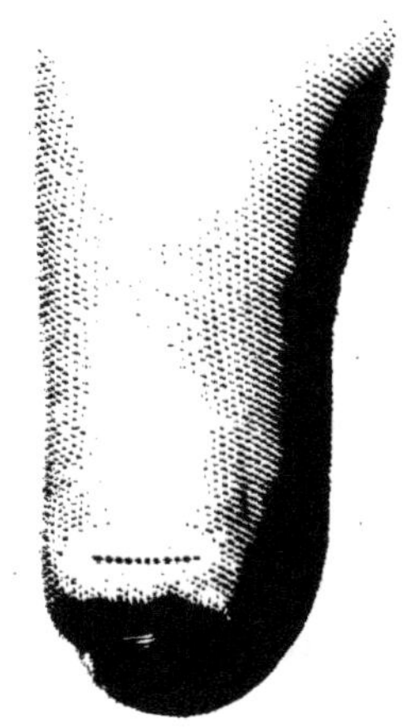

Fig. 43. — Résultat de l'incision elliptique peu oblique.

Remarquons d'abord qu'après l'incision elliptique, la réunion se fait suivant le petit axe de l'ellipse ; c'est-à-dire que le point infime de la peau étant relevé et réuni au point culminant, la cicatrice est toujours rejetée sur le côté, mais plus ou moins, suivant que l'obliquité de l'ellipse est plus ou moins grande.

Il faut donc absolument distinguer, au point de vue du résultat définitif, *l'incision elliptique peu oblique* (fig. 42 et 43) qui donne une cicatrice, non pas médiane, il est vrai, mais terminale, de *l'incision elliptique très oblique* (fig. 44 et 45) qui, en somme, crée un lambeau unique dont la cicatrice est purement latérale.

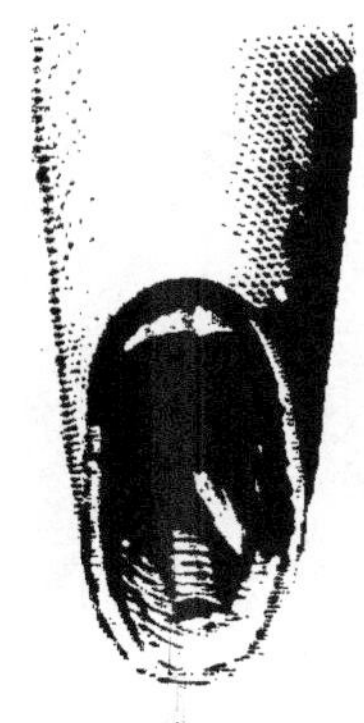

Fig. 44. — Incision elliptique
très oblique.

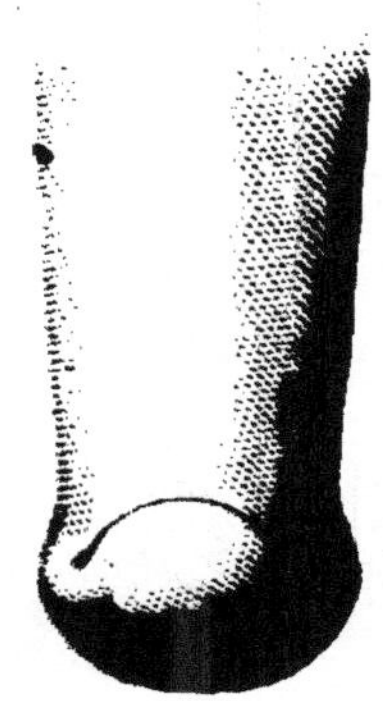

Fig. 45. — Résultat de l'incision
elliptique très oblique.

Il est bien vrai que Soupart, le premier, a publié en 1847, à Bruxelles, un mémoire sur l'amputation elliptique; mais il est vrai aussi que le chirurgien belge a plus souvent proposé des procédés à lambeau unique, cutané et arrondi, ce qu'il appelle la *coupe oblique coudée*, que de véritables incisions elliptiques, ou *coupes obliques droites* (voy. fig. 46, p. 88).

De sorte que, si nous ne nous trompons, il faut attribuer à Marcellin Duval une forte part du mérite réel qu'il y a eu à vulgariser la méthode elliptique telle qu'elle se pratique actuellement.

Une ellipse est tracée autour du membre, plus ou moins oblique, suivant la région. Le couteau engagé sous le membre coupe en tirant, suivant le tracé, et fait une reprise par-dessus comme pour l'incision circulaire. — La peau est

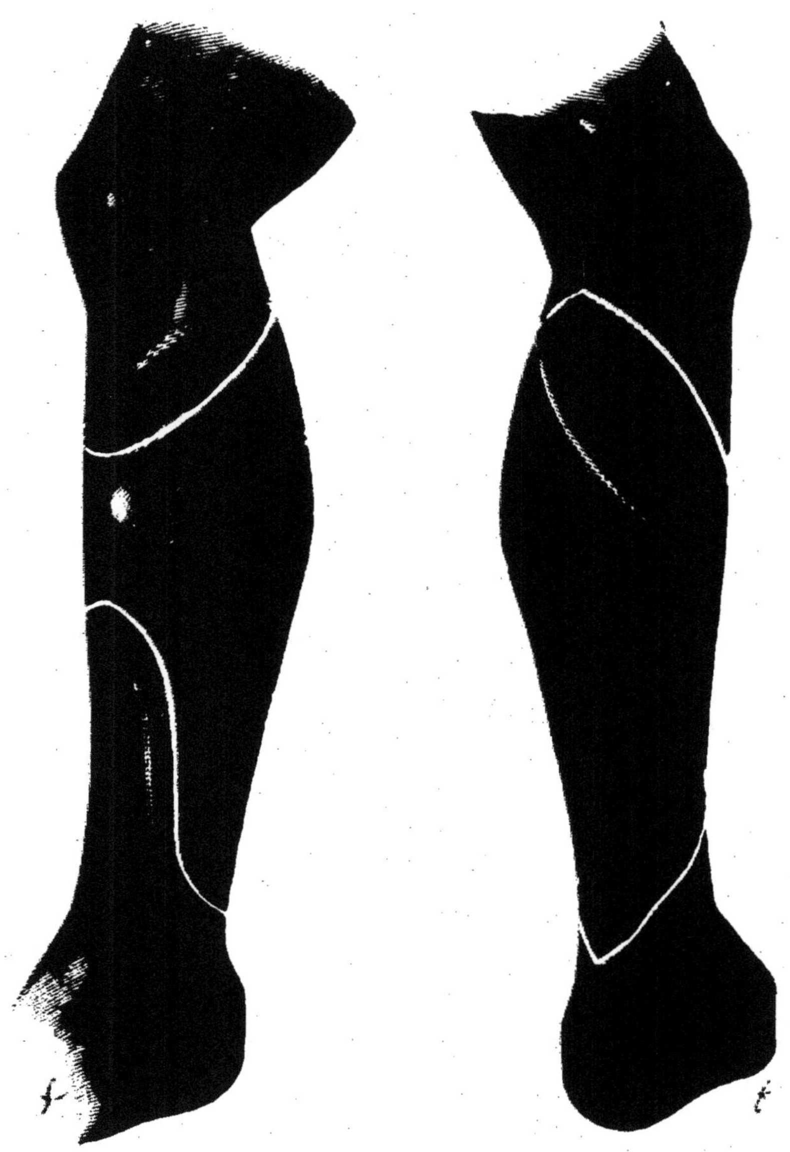

FIG. 46. — Près du genou : coupe elliptique droite ; tous les points de la
coupe sont dans le même plan. —
Plus bas : coupe elliptique coudée.

FIG. 47. — Près du genou : incision
losangique à lambeau antérieur. —
Plus bas : incision losangique à lambeau postérieur.

mobilisée, disséquée, relevée en manchette au besoin. — Les chairs sont attaquées à plein tranchant, de dehors en dedans, tout autour des os, ou bien, au contraire, sont taillées par transfixion du côté qui formera lambeau, ou encore soigneusement détachées des os, de ce même côté.

En définitive, on obtient un lambeau arrondi et convexe reçu, après flexion, dans la partie concave de l'incision.

A côté de l'incision elliptique, il faut placer l'*incision oblique* de Blasius (1838), ce que Soupart a appelé le *mode losangique* (fig. 47).

Si l'on fait, d'un côté du membre, et en deux coups de couteau, un V renversé (Λ); puis, du côté opposé et continuant les premières incisions, un V droit; ou bien, si l'on coupe obliquement et successivement de chaque côté du membre, ayant soin de réunir les deux incisions à angle aigu, on obtient un lambeau triangulaire que l'on peut replier dans un sinus dont l'ouverture est juste ce qu'il faut pour une adaptation exacte.

Il est évident que chaque fois que la surface de section qu'il s'agit de couvrir avec un lambeau est triangulaire, le lambeau doit être triangulaire aussi et, par conséquent, l'ensemble de la plaie losangique. C'est ce qui arrive quand on enlève à la fois plusieurs doigts extrêmes avec leurs métacarpiens, etc.

D. — DE LA MÉTHODE OVALAIRE.

C'est à Scoutetten (1827) que nous devons le nom et la généralisation de la méthode *ovalaire*. Avant lui, Lau-

genberck le vieux (*Bibliothek*, 1807) pour les métacarpiens ; Guthrie (1815) pour l'épaule ; et peut-être Abernethy pour la hanche, avaient décrit et appliqué des procédés qui donnaient, en fin de compte, une coupe ayant la forme d'un triangle isocèle arrondi à la base, d'un ovale à petite extrémité pointue comme l'angle d'un V renversé (Λ), d'une poire sans queue.

Telle qu'on la pratiquait il y a quarante ans, l'incision ovalaire se faisait dans un plan unique, oblique relativement au membre. Ainsi, pour désarticuler un doigt, le bistouri porté sur le dos de la tête métacarpienne, incisait en ligne droite, de chaque côté de la base de la grande phalange, dans la direction du pli digito-palmaire où les deux incisions latérales se réunissaient. L'articulation largement découverte se laissait traverser facilement ; mais il *n'y avait pas de lambeaux latéraux* pour couvrir la tête métacarpienne (fig. 48, annulaire).

Pour remédier à ce grave défaut, Malgaigne, en 1837, établit, comme règle générale, qu'il fallait faire l'incision beaucoup moins oblique, tenir la petite extrémité de l'ovale au-dessous de l'articulation, mais la prolonger sous forme de fente longitudinale qui, *sans perte de substance*, donnerait toute la commodité nécessaire à la désarticulation. Avec cette modification, l'ensemble de l'incision ressemblait à une poire à queue, à une *raquette* à jouer au volant, d'où le nom d'*incision en raquette* (fig. 48, médius). Quelques auteurs ne considérant qu'une partie de l'incision l'ont nommée en Y renversé ; on pourrait l'appeler également *lambdoïde* (2).

Pour moi, je dirais volontiers : incision *en croupière :*

car, pour obtenir un beau résultat il faut *courber* les branches latérales de l'incision, afin qu'elles embrassent la racine du membre comme celles d'une croupière embrassent la racine de la queue d'un cheval (fig. 49, annulaire).

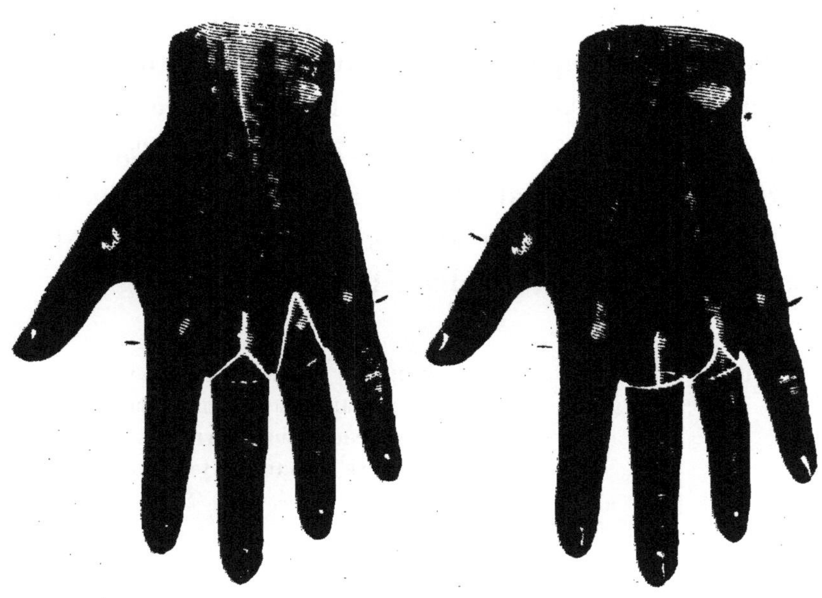

Fig. 48. — Sur l'annulaire : incision ovalaire primitive ; sur le médius : incision en raquette.

Fig. 49. — Sur l'annulaire : incision en croupière ; sur le médius : incision en ⊥.

Ainsi *améliorée*, la méthode ovalaire ou en raquette n'est qu'une combinaison de la méthode à deux lambeaux arrondis, à demi taillés, avec la méthode circulaire.

De même, ce que Soupart a appelé le mode en ⊤ renversé (⊥), et qui appartient à Ravaton, n'est qu'une incision circulaire avec fente longitudinale qui donne, d'un côté, deux demi-lambeaux carrés (fig. 49, médius).

Remarques comparatives sur les différentes méthodes.

S'il est évident que l'étendue de la plaie et le volume des chairs des lambeaux destinées à ressentir les effets du traumatisme, constituent un élément important au point de vue de la cure des amputés, il devient intéressant de comparer sous ces deux rapports les diverses méthodes d'amputation. C'est ce que j'ai fait en 1871, dans ma *Thèse de doctorat*. Voici les résultats de mes calculs. Toutes choses égales d'ailleurs, la *surface saignante* d'un moignon est, sur un membre de $0^m,10$ de diamètre, de :

110 centim. carrés par la méth. circulaire infundibuliforme.
110   —   —   à deux lambeaux égaux arrondis.
125   —   —   à lambeau unique arrondi.
203   —   —   circulaire à manchette.

Quant au volume des parties sous-jacentes à la section des os, il serait de 174 centimètres cubes par la méthode à deux lambeaux arrondis et 262 centimètres cubes par la méthode circulaire infundibuliforme.

La longueur de l'incision cutanée d'où part ordinairement l'érysipèle est intéressante à connaître. Minima après l'incision circulaire, elle a $0^m,31$ sur un membre de $0^m,10$; elle arrive à $0^m,37$ si l'on fait deux lambeaux semi-lunaires, et à $0^m,40$ si l'on n'en fait qu'un.

Ces chiffres n'offrent pas un écart suffisant pour nous permettre de prendre parti au point de vue de la léthalité probable en faveur d'une méthode quelconque.

La méthode à deux lambeaux exige juste la même longueur de parties molles que la circulaire; elle s'impose dans certains cas de traumatismes par perforation. La plaie est égale à celle de la circulaire infundibuliforme; mais le volume des chairs conservées est moins considérable, la coupe de la peau seule est plus longue.

La méthode à lambeau unique exige une longueur double de chairs saines; elle est indiquée par certains traumatismes, par la configuration de quelques segments de membre, etc.

Les amputations à lambeaux nous semblent devoir être préférées dans plus de la moitié des cas pour deux raisons générales : 1º En taillant des lambeaux, on arrive toujours à scier l'os assez haut pour éviter la conicité d'emblée, tandis que ce n'est pas toujours possible avec l'incision circulaire, spécialement quand on opère près de la racine du membre; 2º les lambeaux sont plus faciles à mettre en contact que les parties opposites de l'entonnoir charnu de l'amputation circulaire.

Celle-ci n'est donc pas très favorable à l'obtention de la réunion immédiate qui doit être toujours l'idéal de l'opérateur. Ne faut-il pas, en effet, que les chairs se réunissent tôt ou tard? Par conséquent, ne convient-il pas de les tailler toujours aussi bien et dans les mêmes proportions, soit que l'on recherche la réunion rapide, soit que l'on se contente de la réunion tardive?

ARTICLE IV

DES INSTRUMENTS EMPLOYÉS DANS UNE AMPUTATION. TRAVAIL DES MAINS DE L'OPÉRATEUR ET DE CELLES DES AIDES.

Les instruments et autres objets nécessaires pour pratiquer une amputation sont destinés : 1° à diviser les parties molles ; 2° à les protéger pendant la section ou la séparation des os ; 3° à saisir les os, soit pour les fixer quand on scie, soit pour les mobiliser quand on désarticule ; 4° à diviser les os ; 5° à oblitérer les vaisseaux, parer le moignon et fermer la plaie.

1° Instruments destinés à diviser les parties molles; différentes manières de s'en servir.

Ces instruments sont les *couteaux* à amputation. Je ne parlerai pas des moyens de diérèse, exceptionnellement employés, comme l'anse et le couteau galvano-caustiques, le fer rouge, le thermo-cautère, l'écraseur linéaire, le lien de caoutchouc, les caustiques, etc. Car, au lieu d'écrire un livre de singularités, je cherche à n'enseigner que ce qui se fait et doit se faire.

C'est donc exclusivement du couteau et de la manière de s'en servir qu'il sera question ici.

Les couteaux à amputation sont droits ; ils ont une longueur et une largeur variables. Les plus grands servent à diviser les masses charnues considérables : les plus étroits sont commodes pour traverser les articulations et les espaces interosseux ; les plus courts, faciles à manier, agissent avec force et précision et sont utiles pour disséquer des lambeaux épais, adhérents à des os irréguliers qu'il faut contourner en les rasant de près. Les bistouris de trousse qui peuvent remplacer les petits couteaux manquent de solidité et n'ont que l'avantage d'être portatifs.

Les couteaux à amputation, petits ou grands, doivent être construits d'après les principes suivants :

La lame doit être fixée dans le manche.

Le *manche*, quelles que soient les dimensions du tranchant, sera toujours long de 11 ou 12 centimètres, gros, prismatique ou rugueux, pour remplir la main et ne pas glisser. Sa longueur ne doit pas varier comme la longueur de la lame ; son épaisseur seule peut être diminuée dans les petits couteaux, mais seulement lorsque la lame est mince et étroite. Mettre à la lame trapue, courte et solide d'un petit couteau, un manche court et grêle, comme cela se fait trop souvent, c'est rendre inutile, par la brièveté et la gracilité du bois, la force donnée à l'acier ; c'est forcer l'opérateur à saisir dans la main, avec le manche, la moitié de la lame, au risque d'égarer ses doigts sur le tranchant et de masquer à ses yeux le travail de l'instrument.

La *lame* des couteaux à amputation ne doit avoir qu'un seul tranchant, même au voisinage de la pointe. L'ancien couteau à deux tranchants (un pour l'opéré, l'autre pour l'opérateur), déjà condamné par J. L. Petit en termes un peu vifs pour ceux de ses contemporains qui en faisaient usage, a pu rendre quelques petits services, alors qu'il fallait opérer vite à tout prix. Je ne lui reconnais plus aucune espèce d'utilité ; néanmoins il paraît employé encore à l'étranger (Gurlt). Ce qu'en dit Bichat en le repoussant au nom de Desault m'a paru digne d'être rapporté, car c'est l'expression d'un véritable axiome chirurgical : « C'est encore perfectionner un procédé que d'en retrancher un instrument. » (II, p. 547.)

La lame n'aura donc qu'un tranchant ; son dos sera épais et biseauté, sa largeur peu considérable, ses faces à peu près planes, afin que le tranchant solide ne s'ébrèche pas, comme le ferait celui d'un rasoir trop aminci par l'excavation de ses deux flancs.

Un *talon* arrondi et mousse, saillant de plusieurs millimètres, est utile, ne serait-ce que pour empêcher le pouce d'empiéter malencontreusement sur le tranchant. Quelques fabricants font encore le talon carré : c'est le rendre dangereux ; c'est aussi le rendre embarrassant, car il peut accrocher les chairs lorsqu'on retire le couteau engagé jusqu'à la garde (fig. 50, *f*).

La lame du couteau doit conserver la même largeur jusque très près de la *pointe* : celle-ci doit résulter de la rencontre du dos et du tranchant *dans l'axe* de la lame ; elle doit former un angle à côtés convexes de 50 degrés environ. Ainsi construite, la pointe peut remplir les deux rôles : *piquer* sans se rompre et *tracer* sur la peau des incisions curvilignes, car elle est forte et son tranchant est convexe dans l'étendue de 2 centimètres environ (1).

____

(1) Pour l'usage du couteau à pointe rabattue (*d*, fig. 50), voy. AMPUTATION DE LISFRANC. — En décrivant les amputations en particulier, j'indiquerai, s'il y a lieu, le choix des couteaux.

Avec un tel couteau, on peut tout faire ; c'est donc avec lui que nous allons apprendre à tout faire.

Le couteau se tient toujours de la même main, et de la

Fig. 50. — a, b, c, d, e, bons couteaux. — f, couteau ayant tous les défauts, moins celui d'être à deux tranchant : manche petit, court, rond et lisse ; talon carré ; dos épais ; pointe beaucoup trop effilée et fragile comme le taillant dont les flancs sont évidés.

a, lame de 0m,20 à 0m,25 pour incision circulaire ou transfixion d'un gros membre (cuisse). — b, lame de 0m,15 pour bras, jambe, etc. — c, lame de 0m,06 pour désarticulations sous-astragaliennes et tibio-tarsiennes. — d, lame de 0m,15, couteau de Lisfranc. — e, lame dite à phalanges, 0m,10.

g, petit couteau à résection pour désarticuler un petit os à main posée, long manche tenu comme une plume, lame de 0m,04.

main la plus habile, qui est dans l'immense majorité des cas la main droite. On peut paraître ambidextre, on ne le devient pas réellement passé l'âge de vingt ans. Dupuytren et Lisfranc ont essayé et n'ont pas réussi. En voulant exercer la main gauche, on perd un temps précieux qui serait bien mieux employé à l'éducation de la main droite, et l'on n'arrive qu'à mériter l'épithète classique de gaucher des deux mains.

Donc, c'est la *main droite* qui manie le couteau. Ordinairement elle le tient comme un couteau de table, l'index allongé sur le dos de la lame ; elle le manœuvre avec aisance, le tournant dans tous les sens à l'aide des articulations de l'avant-bras et surtout de celles du poignet. Celui qui sait manier l'épée ou l'archet, ou simplement le couteau à découper, apprend vite à se servir du couteau à amputer.

Le tranchant du couteau se compose de deux parties : le long *tranchant rectiligne* et le court *tranchant concave de la pointe*. L'un et l'autre servent à des usages spéciaux.

On agit avec le tranchant rectiligne absolument comme avec l'archet, tirant et poussant, alternativement et successivement si c'est nécessaire. Si l'on veut faire une incision circulaire ou elliptique autour d'un membre et ne couper d'abord que les téguments, on attaque *en tirant* du talon à la pointe, appuyant fort peu et, quand le couteau n'est pas très bon, tirant et poussant alternativement pour scier la peau, jusqu'à ce que ses lèvres s'écartent, ce que la main qui tient le couteau arrive à sentir avec de l'exercice. Lorsque, après avoir incisé sous le membre, on ramène le couteau par-dessus pour compléter la section circulaire, c'est encore avec le talon, et *en tirant*, que l'on commence cette reprise.

Il est plus facile de couper circulairement les muscles

que la peau ; il n'y a pas à craindre en effet d'aller trop profondément. Ici encore, il faut appuyer très légèrement, scier au besoin, plutôt que de vouloir couper par pression, ce qui expose à ébrécher le couteau sur les os.

Pour diviser des parties molles et fixées, avec un tranchant trop court pour imiter le jeu de l'archet, il ne suffit pas d'appuyer, il faut encore imprimer au couteau de très petits mouvements de va-et-vient, une véritable trépidation qui facilite considérablement la pénétration de la lame.

Au contraire, lorsque des parties résistantes, telles que des tendons, ne sont pas fixées dans le sens transversal, si le tranchant qui les attaque se borne à exécuter de très petits mouvements de va-et-vient, ces parties mobiles vont et viennent comme l'instrument ; par conséquent, elles ne subissent que son insuffisante et simple pression. Il faut les mordre avec le talon, puis tirer le couteau : on les voit alors se déplacer sous la traction de l'instrument, se tendre, et bientôt se laisser couper.

Cependant on peut être obligé de les fixer avec les doigts de la main gauche, ou bien de glisser la lame dessous pour les soulever sur le tranchant que rien n'empêche plus de les diviser facilement (1).

Il est quelquefois utile, pour inciser à fond ou dépouiller un os, de repasser le couteau plusieurs fois dans la même

______

(1) Sur le vivant, les parties molles sont fermes et bien plus faciles à couper que sur le cadavre.

Nous avons de véritables difficultés dans les amphithéâtres, parce que l'économie nous y impose la nécessité de superposer le plus grand nombre possible d'opérations sur le même membre et, par conséquent, de recouper plusieurs fois, à des hauteurs différentes, un même nerf, un même tendon, etc., qui ont perdu toute fixité depuis leur première section.

voie. Dans la même voie ! C'est un point capital, car il ne faut pas que le couteau fasse des échappées dans les chairs du moignon et s'en aille préparer la gangrène en déchiquetant les muscles et les tendons, ou l'hémorrhagie en piquant les artères au-dessus du niveau où elles seront liées.

On ne fait point que des incisions circulaires avec le plein de la lame du couteau. En effet, lorsqu'on veut tailler des lambeaux par transfixion, c'est avec le tranchant rectiligne que, une fois la ponction faite, on accomplit la section des chairs. C'est encore en sciant et non en pressant qu'il faut agir. Après avoir coupé les muscles, puis la peau, de la profondeur vers la superficie, le couteau doit se dégager de la plaie sans le moindre soubresaut, comme s'il n'avait éprouvé aucune résistance.

Les choses les plus difficiles, en médecine opératoire, se font avec la partie du tranchant qui avoisine la *pointe*. C'est pour cela qu'il faut toujours la ménager et ne s'en servir que lorsque le tranchant rectiligne est véritablement insuffisant.

Seule, la pointe peut exécuter les incisions parallèles ou très peu obliques relativement à l'axe du membre. Pour ce faire, il ne suffit pas toujours de traîner le bout du couteau sur la peau, comme on traîne un pinceau sur une feuille de papier ; il faut souvent exécuter ce tremblement très rapide et très peu marqué qui scie véritablement la peau, la pointe pénétrant et ressortant alternativement à mesure qu'elle avance.

Cette manœuvre, que j'appelle quelquefois *secouer la*

main, est indispensable pour couper la peau flasque et mobile du cadavre, à moins d'avoir un excellent couteau. Elle est excessivement utile lorsqu'on cherche à détacher un lambeau en insinuant la lame, *à plat*, entre ce lambeau et l'os plus ou moins irrégulier auquel il est adhérent.

C'est en effet un privilège de la pointe du couteau, de pouvoir pénétrer dans les anfractuosités et les gouttières osseuses. C'est pour ne pas savoir l'utiliser, que tant de chirurgiens massacrent les lambeaux des amputations sous-astragaliennes et tibio-tarsiennes. La pointe, dans ces cas, s'insinue à plat entre les chairs et les os; elle marche *à petits pas*, agitée par les secousses de la main qui semble vouloir l'aiguiser sur la surface dure dont elle suit tous les contours.

C'est encore avec l'extrémité du couteau que l'on complète l'incision circulaire des muscles dans les gouttières interosseuses de la jambe et de l'avant-bras, c'est-à-dire que l'on exécute le classique 8 de chiffre (voy. AMPUTATION DE L'AVANT-BRAS).

Le rôle de la pointe dans les désarticulations est considérable, tant pour couper les ligaments extérieurs et intérieurs facilement accessibles, que pour pénétrer dans d'étroits interstices et diviser de très courts et très profonds ligaments interosseux. Dans ces divers cas, on agit spécialement par pression : comme il faut quelquefois de la force, il est très souvent indiqué de limiter la pénétration de la lame, en la saisissant avec les doigts, à une distance calculée de son extrémité (voy. DÉSARTICULATION DES MÉTACARPIENS).

6.

Tous les élèves, aussitôt un interligne articulaire trouvé, essayent, s'il est serré, d'y introduire le bistouri et de l'ouvrir comme on ouvre une noix avec le bec d'un couteau. C'est un mouvement, instinctif sans doute, qui fait abstraction de la résistance des moyens d'union et ne peut aboutir qu'à briser l'instrument.

Quelques petites désarticulations sont faites avantageusement avec le *bistouri droit à résection*, à lame très courte et garnie, sur les flancs de sa racine, de rugosités qui permettent aux doigts, même mouillés de sang, de la tenir solidement comme un porte-plume. La main armée ainsi d'une solide lame de 2 ou 3 centimètres de long peut agir avec force et précision, car la faible longueur de la lame permet aux derniers doigts de prendre un point d'appui sur la partie malade elle-même. La manœuvre de ce petit couteau à long manche est, on le voit, absolument celle d'une plume à écrire; elle permet d'extirper les os longs de la main et du pied, sans emporter la moindre parcelle des muscles environnants.

La *main gauche de l'opérateur* intervient fréquemment pour faciliter le travail du couteau, soit en écartant les lèvres de la plaie, soit surtout en tendant et fixant les chairs à diviser. Ainsi, c'est avec la collaboration de cette main que s'accomplit la reprise qui termine la recoupe des muscles dans la méthode circulaire infundibuliforme (voy. fig. 27, p. 65).

Mais le rôle de la main gauche prend une importance extrême chaque fois que l'on veut dessiner ou tailler des lambeaux de dehors en dedans : c'est elle qui fixe les téguments pour qu'ils ne fuient pas devant le tranchant; c'est elle qui ensuite, lorsque l'aponévrose a été divisée, soulève les muscles isolément ou en masse pour les offrir au couteau (voy. DÉSARTICULATION DE L'ÉPAULE).

Sans son concours il serait impossible de désosser un moignon suivant les préceptes de Ravaton, Teale et Marcellin Duval. S'agit-il, par exemple, de tailler devant la jambe un grand lambeau carré comprenant absolument toutes les parties molles? Deux longues incisions longitudinales pénétrant jusqu'à l'os viennent rejoindre en bas une incision transversale également profonde. Alors la main gauche, soulevant le bord droit du lambeau et cherchant à le décoller, permet à la lame, par une série d'incisions longitudinales, de s'insinuer à plat et en long, entre l'os et les chairs, d'évider absolument la gouttière interosseuse.

La section du périoste n'est pas indispensable; quand on l'a coupé, il est rare que le trait de scie corresponde absolument au passage du couteau.

Il n'y a donc pas lieu de parler d'un *périostotome* spécial.

Lorsque l'on croit bon de garder à la face profonde d'un lambeau charnu une doublure périostique, il faut, après avoir incisé le périoste suivant un dessin convenable, le détacher de la surface osseuse à laquelle il adhère d'une façon très variable. Tantôt il suffit de pincer le bord du petit lambeau pour le décoller par traction; tantôt, au contraire, il est indispensable de recourir à l'action du *grattoir* ou, tout au moins, du *talon* du couteau.

2° *Objets et instruments destinés à écarter et protéger les parties molles.*

Ce sont les *mains d'un aide* que l'on emploie pour fixer les téguments au-dessus du lieu de l'amputation, pour les rétracter quand ils sont coupés, pour fixer de même et rétracter les muscles, à leur tour. Le temps du *bandage circulaire* est passé ; mais les mains de l'aide doivent, tout en rétractant, s'appliquer à imiter l'action du bandage qui affermissait le membre sans le déformer et tendait, au contraire, à lui maintenir ou à lui donner la forme cylindrique. L'aide rétracteur ayant embrassé le membre, le plus souvent dans un cercle formé des commissures du pouce et de l'index de ses deux mains, évitera donc d'enfoncer maladroitement le bout de ses doigts dans les parties molles. Il tiendra d'abord les téguments immobiles et les chairs fermes. Pendant la destruction des adhérences de la peau ou la section des muscles, au lieu de s'efforcer en vain de rétracter également sur toute la périphérie du membre, l'aide se bornera à agir du côté où travaille le couteau, s'il veut se rendre véritablement utile et voir son action suivie d'effet.

Il n'est plus d'usage de changer l'attitude du membre amputé, dans le but, autrefois poursuivi, de couper tous les muscles pendant leur extension ou tous pendant leur relâchement.

Ce sont donc les mains d'un aide que l'on charge de rétracter les parties molles. A mesure que l'opération avance, on peut armer cet aide de *crochets mousses* et d'*érignes pointues*. Je n'aime pas qu'on se serve de pinces à mors plats dont la pression prépare incontestablement la gangrène.

Lorsqu'il ne reste plus que les os à diviser, il est rare qu'on ait encore recours à des instruments métalliques pour relever les parties molles et les protéger contre l'action de la scie. Dans les amputations à lambeau, les mains de l'aide sont suffisantes pour cet usage ; cependant, comme la sciure d'os ne peut jouer dans une plaie que le rôle de corps étranger, il est bon d'envelopper les chairs du moignon dans une compresse qui sert également à les relever pendant qu'on scie les os. Toutefois, l'emploi d'un simple linge peut être insuffisant ; aussi, se sert-on quelquefois de crochets mousses, de lames résistantes de bois ou de métal flexible, etc. Mais ces divers objets et instruments sont bien plus utiles pour exécuter les résections ; nous aurons à en reparler.

La *compresse* dont on enveloppe les chairs du moignon doit être en linge *solide* et non pas usé. On la divise par un bout, en *deux chefs* s'il n'y a qu'un os à scier, comme au bras et à la cuisse, en *trois chefs* dont le médian très étroit, s'il y a deux os, comme à la jambe et à l'avant-bras.

Lorsque le membre amputé n'a qu'un os, on prend donc la compresse fendue, on la jette à cheval dessus ou dessous, peu importe : on en croise les chefs de manière à étrangler l'os et l'on ramène le tout sur les parties molles que l'on relève autant qu'il est nécessaire pour scier le plus haut possible (voy. fig. 54, p. 112).

Si le membre amputé a deux os, la compresse à trois

chefs est préférable. Le petit chef médian doit avoir la largeur de l'espace interosseux : on l'introduira d'arrière en avant avec une pince ou avec le doigt, à travers l'ouverture faite au ligament interosseux ; on croisera les chefs latéraux sur le devant du membre, puis par-dessus on relèvera le chef médian, et le tout, embrassé dans le cercle des deux mains de l'aide, sera rétracté avec intelligence.

Rarement on a l'occasion d'amputer le métacarpe ou le métatarse dans la continuité : si l'on avait à le faire, une petite compresse divisée en cinq chefs pour la main, en six pour le pied, pourrait être appliquée, comme on applique la compresse à trois chefs à la jambe et à l'avant-bras ; mais au pied et à la main, le linge n'est guère utile que pour écarter la sciure d'os.

Quand on a à scier séparément l'un des os du métacarpe ou du métatarse, s'il s'agit d'un chef de file, il suffit de passer dessous une *sonde* de Blandin, une attelle protectrice ou un simple ruban (voy. AMPUTATION DU PREMIER MÉTATARSIEN); s'il s'agit d'un os enclavé, on est obligé de recourir à la cisaille ou à la scie à chaîne et de protéger les parties molles comme l'on peut.

3° *Manières de fixer les os que l'on veut scier.*

Il n'est pas difficile de fixer un os qui n'est point cassé, et il ne faut point d'instruments pour cela. L'aide rétracteur tient ferme à travers les chairs, pendant que l'assistant chargé de soutenir le membre qui va tomber, et la gauche de l'opérateur lui-même, fixent l'extrémité inférieure de l'os qu'il s'agit de scier. Il n'est pas difficile non plus de saisir un grand os intact pour le mouvoir afin de le désarticuler.

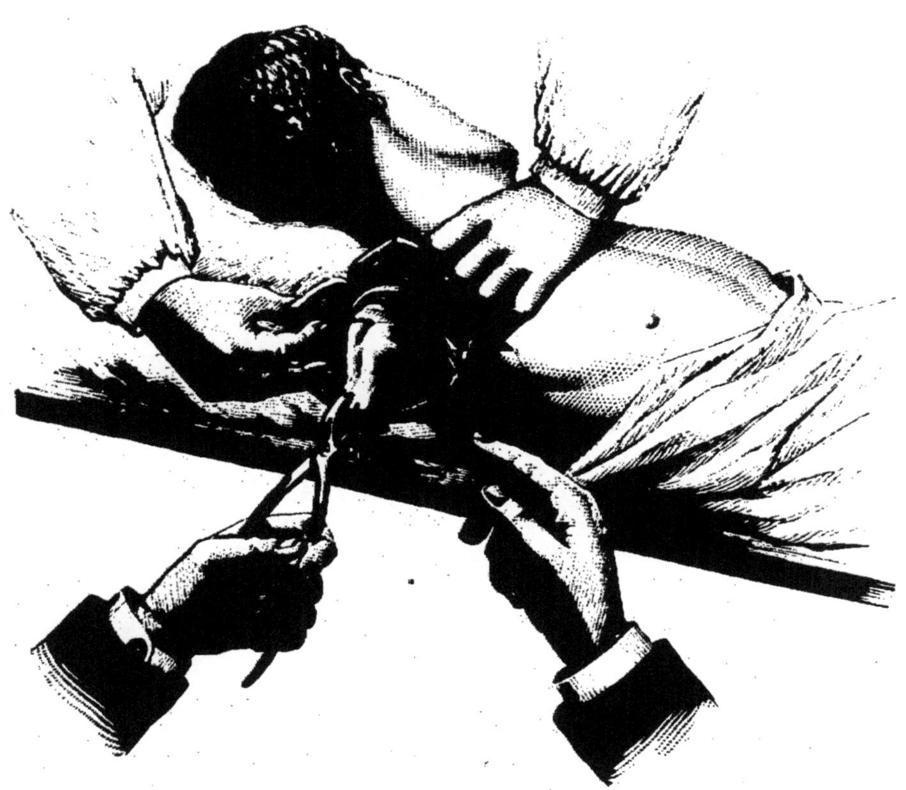

Fig. 51. — Usage du davier droit ordinaire pour fixer un os cassé.

Mais lorsqu'on ampute ou que l'on désarticule un membre cassé, celui-ci se détache, ou à peu près, aussitôt qu'on a fini la section des chairs. Alors on a à scier ou à désarticuler un bout d'os que l'on ne peut, le plus souvent, à cause de sa brièveté, saisir avec la main.

D'autre part, il se pratique des amputations mixtes, des

désarticulations avec ablation des surfaces articulaires des os conservés. Ainsi, après la désarticulation du pied, on scie les malléoles et même une petite portion des os de la jambe ; après la désarticulation du genou, on extirpe fréquemment la rotule et même les condyles. Ces différentes sections osseuses ne sont commodes et ne se font bien que si l'opérateur, armé d'un davier, saisit et fixe de la main gauche le bout libre de l'os qu'il scie de la main droite, pendant que l'aide qui rétracte les chairs dans la compresse s'efforce de son côté d'immobiliser la racine du membre.

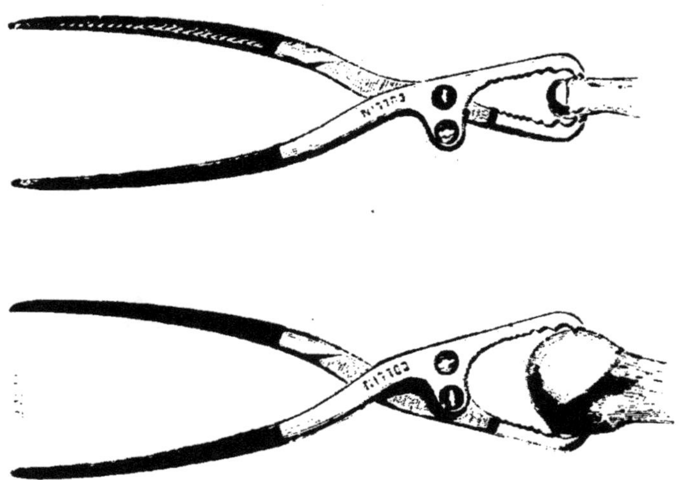

Fig. 52. — Davier pouvant saisir aussi bien un gros os qu'un petit, moyennant un simple changement d'articulation.

Les os malades se laissent écraser par le davier quand on serre trop, mais les os malades sont généralement tendres à la scie.

Quand il s'agit de saisir un bout d'os fracturé dans la

diaphyse, un *davier droit* ordinaire est excellent si l'on introduit un de ses mors dans le canal médullaire (fig. 51). Au contraire, on ne peut saisir une épiphyse volumineuse qu'avec mon *davier à double articulation* (fig. 52). Dans tous les cas, il faut tenir le davier dans l'axe de l'os et placer les mors de manière à bien résister au va-et-vient de la scie. C'est pour cela qu'il convient de saisir l'os ou par les côtés, ou, au contraire, mors dessus, mors dessous, suivant que la scie doit être manœuvrée horizontalement ou verticalement.

Un os flexible, comme le péroné, est aussi difficile à scier qu'une baguette de bois vert. On en vient à bout en l'empêchant avec les doigts de se rapprocher du tibia. De la sorte, retenu par le ligament interosseux et repoussé par les doigts, le péroné ne pouvant plus osciller, se laisse scier facilement.

1° *Instruments qui servent à diviser les os.*

Il n'est pas de mode en France de se servir de la large *scie à dos mobile* (fig. 53) si solide et si facile à manier ; on lui préfère la *scie à arbre*. A mon avis, c'est à tort.

On peut adapter à la scie à arbre des lames minces et à dents très fines : c'est là son avantage. Mais ces lames se brisent quelquefois, aussi ne doit-on pas commencer une opération sans avoir au moins une lame de *rechange*. Dans un cas demeuré historique et se passant à la campagne, Fabrice de Hilden ayant rompu sa scie, fut obligé d'envoyer, à plusieurs lieues, en chercher une autre. Dans un cas pareil, ce qu'il y a de mieux à faire, c'est de se procurer une scie chez un boucher ou un artisan voisin. Il faut savoir qu'une lame récemment affûtée et vierge ne vaut pas celle qui a déjà été essayée, ne serait-ce qu'à scier un morceau de bois. Celle-ci glisse mieux, car un premier travail adoucit les morsures de la lime et ramène dans le rang les dents trop écartées.

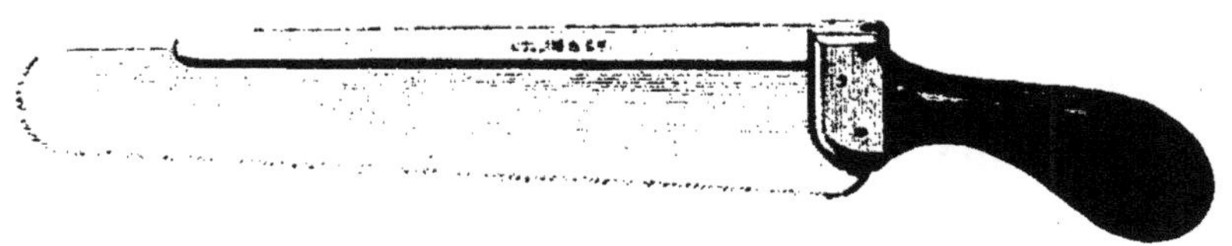

Fig. 53. — Scie à dos mobile.

Avant d'attaquer un os avec la scie à arbre, il faut tendre la lame, sans quoi elle vacillerait et ferait facilement une section courbe ou inclinée. L'arbre est parfaitement élastique s'il est d'acier bien trempé ; mais, dans le cas contraire, si l'on n'a pas soin de détendre la lame dans l'intervalle des opérations, l'arbre cède peu à peu et perd son ressort. De là l'obligation, pour utiliser encore l'instrument, de faire raccourcir les anciens feuillets.

Les petits os longs du pied et de la main seront sciés avec une *lame fine*, montée ou non sur un arbre. Cela est bien préférable à l'emploi des pinces incisives de Liston, car celles-ci agissant par pression, font trop souvent éclater l'os sur une grande partie de sa longueur.

Comment faut-il s'y prendre pour manœuvrer la scie ? Ici encore nous voyons les deux mains du chirurgien s'entr'aider. C'est la droite qui tient le manche de l'instrument comme le manche du couteau ; c'est la gauche qui éclaire le chemin et fixe la voie, tout en contribuant, quelquefois très utilement, à immobiliser le membre scié.

Lorsque les chairs sont coupées, enveloppées et rétractées, l'os exposé et fixé par les aides, le périoste divisé ou non, le chirurgien porte la main gauche dans la plaie, empaume les chairs sacrifiées (fig. 54) pour les refouler vers l'extrémité périphérique du membre, saisit l'os entre le pouce et l'index pour assurer son immobilité, allonge le pouce sur l'os jusque très près de la compresse qui enveloppe les chairs, fléchit la phalange unguéale et, avec l'ongle, guide la lame de la scie et la force à tracer une voie unique et bien située. L'ongle du pouce sera tenu appuyé perpendiculairement à l'os afin que la scie n'ait aucune tendance à le mordre. Et même, si l'on emploie une lame très large, ce sera l'articulation phalangienne qui la guidera plutôt que l'ongle lui-même.

Que la section doive être transversale ou oblique, il faut toujours en commençant, appliquer la scie comme si la section devait être perpendiculaire à la surface attaquée. Aussitôt que la voie est tracée, que la scie a creusé un léger sillon suffisant pour l'empêcher de dérailler, mais trop peu profond pour empêcher d'incliner la lame, on peut mettre le pouce gauche à son aise, l'écarter quelque peu, et scier à volonté en inclinant la lame si c'est nécessaire. Si l'on prétend scier obliquement d'emblée, les dents de la scie mordent le pouce et n'arrivent que très difficilement à prendre voie.

Lorsque le pouce gauche est bien en place, c'est le talon

de la scie qu'il convient d'appliquer sur l'os. On commence alors, *en tirant* et poussant alternativement, des mouvements de va-et-vient assez lents et très étendus, d'un bout

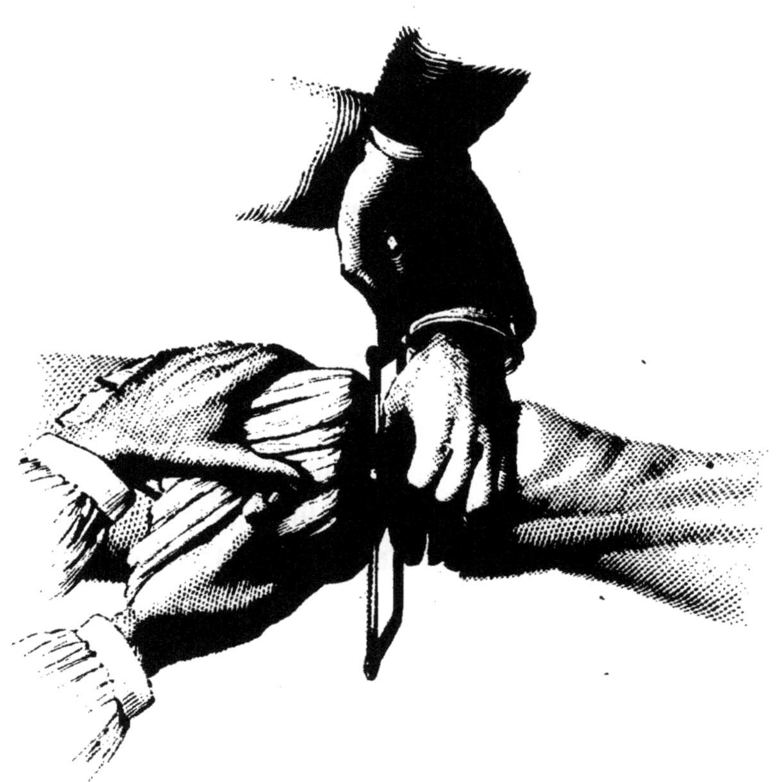

FIG. 51. — Manière de scier. Rôle de l'aide rétracteur. Travail des deux mains de l'opérateur placé en dehors de la cuisse droite.

de la scie à l'autre ; on n'exerce aucune pression : le poids de l'instrument suffit pour le faire mordre. Une fois la voie tracée, on peut mettre *un peu* plus de force et aller un peu plus vite, mais toujours en utilisant toute la longueur de la lame.

Pour ne pas scier la compresse et les chairs qu'elle enveloppe, il faut la surveiller avec soin, la faire tirer davantage du côté menacé, placer au besoin des crochets métalliques, faire tout, en un mot, pour couper les os très haut et néanmoins respecter les parties molles du moignon.

Au moment où la scie est près de terminer son ouvrage, on revient à la légèreté de main du commencement, afin de ne pas faire éclater la mince portion d'os qui reste encore à diviser. Les aides qui fixent le membre doivent à ce moment redoubler d'attention. Celui qui soutient la partie enlevée vient-il à la relever, il serre la scie et en arrête les mouvements; abandonne-t-il le membre à la pesanteur, l'os aux trois quarts scié se brise irrégulièrement.

Lorsqu'il y a deux os dans le membre amputé, il faut faire la voie sur le plus gros, puis, sans la quitter, abaisser la scie au contact du plus mince et continuer comme s'il n'y en avait qu'un, en appuyant d'abord également sur les deux puis inégalement, de manière que le moins résistant et le moins solidement articulé se trouve scié le premier. On peut aussi sans inconvénient, et même quelquefois avec avantage, scier les deux os successivement, mais en commençant par le plus faible, afin que le poids du membre ne le brise pas.

La scie à arbre, armée d'un feuillet étroit, permet de chantourner même les os les plus durs. Cette pratique exige un peu d'exercice. Je n'hésite pas à la recommander chaque fois qu'il paraît bon d'arrondir les os pour éviter la perforation des lambeaux, faciliter leur affrontement, etc. Par exemple, dans l'amputation de jambe, après avoir divisé le péroné un peu haut, obliquement en bas et en dedans, on attaque la crête tibiale très haut, on l'entaille en dirigeant d'abord en bas et en arrière le trait de la *scie à chantourner* (fig. 55); puis, redressant peu à peu

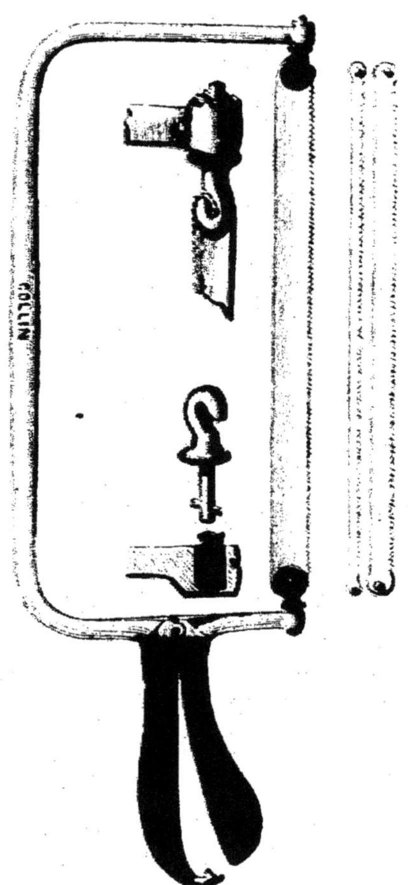

FIG. 55. — Scie à tout faire : Sections transversales, obliques et courbes.

le plan de la scie, on divise transversalement la moelle, la face et l'angle externes, et l'on termine par l'angle interne que l'on arrondit en dirigeant la fin du trait en dedans et en haut.

Les *cisailles* tranchantes de Liston sont utiles pour enlever la pointe que la scie laisse quelquefois au bout de l'os
du moignon, surtout lorsque l'aide qui tient le membre

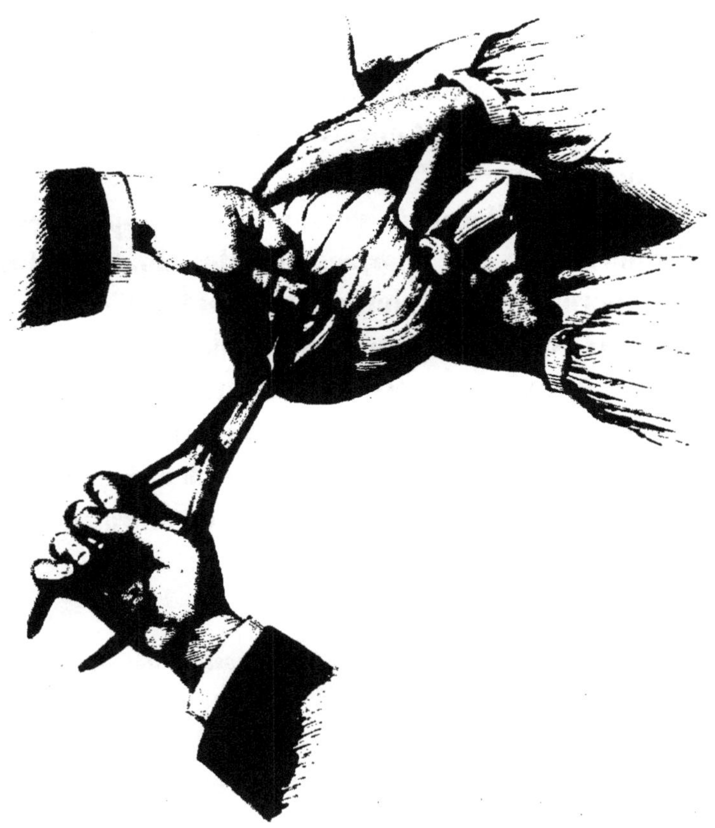

Fig. 56. — Manière de rogner à la cisaille la pointe que peut avoir laissée
la scie. Le pouce gauche empêche le ressaut.

fait éclater l'os bien avant que la section en soit terminée.
Les cisailles à mors croisés, comme ceux des ciseaux, ou
les pinces incisives à mors simplement rapprochés, comme
ceux des tricoises, peuvent servir. Pour rogner une saillie

osseuse, l'un des mors correspond aux chairs et l'autre au bout de l'os sur lequel il doit s'appuyer par son côté plat afin de raser l'esquille par le pied. Comme les cisailles ont de la tendance à ressauter par-dessus la pointe osseuse, il est bon, pendant que la main droite serre, de les tenir fixées avec le pouce gauche, et aussi de fermer les yeux pour ne pas y recevoir d'éclats (fig. 56).

Les cisailles servent encore à trancher de petits os sans l'aide de la scie.

Je ne conseillerai à personne de couper des pièces résistantes avec ces énormes cisailles dont les branches sont rapprochées par une vis puissante. C'est un moyen dangereux, car l'instrument peut voler en éclats.

Les os spongieux, ceux des enfants, des vieillards, ceux qui avoisinent les tumeurs blanches, sont faciles à diviser et quelquefois si tendres, qu'ils cèdent à quelques traits de scie. La mâchoire inférieure est au contraire excessivement dure.

5° *Instruments et objets destinés à l'hémostase définitive, au parage et au pansement.*

Je ne ferai guère que les énumérer. Pour lier ou tordre les vaisseaux, l'opérateur doit avoir à sa disposition des *pinces*, un *ténaculum* et des *fils* absorbables de *catgut* ou non absorbables de soie, de chanvre ou de lin. En général, on peut se dispenser de recourir aux ingénieux *ligateurs* de Bigelow, de Cintrat, etc.

Le parage du moignon exige des *pinces à griffes* et des *ciseaux* pour réséquer les nerfs, les tendons flottants, les chairs exubérantes ou déchiquetées dont la vitalité paraît mal assurée; pour extirper les culs-de-sac fongueux. A la suite de certaines désarticulations, un grattoir est nécessaire pour enlever le cartilage.

Si l'on recherche la réunion rapide, il faut établir le contact des lambeaux à l'aide des sutures à simple, double ou triple étage. Des *aiguilles* de forme et de dimensions variées sont alors indispensables, ainsi que des fils végétaux, animaux ou métalliques. Je n'ai pas à parler ici des objets de pansement proprement dits.

ARTICLE V

HÉMOSTASE PENDANT L'OPÉRATION

Les chirurgiens des premiers âges ne pratiquaient pour ainsi dire jamais d'amputations : ils se bornaient, dans les cas de gangrène d'un membre, à imiter les procédés de la nature en retranchant la partie mortifiée, sans verser une goutte de sang. C'est que, pour eux, les hémorrhagies immédiates qui résultent de la section des grosses artères constituaient un obstacle insurmontable.

Quel que soit le lieu d'une amputation, il y a deux conditions à remplir : 1° empêcher l'hémorrhagie; 2° conserver des parties molles en quantité suffisante pour bien recouvrir le bout du squelette. Tant qu'on ne sut pas se rendre maître du sang, pendant et après l'opération, personne ne s'appliqua au perfectionnement du manuel opératoire.

A. Paré, on peut le dire sans trop errer, imagina : 1° de suspendre le cours du sang dans l'artère principale du membre en faisant la constriction circulaire assez énergique pour « prohiber l'hémo. rhagie » ; et 2° de substituer à la cautérisation de la surface vive du moignon la ligature des bouts artériels coupés.

C'est ici le lieu de traiter d'une manière générale des moyens dont nous disposons pour assurer l'hémostase *pendant* l'opération, ou, si l'on veut, pour épargner le plus possible le sang de l'amputé. Car non-seulement l'hémorrhagie qui suit la section des artères est très gênante pour l'opérateur ; non-seulement elle peut être assez abondante pour ôter subitement la vie à l'opéré ; mais encore, quoique modérée, elle affaiblit presque toujours inopportunément le blessé.

Des moyens de suspendre le cours du sang dans le membre qui va être amputé, le plus radical, employé assez souvent à la fin du dix-huitième siècle, consiste à faire la ligature préventive et définitive du tronc artériel principal au niveau de la racine du membre. Il est des cas où cette manière de faire s'impose, mais ils sont rares.

Lorsqu'on ampute un membre à petits coups avec le bistouri, il est possible de lier les artères à mesure qu'on les découvre et, par ce moyen, de ne faire perdre au malade que du sang veineux. Ainsi firent quelquefois Desault, Chopart, Larrey, Scharp et *tutti quanti* ; ainsi font volontiers maintenant, Marcellin Duval, Verneuil et d'autres sans doute, depuis la publication des travaux inspirés par ces derniers (voy. Thèse de Pillet, Paris, 1873).

Cette manière de faire rend l'opération plus longue et surtout plus difficile, mais elle offre, en de certains cas que nous indiquerons, de tels ava...ages, qu'il n'y a pas à hésiter à l'employer. Verneuil s'est fait le champion de cette pratique depuis qu'il a observé quelques cas de phlébite causée par la compression digitale, ordinairement bien innocente. Mais jusqu'à présent, à tort et à raison, il a trouvé assez peu d'imitateurs. A tort, lorsqu'il s'agit d'amputer près de la racine d'un membre et de couper une artère énorme, difficile à comprimer; à raison, lorsque, et c'est l'ordinaire, la compression possible est assurée par la collaboration et la présence de plusieurs aides expérimentés ou par l'action d'un appareil fidèle. C'est ce que Verneuil a été le premier à reconnaître, après la vulgarisation de la méthode d'Esmarch.

La compression des artères primitives des membres peut se faire de plusieurs manières : 1° par un lien circulaire très serré, inextensible ou mieux élastique ; 2° par l'application d'un compresseur ou tourniquet à pelote surveillé et maintenu par un aide ; 3° enfin par les doigts d'un aide exercé.

1° *Lien circulaire.*

Méthode d'Esmarch. — L'application d'un lien circulaire autour de la racine du membre à amputer date de bien longtemps. Morel (siège de Besançon, 1674) paraît être le premier qui perfectionna ce mode de constriction en le transformant en garrot. Aujourd'hui, c'est d'après la méthode d'Esmarch que se fait l'application du lien circulaire.

Cette méthode permet ce que l'on n'avait pu obtenir

jusqu'à son invention (1), à savoir, la conservation du sang contenu dans le membre amputé par l'expression préalable de ce membre.

Voici en quoi elle consiste : le malade étant anesthésié, une longue bande de caoutchouc ou de tissu de caoutchouc, semblable à celle dont on se sert pour réduire les grosses hernies scrotales, est enroulée autour du membre malade, depuis l'extrémité jusqu'à la racine. La bande doit être assez longue pour décrire un grand nombre de tours, et assez serrée pour que tout le sang soit refoulé dans le corps du malade, ce qui n'est ni long ni difficile. L'*expression préalable* étant réalisée, il faut, avant d'ôter la bande pour découvrir la partie à amputer, empêcher le retour du sang et par conséquent appliquer autour de la racine du membre un lien circulaire assez serré. On arrive à ce but à l'aide d'une lanière ou d'un fort tube de caoutchouc qui décrit un nombre de tours suffisant et dont on réunit solidement les extrémités. Le membre débarrassé de la bande compressive reste exsangue aussi longtemps que le lien circulaire qui l'étrangle reste appliqué. On peut donc amputer à sec, sans que le malade perde le sang jadis contenu dans la partie enlevée.

Cet excellent procédé qui économise le sang du malade et rend facile l'opération, ne convient évidemment pas à tous les cas, et ne saurait autoriser l'absence d'un aide capable de faire la compression digitale : en effet, il est difficile d'appliquer le lien constricteur quand on ampute les membres très près de leur racine ; il ne paraît ni

(1) Voyez, sur l'historique de cette question, le *Bulletin de la Soc. de chirurgie de 1873.*

facile ni prudent de refouler les liquides plus ou moins septiques d'un membre broyé ou phlegmoneux, etc. Enfin, l'amputation terminée, il faut rétablir la circulation pour découvrir les artérioles innominées ou anormales et par conséquent enlever le lien constricteur. Un aide capable de faire la compression digitale, si les artérioles à lier sont nombreuses ou difficiles à saisir, ce que l'on ne peut prévoir, sera donc toujours utile, sinon indispensable.

Le principal inconvénient de la bande d'Esmarch, celui qui en a restreint considérablement l'usage, c'est l'*hémorrhagie en nappe abondante et prolongée* qui inonde la plaie après l'enlèvement du lien circulaire.

F. Guyon applique la bande et le lien élastique *au-dessous* du lieu de l'amputation. Il économise ainsi le sang de la partie sacrifiée, et ne provoque pas d'hémorrhagie post-opératoire; bien entendu, il fait comprimer l'artère à la racine du membre.

2° *Compresseur.*

Les compresseurs à pelote construits depuis J. L. Petit, diffèrent du lien circulaire en ce que leur compression s'exerce principalement ou exclusivement sur la région de l'artère. On en trouvera la description et le mode d'application dans les traités de petite chirurgie. Il est bon, utile, indispensable même, de faire surveiller le compresseur appliqué, afin de l'empêcher de se déplacer par les mouvements qu'on est toujours obligé de faire subir au membre amputé. Quant au lieu où il convient d'appliquer la pelote, c'est là même où la compression digitale doit être faite et nous allons l'indiquer.

3° *Compression digitale.*

Un certain nombre d'artères, sans parler des artérioles de la face et du crâne, peuvent être comprimées efficacement avec les doigts ou des appareils : telles sont la sous-clavière, l'humérale à partir de son origine, l'aorte abdominale, la fémorale au pli de l'aine, etc. Bien que la compression de plusieurs autres artères ne soit pas applicable aux amputations, je crois néanmoins devoir en parler brièvement.

La tibiale postérieure a été bien souvent ouverte involontairement par les ténotomistes : sa compression dans la gouttière rétro-malléolaire interne a, je crois, toujours été efficace.

Les artères radiale et cubitale peuvent être comprimées, soit avec les doigts pendant une opération sur la main, soit avec un appareil, pour remédier à une perte de sang. J'ai réussi de la façon suivante à arrêter une hémorrhagie de la paume de la main. Un bouchon de liège mouillé et souple ayant été fendu, les deux demi-cylindres furent appliqués par la face convexe dans les gouttières qui répondent au trajet des artères. Par-dessus les demi-bouchons et en travers de l'avant-bras fut placée une petite attelle de 15 centimètres. Une attelle pareille mais bien rembourrée, ayant été disposée dans le même sens derrière le membre, les deux furent rapprochées par un anneau de caoutchouc placé à chaque bout. L'avant-

bras était saisi comme entre les branches d'un casse-
noix.

a. — On peut avoir besoin de comprimer la *carotide* pour
une plaie de la région cervicale, pendant qu'un chirurgien
travaille à faire la ligature. On cherchera, avec le bout

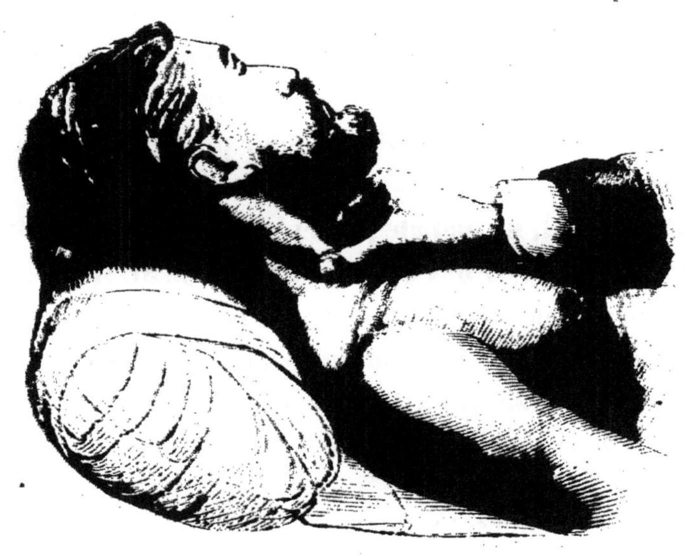

Fig. 57. — Compression de l'artère carotide primitive par pincement.

des doigts, à aplatir cette artère devant les apophyses
transverses des vertèbres cervicales. Mais on réussira difficilement, soit à cause du volume du corps thyroïde, soit
plus souvent à cause de la douleur, malgré la précaution
recommandée de changer de temps en temps le lieu de
la pression. Sur quelques sujets maigres on peut, entre les
doigts enfoncés dans la fossette sus-sternale ou plus haut
très près du larynx, et le pouce placé en dehors du sterno-

mastoïdien, pincer à la fois les vaisseaux et le muscle et suspendre la circulation sans comprimer les nerfs pneumo-gastrique et autres sur les vertèbres (Rouge, de Lausanne) (fig. 57).

Pour faire ainsi la compression, les bouts des doigts s'appliquent sur le bord antérieur du sterno-mastoïdien, refoulent la peau en dedans et s'enfoncent, le plus près possible des voies respiratoires, jusqu'à la colonne qu'il faut sentir. Si cela est bien fait, le paquet *vasculo-nerveux* tout entier est refoulé en dehors avec le muscle : il n'y a plus qu'à rapprocher le pouce des doigts pour pincer le muscle et les vaisseaux.

Récemment, un malade persévérant et ingénieux du docteur Cazin (*Société de chirurgie*, 1878) est arrivé à se guérir d'un anévrysme artério-veineux intracrânien, en se comprimant lui-même la carotide, pendant des heures et des journées, à l'aide d'un long cachet terminé par une vulgaire balle creuse de caoutchouc.

Pour comprimer une artère avec les doigts, il y a quelques règles générales indispensables à connaître et peu ou point indiquées par les auteurs. On dit généralement : efforcez-vous de ne comprimer que l'artère. Précepte sage, mais vain, car il est presque impossible à mettre en pratique. Pourtant, il convient de s'appliquer à porter le doigt ou l'agent compresseur directement sur l'artère. Il faut donc commencer par déterminer le trajet de celle-ci à l'aide des points de repère extérieurs (voy. LIGATURES) et à l'aide du palper.

Les doigts de celui qui comprime doivent avoir les *ongles*

courts, et, je le dirai dès à présent, pour éviter d'excorier la peau ou de contondre les parties profondes, il est souvent utile de comprimer à travers un morceau de peau souple ou de tissu doux, mais assez mince pour ne pas nuire à la sensibilité du bout des doigts. Car « moins il y a d'intermédiaire entre la main de l'opérateur et la partie sur laquelle il opère, et plus l'opération est sûrement pratiquée » (Desault).

On peut comprimer avec la pulpe du pouce et des doigts, on peut aussi se servir de leur face dorsale, et c'est même un bon moyen pour la fémorale et l'aorte.

On arrive toujours et l'on doit arriver à sentir les battements du vaisseau à travers les téguments. Mais quand on met le doigt sur le trajet présumé d'une artère recouverte de téguments un peu épais, il faut savoir attendre quelques secondes pendant lesquelles le doigt fait son trou dans les parties molles dépressibles. C'est, en effet, après un certain temps de compression très légère qu'on arrive à bien sentir les battements artériels. En continuant cette compression modérée avec patience et à la même place, on sent bientôt un frémissement ou frottement qui se produit, déterminé par le rétrécissement du vaisseau; puis le frémissement disparaît : les parois artérielles sont au contact et l'ondée sanguine vient à chaque pulsation frapper le doigt qui comprime. Autant que possible il faut que le doigt compresseur conserve sa sensibilité afin de percevoir cette sensation pendant toute la durée de l'opération. Il convient donc de comprimer légèrement pour éviter la fatigue. « La force la moins considérable suffit pour arrêter le cours du sang dans les plus grosses artères, si l'on agit immédiatement sur elles et sur une direction perpendiculaire à la surface qui doit servir de point d'appui » (Sabatier, Dupuytren).

Une fois l'artère aplatie sur l'os sous-jacent, il est aussi inutile d'augmenter la pression que de continuer à frapper sur un clou qui a rencontré un obstacle invincible. Donc, n'appuyez que juste assez pour arrêter le cours du sang; ne remuez pas, ne songez qu'à percevoir d'une façon continue le choc qui vient périodiquement frapper et s'anéantir sur votre doigt.

Ne pas remuer est facile si le malade ne remue pas lui-même, mais ne pas mettre de la force est plus difficile, surtout quand l'opération dure quelque temps. Un aide peu expérimenté ne manque pas de redoubler d'efforts lorsque, dès les premiers coups de couteau, il voit le sang veineux rouler en abondance. Cet écoulement est inévitable; qu'il n'y ait pas de jets artériels, c'est tout ce qu'il faut. Celui qui comprime a besoin d'avoir vue sur la plaie, sans quoi, n'étant pas sûr de ce qu'il fait, il s'épuise en efforts superflus. La seule manière de ne pas se fatiguer en comprimant une artère est de bien se placer, pour agir passivement de son propre poids et non pas à l'aide des muscles de l'avant-bras tendu. C'est pour cela que l'aide compresseur se tiendra debout, montera sur une chaise ou même se mettra à genoux sur le lit de l'opéré (Voillemier), afin d'être obligé de se pencher en bas et d'allonger les bras verticalement, pour appuyer, de tout son poids s'il le faut, sur le trajet de l'artère.

b. — L'artère *sous-clavière*, ainsi que l'a montré Camper, peut être comprimée chez presque tous les sujets au-dessus de la clavicule, sur la première côte, avec un cachet ou avec le pouce de n'importe quelle main. Le malade étant supposé couché sur un lit ordinaire garni de deux oreillers au plus,

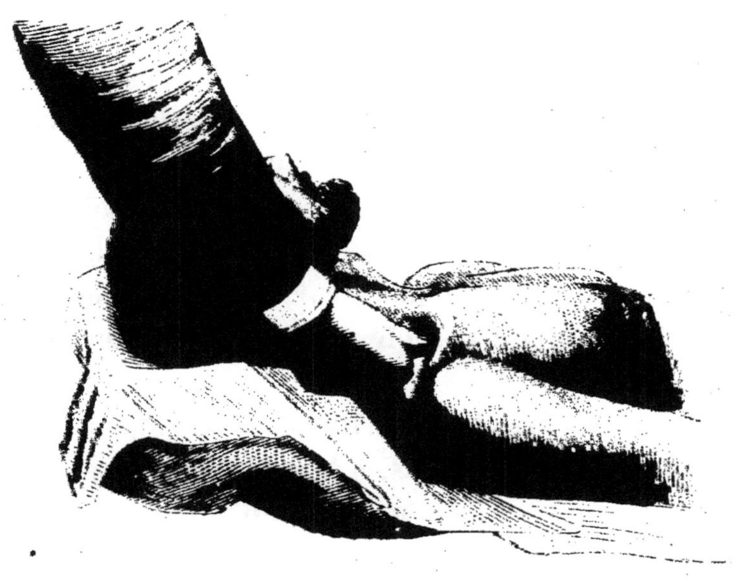

Fig. 58. — Compression de l'artère sous-clavière sur la première côte.

le chirurgien chargé de la compression se placera du côté à comprimer, assez loin derrière la tête : il se tiendra debout, le bras tendu, le poing fermé, le pouce ou le cachet sur l'artère, et le corps assez incliné pour former arc-boutant et transmettre au vaisseau une partie de son poids.

Pour rendre cette compression possible et efficace, le moignon de l'épaule doit être *abaissé* et *rester abaissé* pendant toute la durée de l'opération; il faut aussi détourner la face du malade pour relâcher le muscle cléidomastoïdien. C'est en effet très près et en dehors du bord externe de ce muscle, à 0^m,06 de l'article sterno-claviculaire, qu'il faut appliquer le doigt (fig. 58).

Grâce à la position indiquée, la compression se fait perpendiculairement à la face supérieure de la première côte. Si l'on se sert du pouce et si l'aponévrose omo-claviculaire n'est pas trop résistante, le bout du doigt pénètre et sent qu'il pénètre dans l'intervalle des muscles scalènes; le tubercule costal est même assez souvent perçu.

Bien que la compression de cette artère soit difficile, quelquefois irréalisable et souvent infidèle, il faut cependant s'exercer à la pratiquer, car, en de certains cas urgents, elle peut être la seule ressource du chirurgien.

c. —*L'artère brachiale* est très facile à comprimer, sur la face interne de l'humérus, à la partie moyenne du bras ; mais comme on ne peut pas agir en s'appuyant passivement sur le membre, c'est bien l'artère la plus fatigante à comprimer longtemps. Il faut, en effet, pincer le bras entre le pouce placé en dehors et les doigts placés en dedans sur l'artère, et par conséquent comprimer avec les muscles fléchisseurs des doigts. En général, on se sert des deux mains empoignant le bras, l'une en avant, l'autre en arrière, et se renforçant mutuellement. De cette manière, l'artère ne peut guère échapper à la compression en glissant, ce qu'elle fait très bien quand on n'emploie qu'une seule main. Si le bras pouvait reposer immobile sur un plan résistant, on aurait plus de facilité et moins de peine à comprimer l'artère brachiale. Aussi, toutes les fois que cela sera possible, l'aide compresseur mettra le pied sur un tabouret ou sur la barre du lit, et, sur le genou ainsi fléchi et suffisamment élevé, il appuiera le bras du malade (fig. 59).

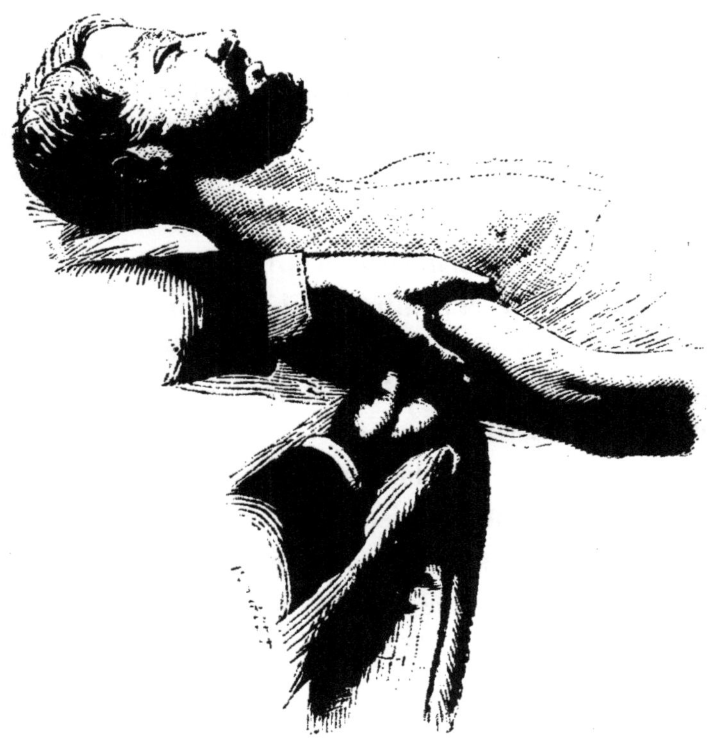

Fig. 59. — Compression de l'artère humérale. Le bras est appuyé sur le genou.

d. — Pour comprimer *l'aorte abdominale*, ce qui peut être urgent, même en dehors des hémorrhagies puerpérales, on peut se servir d'un cachet ou du poing appuyant par la face dorsale des premières phalanges. C'est ici surtout qu'il est nécessaire de se mettre à genou sur le lit du malade et de se laisser tomber de tout son poids sur l'artère.

On appliquera le cachet, le poing ou simplement le bout des doigts immédiatement au-dessous de l'ombilic. La paroi antérieure de l'abdomen sera relâchée par une flexion légère du tronc, car l'efficacité de la compression dépend beaucoup de la dépressibilité de cette paroi.

Un grand nombre de compresseurs ont été inventés pour comprimer l'aorte abdominale par Pancoast, Nélaton, Lister, Esmarch, Brandis, etc.

e. — *L'artère fémorale* est certainement très facile à comprimer sur le pubis et l'éminence iléo-pectinée, juste dans le pli de l'aine. On est cependant gêné quelquefois par les ganglions lymphatiques. La compression se fait le plus haut possible. Ordinairement, on se sert des extrémités des quatre doigts, échelonnées sur l'artère ; mais le doigt placé le plus haut fait seul toute la besogne et les trois autres se fatiguent à ne rien faire. Je comprime volontiers cette artère avec le dos des deux dernières phalanges de l'index appliquées de manière à croiser à angle aigu à la fois la direction de l'artère et celle du pubis sur lequel elles sont à cheval. Le poids du corps est transmis à cette espèce de pelote sensible par la première phalange du même doigt, et surtout par le pouce qui vient s'appuyer sur la pulpe terminale (fig. 60). Lorsque la main est fatiguée, elle reste en place néanmoins, mais pourtant se repose, car les doigts de l'autre main viennent exercer la compression en appuyant sur les dernières phalanges de l'index.

Par ce procédé qui épargne les forces, le doigt compresseur ne change pas de place, par conséquent il ne contisionne pas le malade ; il n'abandonne pas non plus l'artère, car il la croise, faisant avec elle et le pubis une étoile à six branches.

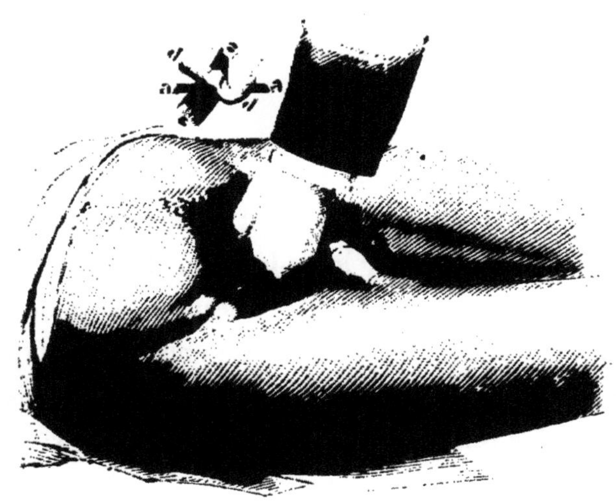

Fig. 60. — Compression de l'artère fémorale sur le pubis. — *d d*, l'index croisant l'artère *a a* et le pubis *o o*.

Quelle que soit la manière dont l'aide compresseur se serve de ses doigts pour aplatir la fémorale, il devra se tenir très près du malade et dans une position assez élevée pour que son bras tombe presque verticalement sur le pli de l'aine. La nécessité fait que l'on ne peut pas toujours se placer du côté opéré. Dans tous les cas, montez plutôt sur le lit du malade que d'essayer de comprimer à bras tendu horizontalement. Rappelez-vous aussi qu'il faut comprimer sur l'os et non au-dessous ; exercez donc votre pression un peu comme s'il s'agissait de refouler une hernie du côté de la fosse iliaque.

En terminant cet article, nous devons dire que l'on peut arriver à suspendre la circulation dans les membres à l'aide de positions forcées, mais que cela n'est pas applicable aux amputations (voy., sur la COMPRESSION et la FLEXION, *Archives générales de médecine*, 1876, Fischer, de Hanovre).

Enfin, quelque sûr que le chirurgien soit de ses aides, il ne s'embarque plus aujourd'hui dans une opération sans avoir à sa disposition une grande quantité de pinces à pression continue dont il use si le moindre vaisseau jette du sang. Autrefois, privé de ces instruments si simples et si précieux, l'opérateur, en présence d'une compression mal faite, devait s'interrompre pour lier les artérioles à mesure qu'il les coupait.

ARTICLE VI

LE CHIRURGIEN ET SES AIDES, L'OPÉRÉ ET L'OPÉRATION

Les longues généralités qui précèdent vont enfin me permettre, tout en les complétant, de tracer un tableau suffisamment rapide de l'ensemble et des détails d'une amputation.

Lecteur, pour oser jamais entreprendre une grande opération, votre éducation anatomique et chirurgicale doit être suffisante. Sans connaissances anatomiques, dit A. Cooper, vous ne faites point votre devoir à l'égard de la société et vous manquez de base pour votre avancement et vos succès. D'autre part, c'est la clinique seule qui a pu vous apprendre à reconnaitre la gravité d'une tumeur ou d'une blessure et à poser l'indication d'une amputation.

Quand, en présence d'un blessé, l'idée de l'opportunité d'une amputation vous viendra, gardez-vous de prononcer hâtivement le moindre mot. Recueillez-vous sur place; rentrez au besoin dans votre cabinet : rien ne vous force à opérer, personne ne connaît encore votre pensée; réalisez votre libre arbitre maximum pour vous déterminer. On voit des chirurgiens rendre les malades victimes de leur premier mouvement, de leur parti trop tôt pris et de leur prétention à l'infaillibilité de prime-saut. On voit aussi de grands blessés se refuser à une opération et guérir, à la barbe du chirurgien qui avait délibéré trop vite de les amputer.

Soyez donc circonspects; mais une fois votre détermination prise, et prise en temps utile, une fois l'indication d'opérer reconnue et la confiance du malade gagnée, ne songez plus qu'à l'opération elle-même.

Parmi les procédés qui se présenteront à votre esprit, ou que vous trouverez dans vos auteurs, choisissez le meilleur pour le patient. Pourtant, songez aussi à vous-même qui pouvez défaillir, plutôt peut-être dans ce procédé que dans un autre plus facile. N'hésitez pas à improviser au besoin, car, dit A. Paré : « C'est lascheté trop reprochable de s'arrester à l'invention des premiers.... »

Mais, quoi que vous décidiez, quels que soient vos projets, tâchez que leur irréussite même soit suivie de quelque avantage.

Ce serait s'exposer à bien des embarras, que d'entreprendre une grande opération dans une pièce sombre et mal aérée, étroite ou encombrée de meubles. Le chirurgien, en effet, a besoin de lumière et d'espace pour lui et pour ses aides; le malade chloroformisé peut avoir soudainement besoin d'air.

Voici quelle sera votre conduite si vous opérez en ville.

Votre malade sera placé dans une chambre à cheminée, vaste, calme, bien aérée et éclairée par une ou plusieurs fenêtres s'ouvrant sur le dehors.

Dans cette chambre, le plus souvent, vous ferez dresser devant vous le lit d'opération, dont les éléments auront été préparés et désignés d'avance. Ce lit, placé au milieu de la pièce, en face de la fenêtre, doit être étroit, afin qu'on puisse facilement circuler et aborder le malade dans tous les sens. Une porte d'appartement, solide, démontée et placée sur deux tréteaux, avec un matelas de même dimension, a bien souvent constitué le meilleur lit d'amputation qu'on puisse se procurer, car, je le répète, ce lit doit être élevé, étroit, transportable, ferme et abordable de tous côtés. Le parquet sera garni d'une toile imperméable recouverte de plusieurs pièces de linge pour absorber le sang et les liquides répandus.

A l'heure précise fixée pour l'opération, le chirurgien arrive chez le malade. Il entre seul dans sa chambre pendant que les aides, restés à l'écart, préparent les instruments qu'il ne faut jamais offrir ostensiblement à la vue du patient. Les rois eux-mêmes ne furent pas tous braves devant l'arsenal chirurgical. Témoin Louis XIII qui s'enfuit en voyant l'appareil de la circoncision.

Après s'être assuré que le lit d'opération est prêt, solide et bien placé, que tous les préparatifs recommandés à la famille ont été faits, c'est-à-dire que le linge, l'eau chaude et l'eau froide, etc., etc., ne sauraient lui manquer, le chirurgien revient auprès de ses aides visiter ses instruments et constater qu'il a bien tout ce qu'il lui faut pour diviser les *chairs* (couteau) et les *os* (scie), pour *saisir* les artères (pinces) et les *lier* (fils). Il examine ses principaux instruments un à un pour s'assurer qu'ils ne le trahiront pas, et passe en revue les pièces destinées au pansement. Enfin, il explique à ses aides ce qu'il va faire et comment ils devront l'aider.

Heureux le jeune chirurgien qui fait ses premières armes avec l'assistance d'un praticien bienveillant et habitué aux opérations. L'opérateur trouve dans les cheveux blancs de son aide une égide pour sa responsabilité et contre ses défaillances. Sa main en est plus ferme, son regard plus assuré, son esprit plus lucide.

Parmi les aides, il en est d'utiles et d'indispensables. Les premiers peuvent, à la rigueur, être étrangers à l'art de guérir, les seconds, au contraire, doivent être déjà loin de leurs premières études. A moins de l'urgence la plus absolue, un chirurgien instruit ne sera jamais assez imprudent pour s'engager dans une grande opération sans être assisté de deux confrères au moins, l'un pour donner le chloroforme, l'autre pour assurer l'hémostase, soit en comprimant l'artère, soit en surveillant simplement l'action du compresseur mécanique. Je suppose, bien entendu, en exigeant ces deux aides, que le chloroforme doit être donné, c'est-à-dire que l'anesthésie locale est irréalisable, que l'opération sera longue, douloureuse, que l'examen du cœur, des poumons et de l'état général du malade n'a révélé aucune contre-indication à l'emploi des anesthésiques, enfin que le malade est à jeun et calme, au physique et au moral.

Si vous briguez, écrit Druitt, l'honneur de comparaître devant le procureur, chloroformisez assise une grosse femme d'âge moyen, étouffée dans son corset et ses jupons, émue, essoufflée et tout en nage, qui vient d'accourir pour se faire arracher une dent.

L'aide chargé du *chloroforme*, bien que soumis à la surveillance de l'opérateur seul responsable, assume une lourde tâche : endormir complètement le malade et le maintenir immobile pendant toute la durée de l'opération, tout en surveillant la respiration et la circulation. A l'étranger, à Paris même, les chirurgiens qui opèrent en ville aiment à confier l'anesthésie à un confrère expérimenté, véritable chloroformisateur spécialiste.

On meurt du chloroforme, par syncope ou par asphyxie, et peut-être encore autrement, à toutes les périodes et par conséquent à tous les degrés de la chloroformisation. L'asphyxie peut être d'origine centrale (arrêt de la respiration) ou d'origine périphérique (spasme du larynx ou occlusion paralytique).

La mort arrive fréquemment par défaut de surveillance du pouls et de la respiration dont le ralentissement ordinaire ne doit pas dépasser certaines limites.

Les secours donnés à temps et suffisamment prolongés, sont souvent efficaces (électrisation, excitants périphériques, déclivité du tronc, respiration artificielle continuée sans découragement pendant des heures).

Avant de prendre place à la tête du malade qui doit toujours être dans le *décubitus dorsal*, le chloroformisateur s'assurera par lui-même, comme déjà le chirurgien l'a dû faire, que la fenêtre de la pièce s'ouvre facilement et que rien ne l'encombre; il placera à sa portée un vase plein d'eau froide, pour en projeter sur la peau de l'opéré au moindre signe d'arrêt de la respiration ou de la circulation; il aura dans sa poche un bouchon de liège pour tenir les dents écartées, et à sa boutonnière une pince à anneaux pour saisir et attirer la langue au dehors, si le patient vient à râler; enfin il s'assurera que l'oreiller qui soutient la tête de l'opéré pourrait être enlevé en un tour de main à la moindre menace de syncope. Alors, il découvrira le cou, le haut de la poitrine, et enlèvera tous liens constricteurs pouvant gêner les mouvements respiratoires du thorax et de l'abdomen.

Tous ces préparatifs faits, et je n'indique que les plus importants, le chloroforme, apporté en *quantité surabondante*, sera administré suivant les règles si souvent rééditées et si souvent mises en pratique dans nos hôpitaux, où tout le monde peut acquérir l'expérience indispensable (1).

L'aide expérimenté chargé du chloroforme, après avoir pris toutes ses précautions, ne doit pas avoir peur de son agent; il doit le donner jusqu'à résolution complète, tout en

---

(1) Étudiez cette question dans l'un ou l'autre des auteurs suivants : Guyon, *Chirurgie clinique* ; Jamain et Terrier, *Petite chirurgie* ; M. Perrin, art. ANESTHÉSIE du *Dictionnaire encyclopédique* ; Esmarch, *Chirurgie de guerre*, etc.

s'appliquant à en donner le moins possible. Ses yeux iront constamment des lèvres qui doivent rester colorées, à la poitrine qui doit se soulever régulièrement, mais ne s'occuperont jamais de ce qui se passe ailleurs; l'un de ses doigts surveillera les battements d'une artère si un autre assistant n'est pas en mesure de le faire.

L'opérateur ne commencera pas son œuvre avant d'avoir obtenu l'insensibilité et la résolution, s'il ne veut pas se créer des embarras, perdre du temps en voulant en gagner, compromettre l'hémostase, donner enfin le triste spectacle d'un malade inconscient mais sensible, qui crie et se débat dans les mains d'aides insuffisants pour le contenir, et qui, à tous les points de vue, court plus de dangers que s'il avait été complétement insensibilisé, même longtemps.

On peut donner le chloroforme en le versant sur un simple mouchoir non déplié, que l'on place en losange sur le nez, de manière que l'angle du haut soit fixé sur la racine de l'organe, entre le pouce et l'index de la main gauche appuyée sur le front dont elle suit facilement les mouvements de rotation. L'angle inférieur du mouchoir tomberait sur le menton si la main droite ne le tenait soulevé devant la bouche. En relevant cet angle momentanément sur le nez, la droite devient libre et peut verser le chloroforme, après quoi le mouchoir est rabattu de nouveau (pratique de Nélaton, etc.). Un flacon pouvant être débouché d'une main à l'aide d'un ressort et solidement suspendu au cou du chloroformisateur est utile.

On a inventé bien des appareils inhalateurs; tous ont l'inconvénient de trop charger de chloroforme l'air inspiré. Celui-ci ne doit contenir que 3 à 5 parties de vapeur chloroformique pour 100 parties d'air, et il faut mettre au moins huit minutes à obtenir l'anesthésie. Ce n'est pas l'avis de M. de Saint-Germain qui obtient une anesthésie rapide, un véritable foudroiement, en tenant étroitement appliqué sur le nez et la bouche de ses malades un épais masque de linge inondé de chloroforme.

Le second aide indispensable est celui qui doit se charger de l'*hémostase*. Il lui faut de la vigueur, du sang-froid et peu de curiosité. Bien que l'on puisse aujourd'hui recourir à des appareils fidèles, cet aide n'en est pas moins indispensable pour intervenir, lorsque ces appareils sont inapplicables, lorsqu'ils se dérangent et lorsque, à la fin de l'opération, on est obligé de les remplacer par la compression digitale qui seule peut, en se relâchant momentanément, faire découvrir au chirurgien les artérioles innominées à siège indéterminé. Nous avons indiqué plus haut, pour chaque artère, les points où devaient être placés les doigts ou la pelote du compresseur.

Les aides simplement utiles doivent être au nombre de trois : l'un pour écarter ou rétracter les chairs (1), l'autre pour soutenir l'extrémité du membre et concourir ensuite aux ligatures, le troisième enfin pour *présenter* et *recevoir* les instruments. Comme on le devine, le rôle de ces aides

(1) Cet aide est le seul dont on ne puisse se passer dans les amphithéâtres. Son assistance est d'une utilité dont les élèves ne se doutent pas. Que de mauvaises notes ont été données dans les examens et les concours à des opérateurs qui manquaient leur épreuve exclusivement parce qu'ils ne savaient pas se faire aider ! Il faut absolument être deux pour faire de la médecine opératoire cadavérique. L'aide apprend tout autant que l'opérateur, et celui-ci bien assisté voit sa tâche singulièrement facilitée et toujours mieux exécutée.

est bien moins important que celui des deux premiers. Il suffit, à la rigueur, qu'ils aient de la fermeté et un peu d'adresse.

Aussitôt que le malade est endormi et l'hémostase provisoire assurée, le moment est venu pour l'opérateur d'entrer en scène personnellement. Je n'écris pas pour des praticiens consommés, on m'excusera donc quand je dirai que le moment de l'émotion est venu :

La vraie épreuve de courage
N'est que dans le danger que l'on touche du doigt.

Oubliez vos aides qui vous observent, la famille qui vous voit, ne songez même pas à l'avenir du malade ni aux suites de votre intervention ; absorbez-vous dans l'opération elle-même. Beaucoup de chirurgiens, à l'exemple de Dupuytren, parlent, décrivent, en opérant ; je serais des leurs. D'autres se taisent, comme Roux ; peu importe.

Tâchez d'avoir un courage froid, sans fougue et sans faiblesse, comme dit Pariset. Si vous n'avez pas la fermeté de tempérament, travaillez à acquérir la fermeté de réflexion ; car la tête doit toujours diriger la main. Que de chirurgiens, avec les dehors de l'émotion, tremblement des mains, sueur du visage, impatience et criailleries, conservent néanmoins leur courage d'esprit, leur libre arbitre, jusque dans le danger ! Que d'autres, au contraire, sans que cela s'aperçoive d'abord, perdent la tête dès le début ou dès le milieu de l'opération ! Ces derniers sont les pires.

Que la vue du sang ne vous épouvante pas. Sachez que

vous devez en être économe, mais qu'il en faut une perte considérable pour entraîner un danger immédiat. Commandez vos aides avec douceur et précision : on est aidé comme on le mérite. Sans perte de temps et pourtant sans précipitation, exécutez successivement toutes les parties de votre opération, y compris l'hémostase définitive. Lorsque Roux visita l'Angleterre (1814), les chirurgiens de Londres opéraient déjà avec une sage lenteur. Aujourd'hui, grâce à la suppression de la douleur, tout le monde doit prendre son temps. Donc, faire bien, avant tout faire bien, vite si l'on peut, mais faire bien, telle est la règle du jour.

Si l'on a desséché le membre à l'aide de la bande élastique d'Esmarch, on arrive à la fin de l'opération sans perdre une goutte de sang : on a donc pu opérer et lier les vaisseaux visibles avec facilité. Il est vrai qu'après la levée du lien circulaire, la plaie donne une abondante pluie de sang que l'on étanche difficilement.

Quand on se contente de la compression, souvent imparfaite, on peut être gêné pendant la section des chairs par le jet de quelques artérioles. Il est bon de s'en débarrasser provisoirement en appliquant sur l'embouchure de ces petits vaisseaux une pince à pression continue d'un modèle quelconque.

Lorsque la section du membre est terminée, on recherche les artères avec les pinces, soit pour les lier, soit pour les tordre (voy. LIGATURE), en commençant par la plus grosse.

A-t-on amputé au voisinage d'une lésion organique ou d'un phlegmon de longue date, il faut s'attendre à lier une multitude d'artérioles dont les parois semblent dans l'impossibilité de se rétracter, fixées qu'elles sont aux tissus lardacés ambiants.

C'est dans ces cas, où la fragilité empêche la torsion et la ligature par la pince, que le ténaculum rend des services en permettant de faire la ligature médiate de l'artériole, au milieu d'une grande épaisseur de parties charnues. Je trouverai plus loin l'occasion d'indiquer, s'il y a lieu, les difficultés inhérentes à chaque segment de membre en particulier.

J'ai dit ailleurs quelle pince convenait pour les ligatures, quelle pour la torsion. En général, on peut se dispenser de recourir aux ingénieux ligateurs de Bigelow, de Cintrat, etc. Quant aux fils, les plus employés en France ont toujours été de soie, de lin ou de chanvre ; il faut les bien cirer et s'assurer de leur solidité et de leur propreté. Les fils de boyau de chat (*catgut*) ou plutôt de mouton, très employés à l'étranger, ont la propriété de se résorber en quelques jours. Je les crois capables de rendre de grands services, car lier une artère ou faire une suture profonde avec du catgut, c'est rendre possible la réunion immédiate de la plaie.

La torsion des artères à la suite des amputations ne s'est pas encore généralisée, tandis que le catgut a gagné du terrain. Je crois, encore aujourd'hui, avoir dit la vérité à ce sujet dans le *Manuel des ligatures*. Tordre quelques grosses artères, libres dans une gaîne, est chose facile, efficace et bientôt faite ; je ne puis en dire autant des artérioles si souvent insaisissables au milieu des tissus sains ou lardacés. Quand on a tordu trois ou quatre fois sans succès la *place* qui saigne, on est bien obligé d'y enfoncer le ténaculum et de faire une ligature médiate ;

c'est ce à quoi les partisans de la torsion ont la sagesse de se résoudre chaque fois que cela est nécessaire : cela se faisait en 1830, cela se fait encore de nos jours, je l'ai vu.

À peine l'hémostase est-elle terminée qu'il convient de *parer le moignon*. Le chirurgien, armé d'une pince à griffes et de ciseaux, enlève les tendons flottants, les bribes charnues exubérantes ou déchiquetées, tout ce qui lui paraît dans de mauvaises conditions de vitalité. Dans un grand nombre de cas, il recherche les nerfs et les excise. Les ciseaux ont déjà servi à rogner les fils des ligatures.

Cependant, lorsque ceux-ci ne sont pas absorbables, il faut conduire au dehors l'un de leurs chefs, soit isolé, soit réuni en faisceau avec les fils voisins conservés. Bouisson, pour obtenir la réunion immédiate et éviter l'interposition de tout corps étranger entre les surfaces saignantes, a conseillé d'armer chaque fil d'une *aiguille droite* et de le faire sortir, isolément et directement, à travers les lambeaux, au niveau même du point où la ligature a été posée.

Si les fils à ligature non coupés ne sont point passés à travers les chairs, on les conserve dans la plaie et on les amène à l'extérieur. Ils jouent malheureusement le rôle de corps étrangers et, interposés entre les lambeaux, empêchent la réunion immédiate d'autant plus sûrement qu'ils sont plus nombreux et réunis en un plus gros faisceau. On les conduit au dehors, autant que possible par le plus court chemin; il faut les éloigner du bout de l'os, car c'est là surtout que la réunion est désirable et difficile.

Une fois en place, les fils pendants seront rognés à une faible distance des lèvres de la plaie, suivant le précepte de Larrey, afin qu'ils ne se confondent pas avec le pansement et ne soient pas assez longs pour être arrachés par le malade dans un moment de douleur extrême.

Les fils des ligatures sont mieux placés dans les angles que dans le centre de la plaie ; je le répète, ils sont d'autant plus nuisibles qu'ils sont plus nombreux, plus volumineux et plus longs. Il faut les écarter avec soin des points dont on désire à tout prix la cicatrisation rapide.

Faire des fils réunis en un faisceau extérieur, un séton à plusieurs voies intérieures sous prétexe de favoriser l'écoulement du sang ou du pus, c'est ne pas vouloir de la réunion rapide.

Mettre dans le moignon une anse de tube à drainage dont le milieu repose sur l'os, c'est encore s'opposer à l'adhésion immédiate de celui-ci avec les chairs

Hâtons-nous de nous rappeler qu'il est dangereux de fermer une plaie hermétiquement et d'emblée, qu'il faut entretenir provisoirement une voie béante pour les produits liquides du moignon ; mais ajoutons que ce n'est point avec les fils à ligature qu'il faut le tenter. Mieux vaut mettre un ou plusieurs gros tubes de caoutchouc et les laisser le temps nécessaire, ayant soin que leur ouverture profonde draine le voisinage de l'os, mais ayant soin surtout de ne rien interposer entre l'os et les chairs.

Toutes les fois qu'à la suite d'une amputation on ne croit pas devoir tenter la réunion immédiate, même partielle, le pansement est sans doute très important à divers points de vue, mais il n'exige point une intervention manuelle délicate : aussi me bornerai-je à quelques aphorismes généraux.

Faire suppurer un moignon dans toute son étendue, c'est augmenter les chances de la rétraction secondaire, de l'adhérence de la cicatrice, de la nécrose de l'os, de l'ostéomyélite, de la septicémie et de l'infection purulente.

C'est par la compression douce et l'immobilisation que l'on combat mécaniquement la rétraction secondaire.

C'est par l'occlusion et la rareté des pansements, ou au contraire par la béance et les topiques antiseptiques, que l'on évite le mieux la septicémie.

Le pansement ouaté d'A. Guérin réalise l'immobilisation, fait capital, la compression, douce s'il est bien fait, l'indolence si précieuse pour le repos et l'alimentation des blessés, la permanence d'une température élevée, l'occlusion absolue : c'est le pansement rare par excellence. Il aurait toutes les vertus si une hémorrhagie mortelle ne pouvait se faire dessous sans qu'on s'en aperçoive, s'il ne déterminait pas trop souvent la gangrène des téguments et des lambeaux qui reposent sur des saillies osseuses.

Je crois le pansement phéniqué ouvert excellent, le pansement à l'alcool avec enveloppe imperméable bon, tous les pansements antiseptiques rationnels et salutaires. La cautérisation elle-même, quoique bien dangereuse pour la vitalité des minces lambeaux, a rendu des services contre la septicémie alors qu'on n'avait rien de mieux. Avant d'avoir été témoin des merveilles du pansement de Lister, relatives à la réunion immédiate, j'avais l'esprit féru de cette idée que le pansement ouaté a sur tous les autres des avantages considérables, quand la région malade en permet l'application.

Mieux vaut cent fois panser un moignon à plaie béante que de tenter la réunion immédiate dans de mauvaises conditions générales et locales, c'est-à-dire, si au point de vue physique, le moignon est mal taillé, mal paré, mal étanché. Mal taillé, le contact absolu et total est impossible; mal paré, des loques de chair se gangrènent : mal étanché, le sang détruit la juxtaposition des parties.

Mais lorsque le chirurgien croit pouvoir espérer la réunion immédiate, qu'a-t-il à faire? Après avoir paré le moignon avec le plus grand soin, en se servant d'un liquide antiseptique, mais non fatal à la vitalité des éléments anatomiques; après avoir dispersé les fils à ligature çà et là, s'il n'a pu employer le catgut ni la torsion, ni même la méthode de Bouisson; après avoir placé provisoirement un ou deux tubes de décharge, il rapproche les surfaces des chairs et des os, et les lèvres de la peau; puis, à l'aide de sutures ou de bandelettes, il établit un contact permanent et une occlusion absolue, sauf dans les points occupés par les drains. Les bandelettes, quelles qu'elles soient, sont regardées comme ordinairement insuffisantes. C'est aux sutures qu'il faut avoir recours le plus souvent. La suture entortillée est la plus solide et celle qui établit le mieux le contact des lèvres cutanées; la suture métallique entrecoupée est la plus simple. Il ne suffit pas de réunir les lèvres de la peau : je dirai plus, il importe bien moins d'affronter les téguments que d'anéantir absolument la cavité du moignon par le contact parfait de ses parois profondes. On peut espérer ce dernier résultat en employant comme agents de compression extérieure des éponges, des boulettes d'ouate ou de charpie, des lames de liége ou de carton artistement disposées.

Mais le meilleur moyen est la suture profonde enchevillée, dont l'emploi à ce cas particulier a été réinventé par plusieurs chirurgiens successivement. Des fils métalliques ou autres, passés à travers toute l'épaisseur des parties molles d'un moignon, peuvent y séjourner quelques jours sans inconvénient. On a ainsi une suture à deux étages : l'une fixe la peau, elle a de nombreux points, jusqu'à cinquante, que l'on ne supprime pas tous à la fois ; l'autre fixe et la peau et les muscles : ses fils sont peu nombreux ; on les relâche au besoin et on les enlève suivant les indications, mais assez tôt.

Dans la réunion par les sutures, on se voit obligé de mettre à nu l'extrémité, mais l'extrémité seule du moignon, pour la visiter fréquemment. Rien n'empêche donc de réaliser l'immobilisation si rassurante pour le malade, si précieuse pour éviter les spasmes musculaires et la conicité, en entourant la racine et la périphérie du moignon d'un appareil qui le protége et le fixe au segment supérieur du membre ou au tronc.

Les drains de caoutchouc, véritables soupapes de sûreté, seront raccourcis tous les jours et retirés aussitôt que l'écoulement aura cessé.

Je ne puis décrire ici le pansement de Lister. Aux précautions que je viens d'indiquer pour obtenir la réunion immédiate, précautions qui s'étaient ordinairement montrées insuffisantes dans la pratique hospitalière, le célèbre chirurgien anglais a ajouté l'action de l'acide phénique pour empêcher l'intervention nocive de l'air. A l'aide de vapeurs phéniquées, de lavages phéniqués, de catgut phéniqué, de pièces de pansement phéniquées, il est devenu possible de supprimer, même dans les plus mauvais hôpitaux, de supprimer, dis-je, l'altération putride des liquides organiques, et par suite la septicémie. En outre, les plaies ne suppurant plus, l'infection purulente semble avoir également disparu.

Bref, grâce aux divers procédés de la méthode antiseptique, la chirurgie d'aujourd'hui ne ressemble plus à celle d'il y a dix ans : c'est une révolution.

Malgré la puissance indiscutable de cette méthode, il ne vous sera jamais permis de négliger les préceptes de l'hygiène physique et morale de votre opéré. Si vous le pouvez, placez-le seul, proprement couché, dans une vaste chambre ensoleillée, largement aérée et bien chauffée. Défiez-vous des courants d'air, des changements brusques de température : le tétanos n'a pas de remède préventif. Entourez votre malade de parents et de serviteurs dévoués, gagnez sa confiance à force de soins et sans jamais permettre qu'on lui parle de la mort, versez-lui dans le cœur et à pleins bords le baume de l'espérance. Un grand blessé, désespéré, ou simplement triste, ou entouré d'indifférents, dort mal et ne mange pas.

L'homme vit d'air et de pain. L'un et l'autre peuvent être insuffisants, l'un et l'autre peuvent être empoisonnés. L'amputé, plus que l'homme sain, a besoin d'air pur et d'une nourriture réparatrice ayant pour base la viande et l'alcool.

Naguère encore, sous le prétexte inventé par les chirurgiens français que la chair française est d'une fragilité extrême, on laissait mourir avec résignation les amputés des hôpitaux de Paris, milieu infect dans lequel ils étaient médiocrement alimentés et souvent mal pansés. Et pourtant, on voyait de temps en temps des séries heureuses qui fondaient des réputations et qui s'obtenaient à force de soins de propreté, d'aération, de côtelettes et de bon vin.

Les soins consécutifs ont une influence considérable sur le résultat des amputations ; il ne faut jamais les négliger. Pour achever d'en convaincre le lecteur et lui montrer ce que peut la volonté d'un chirurgien dont le zèle et l'humanité ne se démentent pas au milieu des circonstances les plus difficiles, je voudrais pouvoir citer *in extenso* dix pages, entre autres, des *Mémoires* de D. Larrey (III, 160 à 170). Je me borne à en recommander la lecture.

DEUXIÈME PARTIE

DES AMPUTATIONS EN PARTICULIER

CHAPITRE PREMIER

AMPUTATIONS ET DÉSARTICULATIONS DU MEMBRE SUPÉRIEUR

ARTICLE PREMIER

AMPUTATIONS PARTIELLES DES DOIGTS

Indications. — On ampute les doigts broyés, gangrénés, profondément altérés par la suppuration, par un néoplasme, ou encore fortement déviés par des brides modulaires inextensibles.

En raison de la disposition : 1° des gaines des tendons fléchisseurs qui, pour quelques-uns, remontent sans interruption jusque dans l'avant-bras; 2° du tissu sous-cutané lâche et perméable de la face dorsale, qui se prolonge à travers les espaces interosseux jusque dans la paume de la main; les amputations des doigts sont plus graves qu'on ne le croirait, car elles sont fréquemment suivies de synovite purulente en fusée et de suppuration diffuse de la main. C'est pourquoi le chirurgien, qui ne peut mettre son blessé dans des conditions hygiéniques excellentes, ne saurait être trop circonspect quand il rencontre un doigt coupé, broyé, ou même partiellement gangrené. Très fréquemment il devra se borner à l'expectation, se réservant d'intervenir non pas huit jours après la blessure, mais bien plus tard, pour régulariser le moignon ou plutôt pour raccourcir les os saillants et extraire les séquestres. Cette temporisation sage ne saurait convenir à tous les cas : le jeune âge, le violent désir du malade d'avoir un moignon régulier et bientôt guéri, la crainte d'avoir une surface cicatricielle douloureuse, militent en faveur de l'amputation réglée immédiate.

Ajoutons toutefois qu'avec les divers procédés de la méthode antiseptique (coton, alcool, acide phénique) ces amputations ont perdu beaucoup de leur ancienne gravité.

Usages du moignon. — Dans tous les cas, *il faut retrancher le moins possible.* Sans doute la conservation de la grande phalange en totalité ou en partie, spécialement de celle de l'indicateur et de l'auriculaire, peut être plus nuisible qu'utile à certains ouvriers; cependant il faudra toujours balancer avant d'en faire le sacrifice, car l'amputation totale d'un doigt est plus grave que l'amputation partielle. En outre, un moignon de doigt, si court qu'il soit, conserve en général tous ses mouvements : il suffit pour cela que les suites de l'opération soient simples, et principalement que les articulations conservées ne s'ankylosent pas.

C'est parce que Lisfranc ignorait l'action des lombricaux et des interosseux sur la grande phalange, qu'il s'est évertué inutilement à réaliser l'adhérence des tendons fléchisseurs avec cette phalange, lorsqu'elle est seule conservée.

Il faut qu'un moignon de doigt puisse agir par sa face palmaire et subir les chocs par son extrémité. La cicatrice ne sera donc jamais palmaire; elle ne pourra être terminale que si le moignon est court et toujours protégé par les doigts voisins.

Choix des procédés. — La nécessité, la forme du doigt, la facilité opératoire, la qualité des téguments, sont ici d'accord pour indiquer au chirurgien que l'amputation partielle d'un doigt doit être faite par un procédé donnant une cicatrice latérale, et que le côté sur lequel doit être rejetée la cicatrice, est le *côté dorsal.* Cela étant, c'est le procédé à lambeau palmaire qui est le procédé d'élection : lambeau palmaire ordinaire ou lambeau palmaire résultant d'une incision elliptique très oblique (voy. AMPUTATION TOTALE DU POUCE). Toutefois, la cicatrice n'ayant pas besoin d'être absolument dorsale, on peut se contenter de l'excellent résultat que donnent deux lambeaux inégaux, un palmaire très long et un dorsal très court. Ce procédé est économique lorsque les téguments sont conservés sur toute la périphérie du doigt; il est commode, surtout lorsqu'on ampute dans la continuité, car il permet de scier la phalange à la hauteur voulue.

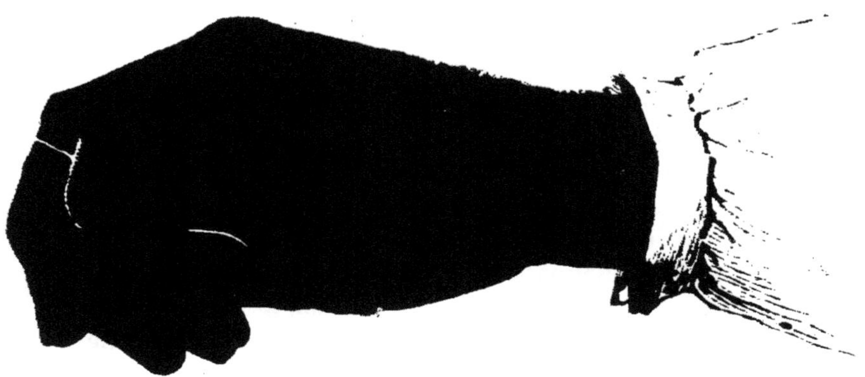

Fig. 61. — Amputations partielles des doigts. — Sur le pouce, incision elliptique. — Sur l'index, deux lambeaux très inégaux.

Taille des parties molles. — Il faut tailler les chairs suivant les préceptes généraux, c'est-à-dire garder un lambeau de 24 millimètres au moins, si le doigt supposé revenu à l'état sain en a 16 d'épaisseur.

Si l'on fait deux lambeaux inégaux, le palmaire aura, par exemple, 18 millimètres et le dorsal 6 (en tout 24 millimètres, comme dans le premier cas).

La peau du dos des doigts, surabondante sur les nœuds articulaires, très mobile à l'état sain et sur le cadavre, ne peut pas ordinairement être rétractée sur le vivant, car le tissu sous-cutané est fréquemment infiltré et endurci. Cette altération empêche souvent l'opérateur de pouvoir fléchir le doigt et ne permet pas toujours de découvrir suffisamment l'os pour scier ou désarticuler commodément. C'est pourquoi je pense que le procédé à deux lambeaux très inégaux, un grand palmaire arrondi et un petit dorsal carré, étant le plus commode, devra être le plus souvent employé (voy. fig. 61, p. 152; et fig. 68, p. 160).

Des interlignes articulaires. — Ici comme dans toutes les amputations, le premier temps consiste à marquer le point où, en raison de l'état local, le squelette sera divisé. Si ce point correspond à peu près à une articulation, on se bornera à séparer les os; c'est pourquoi il faudra, avant de prendre le bistouri, chercher et marquer l'interligne articulaire. Voici ce qu'il faut savoir et ce qu'il faut faire pour cela :

1° Quand on a fléchi les articulations d'un doigt, c'est la tête de la phalange supérieure qui forme seule le sommet de l'angle arrondi ; c'est donc à une certaine distance de ce sommet et *du côté de l'ongle* que se trouve l'articulation. Cette distance

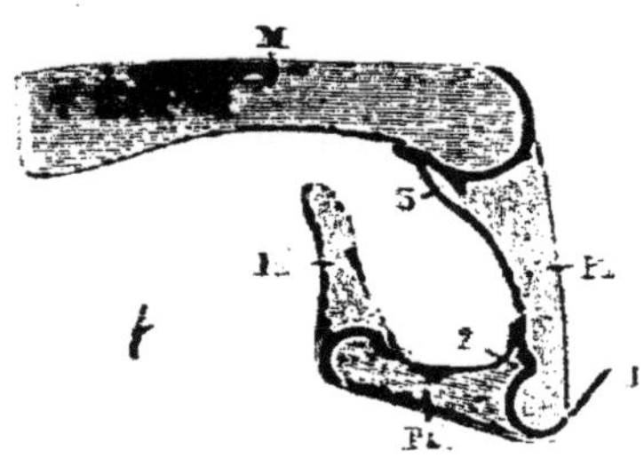

Fig. 62. — Coupe longitudinale d'un doigt fléchi. — M, métacarpien; Ph, grande phalange ; Ph', moyenne phalange ; Ph'', phalange unguéale. — 1, tendon extenseur; 2, les cornoïdien palmaire ; 3, ligament glénoïdien.

augmente avec la flexion et peut atteindre, pour l'articulation de la grande et de la moyenne phalange, un demi-centimètre, presque la largeur de la lame du couteau employé. Pour l'articulation de la moyenne phalange et de la petite, la distance est moitié moindre.

2° Si l'on explore, entre les bouts du pouce et de l'index, les côtés de chaque articulation phalangienne, le nœud articulaire, on sent entre les deux tubercules latéraux une dépression qui est l'interligne articulaire. Il suffit de bien sentir les limites supérieure et inférieure du nœud ; l'interligne est au milieu : c'est *l'équateur* de ce nœud.

3° L'articulation de la grande phalange et de la moyenne correspond à peu près au pli cutané palmaire ; celle de la moyenne phalange et de la petite se trouve au contraire notablement (3 à 6 millimètres) au-dessous du pli palmaire correspondant.

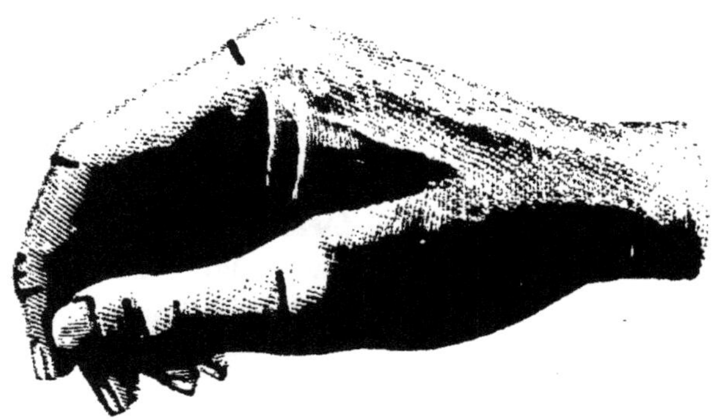

Fig. 63. — Marques des principaux interlignes articulaires.

On se guide donc principalement à l'aide des saillies osseuses : c'est toujours facile sur le cadavre et souvent possible sur le vivant. Mais lorsque le doigt est gonflé et fixé dans l'extension, j'engage l'opérateur, plutôt que de s'exposer à tâtonner longtemps pour trouver le joint, à user de l'artifice suivant : sur la main saine, il détermine le siège de l'articulation qu'il veut ouvrir sur la main malade ; il mesure exactement la distance qui sépare cette articulation du bout de l'ongle et reporte cette distance sur le doigt malade. Lorsqu'on ampute un doigt broyé, l'ongle repère inférieur fait défaut ; mais on peut encore prendre un repère sur le doigt voisin.

En tout cas, j'insiste sur la nécessité de bien savoir d'avance et au juste où est l'articulation qu'on veut traverser. C'est indispensable pour couper les téguments en bon lieu et ensuite pour ouvrir la jointure.

Dans les désarticulations des phalanges, l'écueil n'est pas de chercher l'articulation au-dessous, mais bien au-dessus de son lieu réel ; cette faute, commise par tous les élèves, l'a été sous mes yeux par un chirurgien habile qui, voulant se presser, perdit une grande minute à dénuder la tête et le col de la phalange supérieure, qu'il ne fallait même pas découvrir. Je sais bien qu'une fois la peau incisée, l'index gauche de l'opérateur peut et doit chercher l'interligne articulaire. Je n'en répète pas moins : ne prenez pas le bistouri avant d'avoir cherché, trouvé et marqué l'interligne, surtout si vous opérez sans chloroforme, ce qui est permis, en raison de la très faible durée de l'opération et du pansement.

Il ne suffit pas de savoir trouver l'articulation des phalanges, on doit connaître encore les obstacles que le couteau, porté à la bonne place, rencontrera sur son passage. Le principal, sinon l'unique, qu'il faut tourner et non trancher, qui se trouve justement sur le point d'attaque, c'est le bec de la phalange que l'on extirpe et qui donne à la partie dorsale de l'interligne la forme d'un accent circonflexe. Sans cette petite saillie osseuse, dont l'analogue palmaire est bien moins gênante, le couteau pourrait toujours entrer à plein tranchant dans l'articulation ; à cause d'elle, il faut couper d'abord les ligaments latéraux et dorsal (tendon extenseur), ce qui permet ensuite à la main gauche, tirant sur le bout du doigt, d'écarter les surfaces engrenées des phalanges, et de rendre possible l'introduction du couteau pour couper le ligament palmaire ou glénoïdien.

Désarticulation de la petite ou de la moyenne phalange par le procédé à lambeau palmaire unique.

Cette opération consiste à : 1° couper transversalement ou à peu près la peau dorsale au niveau de l'interligne ; 2° ouvrir l'articulation ; 3° glisser le couteau entre la phalange désarticulée et les téguments palmaires ; 4° couper ces téguments en rond lorsqu'on en a formé un lambeau un peu plus long que le doigt n'est épais (voy. note a, p. 159).

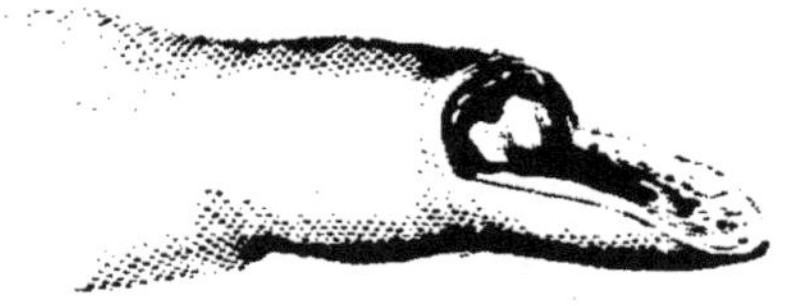

Fig. 64. — Désarticulation partielle d'un doigt; lambeau unique palmaire.

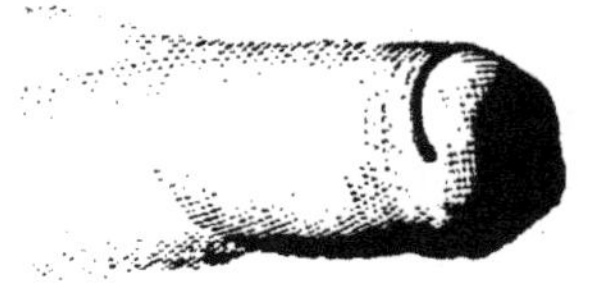

Fig. 65. — Moignon de doigt; désarticulation partielle, lambeau palmaire.

La main malade est tenue en pronation dans les deux

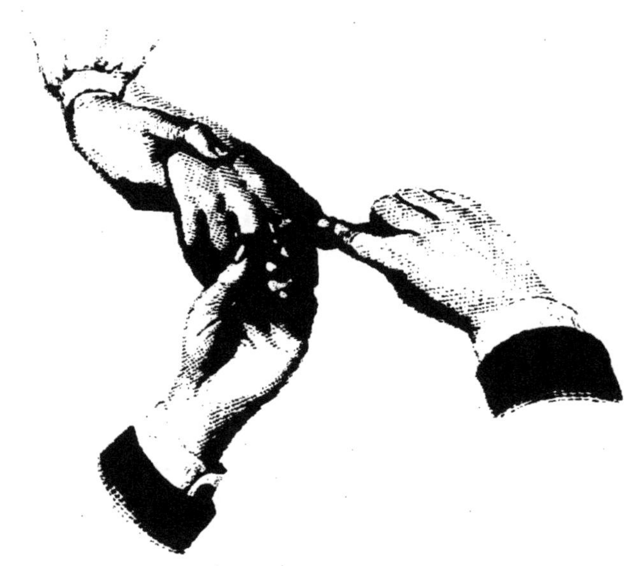

Fig. 66. — Désarticulation partielle d'un doigt; lambeau unique palmaire. Premier temps : coupe des téguments dorsaux.

mains d'un aide qui fléchit et protége les doigts sains et laisse saillant le doigt malade.

1° Entre le pouce et l'index de la main gauche en supination, saisissez l'articulation que vous voulez ouvrir, fléchissez-la légèrement et cherchez à placer les ongles au niveau de l'interligne préalablement déterminé et marqué. — Appliquez la pointe du couteau, tenu le manche en l'air, sur le côté gauche de l'articulation (b); mordez la peau et, abaissant le manche du couteau, coupez-la jusque sur le côté droit, de l'un de vos ongles à l'autre (c). Ni en commençant ni en finissant, n'entamez le tégument de la face palmaire, qui sera la base de votre lambeau. Repassez la pointe du couteau dans l'incision pour ouvrir la partie dorsale de l'articulation si ce n'est déjà fait; au besoin, explorez la plaie avec l'un ou l'autre des ongles de votre main gauche.

2° Portez maintenant la pointe du couteau, vertical, successivement sur chacun des ligaments latéraux de l'articulation, en commençant par le gauche : coupez-les avec précaution, en sciant la main légèrement; et, surtout en divisant le ligament du côté droit, méfiez-vous encore d'entamer la base de votre lambeau.

3° Quand les deux ligaments latéraux seront coupés, la partie désarticulée sera devenue très mobile. Elle sera fléchie fortement avec le pouce pendant que l'index, placé sous la face palmaire de l'extrémité supérieure de la phalange séparée, refoulera cette extrémité vers l'opérateur, de manière à ouvrir largement la plaie et à offrir le ligament palmaire ou glénoïdien au couteau. — La partie étant dans cette position, portez le milieu du tranchant sur les attaches inférieures du ligament glénoïdien (fig. 67) et, en

sciant, engagez-le entre les chairs et la face palmaire de
la phalange que vous raserez (1).

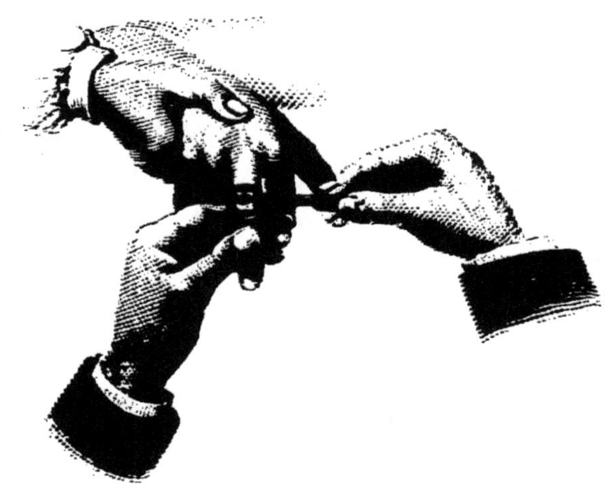

FIG. 67. — Désarticulation partielle d'un doigt ; engagement du couteau
pour tailler le lambeau unique palmaire.

4° Lorsque le couteau sera bien engagé et que, exécutant
facilement les mouvements de scie qui le font avancer
à petits pas, il aura taillé la majeure partie du lambeau,
le bout du doigt opéré, jusque-là pendant, sera rédressé,
réarticulé et maintenu horizontal entre le pouce et l'index
placés, l'un dessus, l'autre dessous, au niveau de l'extrémité supérieure de la phalange désarticulée. Dans cette
position, le couteau, par ses mouvements de va-et-vient,
piquerait la main gauche de l'opérateur, si cette main
n'avait la précaution, en pivotant sur sa prise, *de s'effacer*
derrière le couteau, c'est-à-dire de se porter vers la racine
du membre malade.

Le couteau qui n'a pas été dégagé un seul instant, mais
seulement tiré pour permettre à la main gauche d'évoluer.

est toujours à plat et horizontal : recommencez les mouvements de va-et-vient et, quand vous croirez avoir assez détaché de téguments (e), inclinez progressivement le tranchant vers le sol de manière à arrondir le bord libre du lambeau sans l'amincir ni le festonner (f).

Notes. — (a) On peut arriver au même but en opérant dans l'ordre inverse.

Il faut alors : 1° tailler le lambeau palmaire par translixion ; 2° traverser l'articulation d'avant en arrière et couper en même temps la peau dorsale. Par ce procédé, on fait plus vite et mieux le lambeau palmaire, mais on est moins sûr de bien faire le reste.

Ces deux manières sont attribuées à Lisfranc qui a seulement réglé les procédés indiqués par Lamotte et Tixier. L'ensemble de l'incision de Lisfranc, dont la partie dorsale était toujours concave, se rapprochait de l'incision elliptique. Andral neveu a proposé ce dernier mode pour arriver à bien couvrir l'os sur les côtés. (Voy. DÉSARTICULATION DU POUCE.)

(b) C'est-à-dire qui est à votre gauche. Je dirai de même côté droit pour dire côté qui répond à la droite de l'opérateur.

(c) Il faut se méfier de couper la peau au-dessus de l'interligne, surtout sur les côtés, car les condyles de la phalange seraient mal recouverts. À ce point de vue, il est incontestable qu'il vaut mieux, comme Lisfranc, faire cette incision en voûte concave du côté de l'ongle. Si la clef de la voûte est au-dessus de l'interligne, il faut un lambeau palmaire plus long ; si elle est au niveau, les piliers cachent les ligaments latéraux et rendent leur section plus difficile.

(d) Engager ainsi le couteau est souvent difficile ; il est préférable de préparer la voie de l'instrument d'un coup de pointe qui de l'extrémité droite de l'incision transversale descend en longeant le côté droit de la phalange dans l'étendue de 0^m,01. On peut faire sur le côté gauche une semblable *incision d'engagement*.

(e) On a conseillé (Delpech, Langenbeck) d'interrompre l'opération à ce moment pour mesurer le lambeau en le repliant sur la trochlée de l'os ; il faut manquer absolument de coup d'œil pour avoir besoin de recourir à ce moyen.

(f) L'amincissement entraîne la gangrène ; les festons donnent une cicatrice irrégulière.

Quand on désarticule la phalange unguéale, on termine facilement le lambeau : il n'y a qu'à aller tout droit jusqu'au bout du doigt sans incliner sensiblement le tranchant vers le sol. Au contraire, si l'on enlève la phalange moyenne, le lambeau doit se terminer dans le pli palmaire inférieur ; on ne l'arrondira bien sur un doigt non gonflé qu'avec une certaine habileté. On pourrait le terminer, avec la pointe du bistouri, après avoir retourné le doigt ou en agissant comme dans l'amputation médio-tarsienne, quand on n'a pas disséqué le lambeau d'avance. (Voy. DÉSARTICULATION MÉDIO-TARSIENNE.)

Amputation dans la continuité des phalanges par le procédé à deux lambeaux inégaux.

Cette opération consiste : 1° à tailler par transfixion un lambeau palmaire arrondi, aussi long que le doigt est épais; 2° à couper en travers la peau dorsale de manière à en garder un très petit lambeau carré que l'on relève comme le premier; 3° à scier la phalange (a).

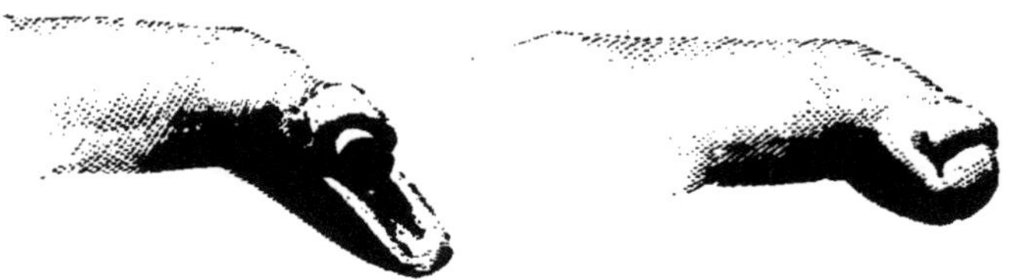

Fig. 68. — Amputation partielle d'un doigt dans la continuité; deux lambeaux très inégaux.

Fig. 69. — Moignon résultant d'une amputation partielle de doigt à deux lambeaux très inégaux.

La main du malade est confiée à un aide qui écarte ou fléchit les doigts sains pour rendre abordable le doigt malade (b).

L'opérateur ayant examiné l'état des téguments et sachant que le lambeau palmaire doit être environ trois fois long comme le dorsal, marque le lieu où il sciera la phalange. A ce niveau, il enfonce son couteau de droite à gauche dans les chairs, en prenant le plus possible à ras de la face palmaire de la phalange; puis, en sciant, il taille et termine un lambeau qu'il arrondit en éloignant progressivement le tranchant de la surface de l'os. — Le lambeau palmaire étant relevé et la main malade mise ou maintenue en pronation, le chirurgien coupe en travers les téguments dorsaux un peu au-dessous de la base du lambeau palmaire, plus ou moins, suivant que ce lambeau palmaire paraît trop court ou trop long. — Le petit lambeau dorsal carré, arrondi si l'on veut, est relevé aussi haut que le palmaire, juste au niveau du point où l'os doit et va être scié. — L'aide fixe la racine du doigt et rétracte les lambeaux avec des griffes ou par un moyen quelconque. La main gauche de l'opérateur, nue ou mieux armée d'un davier, saisit et immobilise la phalange à enlever ; sa main droite manœuvre la scie (c).

Notes. — (a) Ce procédé est applicable, sans modification, à la désarticulation des deux dernières phalanges. Il est même excessivement commode ; mais, dans ce cas, on peut aussi arriver au même but autrement :

1° A partir et au-dessous de l'interligne qu'on veut ouvrir, on fait de chaque côté du doigt une incision longitudinale de 15 millimètres, puis on coupe la peau dorsale en travers un peu au-dessous de l'articulation, et l'on relève le petit lambeau carré ; enfin, on désarticule et l'on termine le lambeau palmaire en l'arrondissant.

2° Par une incision dorsale convexe en bas (Loder) et allant d'un côté à l'autre de l'articulation, on taille un petit lambeau que l'on relève ; alors on ouvre l'articulation et l'on engage le couteau pour tailler le lambeau palmaire comme dans le procédé à lambeau palmaire pur.

(b) Cette main devra être placée en pronation pour terminer l'opération. Pour commencer, elle est mieux en supination.

(c) Appliquée sur le milieu d'une phalange d'adulte et de vieillard, la cisaille fait presque toujours éclater l'os, c'est pourquoi je conseille l'emploi d'une scie très fine. Cependant, si l'on doit diviser la phalange près de son extrémité, ou si l'opéré est jeune, on peut couper l'os avec la cisaille, même sans faire rétracter les lambeaux : on embrasse la phalange, mors dessus, mors dessous, dans le sens de son aplatissement ; on ne serre pas tout d'abord, mais, avec le plat des mâchoires de l'instrument, on refoule les chairs le plus haut possible : alors seulement on tranche l'os en serrant brusquement la main.

Autres procédés.

C'est par les deux procédés que je viens de décrire avec détails que l'on pratiquera les amputations partielles des doigts.

dans la majeure partie des cas. Ce sont ces procédés qu'il faut répéter sur le cadavre, le premier surtout, qui habitue la main gauche à chercher et trouver des repères. et la droite à travailler délicatement avec la pointe d'un assez long couteau.

Mais s'il n'y a pas d'autres manières d'ouvrir les articulations et de scier les os que celles que j'ai indiquées, si la quantité de téguments à garder ne peut varier, il n'y a pas moins à signaler ici une multitude de procédés qui ne sont, après tout, que des pis-aller.

1° *Procédés donnant une cicatrice terminale transversale.*

α. On obtient une cicatrice terminale transversale par l'amputation circulaire, ou mieux, par le procédé à deux lambeaux carrés, car il est impossible de relever la peau sans l'inciser en long de chaque côté (Héliodore, Ravaton, Garengeot).

β. On réalise un moignon analogue, mais plus régulier, par le procédé à deux lambeaux égaux et arrondis, le dorsal taillé de dehors en dedans, le palmaire de dedans en dehors (Richerand, Gouraud). Ces lambeaux donnent un beau résultat et un bon moignon de riche. C'est ainsi qu'il faut amputer lorsque le moignon doit être court, protégé par les doigts voisins, et lorsqu'un long lambeau palmaire est impraticable.

Ces procédés donnant une cicatrice terminale transversale, peuvent être employés sans inconvénient lorsqu'on ampute la grande phalange du médius et de l'annulaire en son milieu, pour ne pas courir les risques de la désarticulation.

2° *Procédés donnant une cicatrice terminale antéro-postérieure.*

Avec un seul (Le Dran) ou deux lambeaux latéraux (Maingault), on aurait une cicatrice antéro-postérieure latérale ou terminale, dont l'extrémité palmaire serait gênante. J'ai pu m'en assurer récemment en interrogeant un ouvrier amputé par ce procédé de la moitié du pouce et qui ne peut serrer les corps durs.

3° Procédés donnant une cicatrice palmaire.

Malgré tout ce que j'ai dit et qu'il faut retenir, on ne saurait amputer un doigt maintenu dans la flexion forcée par des brides inodulaires, autrement qu'en gardant un long lambeau dorsal (Laroche, Walther, Teale) qui donnera, il est vrai, une cicatrice palmaire, une infirmité, mais une infirmité inévitable et moins grande que celle qui a déterminé l'opération.

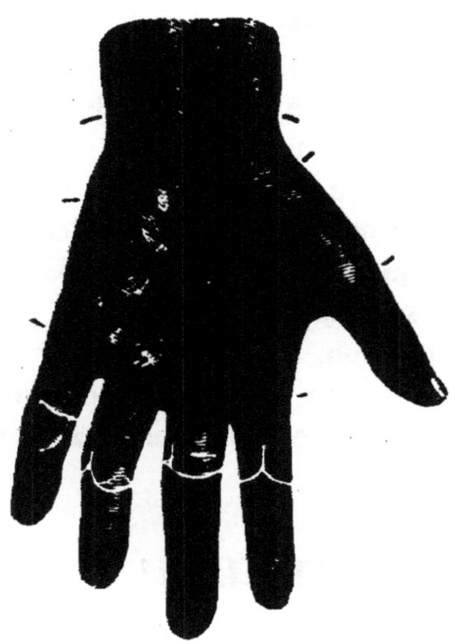

Fig. 70. — Tracés des procédés d'exception pour amputations partielles des doigts. — Index, deux lambeaux latéraux arrondis; médius, deux lambeaux carrés dorsal et palmaire; annulaire, deux lambeaux arrondis dorsal et palmaire; petit doigt, lambeau dorsal unique.

Parage et pansement. — Quel que soit le procédé employé, il est rare qu'on soit obligé de lier les artères collatérales, la compression légère du pansement suffit ordinairement à empêcher une hémorrhagie qui ne saurait être bien grave.

Dans la plaie des amputations partielles des doigts, sur le

cadavre, on voit souvent un tendon flottant qu'il faut réséquer au niveau de la base des lambeaux. Il ne faut pas tirer sur le tendon, sous prétexte d'en enlever un plus long bout, et il est bon de faire une section nette et légèrement biseautée aux dépens de la face superficielle.

Si, au moment de fermer la plaie, on s'aperçoit que les chairs sont insuffisantes, il faut rogner l'os, qu'on l'ait scié ou désarticulé.

Le lambeau mis en place est maintenu par quelques bandelettes étroites ou quelques points de suture; on obtient facilement une réunion primitive partielle. Jusqu'en ces derniers temps, il était dangereux de la chercher totale et de fermer complétement la plaie.

Tous les doigts, la main et l'avant-bras, sont mollement comprimés et absolument immobilisés.

Quand le malade souffre, le moignon est visité et mis à l'aise s'il y a rétention du pus, fusée ou étranglement. Si la suppuration envahit les gaines ou le tissu cellulaire, le chirurgien incise hardiment et sans tarder.

Pendant la cicatrisation, il faut surveiller et réprimer les bourgeons charnus s'il s'en est formé, comprimer les parties saillantes avec des bandelettes, en un mot, *modeler le moignon.*

ARTICLE II

AMPUTATION TOTALE OU DÉSARTICULATION D'UN DOIGT

Usages du moignon et choix des procédés. — Quel que soit le doigt amputé, le moignon agira par sa face palmaire. Donc, pas de cicatrice palmaire, à moins qu'on ne puisse l'obtenir très enfoncée, absolument linéaire et assez peu étendue pour qu'elle n'atteigne pas la face antérieure de la tête du métacarpien qui pressera les objets saisis dans la main.

D'autre part, si les moignons des doigts du milieu, annulaire et médius, n'ont pas à craindre les chocs de côté, il n'en est pas de même de ceux des doigts chefs de file, index et auriculaire. C'est pourquoi la cicatrice du moignon de l'index doit être rejetée en dedans, vers la racine du médius, et celle du moignon du petit doigt en dehors, vers l'annulaire.

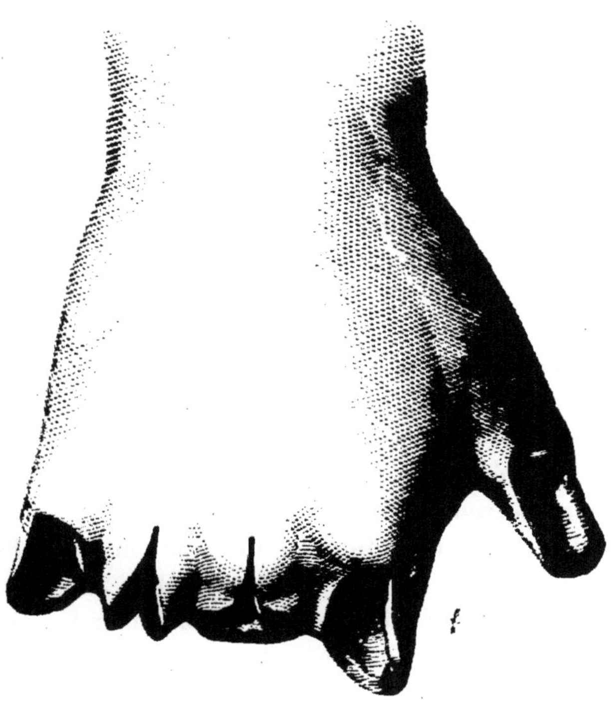

Fig. 71. — Procédés d'élection pour les amputations totales du pouce et des doigts. — Pouce, elliptique à lambeau palmaire; index, lambeau interne et palmaire; médius, circulaire à fente dorsale; annulaire, deux lambeaux latéraux arrondis; petit doigt, lambeau externe et palmaire.

Interligne articulaire. — L'articulation métacarpo-phalangienne d'un doigt quelconque est très facile à trouver. Lorsque les doigts sont fléchis, c'est la tête du métacarpien qui forme seule le sommet arrondi de l'angle : à un bon centimètre au-dessous, de chaque côté du relief du tendon extenseur, on sent très facilement l'interligne articulaire, surtout dans la flexion modérée (voy. fig. 62 et 63, p. 153 et 154). Lorsque le doigt est étendu, il suffit de tirer dessus pour voir la peau s'enfoncer, souvent avec bruit, dans l'intervalle que laissent les deux os en s'écartant l'un de l'autre.

On remarquera que l'interligne est loin de correspondre au pli digito-palmaire situé à 12 ou 15 millimètres plus bas, de sorte que, si l'on veut désarticuler par la méthode circulaire, on a, en incisant dans ce pli, juste la quantité de peau nécessaire pour recouvrir la tête du métacarpien.

Si le doigt est très gonflé, « les jointures des autres doigts peuvent me régler, dit Le Dran, parce qu'elles sont presque parallèles ». Il veut dire au même niveau.

Le couteau peut traverser les articulations métacarpo-phalangiennes sans rencontrer d'obstacle ; il tranche facilement les tendons des interosseux et lombricaux, les ligaments latéraux et le tendon extenseur, pourvu que celui-ci soit retenu en place par le pouce de la main gauche. Le ligament palmaire ou glénoïdien sera coupé très près de la phalange, désinséré, afin de conserver et d'éviter les os sésamoïdes, s'il y en a. Les tendons fléchisseurs doivent être coupés le plus tôt possible, avant de désarticuler, car leur section rend la traction plus efficace pour séparer les surfaces articulaires et permettre au couteau de traverser l'articulation facilement et sans entamer les cartilages.

On l'a vu, l'articulation métacarpo-phalangienne est facile à reconnaître et à aborder par le côté dorsal qui sera aussi le côté passif du moignon. C'est tout le contraire pour la face palmaire : l'articulation située comme je l'ai dit, à 12 ou 15 millimètres au-dessus du pli digito-palmaire, est masquée par le tégument matelassé de la paume de la main.

Taille des parties molles. — Toute incision palmaire qui remonterait au-dessus du niveau de l'articulation, découvrirait la tête du métacarpien et donnerait une cicatrice correspondant à la face palmaire de cette tête, très exposée par conséquent à des compressions douloureuses. Si l'opérateur croit devoir inciser la paume de la main, son incision ne remontera pas à plus de 12 millimètres au-dessus du pli, quelque tenté qu'il soit de se mettre à l'aise pour désarticuler et quelle que soit sa foi dans l'utilité problématique d'une telle incision pour l'écoulement du pus.

Le chirurgien se rappellera que les gaines séreuses des tendons fléchisseurs de l'index, du médius et de l'annulaire sont heureusement interrompues à peu près au niveau de la tête du métacarpien. Il se méfiera donc des écarts de son bistouri pendant la section du ligament glénoïdien, afin de ne pas ouvrir la portion palmaire de ces gaines et de respecter l'obstacle naturel qui peut s'opposer à la pénétration du pus dans le canal séreux radio-carpien.

Il ne faut pas oublier non plus qu'en raison des principes conservateurs que nous avons acceptés pour les mutilations de la main, les amputations des doigts se font presque toujours dans des tissus altérés. Par conséquent, il faut considérer que la peau ne pourra jamais être rétractée sur le malade comme sur le cadavre ; mais que, ultérieurement et après dégorgement, elle se retirera peut-être beaucoup, car le gonflement des doigts emprunte la peau du dos de la main, comme le gonflement de la verge emprunte celle du pubis. Sur le cadavre, il faut faire comme sur un doigt malade, supposer la peau infiltrée et immobile, et en garder beaucoup.

On va voir quel rôle joue la main gauche fixant, arrachant et tordant le doigt malade ; il faudrait l'armer d'un davier, dans le cas de rupture du squelette, pour saisir la grande phalange qui seule a besoin d'être fixée, arrachée et tordue.

Je vais décrire avec de grands détails les deux principales manières d'amputer les doigts, parce que les jeunes chirurgiens ont intérêt à répéter fréquemment ces opérations sur le cadavre. La mobilité et le peu de volume de la partie, le concours nécessaire de l'aide qu'il faut commander, les changements fréquents d'attitude, la collaboration active et coordonnée des deux mains, tout cela fait de ces opérations un *exercice* des plus utiles.

A. — DÉSARTICULATION D'UN DOIGT DU MILIEU.

Incision circulaire avec fente dorsale (a).

(Cicatrice termino-dorsale.)

Temps de l'opération : 1° incision circulaire au niveau du pli digito-palmaire ; 2° incision longitudinale dorsale abaissée du niveau de l'articulation sur l'incision circulaire ; 3° dissection des lambeaux ; 4° ouverture de l'articulation et section des ligaments latéraux et dorsal ; 5° torsion du doigt et désinsertion du ligament glénoïdien.

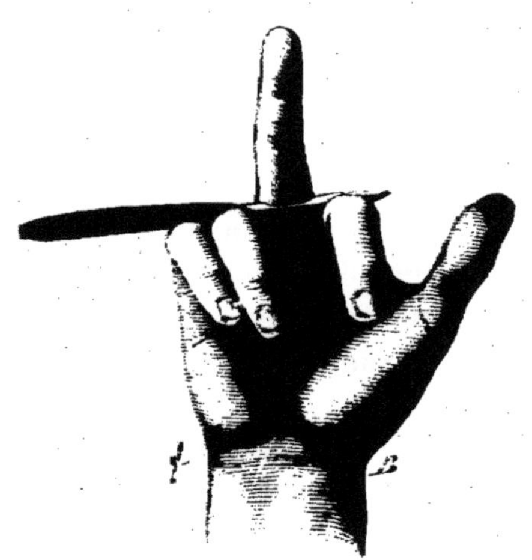

Fig. 72. — Désarticulation totale d'un doigt du milieu. Attaque à plein tranchant du pli digito-palmaire. (Par erreur, le bistouri est disposé comme pour un opérateur gaucher.)

Un aide tient horizontalement la main malade en pronation ; il efface et fléchit les doigts sains et présente le doigt malade dont vous cherchez et marquez l'articulation.

1° Vous saisissez ce doigt par le bout, entre le pouce

gauche pour un moment placé dessous et l'index placé dessus ; vous le relevez verticalement et l'aide suit le mouvement. Vous avez alors *devant* les yeux la face palmaire du doigt à amputer, abordable grâce à la flexion maintenue des doigts voisins. Portez le milieu du tranchant en travers sur la racine du doigt, *dans le pli digito-palmaire* (fig. 72) et coupez *jusqu'à l'os* par des mouvements de va-et-vient, empiétant le plus possible sur les côtés. — Le doigt et la main sont alors rabattus dans la position horizontale pour y rester jusqu'à la fin de l'opération : vous avez maintenant *sous* les yeux la face dorsale. Inclinez le doigt vers la droite pour apercevoir l'extrémité gauche de l'incision palmaire ; mettez-y le talon du bistouri, la pointe en bas et, en tirant, attaquez doucement les téguments dorsaux en travers ; continuez en inclinant le doigt vers la gauche, pour découvrir l'extrémité droite de l'incision palmaire que vous allez rejoindre en abaissant le manche de l'instrument (b).

2° Le doigt est légèrement fléchi par votre main gauche : portez la pointe du couteau à un demi-centimètre au-dessus de l'articulation marquée d'avance et explorée de nouveau au besoin ; abaissez une incision médiane perpendiculaire à l'incision circulaire qu'elle vient rejoindre et avec laquelle elle forme deux lambeaux ou angles droits.

3° Confiez le doigt à l'aide qui l'écarte à droite : saisissez le lambeau gauche avec les ongles ou avec des griffes et disséquez-le jusqu'à l'articulation, laissant à la peau sa graisse et à l'os les parties fibreuses. Faites incliner le doigt à gauche et disséquez de même le lambeau droit sans toucher au tégument palmaire (c).

4° A ce moment, l'articulation est abordable par sa face dorsale et ses faces latérales. — Reprenez le doigt, à pleine main gauche, le pouce dessus près de l'incision, prêt à chercher l'interligne, prêt à pousser le tendon extenseur du côté du tranchant. Tirez sur le doigt, afin de séparer les surfaces articulaires, de rendre l'interligne plus sensible et de faire place au couteau. — D'autre part, élevez le coude droit, et, de la main droite en pronation forcée, tenez le couteau vertical la pointe en bas et le tranchant dirigé en

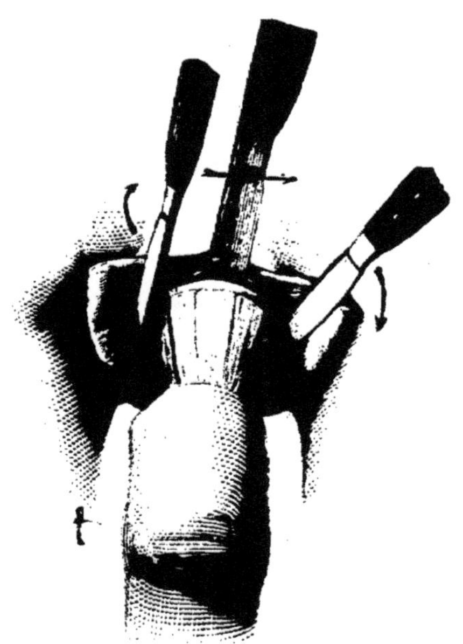

FIG. 73. — Désarticulation métacarpo-phalangienne. Les trois positions successives du bistouri pour trouver le joint, le traverser et en sortir.

avant. Engagez un centimètre de pointe entre la phalange et le lambeau gauche que l'aide écarte en faisant glisser la peau et que le plat de la lame ne saurait blesser ; avancez au fond jusqu'à l'interligne où semble tomber le couteau après avoir contourné le tubercule phalangien. Tournez alors le tranchant à droite, sur le premier ligament latéral ; coupez en appuyant latéralement et secouant prudemment le couteau toujours vertical ; traversez la jointure pendant que votre main gauche tire sur le doigt et que du bout du pouce elle luxe à gauche le tendon extenseur qu'elle empêche ainsi d'échapper à l'instrument. Pour sortir de l'articulation et ne pas blesser le lambeau droit que l'aide écarte à son tour, ramenez le tranchant vers vous et coupez le deuxième ligament latéral en abaissant à moitié le manche du couteau.

5° Laissez la pointe du couteau où elle est...; commandez à l'aide de mieux écarter le lambeau droit, avec un crochet ou une érigne et, de votre main gauche, tordez à gauche le doigt légèrement fléchi. Commencez alors à détacher de la face palmaire de la phalange le ligament glénoïdien et la coulisse tendineuse, à petits coups de pointe ; rasez l'os, tirez et tordez toujours dans le même sens, jusqu'à ce que le doigt vous reste dans la main (b).

Notes. —(a) Je choisis ce procédé que Günther attribue à Luppi, parce qu'il est *très simple, très sûr* et *très bon.* Vidal l'a figuré sans insister, Sédillot le recommande en l'appelant d'un autre nom : incision ovalaire modifiée. Il a, sur l'incision circulaire pure conseillée par Cornuau et Chassaignac, l'avantage d'être possible. Je ne recommande pas l'incision en raquette ordinaire, parce qu'elle sacrifie trop de peau (voy. plus loin, INCISION EN RAQUETTE AMÉLIORÉE), et je rejette l'incision ovalaire qui laisse absolument à nu la tête du métacarpien.

(b) Il n'est pas toujours facile de faire ainsi l'incision circulaire ; mais cela importe peu, pourvu qu'elle soit faite où il convient, dût-on faire autant de reprises que le doigt présente de faces. Il faut couper entièrement les tendons fléchisseurs ; au contraire, il vaut mieux, à moins qu'on ne veuille faire une désarticulation intra-capsulaire, épargner d'abord la coiffe fibreuse que forment les tendons réunis des muscles lombricaux, interosseux et long extenseur, pour ne la couper qu'en traversant l'articulation.

(c) On peut faire écarter les lambeaux par l'aide, mais il vaut mieux le faire soi-même ; dans tous les cas, il ne faut pas les saisir avec des pinces ordinaires qui les meurtrissent et les gangrènent, et auxquelles ils échappent facilement.

Si, en disséquant les lambeaux, on prévoit que, vu leur rigidité et leur fixité, l'espace manquera pour désarticuler, on peut allonger la fente médiane sur la tête du métacarpien. Cette partie de la plaie, sans perte de substance, sera avantageusement réunie par première intention.

(d) En tordant, il faut tirer et abaisser le doigt, c'est-à-dire fléchir ; il ne faut pas tordre plus vite qu'on ne coupe, mais seulement à mesure que la pointe avance dans son travail.

Il est bien plus facile de désarticuler à main posée qu'à main levée. C'est pourquoi il vaut mieux, dans la pratique, saisir le petit couteau par la lame et près de la pointe, comme une plume à écrire, et prendre sur le malade un point d'appui avec les derniers doigts, comme lorsqu'on écrit. On évite ainsi le tremblement et les échappées ; on a de la force et de la précision.

Sur le cadavre, il faut opérer comme je l'ai indiqué, à main levée, tenant le couteau comme un couteau ; il faut s'exercer à faire le plus pour être sûr de pouvoir le moins.

Variantes du procédé à cicatrice termino-dorsale.

Les derniers temps du procédé que je viens de décrire, à savoir : la dissection des lambeaux, l'ouverture de l'articulation et la section du ligament palmaire, se pratiquent toujours de la même façon, quelle que soit la forme de l'incision cutanée, toutes les fois que cette incision respecte le tégument de la paume de la main. Je n'ai donc plus qu'à indiquer les différentes manières d'inciser la peau pour en avoir fini avec les *procédés à cicatrice termino-dorsale*. Je commencerai par le meilleur de ces procédés.

Incision en raquette améliorée.

La main malade est en pronation et horizontale, un aide tient les doigts sains, il les écartera au commandement du chirurgien et fera suivre à la main les mouvements de rotation que celui-ci imprimera au doigt.

L'opérateur a sous les yeux la face dorsale du doigt à amputer ; il le saisit, le fléchit si c'est possible, et commence, non pas sur le dos ni même sur le sommet de la tête métacar-

pienne, mais simplement sur le bout, à un demi-centimètre au-
dessus de l'articulation, une incision longitudinale qui descend
médiane dans l'étendue d'un petit travers de doigt; qui s'incline
ensuite faiblement à droite en s'arrondissant, jusqu'au niveau
du pli digito-palmaire vers lequel elle se dirige alors et dans
lequel elle s'engage transversalement. Si l'aide sait écarter le
doigt voisin et si le chirurgien, en tordant le doigt malade vers
la gauche, a rendu visible et accessible sa face palmaire, le
couteau peut mordre profondément le pli digito-palmaire et
trancher les tendons fléchisseurs. Ne pouvant aller plus loin
vers la gauche sans blesser les doigts voisins, bien que fortement
étendus, l'opérateur retire son instrument. — Il ramène le doigt
dans sa position première et le tord ensuite vers la droite,
afin de découvrir son flanc gauche et l'extrémité de l'incision,
ou tout au moins celle du pli digito-palmaire, où il engage le talon
du couteau ramené par-dessus la main malade et tenu la pointe
en bas. L'incision ainsi reprise, puis terminée avec la pointe,
est d'abord transversale, puis ascendante et arrondie sur le
modèle de celle du côté opposé, qu'elle rejoint juste au moment
où celle-ci quittait la ligne médiane pour s'incliner et gagner,
presque par le chemin le plus long, le pli digito-palmaire (fig. 74,
annulaire). On dissèque la peau de chaque côté et l'on désarticule comme ci-dessus.

Cette incision donne, sur le dos de la racine du doigt, deux
lambeaux arrondis un peu moins étendus que les deux lambeaux
angulaires du procédé précédent; mais s'il n'y a que le sommet
de l'angle en moins, l'étoffe est encore suffisante.

Chassaignac, préoccupé à juste titre de se débarrasser le plus
tôt possible des tendons fléchisseurs, commence par couper dans
le pli digito-palmaire, comme nous l'avons fait pour l'incision
circulaire. Il fait ensuite deux reprises pour prolonger les extrémités de sa première incision sur les côtés du doigt et les réunir
ensemble sur la ligne médiane dorsale au voisinage de l'articulation. On peut l'imiter sans crainte; la seule chose qui importe,

c'est de garder la peau qui revêt les deux côtés de la racine du doigt.

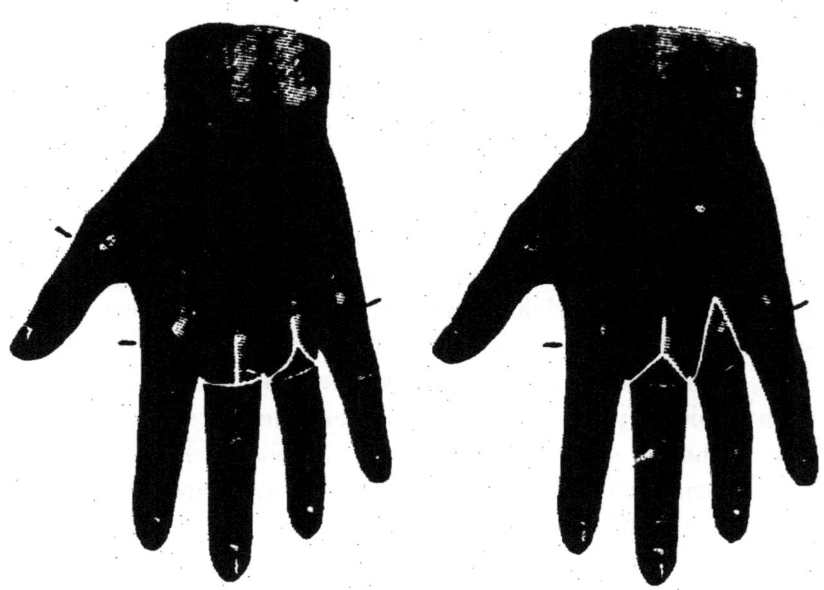

FIG. 74. — Désarticulation totale des doigts. Sur l'annulaire, raquette améliorée ou croupière ; sur le médius, circulaire à fente dorsale, 1.

FIG. 75. — Désarticulation totale des doigts. — Sur l'annulaire, méthode ovalaire primitive ; sur le médius, raquette primitive.

Si, après avoir fait l'incision longitudinale médiane dorsale par laquelle j'ai indiqué de commencer, l'opérateur se porte en ligne droite, dans le pli digito-palmaire, il fait *l'incision en raquette* telle qu'elle est encore décrite et figurée dans des livres d'hier ; il ne garde pas assez de peau pour couvrir la tête du métacarpien.

L'incision ovalaire pure qui commence sur le dos de la tête du métacarpien pour gagner de chaque côté, par le plus court chemin, le pli digito-palmaire, découvre absolument le métacarpien. Elle doit être rejetée, à moins qu'on ne veuille réséquer la tête de l'os à la manière de Dupuytren pour faciliter ultérieurement le rapprochement des doigts voisins. Cette pratique a encore des partisans à l'étranger; mais en France, je crois qu'on en a reconnu, sinon le danger, du moins l'inutilité.

Procédé à deux lambeaux latéraux (a).

(Cicatrice terminale, dorso-palmaire.)

Ce procédé consiste : 1° à tracer et disséquer de chaque côté un lambeau arrondi dont la base réponde à l'interligne articulaire et dont le sommet descende, sur le côté du doigt, *au moins* jusqu'au niveau du pli digito-palmaire; 2° à traverser l'articulation de droite à gauche avec le talon du couteau.

Le doigt malade vous est présenté étendu horizontalement par l'aide qui tient écartés les doigts voisins et s'apprête à suivre vos mouvements; vous avez sous les yeux le dos du doigt et son articulation, cherchée et marquée; de la main gauche vous tenez l'extrémité malade.

1° Portez la pointe du couteau sur le bout de la tête du métacarpien, à un demi-centimètre au-dessus de l'interligne; descendez en coupant la peau sur la ligne médiane, dans l'étendue de 15 millimètres (un travers de doigt); inclinez alors insensiblement votre incision sur le flanc droit, de manière à descendre, en arrondissant, à quelques millimètres au-dessous du niveau du pli digito-palmaire que vous gagnerez après l'avoir découvert en tordant le doigt à gauche et le relevant peu à peu. Ne suivez pas ce pli, mais avec la pointe du couteau, entamez obliquement le tégument de la paume de la main pour descendre (le doigt est relevé), suivant le prolongement de l'axe du doigt jusqu'au niveau de l'articulation, à 12 ou 15 millimètres du pli (b). — Sans changer la position du malade, faites écarter le lambeau et décollez-en la face profonde avec la partie convexe du tranchant, jusqu'au delà du tubercule phalangien, c'est-à-dire jusqu'à l'articulation (c).

Au-dessus de la main malade redevenue horizontale, tenez le coude et l'avant-bras gauches élevés pour, de la main gauche pendante, ressaisir le bout du doigt à amputer. Vous avez sous les yeux le commencement de votre première incision : portez-y le couteau par-dessous votre poignet gauche et, du point où elle commence à s'incliner vers la droite, faites partir une deuxième incision, symétrique, qui s'incline vers la gauche, s'arrondisse, gagne l'extrémité du pli palmaire et (le doigt étant de nouveau relevé verticalement) s'abaisse et rejoigne la terminaison palmaire de la première (d). — Sans changer la position du malade, confiez le doigt à l'aide qui l'incline à droite; de la main gauche écartez vous-même le lambeau et décollez-le comme le premier, laissant à la peau sa graisse et à l'os les tissus fibreux. — Donnez alors un coup de couteau à peu près en travers sur les tendons fléchisseurs et coupez-les bien, jusqu'à l'os (e).

2° A ce moment, l'aide abaisse légèrement la main qui était dressée; il tient les doigts sains étendus et écartés pour écarter aussi les lambeaux. — De la main gauche, reprenez le doigt et tenez-le incliné de façon que vous puissiez voir facilement dessus et dessous (f). Cela fait, portez le *dos du talon* de l'étroit couteau entre le lambeau droit et la phalange, franchissez le tubercule phalangien et vous sentirez, par l'intermédiaire de l'instrument, l'interligne articulaire dont la traction sur le doigt exagère la profondeur et la largeur. Tournez alors votre tranchant vers l'articulation, c'est-à-dire à gauche, le dos du couteau refoulant à droite le lambeau, et entrez dans la jointure en coupant le ligament latéral. En ce moment, le talon du couteau, c'est-à-dire le premier centimètre du tranchant, est dans l'articulation; ne le faites pas avancer imprudemment, car il entaillerait votre lambeau gauche. Tordez plutôt et luxez le doigt vers la droite, le tendon dorsal ira se couper sur le tranchant; tordez ensuite à gauche tout en luxant encore à droite, le ligament glénoïdien s'offrira au couteau, sans danger pour le lambeau gauche, dont le bord palmaire ne peut rencontrer, du reste, que la partie encore mousse de la lame (g). Au moment de sortir de l'articulation en coupant le dernier ligament latéral, luxez toujours la phalange à droite et ramenez vers vous le tranchant afin qu'il sorte entre l'os et le lambeau gauche, le dos maintenant la peau et le taillant rasant le tubercule phalangien.

Notes. — (a) On peut mettre ici, après le nom de J. L. Petit, ceux de Le Dran, Gouraud, Walter, Boyer, Lisfranc, sans parler des contemporains qui ont tous plus ou moins altéré ou amélioré le procédé primitif.

(b) Ces chiffres peuvent être faibles pour les grands doigts et les doigts enflés; je les donne pour que le chirurgien ne prolonge jamais son incision sur la face palmaire de la tête du métacarpien.

(c) En disséquant les lambeaux, il ne faut pas aller trop loin, ni fouiller les espaces interosseux avec la pointe du bistouri, dangereuse pour le tronc des artères collatérales qui serait ensuite fort difficile à lier.

(d) La peau du cadavre est souvent assez flasque pour que le tracé des lambeaux soit très difficile si l'aide ne s'efforce pas de fixer la peau avec intelligence. Sur le malade, la peau est bien plus facile à tailler.

(e) En coupant les tendons fléchisseurs à ce niveau, c'est-à-dire un peu au-dessous de l'articulation, on ne risque pas d'ouvrir la partie palmaire de la gaine. En outre, ils se retirent bien assez pour qu'on n'ait pas à les recouper en faisant la désarticulation qui est ainsi rendue beaucoup plus facile.

(f) La main gauche va manœuvrer et tirer le doigt malade ; mais il faut qu'elle ait de la prise sur la première phalange, ce qui n'a plus lieu lorsque le doigt est fracturé ou tronqué par une opération préalable. Dans les deux cas, il faut user d'un davier droit qui saisisse et meuve la phalange ou le tronçon de phalange à désarticuler.

(g) Il n'en serait pas de même si l'opérateur engageait le milieu du tranchant, et il n'en est pas de même du côté dorsal ; mais ici, le tendon est facile à couper, la peau plus mobile peut être mieux écartée, et d'autant mieux que l'incision médiane qui sépare les lambeaux remonte toujours au-dessus de l'articulation, ce qui est juste le contraire de ce qui a lieu sur la face palmaire.

Est-il besoin de dire qu'on peut désarticuler avec la pointe, à main levée ou à main posée, comme on le fait en exécutant les procédés qui respectent la paume de la main ? C'est affaire de goût et d'habitude. Il est bon de varier les exercices quand on le peut ; ce n'est point du temps perdu pour l'éducation de la main.

Remarques opératoires. — Les deux valves du moignon qui résulte de l'opération que je viens de décrire sont symétriques et égales. Leur commissure dorsale est incisée et peut être incisée plus loin que leur commissure palmaire. Celle-ci ne doit jamais laisser voir la tête du métacarpien quand on regarde la paume de la main avant de rapprocher les lambeaux. En la fendant profondément comme on le faisait autrefois, la désarticulation devient un jeu ; il vaut mieux que ce soit une œuvre d'art, facile du reste, que de faire courir au malade les risques d'une cicatrice tendre et douloureuse, ne le fût-elle que pendant six mois. Les cicatrices de la main exposées aux pressions ne sont pas toutes douloureuses ; mais il en est qui cessent de l'être en raison d'une attitude instinctive qui condamne la région mutilée au repos, et par conséquent fait perdre au malade une partie de sa force.

Je ne conseillerai à personne de tailler les lambeaux par transfixion, comme Rossi ; ni même, après avoir tracé et disséqué le premier, d'entrer dans l'articulation et de tailler le second en sortant, comme Boyer, Lisfranc et Chassaignac (celui-ci fait le second lambeau plus long que le premier) (fig. 76). C'est le vieux jeu qui a fait des chirurgiens de 1830 de si habiles découpeurs, mais qui n'est plus de mise, aujourd'hui qu'avec le chloroforme, l'habileté consiste à faire bien plutô qu'à faire vite.

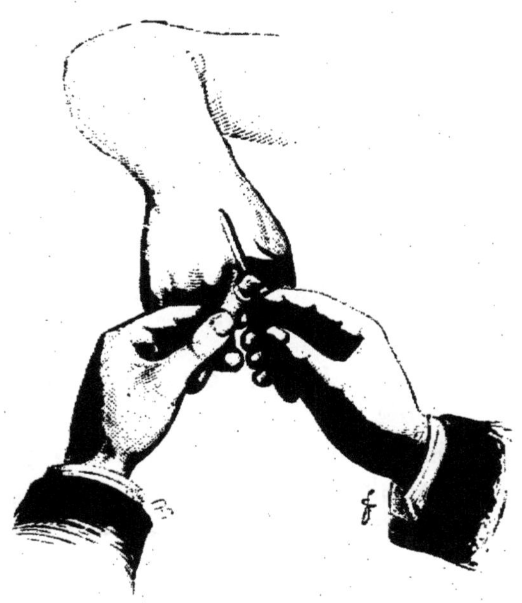

Fig. 76. — Manière de désarticuler un doigt, à pleine lame, dans la méthode à deux lambeaux latéraux. — Le lambeau droit ayant été disséqué, le talon du couteau tenu vertical, s'engage dans l'articulation, la traverse et termine le lambeau gauche en sortant.

Baudens faisait chaque lambeau latéral angulaire à l'aide de deux coups de bistouri se rencontrant à angle obtus.

Garangeot et Sharp ont recommandé, dans leur temps, de faire deux lambeaux carrés, l'un dorsal et l'autre palmaire plus ou moins long.

La nécessité peut forcer quelquefois à ne garder qu'un seul lambeau, latéral, dorsal ou palmaire. Décrire la manière de faire chacun de ces lambeaux serait, après ce qui précède, supposer le lecteur absolument dépourvu de coup d'œil et d'initiative.

J'aime mieux indiquer, en terminant cet article, un moyen à

la portée de tout le monde d'amputer passablement un doigt par la méthode à deux lambeaux latéraux taillés d'après les principes de Ravaton. On fait une incision circulaire allant jusqu'à l'os, dans le pli digito-palmaire, une grande fente dorsale et une petite fente palmaire. On dissèque les lambeaux, puis on tire sur le doigt pour séparer les surfaces articulaires et, avec des ciseaux courbes à pointes mousses, on tranche d'un coup ou de plusieurs la capsule et les ligaments.

B. — DÉSARTICULATION D'UN DOIGT CHEF DE FILE.

(Index et petit doigt.)

Adaptation des procédés précédents. — Chacun de ces doigts peut être désarticulé par l'un des procédés décrits ci-dessus, mais avec certaines modifications tendant à rejeter la cicatrice au pied du doigt voisin.

Par exemple, pour amputer l'*index* par l'incision circulaire avec fente dorsale, ou par l'incision en raquette, la fente dorsale, au lieu d'être médiane, sera rejetée à 1 centimètre du côté du médius. En outre, l'incision circulaire ne suivra pas simplement le pli digito-palmaire, mais, du côté du pouce, passera à près d'un centimètre au-dessous de ce pli, afin d'avoir en dehors plus de peau qu'en dedans. Avec cette modification, la désarticulation est assez difficile (fig. 77). — Veut-on employer la méthode à deux lambeaux, on fait le lambeau externe plus long que l'interne. Du côté du pouce, le lambeau descendra donc à 0^m,01 au-dessous du niveau du pli digito-palmaire, tandis que du côté du médius il n'atteindra qu'à peine le niveau de ce pli (fig 78).

On devine quelles modifications analogues sont indiquées pour l'amputation du *petit doigt :* rejet de la cicatrice au pied de l'annulaire, fente dorsale de la raquette rapprochée de la commissure, incision circulaire descendant plus bas en dedans, et surtout *ne suivant pas le pli qui est oblique dans le sens con-*

traire à celui que doit suivre l'incision. Ou bien, lambeau interne long et lambeau externe (côté de l'annulaire) presque nul.

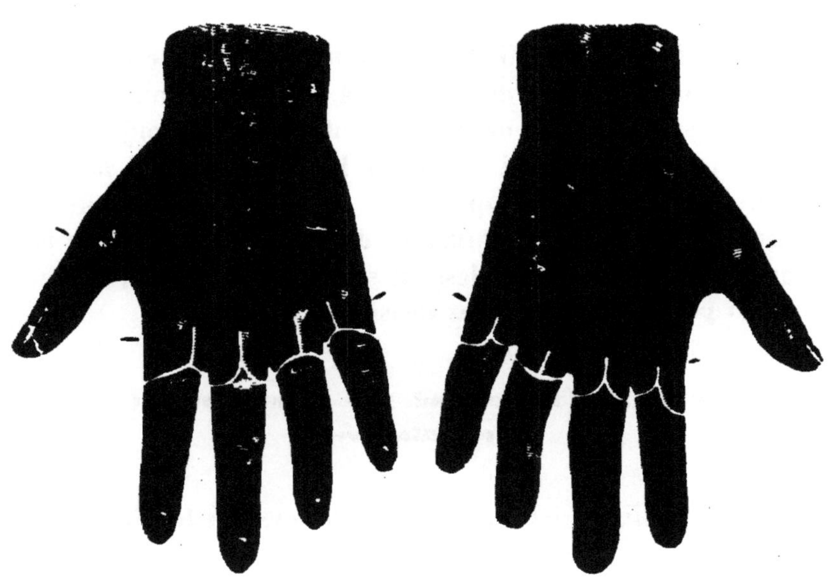

Fig. 77. — Adaptation de l'incision en raquette à la désarticulation des différent doigts. Index : incision dorsale rejetée vers le médius, circulaire oblique descendant plus bas en dehors. — Petit doigt : disposition analogue mais inverse. — Médius et annulaire, au choix : croupière ou ⊥.

Fig. 78. — Adaptation du procédé à deux lambeaux latéraux à la désarticulation des différents doigts. Index : lambeau externe plus long. — Petit doigt : lambeau interne plus long. — Annulaire et médius, au choix : lambeaux égaux carrés ou mieux arrondis.

Procédé d'élection. — Je vais décrire maintenant le procédé qui me parait convenir spécialement à la désarticulation des doigts chefs de file.

Il donne un moignon rationnel, le plus beau résultat possible, une grande facilité pour désarticuler. La seule partie difficile est celle qui se fait à loisir, le pinceau ou la plume à la main : le dessin du lambeau Car c'est un procédé à lambeau unique, arrondi, de longueur suffisante, de largeur égale à la demi-circonférence du membre formée par les deux faces exposées aux chocs et aux pressions, c'est-à-dire la face palmaire et l'externe pour l'index, la face palmaire et l'interne pour le petit doigt.

Je me dispenserai d'indiquer la manœuvre opératoire, car c'est absolument celle du procédé à deux lambeaux ci-dessus décrit, avec cette différence insignifiante qu'il faut toujours commencer par l'incision qui dessine le lambeau, tantôt à la droite, tantôt à la gauche de l'opérateur. Je suppose donc que mon lecteur sait parfaitement tailler et un lambeau droit et un lambeau gauche, celui-ci par-dessous son poignet gauche, et je me borne à préciser le trajet des incisions.

Désarticulation de l'index. — Lambeau externe et palmaire.

De l'interligne articulaire, en dehors du tendon extenseur, sur la limite des faces dorsale et externe, descend une incision longitudinale qui suit cette limite dans l'étendue de 15 millimètres (niveau du pli palmaire). L'incision entame alors peu à peu la face externe, s'arrondissant et descendant toujours. Au moment où elle gagne la face palmaire, elle doit passer à $0^m,01$ au-dessous du pli digito-palmaire (a). Elle coupe ensuite obliquement la face palmaire du doigt et va se terminer dans l'extrémité interne de ce pli (du côté du médius), attaquant quelque peu la paume de la main.

Avant de disséquer le lambeau, une seconde incision traverse obliquement les faces dorsale et interne du doigt, unissant les extrémités de la première par le plus court chemin. Elle correspond d'abord à l'interligne, puis, non point au milieu de la commissure, mais à l'union de la commissure et de l'index, c'est-à-dire qu'elle tend à passer sur l'index plutôt que dans la commissure (b).

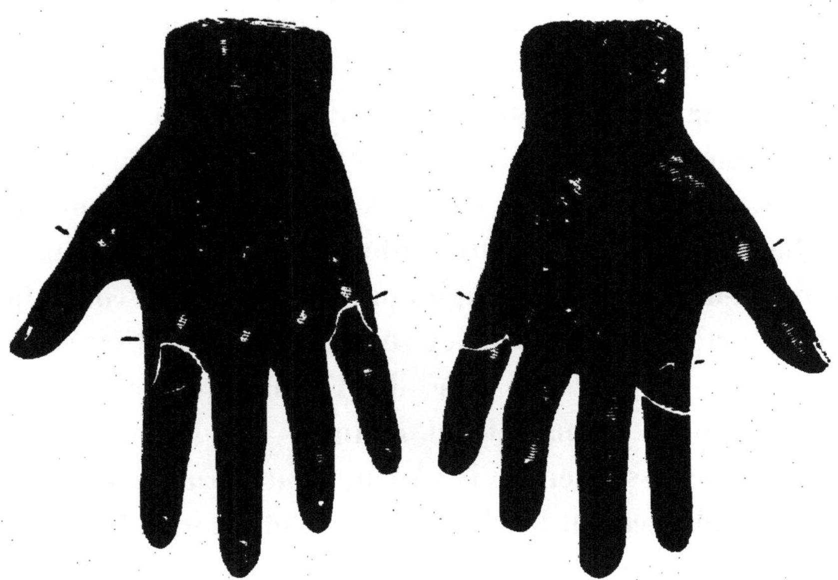

FIG. 79. — Procédé d'élection pour désarticuler les doigts chefs de file. Index : lambeau à la fois externe et palmaire. — Auriculaire : lambeau interne et palmaire.

FIG. 80. — Même procédé. Les gros tracés blancs indiquent la quantité de téguments palmaires qu'il faut garder dans le lambeau au-dessous des plis digito-palmaires.

La dissection du lambeau et la section des tendons fléchisseurs accomplies, l'articulation, exposée absolument du côté interne et du côté dorsal, sera traversée avec la plus grande facilité. La torsion du doigt serait pratiquée au besoin pour la désinsertion du ligament palmaire.

Notes. — (a) Le sommet du lambeau descendra donc à 25 millimètres au-dessous de la tête du métacarpien. C'est le minimum.

(b) On garderait un peu plus de peau si l'on s'apercevait que le lambeau a été fait trop court ou s'est rétracté plus qu'on ne s'y attendait.

Désarticulation du petit doigt. — Lambeau interne et palmaire.

De l'interligne articulaire, en dedans du tendon extenseur, sur la limite des faces dorsale et interne, descend une incision longitudinale qui suit cette limite dans l'étendue de 15 millimètres. L'incision entame alors peu à peu la face interne, s'arrondissant et descendant toujours. Au moment où elle gagne la face palmaire, elle doit être à un bon centimètre au-dessous du pli digito-palmaire (a). Elle coupe la face palmaire obliquement et se termine dans l'extrémité externe de ce pli (du côté de l'annulaire), attaquant quelque peu la paume de la main.

Avant de disséquer le lambeau, une seconde incision traverse obliquement les faces dorsale et externe du doigt, unissant les deux extrémités de la première par *le plus court chemin*. Elle correspond d'abord à l'interligne articulaire, puis, non pas au milieu de la commissure, mais à l'union de cette commissure avec le petit doigt, c'est-à-dire qu'elle tend à passer sur le petit doigt plutôt que dans la commissure (b).

La dissection du lambeau et la section des tendons fléchisseurs accomplies, l'articulation, exposée absolument du côté externe et du côté dorsal, sera traversée avec la plus grande facilité ; la torsion du doigt sera pratiquée au besoin pour désinsérer le ligament palmaire.

Notes. — (a) Le sommet du lambeau se trouvera à 2 centimètres au-dessous de la tête du métacarpien, comme si l'on faisait un lambeau simplement interne.

(b) On gardera un peu plus de peau si l'on s'aperçoit que le lambeau a été taillé trop court ou s'est beaucoup rétracté.

C. — AMPUTATIONS DU POUCE.

Amputations partielles. — Le pouce représente à lui seul l'un des mors de la pince que forme la main. Son importance est donc égale à celle des quatre autres doigts réunis. C'est à propos de lui qu'il est surtout vrai de dire qu'il faut en enlever le moins possible, dût-on scier la phalangette unguéale ou l'autre phalange à 5 millimètres de l'articulation supérieure. Un moignon court et vilain est toujours de service, même s'il est dépourvu de squelette ; mais un moignon douloureux est un véritable supplice. Il faut donc s'efforcer de placer la cicatrice en bon lieu et de garder beaucoup de peau, je dirais presque toute la peau disponible, quelque étendue que soit l'ablation du squelette. Il faut aussi n'amputer que si l'on ne peut faire autrement, et non pas imiter ceux qui voient dans tous les traumatismes l'occasion fructueuse de pratiquer une opération, de faire ce que les Anglais appellent *a good job*, une bonne affaire.

Les amputations partielles du pouce se font comme celles des doigts ; je n'ai rien à en dire, sinon qu'il y a souvent un os sésamoïde dans le ligament antérieur de l'articulation phalangienne.

Amputation totale, usages du moignon. — Supposez que vous avez dans la main le manche d'un marteau, d'une truelle, que vous soulevez une poutre, un moellon, et vous verrez que si le pouce vous manquait, votre moignon agirait *toujours* par sa face palmaire et quelquefois par sa face externe, plus rarement par sa face interne. Un lambeau large de toute la demi-circonférence du pouce et comprenant la face palmaire entière et l'externe en majeure partie, long de 0^m,025, et par conséquent analogue à celui que j'ai décrit pour les autres doigts chefs de file, un tel *lambeau palmaire et externe* donne un bel et bon résultat et peut être appliqué à la désarticulation du pouce et mieux encore, du gros orteil, comme procédé de choix (fig. 81).

L'amputation totale, ou désarticulation, sacrifice considérable pour le blessé, peut être pratiquée par l'*incision circulaire avec fente dorsale*, par l'incision en *raquette améliorée* et par les procédés à *lambeau unique*. Dubreuil a proposé un *lambeau externe* d'une largeur extrême, puisqu'il comprend la majeure partie des faces dorsale et palmaire.

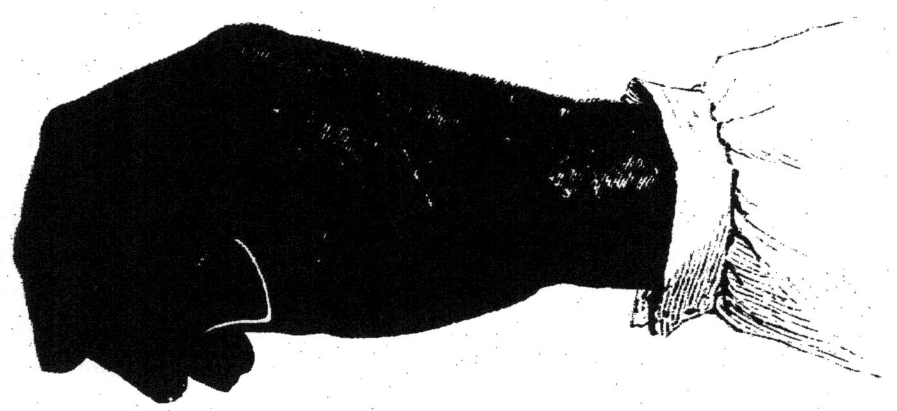

Fig. 81. — Tracé du contour du lambeau externe et palmaire pour la désarticulation totale du pouce.

Huguier, après avoir incisé la commissure et le muscle adducteur, et réuni de chaque côté par première intention, a pu libérer le métacarpien dans l'étendue de 0ᵐ,025 chez deux amputés du pouce. Il leur a ainsi permis de saisir, entre le moignon et le métacarpien de l'index, des corps d'un petit volume.

Mais il ne faut jamais placer volontairement la cicatrice du côté palmaire, même si elle doit être linéaire, et il faut avoir les plus grandes craintes pour l'avenir du moignon, si l'on ne peut éviter que cette cicatrice soit large et adhérente.

Interligne articulaire. — Le fait anatomique particulier au pouce, et que les élèves oublient toujours, c'est que l'articulation n'est pas cachée dans la profondeur de l'éminence thénar comme celles des doigts dans la paume de la main. L'interligne répond, en effet, au pli de flexion du pouce, juste au niveau de la racine de l'organe. Le pli de flexion est transversal et se confond du côté de l'index avec le pli d'opposition qui est oblique et se porte en dehors et en arrière.

L'articulation métacarpo-phalangienne du pouce a des os sésamoïdes qu'il faut conserver et auxquels s'attachent les muscles qui, après la désarticulation, continuent à mouvoir le métacarpien dans tous les sens.

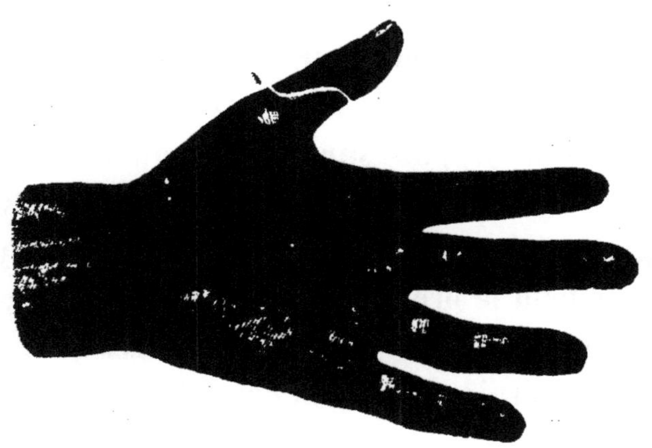

Fig. 82. — Tracé de l'incision elliptique (procédé d'élection) pour la désarticulation totale du pouce. — Le trait noir indique le siège de l'interligne.

Déjà j'ai parlé, à propos des désarticulations des phalanges moyenne et petite des doigts, du procédé à lambeau palmaire par incision elliptique coudée et très oblique ; je vais le décrire ici, car il convient bien au pouce auquel Malgaigne l'a appliqué.

Désarticulation du pouce à lambeau palmaire résultant d'une incision elliptique coudée très oblique.

L'aide tient la main en position moyenne : il se bornera à fixer le premier métacarpien et tirer la peau lors de la désarticulation. Toute erreur sur le siège de l'articulation aurait ici des conséquences graves ; cherchez donc et marquez votre interligne articulaire par les moyens indiqués : flexion, palpation, mensuration.

De la main gauche, saisissez le pouce et faites sur sa face dorsale, de gauche à droite, une incision à concavité tournée du côté de l'ongle, dont le point culminant reste à 2 millimètres au-dessous de l'interligne et dont les piliers répondent aux bords latéraux de l'organe. — Relevez le pouce verticalement pour voir sa face palmaire et d'abord son bord gauche où vous reprenez l'incision que vous prolongez sur ce bord, puis sur la face palmaire, en la faisant convexe et restant à un demi-centimètre (a) du pli interphalangien, pour enfin gagner le bord droit et y rejoindre symétriquement la première incision. — Donnez le pouce à l'aide, qui continue à le tenir dressé ; disséquez le lambeau en gardant sa graisse, et, d'un coup de couteau, tranchez le tendon fléchisseur vers le milieu de la phalange.—Rabattez le pouce dans la position horizontale et reprenez-le de la main gauche. Faites fixer le métacarpien et rétracter la peau ; vous-même tirez sur le pouce comme pour l'arracher.— Avec la pointe du bistouri tenu le manche en l'air, traversez l'articulation de gauche à droite sans toucher encore au ligament palmaire. Fléchissez fortement la phalange désarticulée et tirée, et, dans l'articulation béante, mettez le milieu de votre tranchant sur les insertions phalangiennes du ligament glénoïdien que vous coupez, en sciant et rasant la face palmaire de l'os qui bientôt se détache complétement (b).

Notes. — (a) Je conseillerais bien un lambeau plus long qui serait meilleur encore, mais je suis obligé d'indiquer le minimum nécessaire, minimum qu'on est encore bien heureux de trouver en bon état sur le vivant.

(b) Il faut raser la base de la phalange pour couper le ligament palmaire entre cet os et les sésamoïdes.

On peut faire presque toute cette opération à main posée. Quant à la section du tendon fléchisseur, elle peut sans grand inconvénient être réservée pour la fin, car ici l'articulation est facilement accessible.

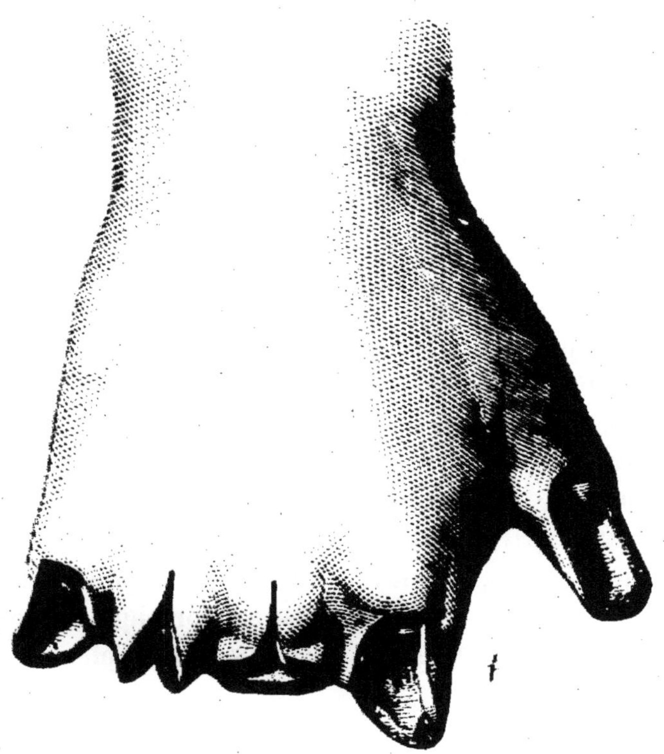

FIG. 83. — Procédés d'élection pour le pouce, les doigts chefs de file et les doigts du milieu.

Comme résumé général des amputations totales du pouce et des doigts, je reproduis la figure ci-dessus, qui représente les procédés d'élection.

ARTICLE III

AMPUTATIONS DES MÉTACARPIENS

Il est évident que le mot *amputation* employé seul ne convient pas très bien ici : *amputer* veut dire enlever à la fois les parties dures et les parties molles coupées un peu plus bas. On ampute le pouce ou un doigt ; mais on extirpe un métacarpien, puisque toutes les chairs qui entourent cet os, sur toute sa longueur, doivent être conservées. Mais il n'est que de s'entendre, et plusieurs personnes disent *amputation partielle* ou *totale* d'un métacarpien ou d'un métatarsien, comme on dit *amputation de jambe* ou *de bras*, ne cherchant à indiquer ainsi que le segment du membre où le squelette est scié ou désarticulé.

Le même procédé et le même manuel opératoire conviennent lorsque, avec le pouce ou l'un des quatre doigts, on est obligé d'enlever une partie, plus ou moins longue, ou la totalité du métacarpien correspondant. C'est encore à peu près la même manière de faire qui doit être mise en pratique lorsqu'il s'agit d'enlever deux doigts voisins avec leurs métacarpiens.

L'amputation totale simultanée des quatre doigts, l'amputation partielle ou totale, mais simultanée, des quatre métacarpiens des doigts, la désarticulation des cinq métacarpiens, les désarticulations médio-carpiennes, forment un autre groupe naturel et seront brièvement décrites ultérieurement.

A. — AMPUTATION DU POUCE AVEC EXTIRPATION PARTIELLE OU TOTALE DE SON MÉTACARPIEN.

Indications cliniques et opératoires. — L'amputation du pouce avec extirpation partielle ou totale de son métacarpien est une opération pratiquée, fort heureusement, bien plus souvent sur le cadavre que sur le vivant. A l'aide d'ablations partielles, on peut espérer, dans les ostéo-arthrites, conserver à la fois une partie du pouce et du métacarpien.

Dans les cas où le sacrifice du pouce est nécessaire, cas qui seuls doivent nous occuper ici (voy. RÉSECTIONS), on enlèvera le moins de métacarpien possible, tout en conservant assez de téguments pour bien matelasser le moignon; car ce moignon, mû par l'opposant et peut-être par les autres muscles réinsérés à son extrémité, sera très utile s'il est indolent.

Comme l'amputation partielle du métacarpien du pouce n'embarrassera jamais un chirurgien exercé à faire l'amputation totale, je m'occuperai exclusivement de celle-ci avec détails.

Les deux cas sont pourtant bien différents, car l'amputation partielle donne un moignon saillant qui doit pouvoir agir : il faut donc tailler la peau en conséquence, écarter à tout prix la cicatrice de la région exposée. Dans l'amputation totale, au contraire on n'a qu'une préoccupation : garder assez de peau pour envelopper la masse charnue thénarienne, afin d'obtenir une cicatrisation rapide et régulière.

Données anatomiques. — Le métacarpien du pouce est accessible par sa face dorsale qui est sous la peau et regarde un peu en arrière et beaucoup en dehors. L'interligne articulaire est dirigé de dehors en dedans et de haut en bas, vers la tête du cinquième métacarpien; il est légèrement concave et sa concavité regarde l'ongle. La capsule est lâche, assez forte en dedans. Le seul ligament un peu résistant est le tendon du muscle long abducteur qui se trouve placé en dehors. La synoviale ne communique pas avec la synoviale générale des articulations carpiennes. Il faut néanmoins que le couteau de l'opérateur serre de près l'extrémité supérieure de l'os pour ne pas faire d'échappée du côté interne. Là sont en effet deux parties à ménager : l'une est l'articulation du métacarpien de l'index avec le trapèze, articulation qu'il ne faut pas ouvrir, car ce serait ouvrir la grande et anfractueuse cavité séreuse du carpe; l'autre est l'artère radiale qui rampe accolée à la face dorsale du trapèze et plonge immédiatement dans l'espace interosseux, entre les métacarpiens du pouce et de l'index, pour aller à la paume de la main, former l'arcade palmaire profonde (fig. 84).

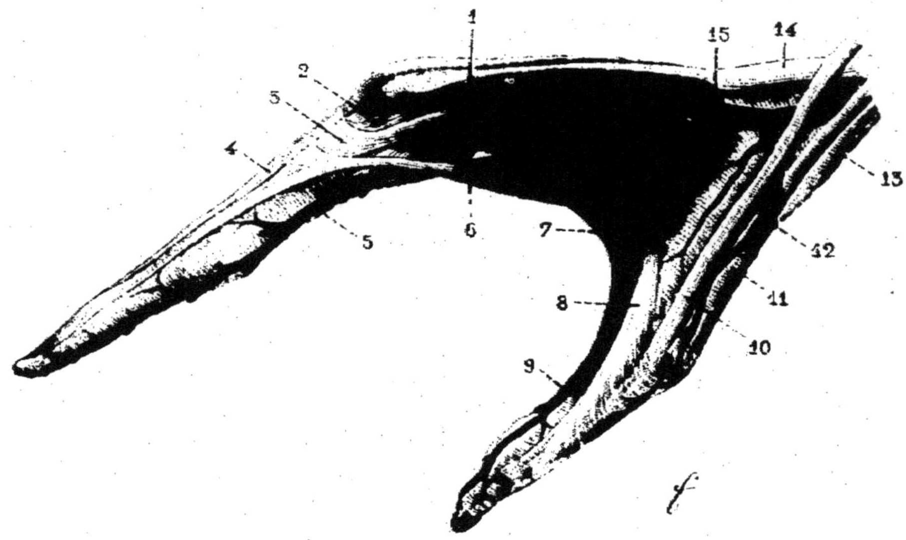

Fig. 84. — Le pouce et l'index droits : rapports de leurs métacarpiens avec l'artère radiale, etc. — 1, muscle premier interosseux dorsal; 2, son insertion phalangienne; 3, son expansion dorsale qui s'unit à 4, le tendon extenseur; 5, l'artère collatérale externe de l'index; 6, muscle lombrical; 7, adducteur du pouce; 8, son expansion dorsale; 9, artère collatérale interne du pouce; 10, tendon long extenseur; 11, tendon court extenseur; 12, artère dorsale du pouce; 13, tendon long abducteur; 14, tendon premier radial; 15, artère radiale perforant le premier muscle interosseux dorsal.

On contourne sans danger la partie interne de la base du métacarpien si, utilisant la laxité de la capsule et tenant l'os de la main gauche, on transporte cette base fortement en dehors pendant le travail du couteau.

Le corps du métacarpien donne attache, par son flanc palmaire externe, au muscle opposant; par la partie supérieure de son bord interne, au premier interosseux dorsal. Il faut désinsérer ces muscles et non les couper à distance, parce que le moignon ne sera jamais trop volumineux. D'autre part, le meilleur moyen de ne pas ouvrir les vaisseaux des environs, n'est-il pas de toujours raser les os ?

Recherche de l'articulation. — Pour déterminer l'interligne trapézo-métacarpien, on peut suivre de bas en haut les deux bords latéraux du métacarpien saisi entre le pouce et l'index, jusqu'à ce qu'on sente deux petits tubercules au-dessus desquels est l'articulation. Ce moyen excellent devient impraticable lorsqu'il y a du gonflement. Voici comment on peut faire autrement :

Le chirurgien explore d'une main la région de l'articulation cherchée, un doigt sur le dos de la main dans le premier espace interosseux, un autre sur la racine de l'éminence thénar ; de l'autre main il saisit le pouce étendu et le porte alternativement de l'abduction dans l'adduction, et *vice versa*. Lorsque le pouce est rapproché de l'index, l'extrémité supérieure du premier métacarpien, à demi luxée en dehors, devient très saillante et révèle facilement aux doigts explorateurs le siège de l'articulation qui est au-dessus. Quand, au contraire, le pouce est dans l'abduction ou l'opposition forcée, le trapèze devient saillant sur la face dorsale : c'est au-dessous qu'est l'articulation cherchée.

Des mouvements de rotation imprimés au pouce contribuent aussi à faire reconnaître le siège de l'interligne articulaire.

Si le bout du doigt peut sentir l'extrémité supérieure du premier espace interosseux, il indiquera par cela même le niveau de l'interligne. Je rappellerai enfin que cet interligne est situé à 25 ou 30 millimètres au-dessous de la pointe du radius lorsque la main n'est déviée ni d'un côté ni de l'autre, et qu'il peut y avoir utilité à prendre des mesures sur la main saine pour les reporter ensuite sur la main malade défigurée par le gonflement.

Procédé d'élection. — La désarticulation du premier métacarpien doit être faite à l'aide d'une incision ovalaire modifiée, c'est-à-dire de l'incision en raquette ou en croupière. L'incision longitudinale et dorsale sera courte ; elle commencera au-dessus de l'interligne, dans la tabatière, mais très près du tendon du long abducteur, sinon sur ce tendon, pour fuir l'artère radiale.

L'ovale de la raquette entourera obliquement, non pas la racine du pouce, mais la tête du métacarpien, et passera, d'un côté, dans le pli d'opposition, ou mieux un peu au-dessous, pour suivre, de l'autre côté, un trajet tout à fait symétrique.

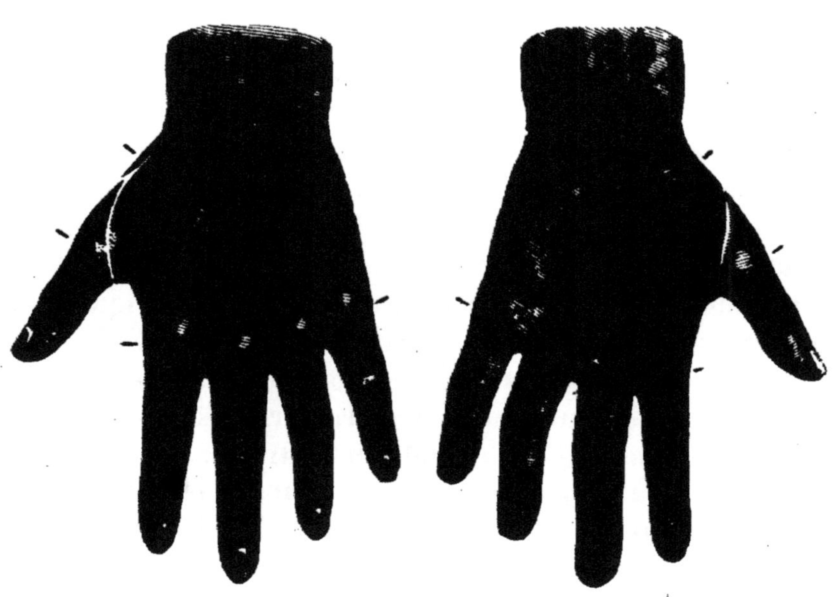

Fig. 85. — Tracé de la raquette améliorée ou croupière pour la désarticulation du premier métacarpien. La
queue a seulement 2 centimètres.

Fig. 86. — Même tracé, du côté palmaire, parallèle et sous-jacent au pli
d'opposition. Les tirets indiquent les
interlignes.

Repères cutanés. — Le pli d'opposition est le sillon qui se creuse, profond et oblique, sur les faces externe et palmaire de la tête du premier métacarpien, lorsqu'on porte le bout du pouce à la rencontre du bout du petit doigt. On retrouve ses traces, quelle que soit la position du pouce; par conséquent, on le suit facilement avec le couteau. Mais, pour faire sur les faces interne et dorsale une incision symétrique, il est bon de l'avoir tracée d'avance avec une teinture colorée quelconque.

Lorsque, dans les descriptions suivantes, je conseillerai la *position moyenne*, cela voudra dire : tenez la main dans l'attitude intermédiaire à la pronation et à la supination.

Amputation du pouce avec extirpation totale de son métacarpien par l'incision en raquette améliorée.

Les trois temps de l'opération sont : 1° incision et mobilisation des téguments ; 2° section des muscles et dénudation du métacarpien ; 3° désarticulation.

La main du malade repose horizontale et en position moyenne dans les mains d'un aide qui tient les doigts écartés et vous présente le bout du pouce.

1° Après avoir fait les explorations et les tracés nécessaires, vous saisissez le pouce de la main gauche et le tenez bas pour avoir la face dorsale sous les yeux. Portez la pointe du couteau à 0ᵐ,01 au-dessus de l'article, sur le bord du tendon abducteur qui limite la tabatière en dehors (a, p. 198), et tirez une incision longitudinale, de 0ᵐ,02 au moins, qui, après avoir croisé l'articulation, se trouve sur la face dorsale du premier métacarpien, mais plus près de son bord externe que de son bord interne. Inclinez alors peu à peu votre incision à droite et, dans ce mouvement, coupez obliquement les deux tendons extenseurs si vous les rencontrez ; suivez soit le pli d'opposition (main droite), soit le tracé symétrique à ce pli (main gauche), ne coupant que la peau, aussi bien sur le côté que sur la face palmaire. — Malgré que vous ayez tordu le pouce à gauche pour aller le plus loin possible sur la paume, vous serez bientôt forcé de reporter le couteau par-dessus le membre et de tordre le pouce à droite pour reprendre votre incision, à gauche, et la terminer en remontant sur le dos du métacarpien, au point où l'incision longitudinale commençait à s'incliner vers la droite (b). — De la main gauche, relevez le pouce ; de quelques coups du tranchant convexe, mobilisez soigneusement la peau, afin que l'aide la rétracte jusqu'à ce que les os sésamoïdes (c) soient bien découverts.

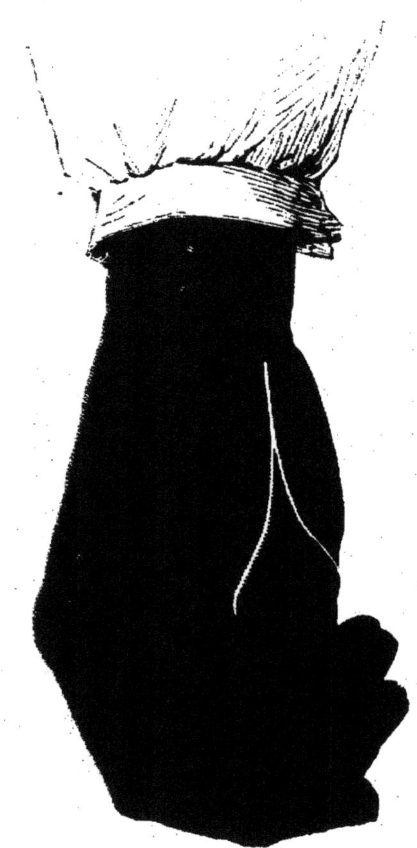

FIG. 87. — Amputation du pouce avec extirpation totale de son métacarpien. Méthode ovalaire ; procédé d'élection : raquette améliorée ou croupière.

2° Alors seulement, coupez à plein tranchant tous les muscles phalangiens près de la peau rétractée, guillotinant obliquement le métacarpien, lui coupant la gorge.

— Il ne reste plus qu'à détacher les muscles opposant et interosseux avant de désarticuler. Vous tenez le doigt malade rabattu, sous et dans la main gauche, votre pouce et votre index s'avançant dans la plaie, chacun de son côté, entre l'os et la chair. L'un de ces doigts écarte donc ce que l'on peut appeler la lèvre droite ; décollez cette

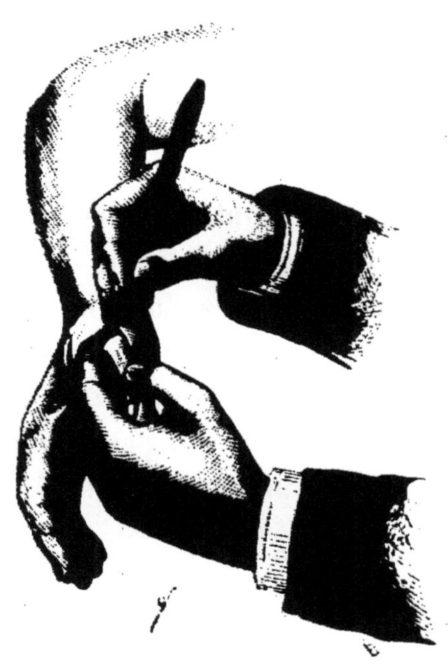

Fig. 88. — (Voy. texte, p. 198) : 3ᵉ temps de l'opération. La main gauche tient et écarte le pouce ; le bout de son index repousse et protége l'artère pendant que la pointe, limitée dans sa pénétration, ouvre et traverse l'interligne.

lèvre, du périoste, avec la pointe du bistouri, jusqu'au niveau de l'interligne articulaire ; inclinez votre instrument de manière à dégager le flanc palmaire du métacarpien en le rasant de très près et jusqu'à l'articulation (d).
— Votre autre doigt va écarter maintenant la lèvre gauche

de la plaie, et vous allez compléter la dénudation de l'os en décollant cette lèvre à son tour.

3° Lorsque la pointe du couteau, suivant et sentant les sinuosités du métacarpien, sera tombée dans l'interligne, vous la tournerez brusquement pour entrer dans l'articulation et la traverser, en coupant seulement la partie dorsale de la capsule et le tendon du grand adducteur. Au moment de sortir de la jointure, vous ramènerez le tranchant vers vous, ne risquant pas le moindre écart (e). — Vous pourriez facilement compléter la désarticulation par torsion et arrachement. Il vaut mieux cependant vous aider du couteau, votre main gauche tirant et tordant pour en faciliter l'action. Vous tordrez donc le pouce *en dehors*, de manière à commencer par dégager le côté du métacarpien qui répond à l'artère radiale ; et tout en tordant, vous abaisserez le pouce et le luxerez peu à peu, afin d'élargir le détroit où doit agir la pointe du bistouri.

Notes. — (a) C'est en réalité entre les deux tendons accolés du long abducteur et du court extenseur qu'il faut porter le couteau. Cela importe peu sur le cadavre, mais c'est facile. Il faut le faire, car il importe beaucoup de ne pas couper l'artère radiale dans la tabatière, et l'on a d'autant plus de chances de commettre cette faute qu'on s'approche davantage du tendon du long extenseur et que l'on commence l'incision plus haut.

(b) Il arrive, sur la main droite, que le tendon du long extenseur, épargné d'abord par le couteau qui ne l'a pas croisé, ne se fait couper qu'en terminant l'incision. Si les tendons extenseurs ont été incomplètement divisés par le premier passage du couteau, un nouveau coup de tranchant en a bientôt achevé la section.

(c) C'est-à-dire le nœud articulaire (tête métacarpienne et osselets), afin d'exposer les attaches inférieures de tous les muscles thénariens (moins l'opposant).

(d) Si l'on n'est pas habile de la main gauche, on fait tenir et manœuvrer le pouce par un aide, pendant que l'on pince entre le pouce et l'index et que l'on écarte chacune des lèvres de la plaie successivement. Mais la règle est toujours là : le bistouri chemine entre le métacarpien qu'il rase à plat et l'un des doigts gauches de l'opérateur, profondément introduit dans la plaie pour écarter les chairs, les décoller, les protéger tout au moins, et préparer la voie à l'instrument.

(e) Cela est écrit surtout pour l'amputation du premier métacarpien gauche, dans laquelle le bistouri traverse l'articulation de dehors en dedans, c'est-à-dire en se dirigeant vers le danger. J'ai déjà dit qu'en luxant la base du métacarpien en dehors, on l'éloigne de l'artère.

Anciens procédés.

Au temps, déjà bien éloigné de nous, où les procédés rapides étaient encore de nécessité, on s'exerçait dans les amphithéâtres à désarticuler le premier métacarpien, par le procédé dit *à lambeau externe*.

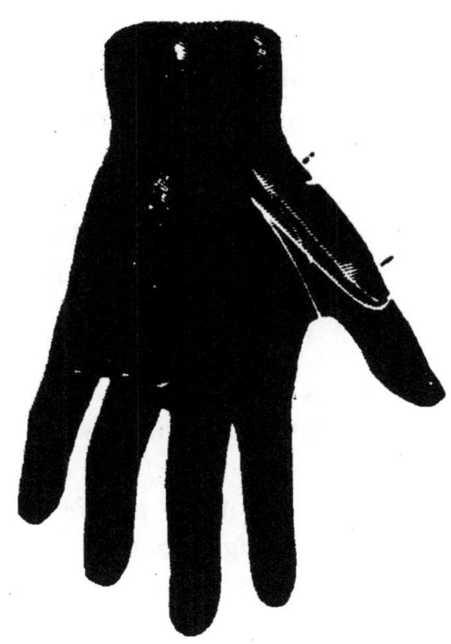

Fig. 89. — Tracé d'un lambeau externe pour la désarticulation du premier métacarpien. Les incisions palmaires (gros traits), après s'être réunies, remontent moins haut que les incisions dorsales. Les tirets indiquent les interlignes.

Les uns divisaient à plein tranchant la commissure, incisant à la fois la paume et le dos de la main, à ras du bord interne du premier métacarpien jusqu'au trapèze. Ils traversaient alors l'articulation de dedans en dehors, luxaient le pouce, et après avoir pincé et attiré en dehors les parties molles, ils pouvaient revenir le long du bord externe du métacarpien et, toujours à plein tranchant, terminer le lambeau vers le milieu de la première phalange.

Les autres, ponctionnant la partie externe de l'éminence thénar, formaient d'abord le lambeau par transfixion ; puis, retournant à l'articulation, ils la traversaient de dehors en dedans et revenaient à la racine du pouce, en séparant du métacarpien les chairs de la commissure.

Aujourd'hui, si nous devions recourir au lambeau externe, nous le dessinerions d'abord, pour l'avoir suffisant et régulier, et nous le détacherions par dissection, de bas en haut. Nous séparerions de même par dissection, de bas en haut, les chairs de la commissure. La désarticulation serait le dernier temps de l'opération.

Ce procédé ne serait pas détestable, moyennant une précaution : ne pas faire remonter l'incision palmaire aussi haut que l'incision dorsale, terminer celle-là à un doigt au-dessous de l'articulation.

B. — AMPUTATION DE L'UN DES DOIGTS AVEC EXTIRPATION PARTIELLE OU TOTALE DE SON MÉTACARPIEN.

L'amputation d'un doigt et *d'une partie* de son métacarpien est une opération facile, bénigne, souvent utile à la suite des traumatismes et des affections inflammatoires ou néoplasiques des os et des articulations. L'amputation d'un doigt avec extirpation *totale* du métacarpien correspondant est difficile, grave et rarement indiquée. Il faut cependant faire une demi-exception pour le petit doigt et le cinquième métacarpien dont l'extirpation est facile et exempte, le plus souvent, de complications graves, en raison de l'isolement plus ou moins complet de son articulation carpienne.

Il est possible, à un opérateur exercé, d'enlever et de désarticuler un métacarpien quelconque, sans hacher les chairs interosseuses et palmaires, sans blesser l'arcade palmaire profonde. Il lui est impossible de ne pas ouvrir la grande synoviale articulaire carpienne, lorsqu'il extirpe les deuxième, troisième et quatrième os du métacarpe. C'est précisément la gravité de cette ouverture qui doit faire préférer la section des métacarpiens, si près que ce soit de leur extrémité supérieure, à la désarticulation. L'opération est rendue ainsi et moins grave et plus facile.

Dans les deux cas, on découvre l'os par une incision dorsale qui, arrivée à la racine du doigt, en fait le tour et prend la forme dite *en raquette*.

Extirpations partielles. — L'incision dorsale et la dénudation des os remontent moins haut si l'ablation doit être partielle; voilà toute la différence pour les parties molles.

Quant aux métacarpiens, il faut les scier ou les couper.

On scie le deuxième et le cinquième, après avoir passé dessous une lamelle qui protége les chairs et joue le rôle de la sonde de Blandin, beaucoup trop épaisse pour être ici d'un bon emploi. Il faut scier ces deux métacarpiens un peu obliquement, de manière à émousser le plus possible l'angle saillant du moignon.

Il est difficile de scier les troisième et quatrième métacarpiens. Aussi est-il préférable de les couper en travers avec une bonne cisaille à mors solides, quoique suffisamment pointus pour s'engager assez profondément dans les espaces interosseux. La cisaille coupe bien les épiphyses et les os ramollis, mais elle fait quelquefois éclater la diaphyse. C'est un inconvénient que l'on n'évite qu'en entretenant avec soin les tranchants de la pince, et en coupant le plus loin possible du milieu du corps de l'os. Il est bon d'incliner un peu l'instrument d'un côté ou de l'autre, afin que l'un des mors attaque une face latérale et s'y appuie, pendant que l'autre pénètre dans le bord opposé.

Malgré ces précautions, la cisaille fait souvent éclater l'os, et l'opérateur se trouve dans la nécessité d'extraire les esquilles ou de régulariser la coupe. Il n'oubliera pas que l'arcade palmaire profonde croise les métacarpiens et passe à un centimètre de l'articulation carpo-métacarpienne.

La pince à rogner en bout ou mieux à ronger, peut rendre des services et permettre de ne laisser en place que la base même du métacarpien. Or, la conservation de cette base diminue les dangers et les difficultés de l'opération, puisque la synoviale carpienne est ainsi respectée et le chirurgien dispensé d'ouvrir un joint anguleux et serré.

Ce que je viens de dire me permettra de ne plus revenir sur les amputations partielles des métacarpiens.

Extirpations totales ou désarticulations. — Je vais m'occuper maintenant des amputations totales ou désarticulations; il faut savoir les exécuter pour bien faire les amputations partielles, et c'est pour cela que ce sont, à bon droit, des opérations d'examen et de concours. « Je ne connais pas, dit Paulet, de meilleur exercice pour rompre les commençants à toutes les difficultés de la pratique opératoire. » (*Anal.*, p. 823.)

Faire parcourir au couteau la sinueuse articulation carpo-métacarpienne, trancher les liens de la base d'un métacarpien quelconque, c'est un jeu pour celui qui sait bien l'anatomie; pour celui qui l'ignore, c'est une impossibilité absolue.

Les articulations métacarpiennes, dans l'ensemble comme dans le particulier, seront toujours découvertes et attaquées par le côté dorsal. Les tendons et ligaments dorsaux seront donc toujours faciles à diviser, si on le veut faire, pourvu que la pointe du couteau suive l'interligne. Quant aux liens interosseux et palmaires des métacarpiens, ils ne peuvent être coupés que par des manœuvres spéciales. C'est pourquoi il faut savoir, pour chaque métacarpien, où sont ses ligaments et comment on peut les atteindre. Étudions donc successivement *l'interligne dorsal,* les *ligaments interosseux* et les *ligaments palmaires.*

Étude de l'interligne. — Si l'on s'imagine parcourir, sur la figure 90, avec la pointe d'un couteau, l'interligne articulaire, en commençant du côté du petit doigt, on voit qu'il faut se porter en dehors et un peu en bas, puis tout à fait en dehors, et que

on ne rencontre d'obstacle sérieux qu'au moment de quitter
l'articulation du troisième métacarpien avec le grand os; là, en
effet, se trouve l'apophyse styloïde, couverte à l'état frais par le
tendon du deuxième radial qui s'attache à sa base. Après avoir
franchi ce promontoire, on tombe dans l'articulation du deuxième
métacarpien qui reçoit, dans sa fourche, le coin du trapézoïde, et
l'enclave entre le grand os et le trapèze.

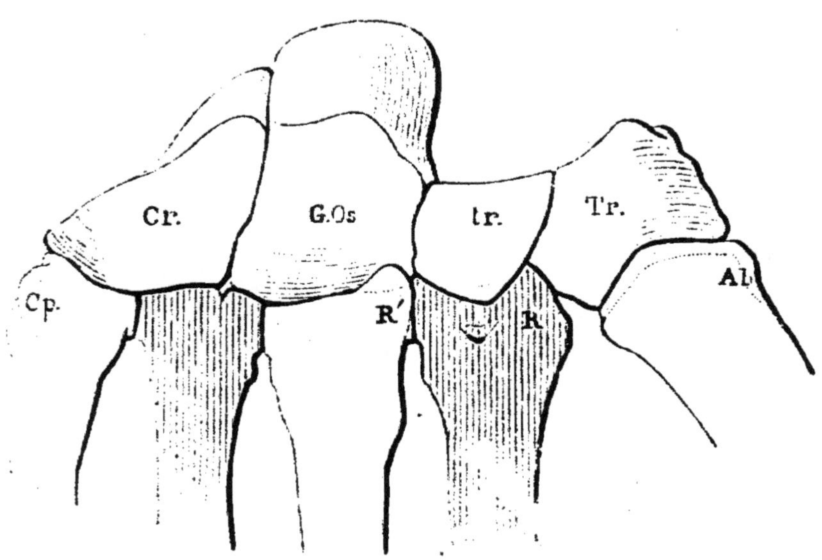

Fig. 90. — Interligne carpo-métacarpien dorsal, main droite. — Tr, trapèze. — tr,
trapézoïde.— G.Os, grand os. — Cr, os crochu. —Cp, insertion du tendon cubital
postérieur. — R', insertion du deuxième radial. — R, insertion du premier
radial. — Ab, insertion du long abducteur du pouce.

L'interligne articulaire dorsal du deuxième métacarpien doit
être, sur la même figure 90, parcouru dans le sens contraire.
Supposons donc la pointe du couteau appliquée en dehors de la
base de cet os, prête à ouvrir son articulation trapézienne et
heurtant le trapèze de son tranchant : elle pénètre en haut et en
dedans, butte contre le trapézoïde, contourne un angle droit et
descend en bas et en dehors dans la fourche qui l'arrête, remonte
en haut et en dedans, touche le grand os et finalement, redescend
en bas et en dehors, bientôt arrêtée par la pointe du troisième

métacarpien. Cet interligne ressemble à deux accents circonflexes réunis.

Lors même que l'interligne carpo-métacarpien dorsal est ouvert, tous les ligaments et tendons dorsaux coupés, l'articulation reste étroite et close, les métacarpiens immobiles.

Il y a quelque chose de plus important à connaître que l'interligne : ce sont les ligaments *intermétacarpiens*, soit interosseux, soit palmaires, et les ligaments *carpo-métacarpiens* palmaires.

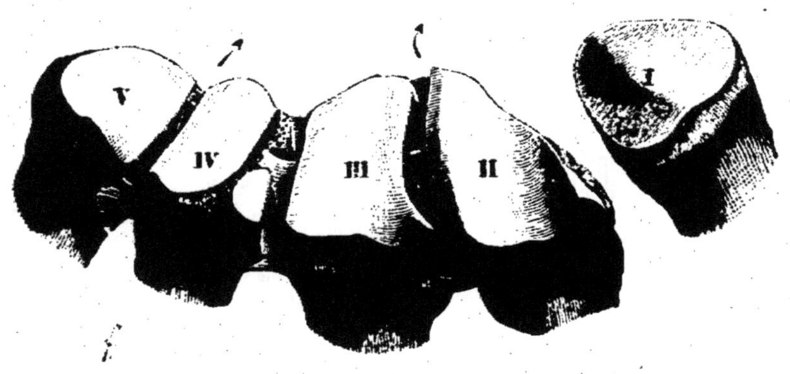

FIG. 91. — Vue d'ensemble des bases des métacarpiens, légèrement écartées pour montrer les ligaments interosseux, main droite. Entre II et III, interligne curviligne comme l'indique la flèche.

Étude des ligaments. — Un coup d'œil jeté sur la figure montrera la situation des solides et courtes fibres qui unissent les faces latérales des bases des quatre métacarpiens des doigts et fera comprendre comment on ne peut diviser ces fibres qu'en insinuant la pointe du couteau, de champ, entre les os qui s'écartent à peine assez pour faire place à l'épaisseur de l'instrument.

Si l'on remarque la forme curviligne de l'articulation du deuxième et troisième métacarpiens, on devinera que la lame rectiligne du bistouri ne peut s'y engager à fond, d'emblée. En la faisant pénétrer du côté dorsal, d'abord à 10 millimètres de profondeur seulement, elle coupe les premières fibres acce sibles ; puis, grâce à l'écartement léger que l'on obtient après cette section, la pointe, engagée à une profondeur de 15 millimètres, achève la section du ligament interosseux.

Ce n'est point encore tout. Il existe, à la face palmaire, des ligaments intermétacarpiens et carpo-métacarpiens. Les premiers se coupent par la même manœuvre qui a servi à trancher les ligaments interosseux en enfonçant le couteau un peu plus profondément. On le fait sans grand danger, car on opère un peu au-dessus de l'arcade palmaire profonde ; il faut cependant que la pointe joue serré.

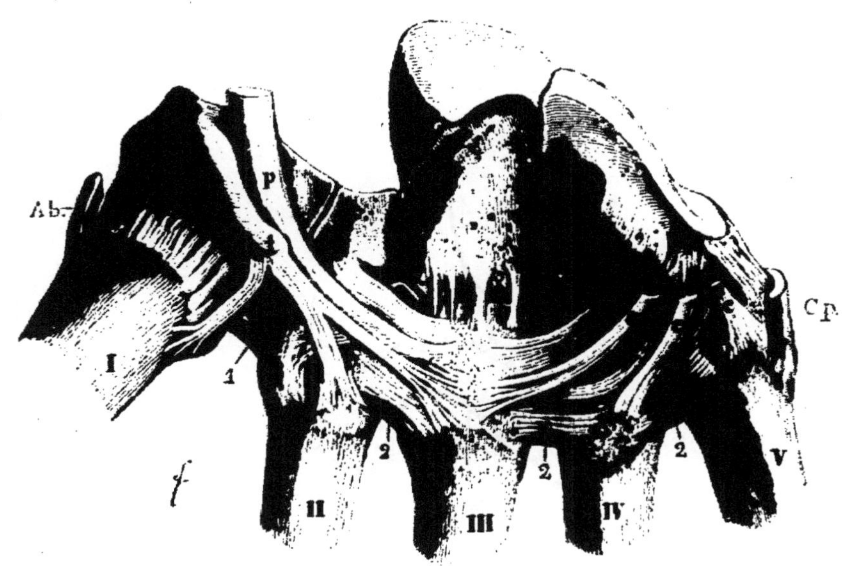

Fig. 92. — Ligaments antérieurs carpo-métacarpiens et intermétacarpiens, main droite. — Ab, insertion du tendon long abducteur du pouce. — C. p, insertion du cubital postérieur. — c, c, c, insertions du muscle cubital antérieur recouvrant les fibres qui unissent l'os crochu aux trois derniers métacarpiens. — t, crête du trapèze d'où partent des faisceaux pour les trois premiers métacarpiens. — P, tendon du grand palmaire et sa bifurcation palmée recouvrant des faisceaux profonds qui vont du trapézoïde au troisième métacarpien et, 1, du trapèze au deuxième métacarpien. — 2, 2, 2, ligaments intermétacarpiens palmaires. — * Ligament vertical du quatrième métacarpien.

Quant aux ligaments carpo-métacarpiens, l'examen de la figure 92 suffira à montrer leur disposition générale. Ils semblent

partir exclusivement du crochu et du trapèze, pour aller, à la
rencontre l'un de l'autre, s'insérer devant la base de tous les
métacarpiens. En réalité, le troisième métacarpien, aussitôt
qu'on l'a séparé des deuxième et quatrième, n'est plus retenu
du côté palmaire puisqu'il n'est rattaché au grand os que par
des fibres insignifiantes.

Les quatrième et cinquième sont plus solidement unis à l'os
crochu et au tendon du cubital antérieur par ses prolongements
pisi-métacarpiens. Mais ils le sont assez lâchement pour que, une
fois les ligaments interosseux coupés, on ne soit pas embarrassé
pour les extirper, par arrachement ou par section des liens palmaires.

On a exagéré la résistance du ligament vertical interarticulaire qui, de l'intervalle des os grand et crochu, descend aux

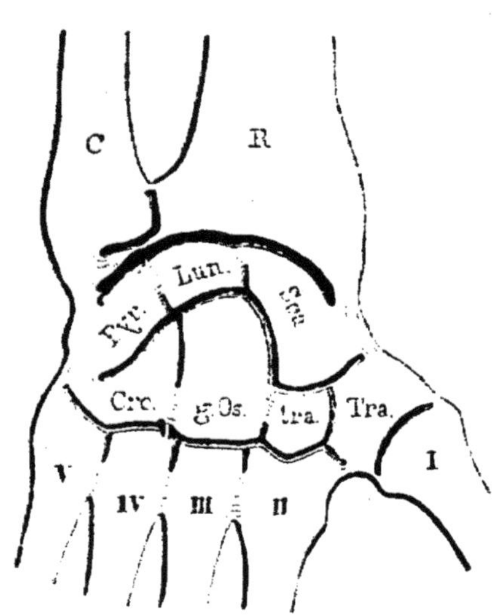

Fig. 93. — Les cinq synoviales du poignet : 1° radio-cubitale ; 2° radio-carpienne ; 3° intercarpienne et carpo-métacarpienne moyenne ; 4° carpo-métacarpienne interne ; 5° carpo-métacarpienne externe.

troisième et quatrième métacarpiens. Ce ligament n'a d'autre
importance que celle qui résulte du cloisonnement qu'il opère,
lorsqu'il est complet, c'est-à-dire le plus souvent ; car alors, il

permet d'enlever le cinquième métacarpien sans ouvrir la grande synoviale du carpe. Comme ce ligament s'insère sur la base du quatrième métacarpien et non en dehors, et partage cette base en deux surfaces cartilagineuses dont l'une, externe et petite, articulée avec le grand os, est virtuellement tapissée par la grande synoviale carpienne, l'ablation du quatrième métacarpien ouvre fatalement cette cavité et devient aussi grave que celle des deuxième et troisième.

Il me reste à parler des ligaments palmaires du deuxième métacarpien, c'est-à-dire du tendon du grand palmaire et des fibres trapéziennes profondes (voy. plus haut, fig. 92).

Celles-ci constituent un ligament oblique palmaire et externe, que la pointe du couteau, introduite du dos de la main vers la paume, atteint facilement, pourvu que le manche s'incline un peu vers le pouce. La section de ces fibres permet de faire bayer la partie externe de l'articulation, de tordre le deuxième métacarpien en dedans, et d'exposer ainsi le tendon du grand palmaire, que l'on coupe par la même manœuvre.

Pour la section de tous ces ligaments, la main gauche, écartant fortement le métacarpien qu'il s'agit de séparer, joue le rôle prépondérant ; mais elle ne le peut jouer que si la tête de l'os a été, au préalable, libérée de ses adhérences au ligament transverse qui enchaîne les quatre têtes des métacarpiens des doigts.

Recherche de l'interligne. — Il n'est point indispensable de connaître au juste le niveau de l'interligne qui sépare du carpe le métacarpien que l'on va enlever. On se rappellera seulement que l'interligne carpo-métacarpien est, dans son ensemble, à peu près transversal ; qu'il suffit, par conséquent, d'en connaître les extrémités. Déjà, nous avons appris à déterminer le siège de l'articulation du trapèze avec le métacarpien du pouce (p. 193). Celle de l'os crochu avec le métacarpien du petit doigt, se trouve immédiatement au-dessus du tubercule de ce dernier os, tubercule facile à sentir, au moins du côté sain, en explorant avec l'ongle le bord interne de la main, et qui, du reste, est situé à 3 bons centimètres de l'extrémité du cubitus, la main étant dans une attitude moyenne.

Entre le tubercule métacarpien et la pointe du cubitus est une saillie dorsale qu'exagère un léger degré d'abduction, qui dépend du pyramidal et non de l'os crochu, comme on le dit généralement.

On peut encore retenir que la longueur du cinquième métacarpien est égale à la somme des longueurs des grande et moyenne phalanges du petit doigt.

Où doit-être la cicatrice? — D'après les préceptes déjà exposés plusieurs fois, la cicatrice résultant d'une extirpation de métacarpien devra être dorsale. Elle sera linéaire, et l'on gardera assez de peau pour éviter la production d'une surface nodulaire qui, par sa rétractilité invincible, immobiliserait et dévierait le doigt voisin. Cela s'est vu et serait surtout à craindre après les amputations des chefs de file : je veux dire du petit doigt et de l'index.

Je vais maintenant décrire successivement l'amputation totale de chaque métacarpien en particulier.

1° ABLATION DU PETIT DOIGT ET DE LA TOTALITÉ DE SON MÉTACARPIEN.

L'incision en raquette pure, la queue suivant le bord interne du métacarpien, permet de pratiquer cette opération, mais avec quelque difficulté pour la désarticulation. Cela ne nous arrêterait pas ici, plus qu'au pied, si la cicatrice qui résulte de ce procédé ne devait pas occuper le bord interne de la main mutilée, si souvent heurté et comprimé.

Choix du procédé. — Après l'extirpation totale du petit doigt et du cinquième métacarpien, deux points du champ opératoire seront principalement exposés aux chocs et aux pressions : le nœud articulaire de la racine du médius et l'os crochu. Je pense donc qu'il faut s'efforcer de conserver à celui-ci ses téguments naturels sans les inciser, et de bien couvrir l'articulation métacarpo-phalangienne du médius, en rejetant l'inévitable cicatrice du côté dorsal et gardant assez de peau, pour que la cicatrice soit absolument linéaire.

J'accepte comme procédé d'élection une modification de l'incision en *raquette dorsale*. Pour ne pas avoir de plaie sur l'os crochu, il suffit de ne pas prolonger l'incision longitudinale, le manche de la raquette, sur cet os. Mais, avec cette seule dérogation à la règle générale, la désarticulation devient plus que laborieuse. C'est pourquoi il est indiqué de recourber en dedans l'extrémité supérieure de l'incision, de manière que, découvrant la base du métacarpien, elle aille aboutir au tubercule de cet os. La lèvre interne de la plaie devient alors une vraie *valve* que l'on peut écarter, pour exposer et dénuder, avec une facilité égale, toute la longueur du métacarpien.

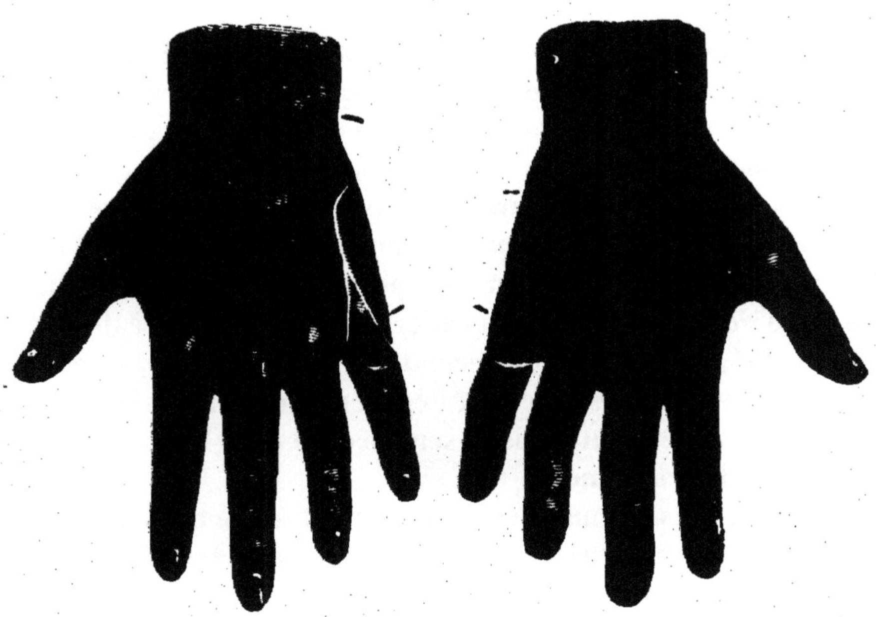

Fig. 94. — Tracé de l'incision dorsale pour l'amputation du petit doigt, avec extirpation totale de son métacarpien.

Fig. 95. — Même opération. L'incision palmaire suit une direction oblique contraire à celle du pli digito-palmaire.

Tracé de l'incision cutanée. — Si l'on veut avoir assez de peau pour couvrir la face interne de la racine de l'annulaire, il faut, en incisant autour de la base du petit doigt, ne pas suivre le pli digito-palmaire. En partant de la commissure de l'annulaire et du petit doigt, le pli digito-palmaire de celui-ci se porte obliquement en dedans et en haut. Partie du même point, l'incision suivra, en traversant la face palmaire de la première phalange, une direction oblique contraire, c'est-à-dire s'inclinera en bas en se portant en dedans. Sur les limites internes de la face palmaire, l'incision passera à 0^m,01 au-dessous du pli, pour se diriger ensuite, par le plus court chemin, sur le milieu du corps du métacarpien. C'est donc en avant de la racine du petit doigt plutôt qu'en dedans, qu'il faut prendre la peau qui ultérieurement s'appliquera au côté interne de l'article métacarpo-phalangien du médius (voy. fig. 95, p. 209).

Dénudation du métacarpien. — Bien tracer l'incision est le point important, mais ce n'est pas tout. En effet, il est difficile de séparer un métacarpien quelconque des chairs qui l'environnent. Il y a, pour cela, deux manières de faire : l'une rapide et périlleuse, l'autre plus lente et plus sûre.

La première consiste, une fois la peau coupée et ses lèvres écartées, à conduire la lame du couteau tout autour de l'os en l'y appliquant parallèlement et le plus étroitement possible. C'est le *coup de Liston* dont le premier temps est représenté par la figure 104, page 221 et le second par la figure 100, page 217. Cette manœuvre, très utile pour dégager les extrémités inférieures des métacarpiens du milieu, sera décrite plus loin à propos de l'ablation du troisième.

Dans la seconde manière, qui convient au petit doigt comme au pouce, on dissèque successivement chaque lèvre de l'incision écartée par la main gauche : la lame du bistouri tenue comme une plume à écrire rase les os, suit leurs contours, marchant toujours de bas en haut, c'est-à-dire de la phalange vers le carpe.

C'est cette dernière pratique, déjà recommandée pour le pouce, que je conseille encore pour le petit doigt et qui va être étudiée avec tous les détails nécessaires.

Amputation du petit doigt avec extirpation totale de son métacarpien. — (Valve interne.)

Reconnaissez le tubercule supérieur interne du cinquième métacarpien ; explorez avec le doigt la face dorsale de cet os et marquez à l'iode ou à l'encre l'interligne unci-métacarpien.

Quel que soit le côté opéré, le coude est fléchi et la main tenue par l'aide à peu près verticalement dressée, mais pas très haute (voy. note a, p. 216).

1° Vous avez devant les yeux le bord cubital de la partie malade. De la main gauche saisissez le petit doigt à enlever, tordez-le pour exagérer encore la pronation et voir sa face palmaire. — Appliquez le tranchant de la pointe du couteau sous la racine du doigt : dans le pli digito-palmaire, du côté du médius ; à 1 centimètre plus près de l'ongle, du côté interne. Incisez les téguments palmaires et sans faire d'angle, dirigez-vous immédiatement, par le plus court chemin, vers le milieu du corps du métacarpien et de sa face dorsale ; continuez à inciser dans l'axe de cette face jusqu'au voisinage de l'articulation à ouvrir. Recourbez alors votre incision en dedans sans entamer la paume : croisez donc la base élargie du métacarpien, parallèlement à l'interligne, mais à quelques millimètres au-dessous, pour découvrir le tubercule et non l'os crochu (b).

Revenez à votre point de départ et, tordant le petit doigt, cette fois-ci de manière à diminuer la pronation, remettez le couteau entre ce doigt et le médius dans le commencement de votre première incision. Coupez les téguments sur le petit doigt plutôt que dans la commissure, et gagnez en ligne droite la partie longitudinale et dorsale de l'incision déjà faite que vous rejoindrez à angle très aigu.

Les tendons extenseurs ont été coupés dans ce premier passage du couteau, ou bien ils vont l'être dans le second temps de l'opération.

2° Donnez maintenant le petit doigt à l'un de vos aides qui le tordra et l'inclinera suivant les besoins (c). Isolez le métacarpien, de chaque côté successivement, en commençant de préférence par décoller les chairs de la valve interne. — Pour séparer les parties molles de la face correspondante du squelette du doigt, tenez le bistouri comme une plume et rasez la base de la phalange, la tête. puis le flanc du métacarpien sur toute sa longueur. Ce faisant, et au besoin à plusieurs reprises, sachez contourner les saillies osseuses, en les serrant de près.

Pendant que vous décollez la valve interne, que votre pouce ou votre index gauche s'enfonce toujours dans la plaie pour faire la voie du bistouri. Celui-ci, chemin faisant, pourra se tourner sur les tendons fléchisseurs, les couper immédiatement au-dessus de la tête du métacarpien et dénuder ensuite la face palmaire de l'os, d'un bout à l'autre.

Vous tiendrez vous-même le petit doigt pendant que vous détacherez les chairs de l'espace interosseux.

Si, de chaque côté, vous avez su incliner votre lame suivant le besoin, l'isolement du squelette doit être complet. Assurez-vous du bout du doigt que la tête métacarpienne, notamment, n'est plus reliée à la tête voisine par quelques débris du ligament transverse (d).

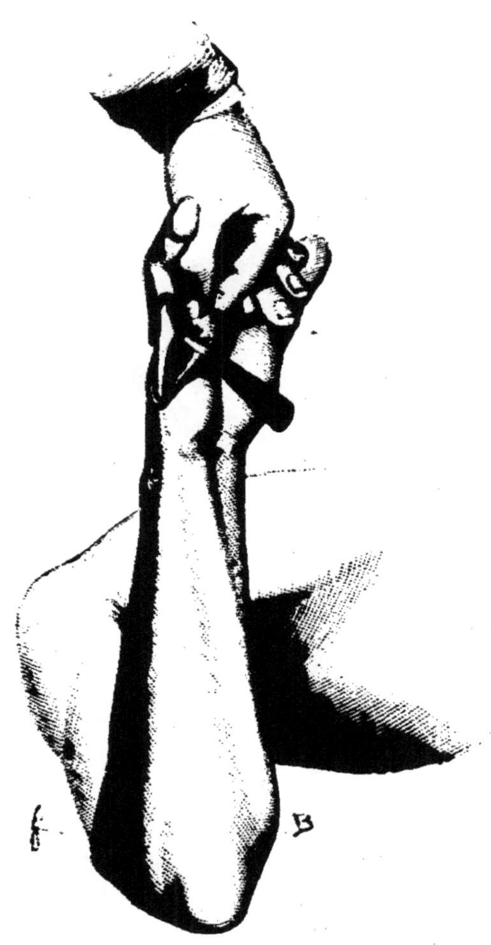

Fig. 96. — Amputation totale du petit doigt de la main droite et de son métacarpien. — Attitude dressée de l'avant-bras en pronation forcée. Travail de la
main gauche et du couteau pour détacher la valve interne.

3° Il ne reste plus qu'à désarticuler.

L'aide, armé d'un crochet mousse, écarte la peau et découvre la région de l'interligne. — La main gauche de l'opérateur a saisi le petit doigt; le bistouri, tenu comme une plume et très court, est porté de champ dans l'intervalle des bases du quatrième et du cinquième métacarpien. Il n'y a rien à faire du côté dorsal. Au contraire, la pointe enfoncée obliquement, comme pour aller sortir devant l'apophyse styloïde du radius, mais seulement à 0^m,01 de profondeur, travaille efficacement du côté pal-

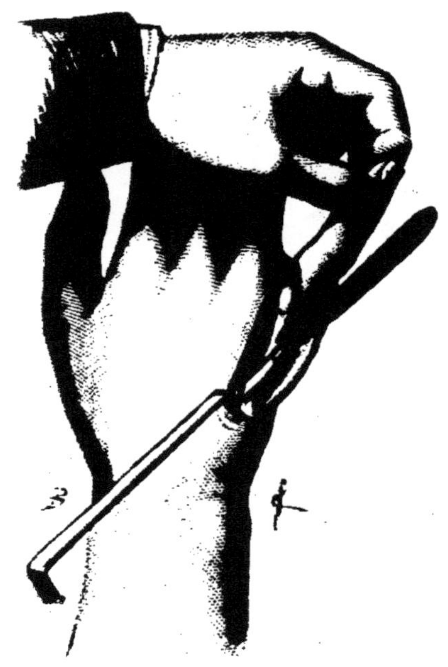

Fig. 97. — Désarticulation du cinquième métacarpien de la main droite toujours dressée. Travail de la main gauche de l'opérateur qui tend à luxer le petit doigt pendant que le bistouri plonge entre les bases métacarpiennes, dirigé vers le devant de l'apophyse styloïde radiale.

maire. Bientôt, la main gauche aidant et luxant le petit doigt en dedans, l'articulation intermétacarpienne s'entr'ouvre. Le couteau y pénètre et le tranchant de sa pointe, arrêté par l'os crochu, est retiré presque complètement pour se porter obliquement en dedans et couper la partie

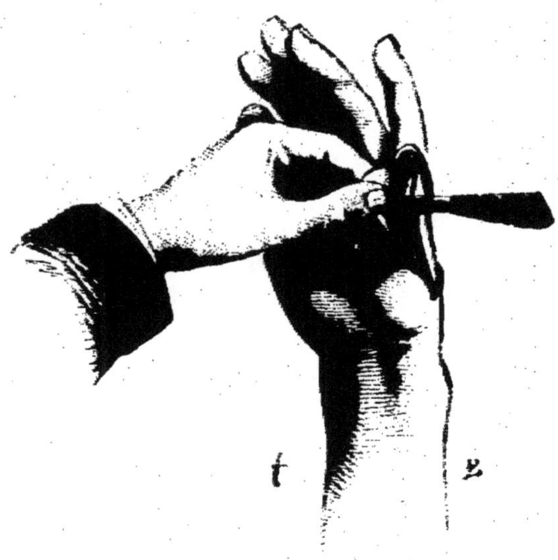

Fig. 98. — Désarticulation du cinquième métacarpien gauche. Dissection de la valve interne. L'avant-bras est toujours dressé et pour le moment en pronation forcée.

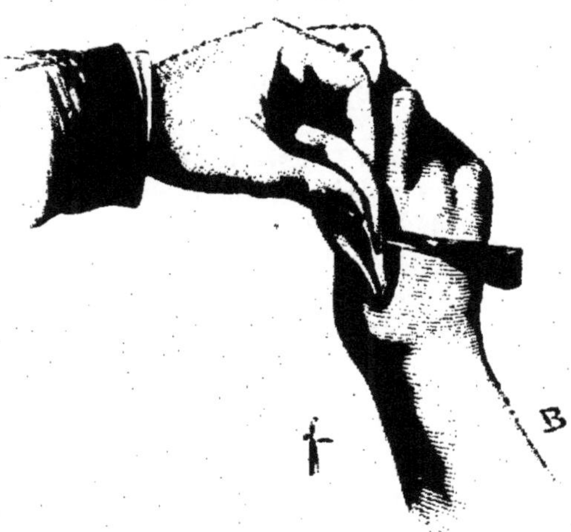

Fig. 99. — Désarticulation du cinquième métacarpien gauche. La main gauche de l'opérateur attire en dedans le petit doigt et refoule l'annulaire en dehors, pendant que le bistouri dénude le flanc externe du métacarpien et se prépare à désarticuler après s'être redressé et incliné pour diriger la pointe vers le devant de l'apophyse styloïde radiale.

dorsale de la capsule. Revenu sur ses pas, l'instrument divise de même les ligaments palmaires que la béance de l'articulation permet d'atteindre.

Dès lors, votre gauche peut renverser le métacarpien en dedans et amener ainsi le tendon du muscle cubital postérieur sur le plein tranchant disposé d'avance pour le recevoir et le couper (e) (voy. fig. 106, p. 224).

Notes. — (a) Cette attitude (fig. 96, p. 213) est excessivement commode. Pourtant, si pour sacrifier à l'habitude, l'opérateur préférait de laisser le membre dans la position horizontale, il devrait, afin d'avoir toujours le doigt malade à portée de la main gauche, se placer diversement : en dehors, pour opérer sur le côté gauche; en dedans, au contraire, pour opérer par-dessus la main du côté droit. Si l'avant-bras est horizontal, la dénudation des faces interne et palmaire du cinquième métacarpien exige : 1° que la pronation soit forcée ; 2° que pour y voir, le chirurgien baisse la tête s'il opère à droite et s'accroupisse s'il opère à gauche.

(b) On peut, en se plaçant d'abord au bout du membre, et avant de le dresser, faire cette incision à l'envers, c'est-à-dire faire du commencement la fin et réciproquement. Je le conseillerais même à ceux qui, ne voulant pas marquer l'interligne, craindraient de ne plus savoir où s'arrêter et d'être obligés de suspendre l'incision pour rechercher le tubercule du métacarpien ; mais je crains qu'agissant ainsi, on sacrifie quelquefois, involontairement, ce centimètre de peau palmaire interne sans lequel il n'y a pas de beau résultat et dont il me semble bon d'assurer d'emblée la conservation. Ce que je crois bon, je le conseille sans prétendre l'imposer, sachant trop bien que chaque opérateur a ses attitudes préférées.

(c) L'opérateur, pour disséquer la lèvre de la plaie qui n'est pas de son côté, peut tenir lui-même le doigt malade et confier à l'aide l'écartement des chairs ; mais il perd ainsi tous les précieux renseignements que lui fournirait son propre doigt, seul capable d'éclairer véritablement la route du bistouri.

(d) Reste-t-il quelques fibres du ligament transverse antérieur des articulations métacarpo-phalangiennes, ce dont vous vous assurez du bout du doigt, et sont-elles trop difficiles à atteindre, vous pouvez passer au bout du membre momentanément abaissé et contourner la tête métacarpienne avec le couteau, à la manière de Liston, pour retourner ensuite à votre position première.

(e) On peut entrer dans l'articulation de dedans en dehors, en commençant par couper le tendon du cubital immédiatement au-dessus du tubercule et dirigeant le couteau vers le milieu du deuxième métacarpien. Cette manière de faire peut conduire à séparer involontairement de l'os crochu et le cinquième et le quatrième métacarpien. Elle ne rend pas plus facile la section du ligament interosseux intermétacarpien qu'il vaut mieux trancher d'abord, car, cela fait, le métacarpien se laisse renverser en dedans, sans qu'on ait touché aux liens unci-métacarpiens dorsaux et palmaires qui s'arrachent facilement, non sans crier pourtant, d'une manière désagréable et dangereuse..... dans un concours.

Autre manière d'obtenir le même résultat.

Ceux qui trouveront incommode d'opérer comme je l'ai indiqué, soit pour inciser les téguments, soit pour dénuder les os, pourront agir de la manière suivante :

L'avant-bras et la main malade, quelle qu'elle soit, reposeront allongés dans les mains de l'aide et en pronation permanente. Le chirurgien placé au bout des doigts, ayant la face dorsale sous

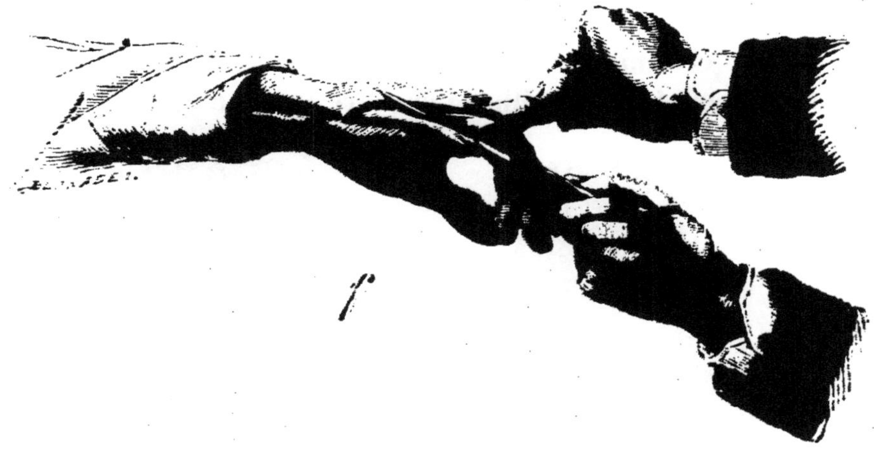

Fig. 100. — Fin du coup de Liston. Le couteau, dit à phalange, ayant été engagé en long, à droite du métacarpien, en a contourné la face palmaire ; il a dégagé sa pointe entre le flanc gauche et les muscles adjacents qu'il va couper en terminant. La figure 101, p. 221, représente le commencement de la manœuvre.

les yeux, commencera son incision, sur l'os crochu s'il la fait droite, sur le tubercule métacarpien s'il la fait courbée ; puis il viendra contourner la racine du petit doigt, suivant le tracé indiqué, etc. Continuant comme Liston, l'opérateur ne changera pas d'attitude et dénudera d'abord les flancs du métacarpien, par de longs coups de pointe donnés de haut en bas et de chaque côté, dans une voie unique, si c'est possible. Ensuite, ayant appliqué le plat du tranchant au flanc droit de l'os, il le fera passer sous le métacarpien, dégagera la pointe accolée au flanc gauche (fig. 100) et, en terminant, achèvera l'isolement de la diaphyse et de la tête métacarpiennes.

Pour désarticuler, le chirurgien, tenant toujours le petit doigt dans sa gauche, fera un pas à droite, placera un crochet mousse pour découvrir l'extrémité postérieure de l'espace interosseux et attaquera le ligament intermétacarpien en engageant un centimètre de pointe dirigée vers le devant de l'apophyse styloïde radiale.

Anciens procédés.

On n'a pas toujours amputé le cinquième métacarpien par un procédé dérivé de la méthode ovalaire, comme ceux qui, incon-

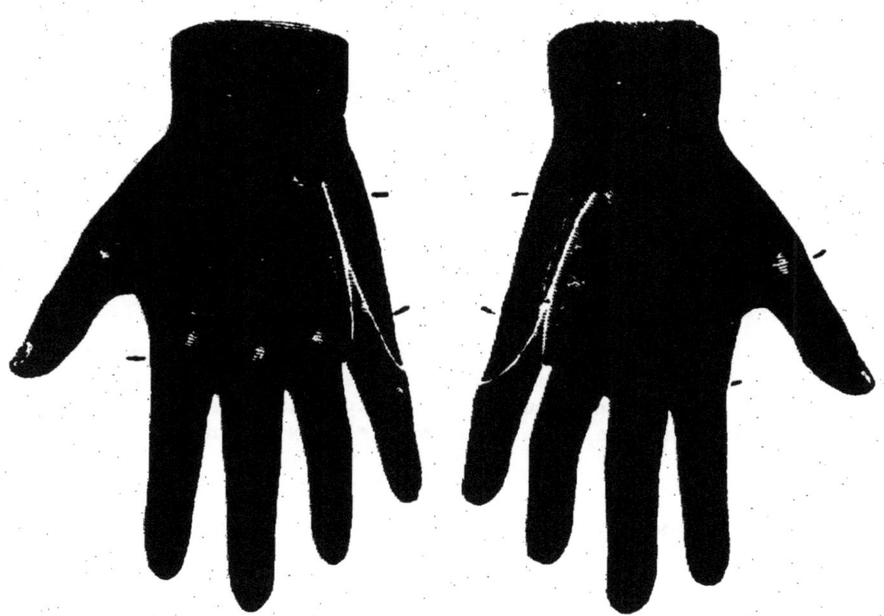

Fig. 101. — Tracé d'un lambeau interne pour désarticuler le cinquième métacarpien. Les tirets indiquent les interlignes.

Fig. 102. — Même opération. L'incision palmaire, en approchant du talon de la main, s'incline un peu en dehors pour faciliter la désarticulation.

testablement les meilleurs, viennent d'être indiqués. La rapidité nécessaire avant la découverte de l'anesthésie chirurgicale, était réalisée par le procédé *à lambeau interne* qui, depuis Lisfranc, se trouve décrit et figuré dans tous les livres.

On taillait donc un lambeau à base supérieure, avec les chairs du bord interne de la main, en cherchant à lui donner, comme largeur de base, tous les téguments situés en dedans du dernier espace interosseux. Ce lambeau se rétrécissait nécessairement en s'approchant du petit doigt et devait descendre au moins jusqu'au milieu de la première phalange.

Lorsqu'on voulait faire de l'exécution du lambeau le premier temps de l'opération, on le taillait, soit par transfixion, soit en le dessinant d'abord.

Dans le cas contraire, on coupait à plein tranchant la commissure des derniers doigts, les chairs de l'espace intermétacarpien et le ligament interosseux. Cela permettait de traverser l'articulation, de contourner et de libérer le point d'attache du muscle cubital postérieur, et enfin de tailler le lambeau en revenant, toujours à plein tranchant, entre le bord interne du cinquième métacarpien et les chairs correspondantes.

2° AMPUTATION DE L'ANNULAIRE AVEC EXTIRPATION TOTALE DE SON MÉTACARPIEN.

Cette opération est absolument analogue à celle qui se pratique pour le médius : déjà nous savons couper les ligaments qui unissent le quatrième métacarpien au cinquième ; nous allons, dans l'article suivant, apprendre à diviser ceux qui l'unissent au troisième.

3° AMPUTATION DU MÉDIUS AVEC EXTIRPATION TOTALE DE SON MÉTACARPIEN.

Incision en **raquette à long manche**, — séparation des chairs, — désarticulation, — tels sont les trois temps de l'opération.

La désarticulation est assurée et peut être regardée comme terminée, lorsque les ligaments intermétacarpiens, interosseux et palmaires sont coupés.

Déterminez la situation de l'interligne général carpo-métacarpien et explorez le bord dorsal du troisième métacarpien que doit suivre votre incision.

L'aide tient l'avant-bras en pronation et vous présente le bout des doigts. Saisissez le médius de la main gauche pour le tourner comme vous voudrez.

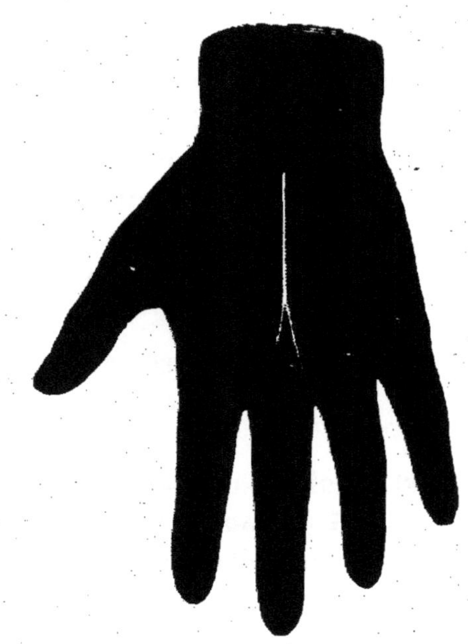

Fig. 103 — Tracé de l'incision en raquette pour la désarticulation du troisième métacarpien.

1° Commencez l'incision sur le grand os à 0ᵐ,01 au-dessus de la base du métacarpien ; suivez le milieu de la face dorsale de cet os jusque près de sa tête, inclinez votre incision à droite, coupant sur le côté du médius plutôt que dans la commissure et continuant dans le pli digito-palmaire, le plus loin possible. — Ramenez le couteau par-dessus le doigt; reprenez votre incision et faites-la, sur le côté gauche, symétrique à ce qu'elle est à droite, jusqu'à ce que vous ayez rejoint l'incision dorsale longitudinale.

2° Sectionnez obliquement les tendons extenseurs et donnez quelques coups de couteau le long et de chaque côté du métacarpien, pour détacher les chairs de ses flancs et de ceux de l'articulation.

Cela fait, exécutez la manœuvre dite de Liston pour couper le ligament transverse qui enchaîne la tête du mé-

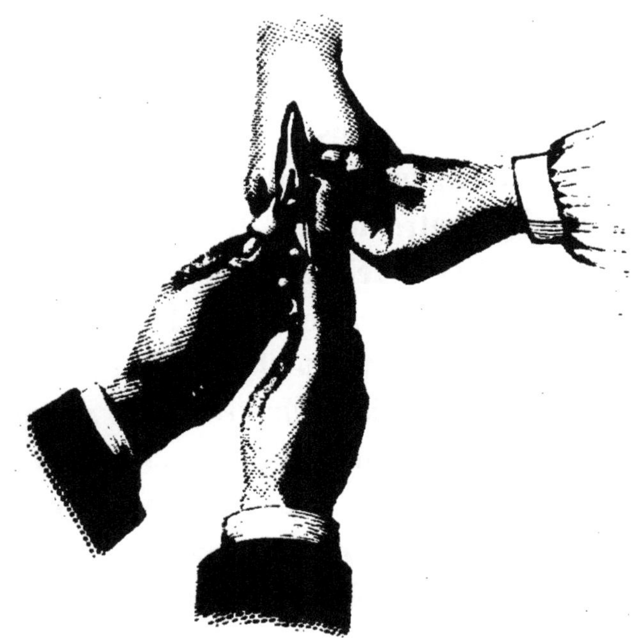

Fig. 104. — Coup de Liston. Engagement du couteau le long du flanc droit du métacarpien. La figure 100, p. 217, représente la fin de la manœuvre.

tacarpien à ses voisines. Donc, inclinez le doigt à gauche pour que le couteau, parallèle au métacarpien, puisse s'engager de champ, à droite du métacarpien. Relevez légèrement le doigt afin que la lame toujours à peu près parallèle au métacarpien puisse passer entre la tête métacarpienne et les téguments palmaires. Inclinez enfin le doigt à droite et faites ressortir à gauche le couteau qui termine ainsi l'isolement désiré.

Dans cette manœuvre, la pointe a dû s'avancer à peine jusqu'au milieu du corps métacarpien, et marcher constamment appliquée à la surface de l'os. Les tendons fléchisseurs déjà coupés et rétractés ont dû ainsi être dégagés de leur gaîne, sous la tête métacarpienne (a). L'arcade palmaire profonde a été épargnée.

3° Faites un pas de la jambe droite et placez-vous devant le bord de la main que d'abord vous aviez à droite : vous tenez le médius dans et sous la paume de la main gauche; votre pouce et votre index vont s'engager successivement, comme des coins, entre la tête du troisième métacarpien et ses voisines, afin de faciliter la désarticulation (fig.105).

Pour désarticuler, tenez le bistouri comme une plume, à 15 millimètres de l'extrémité de la pointe ; engagez celle-ci de champ entre la base du troisième métacarpien et celle du quatrième ; dans la profondeur, du côté de la paume, coupez les fibres interosseuses, avec l'extrême pointe, à petits coups, en rabattant le dos du manche vers les ongles du malade. Votre doigt gauche qui fait coin, pénètre de mieux en mieux, à mesure que le bistouri travaille; il permet bientôt à l'instrument de s'engager librement jusqu'au grand os, ce à quoi vous reconnaissez qu'il n'y a plus rien à faire de ce côté.

Ouvrez de même l'articulation du troisième et du

deuxième métacarpien. Mais, souvenez-vous que celui-ci, convexe, est reçu par celui-là concave, dans une espèce de gouttière, et que le bistouri doit s'y reprendre à deux fois pour y pénétrer (voy. fig. 91, p. 204). Donc, n'agissez

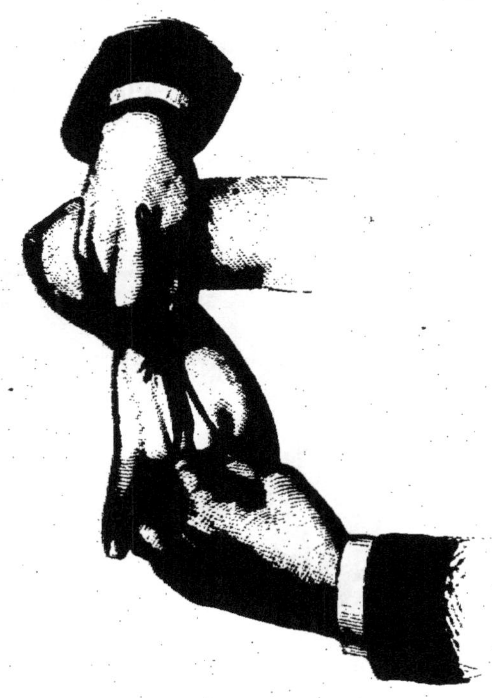

Fig. 105. — Section des ligaments intermétacarpiens : Un doigt gauche fait coin ; la main droite renverse le dos du couteau vers les doigts malades, pour mordre, avec la pointe limitée, les fibres interosseuses et palmaires.

d'abord qu'avec un centimètre de pointe et contentez-vous, pour l'instant, de sectionner les quelques fibres interosseuses que vous pourrez atteindre ainsi. Puis, grâce au faible écartement obtenu par l'action du doigt-coin ou du pouce-coin de la main gauche, faites pénétrer davantage l'instrument et coupez les fibres profondes, à petits coups, répétés jusqu'à ce que le troisième métacarpien, dévenu mobile, semble pouvoir être facilement redressé (b).

A ce moment, s'il reste quelques fibres, musculaires ou ligamenteuses, adhérentes à la face palmaire du corps et de la base de cet os, détachez-les avec précaution : il suffit généralement d'enfoncer l'index gauche comme une sonde, en long sous le métacarpien, pour séparer complètement les chairs et l'artère qui tiennent encore à la face palmaire de l'os.

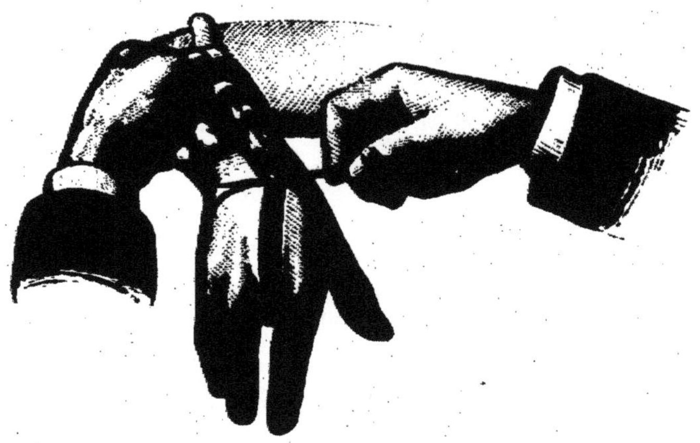

FIG. 106. — Le médius et son métacarpien ont été redressés et renversés pour amener le tendon second radial sur le tranchant qui l'attend pour le diviser.

Enfin, renversez tout à fait le médius et son métacarpien sur le dos de la main où le couteau, placé d'avance, attend, reçoit et coupe le tendon du muscle second radial externe (fig. 106).

Notes. — (a) Sur le cadavre, les tendons fléchisseurs coupés comme il convient sur le vivant, dans le pli digito-palmaire, ne se rétractent pas et sont assez difficiles à dégager de leur gaine. La plupart des opérateurs d'amphithéâtre ne les coupent qu'en faisant le coup de Liston rendu ainsi plus difficile et partant plus périlleux, aussi bien pour les vaisseaux que pour les gaines synoviales de la paume de la main.

(b) Lisfranc, pour séparer les métacarpiens, employait le coup de maître que nous avons conservé pour la section du grand ligament cunéo-métatarsien (voy. AMPUTATION DU MÉTATARSE). Quelques opérateurs l'imitent encore sans se servir d'un couteau à pointe rabattue, c'est bien imprudent. Si l'on veut se décider à engager une lame entre deux métacarpiens, sans en limiter d'avance la pénétration par la position des doigts, il faut : ou bien ne faire mordre la pointe que sous la pression du pouce gauche agissant sur le dos du couteau; ou bien abaisser le manche de l'instrument pour relever le bout de la lame comme le bras de résistance d'un levier du premier genre appuyé sur le même pouce gauche.

Autres manières d'extirper les métacarpiens.

Il est d'autres manières d'extirper les os du métacarpe. J'en signalerai une ici, car elle est assez souvent appliquée, dans les écoles, à l'extirpation du troisième métacarpien.

Aussitôt que l'os est découvert, on le coupe en travers. On enlève d'abord, avec le doigt qu'elle supporte, la moitié inférieure du métacarpien, et, pour la détacher des parties molles, on la fait basculer soit en la saisissant avec une pince, soit en l'accrochant avec le bout de l'index.

Ensuite, l'extrémité supérieure est saisie par un davier, mors dessus, mors dessous, et désarticulée.

A cette manière de faire, on peut objecter : 1° que la section du métacarpien est trop souvent un simple écrasement esquilleux et que le davier broie quelquefois la base métacarpienne, au lieu de l'extraire d'un seul morceau; 2° que, dans tous les cas où le métacarpien malade a conservé sa solidité, il est inutile de le couper, puisque la main gauche de l'opérateur joue très bien le rôle du davier pour faciliter tous les temps de la désarticulation. Néanmoins, il est bon de s'exercer à tout sur le cadavre, afin de ne jamais être pris au dépourvu sur le vivant.

Des chirurgiens frais émoulus de l'amphithéâtre peuvent être tentés de suivre encore un autre procédé de désarticulation, procédé praticable et élégant, mais singulièrement difficile pour les métacarpiens du milieu. Il consiste, une fois l'incision des téguments faite, à ouvrir les articulations carpo-métacarpienne et intermétacarpiennes pour, après avoir soulevé, énucléé, extrait la base du métacarpien de sa fosse profonde et étroite, dépouiller cet os de haut en bas. C'est l'*extirpation rétrograde*, que je décrirai pour l'index au métacarpien duquel elle est à la rigueur applicable.

4° AMPUTATION DE L'INDEX AVEC EXTIRPATION TOTALE DE SON MÉTACARPIEN.

L'interligne articulaire dorsal a été décrit et comparé à deux accents circonflexes réunis. Il ne faut pas s'en préoccuper outre mesure, car on peut ne l'ouvrir qu'après l'avoir desserré en coupant d'abord le ligament interosseux qui unit le deuxième au troisième métacarpien et les liens palmaires externes trapézo-métacarpiens.

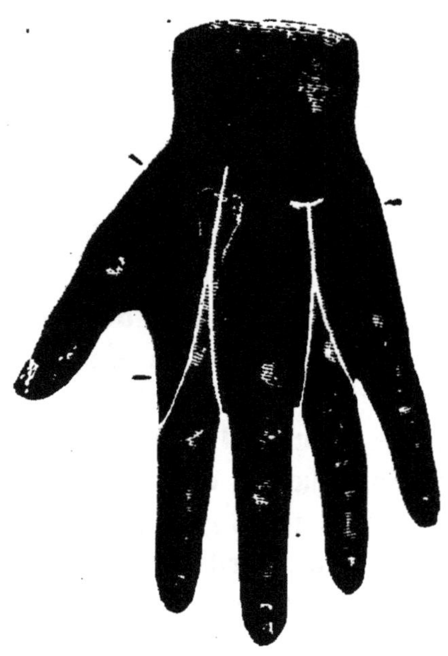

Fig. 107. — Désarticulation de l'index et de son métacarpien : queue de la raquette prolongée au delà de l'interligne; branche externe descendant plus bas que l'interne.
Sur le médius, la queue de la raquette est coupée en **T**; elle pourrait être simplement prolongée.

Une incision en raquette, à queue dorsale, convient à l'index comme au médius. Seulement, il faut songer que l'index, comme le petit doigt, est un chef de file, et, par conséquent, garder en dehors beaucoup de peau, afin d'éviter une surface inodulaire qui pourrait entraîner le médius sur le côté.

Je conseille formellement d'extirper le métacarpien de l'index en manœuvrant comme pour celui du médius. Néanmoins, je vais décrire une manière de faire qu'il est utile de connaître et qui constitue un bon exercice d'amphithéâtre.

Amputation de l'index avec extirpation rétrograde de son métacarpien.

Après avoir pratiqué l'incision des téguments comme l'indique la figure 107, l'opérateur, placé au bout du membre, fait un petit pas à droite et se rapproche du coude (a).

Il tient de la main gauche l'index malade et par quelques coups de bistouri donnés toujours du doigt vers le poignet, il dénude les flancs du métacarpien le plus haut possible.

L'aide, faisant glisser de côté les téguments, découvre facilement et successivement le premier et le deuxième espace interosseux où doivent se passer les faits principaux de la désarticulation. — Je crois bon de commencer par la section, en deux temps, du ligament interosseux qui unit le deuxième au troisième métacarpien (voy. fig. 91, p. 204, et fig. 105, p. 223). — Cela fait, le bistouri est porté dans l'extrémité supérieure du premier espace interosseux, le manche incliné du côté du pouce pour porter la lame dans le sens contraire. Celle-ci rase le côté de la base du métacarpien de l'index, heurte le trapèze, entre dans l'interligne dirigé vers l'article radio-cubital inférieur, et une fois dans cet interligne, agit dans la profondeur, à la face palmaire : sa pointe coupe les fibres métacarpo-trapéziennes et le tendon du grand palmaire (voy. fig. 92, p. 205). Le bistouri, fortement dégagé, coupe le tendon du premier radial et parcourt avec l'extrême pointe le sinueux interstice dorsal considérablement desserré, surtout si la main gauche cherche à l'entre-bâiller en faisant basculer le métacarpien (b).

C'est le moment pour l'opérateur de revenir au bout du membre, de saisir avec un davier droit ordinaire le corps de l'os pour en extirper peu à peu la base retenue peut-être encore par quelques fibres profondes qui vont devenir accessibles au tranchant. Le métacarpien redressé, la base en l'air, sera tordu et incliné alternativement dans les deux sens, afin de permettre la dénudation parfaite de sa face palmaire et de celle de l'articulation de l'index.

Notes. — (a) Il peut aussi, avec des avantages égaux, redresser la main momentanément pour dénuder et désarticuler le deuxième métacarpien (voy. DÉSARTICULATION DU CINQUIÈME MÉTACARPIEN).

(b) Cet interligne est brisé presque à angles droits. Quand on cherche à y entrer en dehors, la pointe, appliquée au côté de la base métacarpienne qu'elle rase, heurte d'abord le trapèze ; faites-lui faire un quart de tour en dedans : en pénétrant elle heurtera le trapézoïde ; un nouveau quart de tour l'amènera au fond du V après avoir tranché le tendon du premier radial ; un autre l'en fera sortir ; un dernier la conduira hors de l'articulation, entre les deux métacarpiens (voy. fig. 90, p. 203).

C. — AMPUTATION DE QUELQUES DOIGTS VOISINS, AVEC EXTIRPATION PARTIELLE OU TOTALE DE LEURS MÉTACARPIENS.

C'est d'après les préceptes ci-dessus posés relativement à la dénudation et à la désarticulation, qu'il faut enlever ensemble deux ou trois métacarpiens voisins. Je me bornerai donc à indiquer le tracé des incisions.

1° Veut-on enlever ensemble les deux derniers doigts avec leurs métacarpiens?

L'incision commencée sur le tubercule du cinquième métacarpien marche obliquement en bas et en dehors, atteint la partie postérieure du dernier espace interosseux, s'arrondit pour revenir presque en ligne droite en dedans du petit doigt, dans l'extrémité interne du pli digito-palmaire qu'elle suit jusqu'au delà de l'annulaire, pour remonter en dehors et sur le dos de la racine de ce doigt, et regagner de là, par le plus court chemin, le sommet de la première courbe qu'elle aborde comme une tangente (fig. 108).

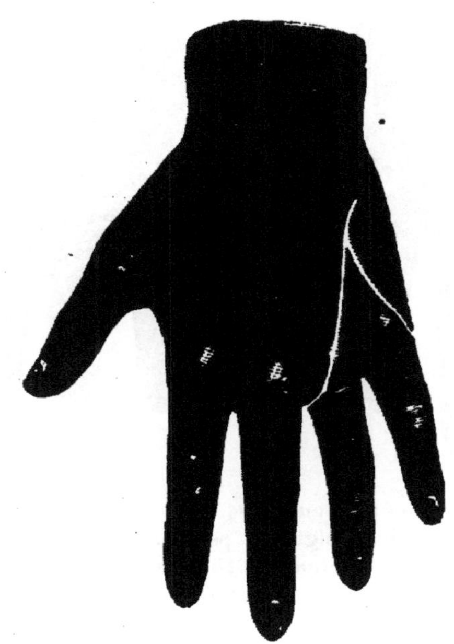

Fig. 108. — Tracé de l'incision pour enlever à la fois les deux derniers doigts et leurs métacarpiens.

On peut encore tracer l'incision sur le modèle de la figure 109 représentée page suivante.

2° Est-on obligé d'extirper à la fois les trois derniers métacarpiens?

Deux cas se présentent : la peau palmaire est intacte ou bien elle est détruite.

Dans le premier cas, une incision dorsale parallèle à l'interligne carpo-métacarpien et située à quelques millimètres au-dessous, commence sur la base du cinquième métacarpien et s'arrête en atteignant la base du troisième, au point O (fig. 109).

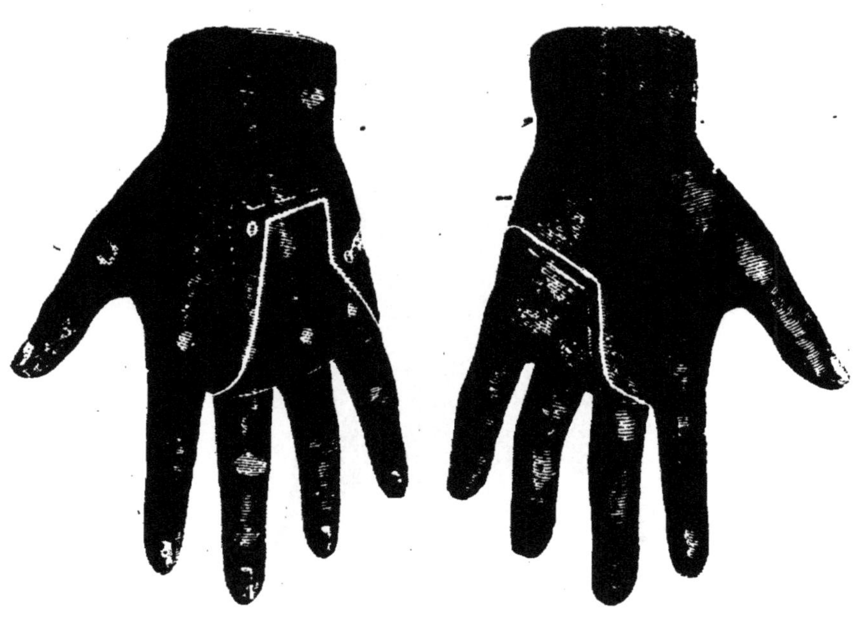

Fig. 109. — Tracé de l'incision pour enlever à la fois les trois derniers doigts et leurs métacarpiens. Conservation de tous les téguments palmaires.

Fig. 110. — Indication du minimum de peau pour exécuter la même opération sur le cadavre. Ce minimum est insuffisant sur le vivant.

Une seconde incision, longue comme la première, part de l'extrémité initiale de celle-ci et longe la face dorsale du métacarpien du petit doigt, jusqu'au point O'. A partir de là, le bistouri se porte brusquement en dedans pour gagner le pli digito-palmaire, le suivre jusqu'au delà du médius, remonter en dehors et sur le dos de la racine de ce doigt, et gagner l'extrémité terminale de la première incision, le point O. Un crochet mousse, agissant sur les téguments dorsaux, est indispensable pour faciliter la section des ligaments qui unissent le troisième au deuxième métacarpien. Après l'extirpation des os, le point O' est uni au point O et le reste des lèvres de la plaie s'affronte assez bien.

Pour le cas où les téguments palmaires ne seraient pas complétement intacts, je signale le tracé de la figure 110 qui représente le minimum de peau nécessaire ; minimum sur le cadavre, *à fortiori* sur le vivant. Une incision entame perpendiculaire-

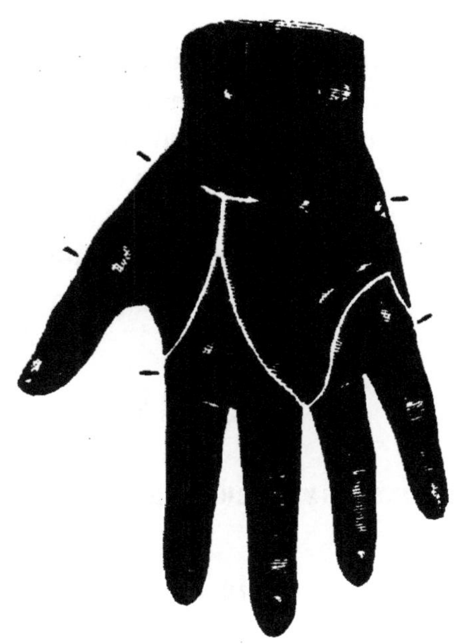

Fig. 111. — Incision pour l'ablation simultanée et totale des 2e et 3e métacarpiens. — Incision pour l'ablation simultanée mais partielle des deux derniers métacarpiens. Deux tirets blancs indiquent le niveau où il convient de scier ces os pour qu'ils soient suffisamment recouverts par le lambeau palmaire.

ment le bord cubital de la main, à un grand travers de doigt au-dessous du tubercule du cinquième métacarpien ; sur le dos de la main et dans la paume, l'incision se prolonge en dehors et en bas, suivant le grand pli palmaire transverse, sinon au-dessous, jusqu'au niveau de l'intervalle des quatrième et troisième métacarpiens. A partir de là, les deux parties dorsale et palmaire descendent longitudinales pour se réunir en dehors du médius, après avoir contourné le derrière et le devant de la racine de ce doigt. La peau incisée devra être libérée, disséquée même dans une certaine étendue, surtout du côté de la paume, afin que les chairs, coupées un peu plus haut, puissent être enveloppées complètement après la désarticulation.

3° L'ablation totale et simultanée des métacarpiens de l'index et du médius peut se faire à l'aide de l'incision en raquette (fig. 111) dont l'extrémité de la queue, traversée par une incision sous-jacente à l'interligne carpo-métacarpien, prend la forme d'un T, ce qui permet de désarticuler facilement.

L'extirpation partielle des deux mêmes métacarpiens peut être exécutée comme celle des deux derniers (fig. 111), en gardant un lambeau palmaire dont le bord convexe relevé viendrait s'unir à l'incision dorsale oblique comme le plan de section des deux os.

ARTICLE IV

AMPUTATIONS TRANSVERSALES DE LA MAIN

A. — AMPUTATION TOTALE ET SIMULTANÉE DES QUATRE DOIGTS.

Le hasard des traumatismes peut rendre nécessaires de telles opérations.

Lorsque les commissures sont intactes, on peut enlever isolément plusieurs doigts, même voisins.

L'ablation des quatre doigts ensemble se fait nécessairement par le procédé à deux lambeaux, dorsal et palmaire : celui-ci n'a d'autres limites que le pli digito-palmaire ; celui-là, qui se rétractera énormément, doit être aussi long ; par conséquent il comprendra la peau qui couvre le tiers supérieur des pha-

langes et celle des commissures dont il n'y a guère que le bord
libre de sacrifié.

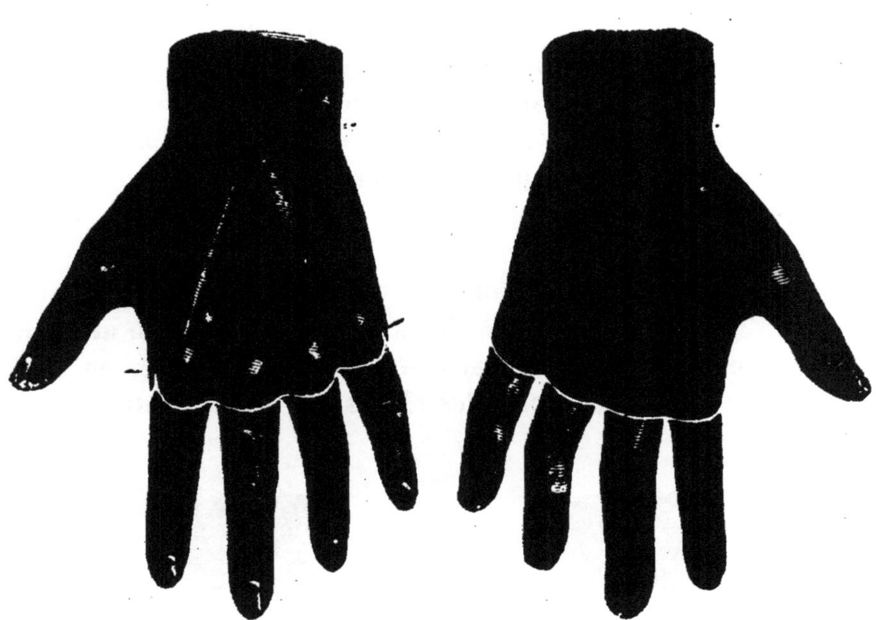

Fig. 112. — Amputation totale des quatre doigts, incision dorsale, près du
bord libre des commissures.

Fig. 113. — Même opération. Du côté
de la paume, l'incision passe dans les
plis digito-palmaires.

Cette opération s'exécute comme celle qui consiste à enlever
tous les orteils d'une seule pièce et qui, plus souvent pratiquée,
sera décrite avec détails.

B. — AMPUTATION D'ENSEMBLE DES QUATRE DOIGTS AVEC EXTIRPATION PARTIELLE OU TOTALE DE LEURS MÉTACARPIENS.

Quand on enlève non-seulement tous les doigts, mais que l'on
attaque en outre les métacarpiens, ou bien tous ces os doivent
être coupés au même niveau en travers, ou bien quelques-uns
d'entre eux peuvent être conservés plus longs que les autres,
quelquefois même en totalité. Les amputations du métacarpe

sont donc ou transversales ou obliques, et obliques tantôt dans un sens, tantôt dans l'autre.

Dans toutes ces amputations, on fait un lambeau palmaire et un lambeau dorsal : chacun d'eux doit être au moins aussi long que la main est épaisse. Sur le vivant, je crois qu'il serait téméraire d'entreprendre une opération de ce genre sans avoir à sa disposition toute la longueur des téguments palmaires (voy. Maisonneuve, *Gaz. des hôp.*, 1842 et 1850; et Michon, *Gaz. hebdom.*, 1864).

On scie les os qu'il faut diviser, en travers ou en biais, suivant les besoins. Une scie à dents fines est utile; on attaque successivement chaque métacarpien après avoir coupé, en bon lieu et avec une lame étroite, les chairs des espaces interosseux et les tendons.

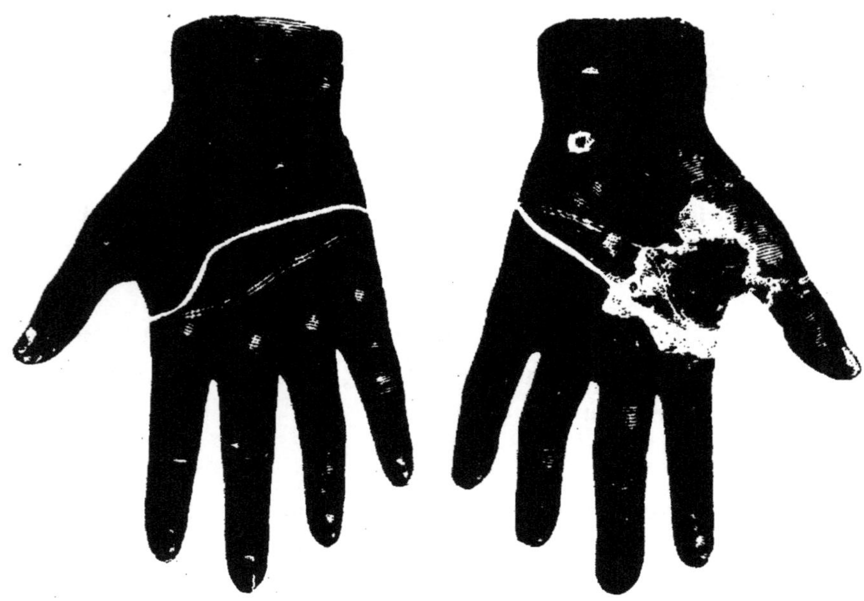

Fig. 114 et 115. — Ablation totale et simultanée des quatre derniers métacarpiens. L'incision est une ellipse peu oblique qui, dans la paume, suit à peu près le grand pli transverse de flexion et donne un large lambeau palmaire, plus long en dehors qu'en dedans. — Sur le dos de la main l'ellipse est irrégulière : on la voit d'abord croiser presque perpendiculairement les trois derniers métacarpiens; puis s'abaisser vers la tête du second et se recourber de nouveau sur le côté externe du col de cet os pour rejoindre la partie palmaire de l'incision.

Les figures 114 et 115 indiquent comment il faut, sur le cadavre, inciser la peau pour ne laisser que le pouce, mais elles ne disent pas comment on doit s'y prendre pour désarticuler les quatre métacarpiens à la fois.

Quand l'articulation est découverte par ses extrémités et sa face dorsale, il faut se préoccuper d'abord de l'extrémité qui est à gauche, l'ouvrir et, ce faisant, aller avec la pointe, du côté palmaire, couper le plus possible de fibres ligamenteuses antérieures. Cela permet une légère béance, grâce à laquelle on peut suivre plus facilement l'interligne dorsal et plonger au fond la pointe, afin de couper les fibres antérieures, à mesure que l'on avance.

Si l'on veut procéder autrement, ouvrir l'articulation, du côté dorsal, sur toute sa longueur, dans l'espoir d'y engager ensuite le couteau à plein tranchant, on perd beaucoup de temps à trouver l'interligne très serré et à le parcourir avec la pointe du bistouri. Quand cela est fait, rien d'utile n'est fait, car la jointure reste aussi serrée qu'auparavant. Il faut en venir, en définitive, à attaquer l'articulation par un bout, comme nous l'avons dit et comme l'étude de l'anatomie pouvait le faire supposer.

C. — DÉSARTICULATION CARPO-MÉTACARPIENNE.

La désarticulation des cinq métacarpiens, ou opération de Troccon (1), serait facile pour un chirurgien exercé aux opérations déjà décrites. Je crois le petit moignon carpien ainsi conservé capable de servir; mais je n'en dirai pas autant de celui qui résulterait de la conservation de la première rangée du carpe. Cette désarticulation ne serait pourtant pas bien difficile. La tête du grand os, qui fait une saillie dorsale dans la flexion forcée, et se dérobe dans l'extension, de manière à laisser un creux à sa place, serait facilement mise à nu et servirait de point de repère au couteau qui, marchant ensuite à droite et

____

(1) Mémoire lu à l'Institut en 1816, rapporté en 1817, publié en 1826 à Bourg et à Paris.

à gauche, ouvrirait facilement l'articulation médio-carpienne dont la synoviale est très étendue en hauteur sur le dos du poignet.

ARTICLE V

AMPUTATION DE LA MAIN EN TOTALITÉ (DÉSARTICULATION DU POIGNET)

Indications. — Cette opération est assez fréquemment indiquée, spécialement dans les cas de traumatisme et de néoplasme. Même avec les anciens pansements, sa gravité n'était pas considérable; le cartilage ne s'exfoliait pas souvent, les gaines ne suppuraient pas toujours. Elle pouvait déjà guérir en une ou deux semaines (Pitha), pourvu qu'on ait gardé assez de peau. Dans le cas contraire, il fallait quatre mois et plus pour constituer un mauvais moignon. Boyer l'a dit et je l'ai vu.

Il vaut mieux désarticuler simplement que de scier les apophyses styloïdes (*British med. Journ.*, 1872, I, W. Fergusson). La désarticulation simple l'emporte sur l'amputation de l'avant-bras par de moindres chances de mortalité et de nécrose ; par la persistance des mouvements de rotation ; par la conservation de l'attache inférieure du long supinateur, puissant muscle fléchisseur de l'avant-bras ; enfin, par la longueur et la forme du moignon facile à utiliser pour l'application d'un appareil prothétique (*British med. Journal*, 1871, I, Jolly).

Données anatomiques. — La première rangée du carpe forme une saillie convexe, oblongue dans le sens transversal, reçue dans une cavité peu profonde, de forme appropriée. L'interligne articulaire est donc arciforme. On compte un ligament interne et un externe, un palmaire très fort (voy. p. 238, fig. 116) et un dorsal insignifiant. Celui-ci, par sa laxité, permet de fléchir fortement la main et d'amener le condyle en demi-luxation postérieure. C'est en coupant ce ligament tendu sur le condyle ainsi exposé que l'on arrive le plus facilement à ouvrir l'articulation.

La synoviale radio-carpienne est, sauf exception assez rare, isolée de la radio-cubitale inférieure (fig 93, p. 206); de sorte que la désarticulation du poignet n'enflamme pas nécessairement cette petite cavité dont l'intégrité est fort utile à la conservation des mouvements de rotation. On devra s'appliquer en opérant à respecter le ligament triangulaire radio-cubital.

Les deux apophyses styloïdes sont les piliers de l'arc formé par l'interligne. Celle du radius descend plus bas, de sorte qu'elle se trouve juste au niveau de la partie culminante de l'articulation médio-carpienne. Si donc on incise en travers sur le dos du poignet non fléchi, juste au niveau de la pointe du radius, le couteau pénètre dans l'articulation du grand os et du semi-lunaire, faute bien souvent commise.

Lorsque l'articulation est dépouillée de toute part, le couteau droit peut la traverser facilement et à plein tranchant, non pas dans le sens antéro-postérieur, à cause de la forme arquée de l'interligne, mais d'un côté à l'autre. Il suffit pour cela d'engager la lame au-dessous d'une malléole, en choisissant l'externe de préférence, et, pour ne pas heurter le condyle, de se souvenir que la flèche de l'arc est de 10 millimètres environ.

Les *parties molles* qui environnent l'articulation du poignet sont importantes à étudier. Sur la face dorsale, sans parler de vaisseaux et nerfs insignifiants : rien que des tendons, la plupart isolés, et la peau. Du côté palmaire, au contraire : deux artères, deux gros nerfs, des origines musculaires et un énorme paquet de tendons. Le canal ostéo-fibreux qui loge et contient ces derniers, est formé par les deux rangées carpiennes, appareillées en forme de croissant dont les cornes ou saillies sont reliées d'un côté à l'autre par un large pont fibreux, le ligament transverse du carpe (fig. 116). La paroi antérieure de ce canal radio-carpien, osseuse sur les côtés, fibreuse au milieu, est adhérente aux téguments. Cette adhérence rend difficile et périlleuse la dissection de la peau, de quelque manière qu'on s'y prenne pour l'exécuter.

Les téguments de la face antérieure du poignet, fort minces sur l'avant-bras, au niveau des plis de flexion, deviennent, plus bas, épais et matelassés; ils se rétractent assez peu. Ceux du dos du poignet, minces, maigres et mobiles, *se rétractent énormément*, surtout ceux qui recouvrent le radius et son apophyse styloïde. Ainsi donc, la malléole radiale, par son volume, sa longueur et sa mobilité dans les mouvements de rotation, par la rétractilité considérable de ses téguments, est la partie du squelette qu'il est à la fois le plus important et le plus difficile de bien recouvrir. Il faut, dans tous les procédés, garder 3 centimètres, deux doigts de peau, sur le bord radial du poignet; il n'est permis de rester en deçà que dans les cas rares où le traumatisme, en coupant les téguments, a déjà permis à la rétractilité de se satisfaire.

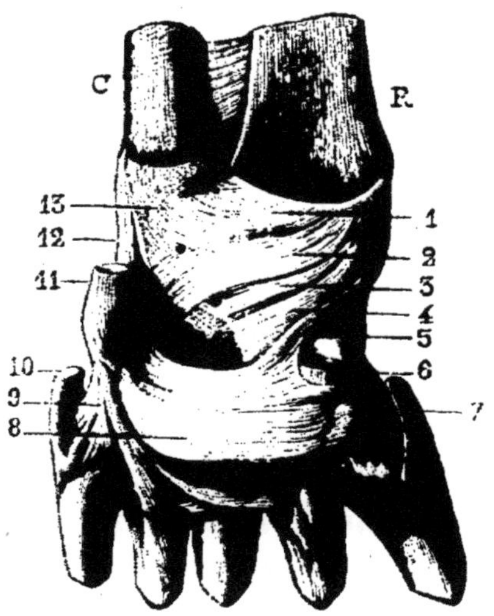

Fig. 116. — Face antérieure du poignet gauche. — C, cubitus; R, radius. — 1, 2, 3, 4, fibres du ligament radio-carpien antérieur; 5, ligament latéral externe; 6, tendon grand palmaire; 7, tendon long abducteur; 8, ligament transverse; 9, expansions du muscle cubital antérieur ou pisi-métacarpiennes; 10, tendon cubital postérieur; 11, tendon cubital antérieur; 12, ligament latéral interne; 13, ligament cubito-carpien antérieur.

Exploration, recherche de l'interligne. — Après avoir étudié le poignet le scalpel à la main, apprenons à l'explorer à travers la peau saine ou malade et à déterminer ainsi les repères de l'interligne articulaire, c'est-à-dire les apophyses styloïdes. Rien n'est plus facile en l'absence de gonflement. Mettez le bout du doigt dans la tabatière anatomique, tournez l'ongle vers le radius et montez à la rencontre de son extrémité : votre ongle la reconnaîtra facilement. Aucune autre saillie ne peut vous tromper.

Du côté interne, l'exploration est un peu plus délicate. On arrive à sentir l'extrémité du cubitus, soit en suivant l'os de haut en bas, soit en remontant avec l'ongle sur le bord du poignet. Mais il est bon de savoir que la situation de la main change la situation relative de l'apophyse styloïde : dans la supination, la pointe du cubitus est en arrière ; dans la pronation (attitude de la désarticulation), elle est en dedans.

On trouve facilement l'extrémité interne de l'interligne, en palpant le bord interne du poignet entre le pouce et l'index. On perçoit ainsi que la partie de beaucoup la plus épaisse répond au pisiforme et au pyramidal, et qu'au-dessus de ces os, au-dessous de l'extrémité du cubitus, justement au niveau de l'articulation, est un véritable vide capable de loger les extrémités des doigts explorateurs.

La ligne droite qui unit les deux points marqués comme correspondant aux apophyses styloïdes, doit être oblique et montrer que celle du radius descend à 6 ou 8 millimètres plus bas que celle du cubitus.

Le gonflement n'entrave jamais que l'exploration superficielle du poignet ; une fois les incisions tégumentaires accomplies, le doigt, au fond de la plaie, reconnaît facilement les particularités du squelette de la région.

Pour les cas tout à fait exceptionnels dans lesquels le poignet et la main auraient perdu toute forme normale, comment pourrait-on déterminer la situation de l'interligne afin de bien placer les incisions ? Par la mensuration du membre sain et le report sur le membre malade, en mesurant, soit à partir du coude, soit à partir du bout des doigts.

Jusqu'à présent je n'ai rien dit des plis de flexion considérés comme repères. Un seul est important, non pas pour déterminer un interligne quelconque, car il se déplace énormément suivant l'attitude de la main, mais pour servir de point de départ à l'appréciation de la longueur à donner à un lambeau palmaire. Ce pli, le premier que produise la flexion, devient très visible et seul bien visible lorsque la main est fléchie seulement de quelques degrés; il établit la limite entre les téguments fins de l'avant-bras et ceux plus épais des éminences thénar et hypothénar. Il correspond au pisiforme.

Usages du moignon, choix des procédés. — Le moignon qui résulte de la désarticulation du poignet doit être capable de supporter une main artificielle plus ou moins parfaite et de lui communiquer les mouvements de rotation, sans lesquels la difformité ne serait que très imparfaitement masquée. Sans parler des points d'attache supérieurs, disons que l'appareil prothétique sera fixé au moyen d'un bracelet ou gaine de cuir embrassant étroitement les extrémités des os de l'avant-bras.

Il est donc désirable que la cicatrice ne soit périphérique sur aucun point, moins encore du côté des apophyses styloïdes que partout ailleurs. Une cicatrice terminale, telle qu'elle résulte de l'emploi de la méthode circulaire, se cache dans la cavité articulaire des os de l'avant-bras, cavité oblongue dont les bords et les extrémités sont recouverts par des téguments naturels. Le moignon peut soulever un fardeau sur le côté radial, il peut appuyer et frapper par le côté cubital, par ses deux faces et même par son extrémité. Mais l'état des téguments ne permet pas toujours de réaliser un tel moignon.

On doit souvent se contenter d'une cicatrice rejetée plus ou moins vers la face dorsale de l'avant-bras, telle que la donne l'amputation à lambeau antérieur.

Pourvu que le moignon n'ait pas de cicatrice sur la face antérieure, ni sur les apophyses styloïdes, il peut manœuvrer un appareil avec adresse et déployer une force considérable.

Dans certains cas de nécessité, on peut être amené à placer la cicatrice n'importe où, en prenant des lambeaux où il y a de la peau; mais on s'expose ainsi à ne faire qu'un moignon de riche et pas toujours un bon.

Nous décrirons pour l'amputation du poignet, trois manières excellentes : l'incision circulaire, simple et facile ; l'elliptique (lambeau antérieur), plus élégante dans son exécution et dans son résultat mais aussi plus difficile à exécuter ; enfin le lambeau palmaire ou antérieur proprement dit.

Désarticulation du poignet par la méthode circulaire à manchette.

Cette amputation est à la portée du chirurgien le moins exercé. Couper la peau circulairement à 0^m,03 au-dessous de l'articulation (a) ; — la disséquer et la retrousser en

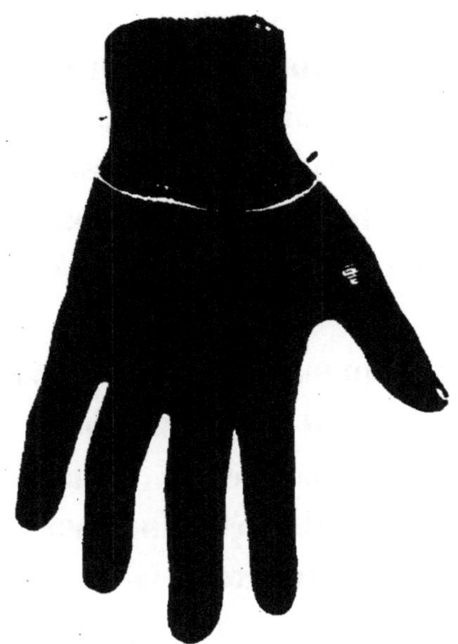

FIG. 117. — Incision circulaire pour la désarticulation du poignet.
(Le tiret indique l'interligne trapézo-métacarpien.)

manchette ; — traverser l'articulation à plein tranchant, du bord radial au bord cubital ;—tels sont les trois temps de l'opération.

Un aide tient l'avant-bras horizontalement et se dispose à rétracter la peau et la manchette quand elle sera retroussée. Il peut à la rigueur se charger en même temps de comprimer les artères radiale et cubitale; mais, en raison des mouvements de rotation que l'opérateur va imposer à la main, il vaut mieux faire agir un appareil ou un autre assistant sur l'artère brachiale (b).

1° Placez-vous au bout et un peu sur le côté du membre, de manière à tenir de votre main gauche la main malade. Tordez cette main vers votre droite; appliquez le couteau *par-dessus* le poignet, sur le tracé de l'incision; coupez par de légers mouvements d'archet et entamez le tissu cellulaire dans toute son épaisseur, de manière à bien mobiliser la peau. Détordez la main progressivement, pour amener sous le couteau la face du poignet primitivement tournée vers le sol, et terminez ainsi, doucement, sous vos yeux, sans retirer le couteau de la plaie, une incision circulaire complète qui n'intéresse que la peau et le tissu cellulaire.

2° Confiez la main malade à un assistant. — Du bout des doigts, pincez le bord de la manchette et décollez-le soigneusement avec la pointe du couteau insinuée à plat, d'abord dans une faible étendue, mais sur toute la périphérie du membre que vous faites tourner et retourner pour être à l'aise. — Retroussez la manchette et continuez à la disséquer, avec grandes précautions du côté des saillies osseuses de la paume, jusqu'à ce que les sommets des apophyses styloïdes soient découverts (c).

3° Relevée suffisamment, la manchette est confiée à l'aide qui la fixe et la rétracte. — Vous reprenez vous-même la main malade placée en position moyenne ; vous cherchez du doigt la pointe du radius et, au-dessous, vous engagez le plein du tranchant qui, obéissant à la courbure de l'interligne, rendu béant par la traction de votre gauche, tranche en sciant et marchant vers le bord cubital et le sol, tous les tendons et tous les ligaments.

Liez les artères : la cubitale est au côté externe du nerf homonyme, devant le cubitus ; la radiale est devant l'apophyse styloïde du radius.

La peau dorsale s'étant rétractée énormément, l'opération semble avoir été faite par la méthode elliptique. Réunissez la manchette en fente transversale.

Notes. — (a) L'incision passera donc plus bas en dehors qu'en dedans, en raison de la différence de niveau des apophyses styloïdes. En dedans, il suffit d'inciser immédiatement au-dessus du tubercule du cinquième métacarpien, mais, en dehors, il faut passer sur le premier métacarpien, à plusieurs millimètres au-dessous de son articulation trapézienne.

(b) Pour rétracter aisément, il faut que l'aide appuie le coude du malade sur son propre corps, ou bien qu'il tienne l'avant-bras étendu sur le bras, afin que celui-ci fournisse un point d'appui.

(c) On peut, en disséquant le tégument palmaire, garder à la face profonde de la manchette, la racine des muscles thénariens, le ligament annulaire, les vaisseaux, etc. ; mais cela est très difficile.

Pour arriver au même but, il est bien plus commode, une fois l'incision circulaire accomplie, de faire tirer la peau dorsale pour attaquer l'articulation d'emblée et détacher les téguments palmaires en dernier lieu, en manœuvrant comme je vais l'indiquer dans la description de la méthode elliptique. (Voy. p. 248, etc., les figures 124, 125 et 126 qui ont été dessinées après une incision circulaire et qui représentent la meilleure manière de désarticuler et de détacher les chairs antérieures, quel que soit le procédé : circulaire, elliptique, ou à lambeau palmaire.)

Désarticulation du poignet par la méthode elliptique.

L'incision elliptique appliquée au poignet ne donne de bons résultats que si elle est dirigée de manière à réserver les téguments palmaires, c'est-à-dire à faire un *lambeau antérieur*.

La forme aplatie et irrégulière du poignet, l'inégale rétractilité des différents points de sa gaine tégumentaire, font prévoir tout de suite les difficultés que nous allons rencontrer pour que, l'opération terminée, les parties molles s'adaptent facilement, sans excès ni défaut.

Le point culminant de l'ellipse sera placé derrière le poignet, un peu en dedans du milieu, à 0ᵐ,01 au-dessous de l'interligne (a, p. 251). Le point infime situé dans la paume, sur le prolongement de l'axe de l'avant-bras ordinairement marqué par un sillon cutané longitudinal dirigé vers le médius, sera placé à 0ᵐ,05 (trois doigts) au-dessous du précédent, c'est-à-dire au-dessous du niveau de la pointe du radius. Le lambeau ainsi taillé est même trop long; j'aimerais mieux ne lui donner que deux doigts au lieu de trois.

Si l'on se borne à faire l'incision elliptique pure, en réunissant ces deux points culminant et infime, à peu près par le plus court chemin, on découvre beaucoup trop les apophyses styloïdes, surtout celle du radius. Le lambeau trop large enveloppe, il est vrai, cette apophyse; mais la cicatrice se trouve rejetée en dehors, sur la partie la plus exposée de l'extrémité du radius. Le résultat n'est pas bon; il est encore moins beau.

Il ne faut pas unir les extrémités de l'ellipse par le plus court chemin, il faut : faire en arrière une incision très concave, ogivale ; couper en travers les bords du poignet, au voisinage des articulations carpo-métacarpiennes ; et, dans la paume enfin, tracer un lambeau très convexe, pas plus large que l'extrémité de l'avant-bras.

Précisons. Où faut-il passer sur les côtés du poignet, en dedans et en dehors ?

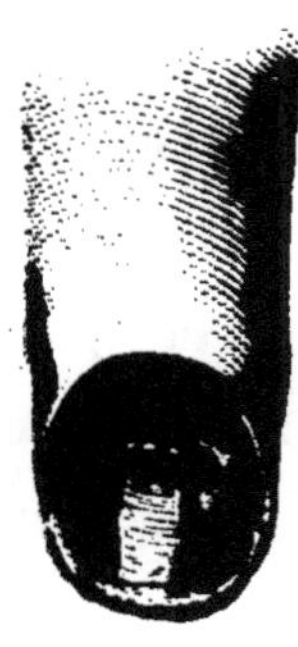

FIG. 118. — Désarticulation du poignet. Méthode elliptique à lambeau antérieur. Moignon béant.

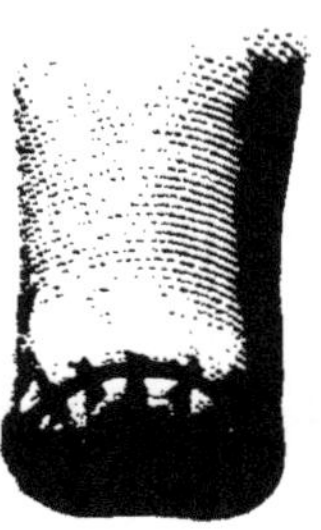

FIG. 119. — Moignon fermé de désarticulation du poignet par la méthode elliptique à lambeau antérieur.

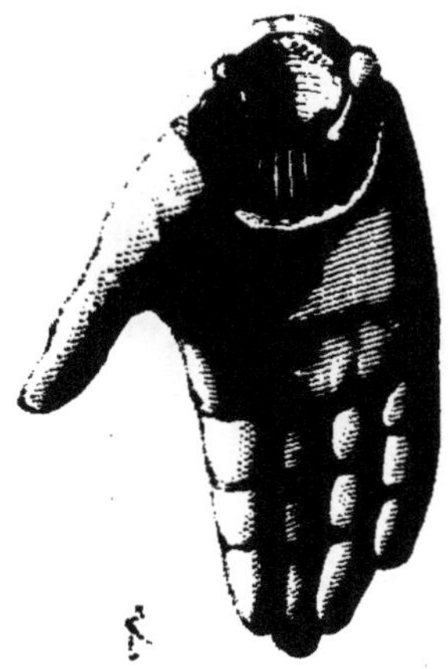

FIG. 120. — Main droite désarticulée par la méthode elliptique. — Forme de la partie antérieure de l'incision. On voit les saillies osseuses dénudées, les muscles entamés et le canal carpien évidé.

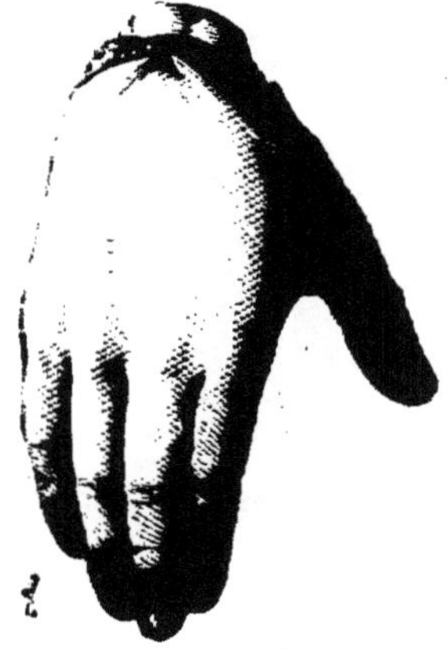

FIG. 121. — Même main après la même opération. — Forme de la partie dorsale de l'incision, maintenue par un clou, pour en montrer le point culminant, près du semi-lunaire, et le point déclive, en dehors.

En dedans, juste au-dessous du pisiforme, entre cet os et le tubercule du cinquième métacarpien ; en dehors, sur

14.

l'articulation trapézo-métacarpienne et même *plus bas*, sur le métacarpien, si l'on néglige de faire rétracter la peau.

Donc, il faut explorer avec soin le poignet, les apophyses styloïdes, les extrémités des métacarpiens et la masse épaisse que forment ensemble le pyramidal et le pisiforme.

Opération. — L'hémostase étant assurée par la compression digitale ou mécanique de l'artère humérale, ou simplement confiée à l'aide qui va tenir l'avant-bras,

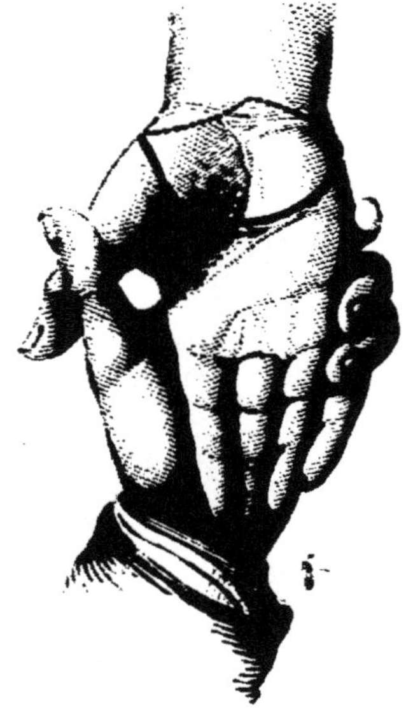

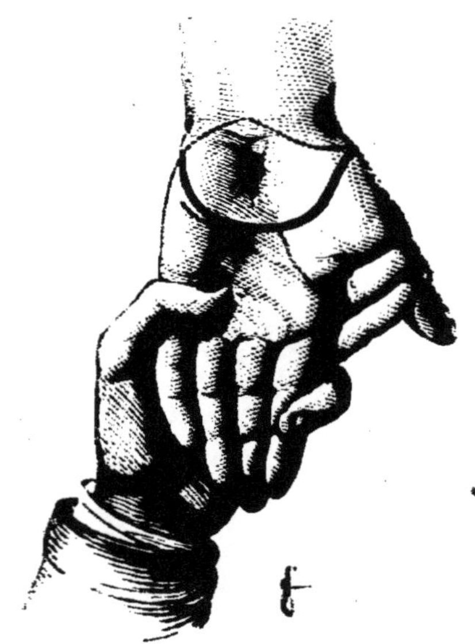

Fig. 122. — Manière d'étaler, de la main gauche, la paume droite, pour y tracer le lambeau antérieur de l'incision elliptique.

Fig. 123. — Manière d'étaler, de la main gauche, la paume gauche, pour y tracer le lambeau antérieur de l'incision elliptique.

placez-vous au bout du membre et tenez vous-même la main malade en supination, le pouce écarté des doigts, la paume étalée sous vos yeux par les doigts de votre main gauche (fig. 122 et 123).

1° Attaquez à plein tranchant le bord gauche du poignet, en bon lieu, et, tirant le couteau, tracez le lambeau avec la pointe sans trop craindre d'entamer les parties sous-jacentes. Descendez d'abord suivant le prolongement du bord gauche de l'avant-bras ; puis, arrondissant, allez passer au point infime marqué d'avance, pour remonter ensuite sur le prolongement supposé du bord droit de l'avant-bras, et vous jeter finalement sur le bord droit du poignet au point marqué. Repassez la pointe dans l'incision, pour donner quelque liberté aux contours de votre lambeau et creuser votre incision, si vous êtes sûr de l'aide qui fait l'hémostase.

Tournez alors la main malade en pronation et, voyant sur les bords du poignet les deux extrémités de l'incision, unissez-les de gauche à droite en remontant au point culminant et songeant toujours à garder beaucoup de peau pour couvrir l'extrémité du radius.

Cela fait, l'aide rétracte fortement, spécialement sur les côtés ; vous l'aidez singulièrement en donnant quelques coups de pointe sur les adhérences des téguments, en dedans et en dehors. Bientôt les apophyses styloïdes sont découvertes : touchez-les du doigt.

2° Mettez la main malade dans la flexion forcée (b), et, guidé par votre index gauche placé sur la malléole gauche, attaquez avec la pointe basse le ligament latéral gauche de l'articulation (fig. 124); abaissez alors le manche et par suite le tranchant pour couper, sur le condyle carpien à demi luxé par la flexion, les tendons dorsaux et le ligament postérieur, et en dernier lieu, le ligament latéral droit (c).

Les tendons extenseurs, les ligaments latéraux et postérieur ayant été coupés en un seul temps, l'articulation s'ouvre sous l'action de la main gauche et laisse voir les fortes fibres du ligament radio-carpien antérieur.

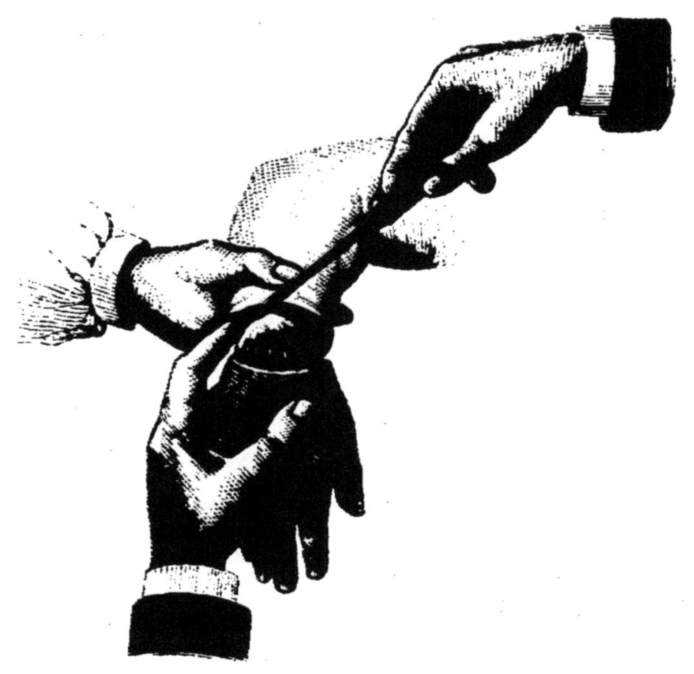

Fig. 424. — Attaque des ligaments latéral gauche, dorsal, etc., pour désarticuler le poignet. — La main est fortement fléchie par la gauche de l'opérateur dont l'index est sur le repère styloïdien gauche.

Attaquez avec la pointe leurs insertions inférieures particulièrement au droit du semi-lunaire, en manœuvrant comme si vous vouliez engainer le couteau dans le canal séreux radio-carpien.

3º Occupez-vous maintenant de séparer les téguments palmaires des saillies osseuses sous-jacentes.

Pour le faire vite et bien, tenez toujours la main pendante et verticale, fortement fléchie, pose indispensable.

Tordez-la d'abord à gauche (fig. 125) pour voir le côté droit de l'incision, y porter le tranchant, la pointe haute, et abaisser successivement plusieurs incisions qui détacheront les téguments en rasant les os. Bientôt, grâce à la torsion que vous exagérez à mesure, vous pourrez, par un dernier coup, entrer dans le canal radio-carpien (d).

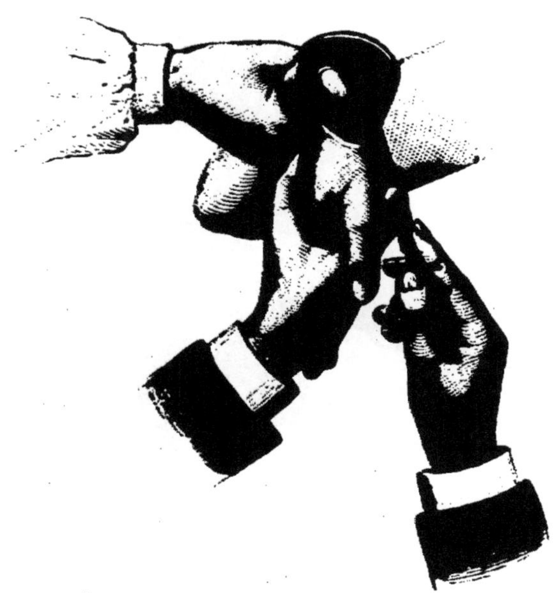

Fig. 125. — Désarticulation du poignet. — La gauche de l'opérateur tord à gauche la main malade, pendante et parfaitement fléchie, pour la séparation de la partie droite du lambeau antérieur, le contournement des saillies osseuses correspondantes, l'ouverture du canal carpien et la mise à nu des tendons fléchisseurs.

Tordez alors la main à droite (fig. 126, p. 250) pour voir le côté gauche de l'incision et, avec la pointe basse, agissant cette fois de bas en haut, mais toujours s'insinuant peu à peu, à plusieurs reprises, entre les téguments et les saillies osseuses, contournez celles-ci jusqu'à ce que vous entriez de nouveau dans le canal radio-carpien.

S'il reste en ce moment, par négligence, quelques fibres du ligament antérieur, achevez-en la section et la main ne tiendra plus que par le paquet des tendons fléchis-seurs.

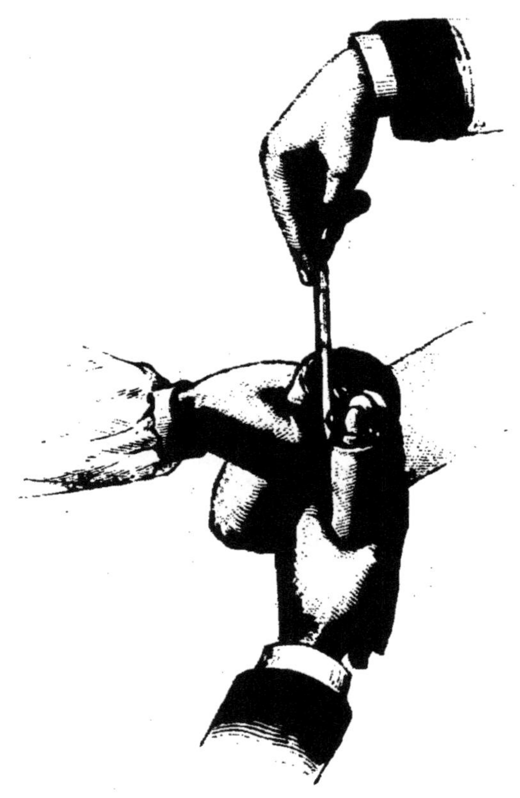

FIG. 126. — Désarticulation du poignet. — La gauche de l'opérateur tord à droite la main malade, pendante et complètement fléchie, pour la séparation de la partie gauche du lambeau antérieur, le contournement des saillies osseuses correspondantes, l'ouverture du canal carpien et le dégagement des tendons fléchisseurs.

Attaquez ceux-ci avec le plein du tranchant, sans tirer dessus; coupez-les en sciant, à 3 centimètres au-dessous du radius. A mesure qu'ils sont divisés, les tendons ren-trent dans leur gaîne, et bientôt, la main malade étant relevée, le couteau sort en finissant de détacher le lambeau sous l'œil de l'opérateur (e).

Cherchez les artères radiale et cubitale pour en faire la ligature. S'il existe dans la cavité du moignon quelque partie ligamenteuse flottante, réséquez-la ; réséquez de même par précaution les troncs des nerfs cubital et médian.

Notes. — (a) Il faut marquer ce point pendant que le poignet est dans l'extension, car la flexion déplace les téguments de l'avant-bras et les attire sur la main. Je ne recommande pas de faire tirer la peau avant de l'inciser, cela étant ordinairement sans résultat sur le malade, et les effets de la traction devant varier beaucoup suivant l'habileté de l'aide.

(b) Cette flexion à angle droit sur l'avant-bras luxe à demi le condyle carpien en arrière, tend et expose le ligament postérieur que l'on coupe en manœuvrant le couteau dans le plan même du métacarpe, presque perpendiculairement à l'avant-bras. Il faut noter que, dans cette position, la tête du grand os forme une saillie évidente ; c'est à un centimètre au-dessus qu'il faut passer.

(c) Le couteau marche assez lentement pour que l'œil voyant l'articulation s'ouvrir, guide le tranchant et l'empêche, soit de monter sur les os de l'avant-bras, soit, ce qui est plus fréquent, de descendre sur le carpe ; ceci arrive surtout quand la main n'est pas fléchie. Les tendons ont pu être compris avec la peau.

(d) Il n'est pas utile de commencer à droite plutôt qu'à gauche ; je conseillerai plutôt d'attaquer d'abord le côté radial, où les saillies carpiennes du scaphoïde et du trapèze sont plus faciles à contourner. Cela donne ensuite de la facilité pour circonscrire le pisiforme. Je ne vois pas pourquoi un opérateur quelque peu embarrassé n'armerait pas un de ses aides d'une érigne pour écarter les chairs pendant que le couteau cherche à contourner les saillies osseuses.

(e) Si, après avoir dégagé les tendons du canal radio-carpien en coupant les deux bouts du pont fibreux appelé *ligament transverse*, on saisit du bout des doigts l'extrémité du lambeau palmaire pour le décoller des tendons par arrachement, on réussit très facilement et ceux-ci se présentent seuls au couteau qui les divise purement et simplement en travers.

Désarticulation du poignet à lambeau antérieur.

. Elle ne diffère de la précédente qu'en ce que l'incision dorsale se rencontre à angle presque droit avec les extrémités des branches de l'U qui circonscrit le lambeau. J'ai conseillé de commencer la section des téguments par la face palmaire, pour ne tourner qu'une fois l'avant-bras, sur lequel se fait souvent la compression des artères, et aussi pour être plus sûr de bien limiter le lambeau. Comme plusieurs opérateurs commencent par l'incision dorsale, je consens volontiers à indiquer leur manière de faire à propos de la désarticulation à lambeau antérieur. Mais, je ne puis accepter leurs points de repère, ne voulant à aucun prix dépouiller les apophyses styloïdes, et ne tenant pas le moins du monde à faire un lambeau trop large, pédiculé comme un battoir.

Explorez, d'une part, l'articulation trapézo-métacarpienne, la saillie des tendons qui limitent en dehors la tabatière anatomique, et, d'autre part, la masse osseuse du pyramidal et du pisiforme placés celui-ci devant celui-là.

Opération. — Après avoir tout disposé, tournez la main malade en pronation. Entre le pouce et l'index placés sur les points de repère, tenez les bords du poignet et faites à la peau une incision dorsale un peu plus oblique que l'interligne, se terminant : en dehors dans la partie inférieure de la tabatière, immédiatement au-dessus du métacarpien du pouce ; en dedans sur l'articulation pisi-pyramidale, à un doigt de l'extrémité du cubitus. Cette incision coupe obliquement juste la demi-circonférence du poignet ; il faut se garder, surtout en dehors, de la faire empiéter sur la paume, et respecter la peau que soulèvent les tendons réunis du long abducteur et du court extenseur du pouce.

Le lambeau doit avoir une longueur moyenne de deux doigts au-dessous du niveau de l'incision dorsale, un peu plus en dehors, un peu moins en dedans. Les branches du large U qui le circonscrit doivent, sur la paume étalée, se diriger d'abord en ligne droite : l'interne vers la commissure du petit doigt et de l'annulaire, l'externe vers celle de l'index et du médius.

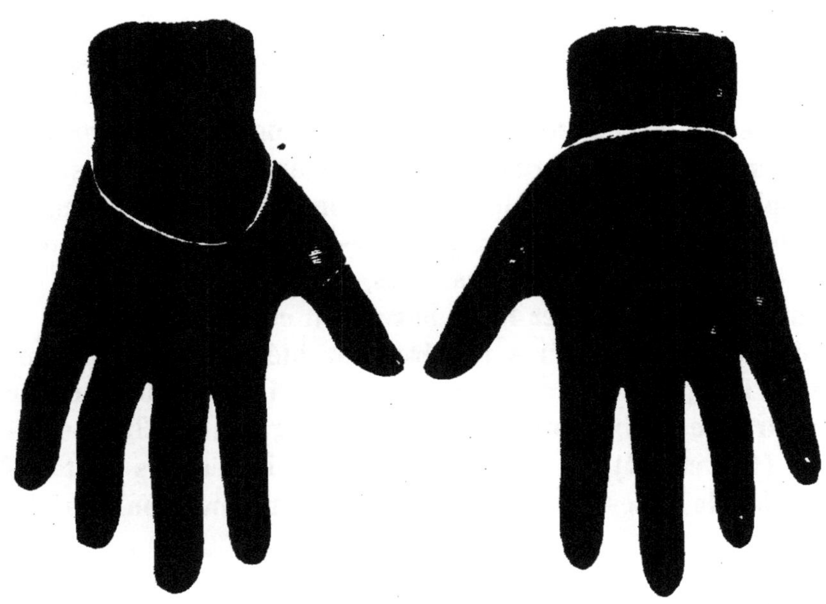

FIG. 127.— Désarticulation du poignet, à lambeau antérieur.

FIG. 128.—Même opération, incision dorsale légèrement oblique et concave.

Pour le tailler, tournez la main en supination et mettez la pointe dans l'extrémité gauche de la plaie dorsale. De là faites descendre une incision d'abord longitudinale qui s'incline peu à peu à droite, s'arrondisse et redevienne longitudinale pour rejoindre l'extrémité droite de la section dorsale.

Deux partis sont à prendre en ce moment : ou bien disséquer le lambeau, avec ou sans les parties sous-cutanées ; ou bien remettre la main en pronation et flexion forcée, faire rétracter la peau, découvrir et ouvrir l'articulation pour contourner ensuite les saillies carpiennes, comme je l'ai indiqué plus haut. C'est ce dernier parti qu'il faut adopter si l'on est assez adroit de sa main gauche, pour manœuvrer convenablement la main malade.

Autres procédés.

La nécessité peut forcer l'opérateur à modifier les procédés qui viennent d'être décrits ou bien à en employer d'autres. Par exemple, la partie dorsale de l'incision elliptique peut, en sa partie moyenne, remonter jusqu'au-dessus de l'articulation : pourvu qu'on garde, sur les côtés, la peau nécessaire, et en avant, un lambeau assez long, le résultat est passable.

Bien d'autres manières d'opérer ont été proposées, notamment : l'amputation à deux lambeaux (fig. 129 et 130) et même à quatre ; le lambeau unique, ou dorsal (fig. 131 et 132), ou externe (133 et 134), ou interne, etc. Ces trois derniers sont des procédés de nécessité qui doivent donner un moignon de riche suffisant.

Le procédé à deux lambeaux arrondis, fréquemment employé, n'a pour moi qu'une excuse : la facilité qu'il donne à l'opérateur pour désarticuler. Son résultat est celui de la méthode circulaire, avec un grand inconvénient en plus, la mise à découvert des apophyses styloïdes.

Les figures 129 et 130 représentent les tracés des deux lambeaux antérieur et postérieur de la désarticulation du poignet. Chaque lambeau a tout au plus 3 centimètres de longueur à partir des apophyses styloïdes. Afin d'éviter le plus possible de sacrifier de la peau sur les côtés, les lambeaux sont presque carrés, arrondis aux angles. Les incisions latérales doivent commencer sur les bords du carpe *au-dessous* des apophyses styloïdes. Après l'opération, quel que soit le mode de pansement, il faut rechercher, par la suture, l'union immédiate des bords latéraux des lambeaux pour couvrir les extrémités osseuses.

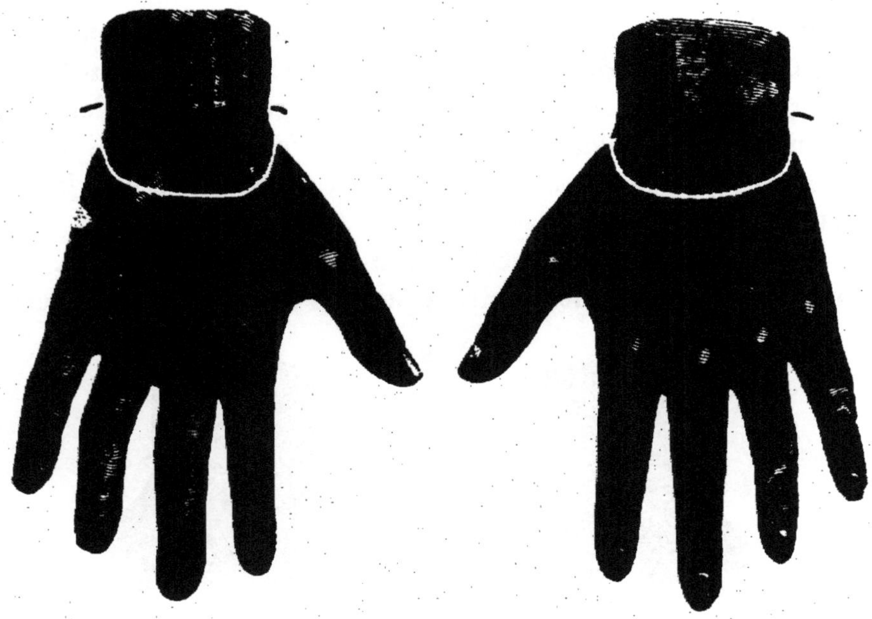

Fig. 129 et 130. — Désarticulation du poignet, deux lambeaux égaux ant. et post.

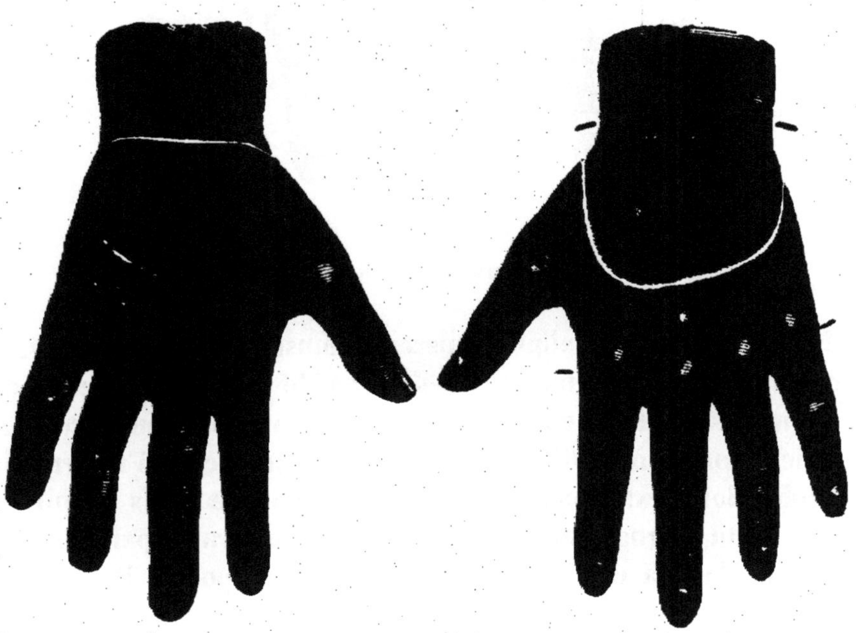

Fig. 131 et 132. — Désarticulation du poignet, lambeau unique dorsal.

Pour enlever la main en ne gardant qu'un lambeau dorsal (fig. 131 et 132), les téguments sont coupés en avant, dans le pli de flexion principal, oblique comme l'interligne, juste au-dessus du pisiforme. En arrière, le lambeau, large comme la demi-circonférence du poignet, carré à angles arrondis, long de 5 centimètres en dehors, un peu moins en dedans, descend jusque près du milieu des métacarpiens.

Enfin, dans la désarticulation à lambeau externe (fig. 133 et 134), celui-ci est formé des téguments de tout le tiers externe

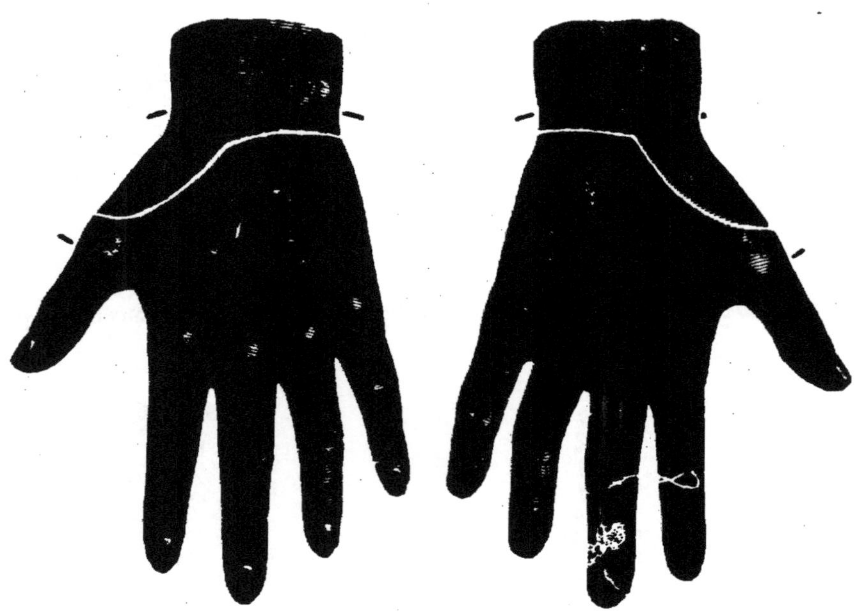

Fig. 133 et 134. — Désarticulation du poignet, lambeau externe.

du poignet et de quelques faisceaux musculaires thénariens. Il commence à 1 centimètre au-dessous de l'article, descend au moins jusqu'au milieu du premier métacarpien. Son bord postérieur longe, à 0^m,01 de distance en dedans, le côté interne du tendon long extenseur; l'antérieur commence dans le pli de flexion du poignet, sur la saillie du tendon grand palmaire, et marche dans la direction du bord externe du pouce. Depuis dix ans, ce procédé est connu, en France et à l'étranger, sous le nom de *Dubreuil*; il a été employé trois fois sur le vivant. (Queste, th. de Montpellier, 1879.) Soupart l'avait décrit en 1847, comme aussi le procédé à lambeau interne, qu'il est inutile de figurer.

ARTICLE VI

AMPUTATIONS PARTIELLES DE L'AVANT-BRAS

A l'avant-bras, comme le conseillait déjà A. Paré, « faut oster le moins que l'on pourra de la partie saine ». On ne s'arrêtera donc pas aux dangers de l'amputation près du poignet, signalés autrefois par J.-L. Petit, D. Larrey, A. Cooper, Sédillot, etc., non plus qu'à ceux de l'amputation près du coude et que redoutaient Zang, Richerand et Volpi.

Anatomie. — L'avant-bras est légèrement aplati d'avant en arrière. Mais cet aplatissement disparaît, dans la partie charnue du membre, lorsqu'il est tourné en pronation, même chez les sujets maigres et bien musclés.

La masse musculaire située devant le plan ostéo-fibreux formé par le squelette anti-brachial, est bien plus considérable que la masse musculaire située derrière, de sorte que, si l'on taillait deux lambeaux, l'un antérieur, l'autre postérieur, en rasant les os, le premier serait de beaucoup le plus épais et le plus large.

Près du poignet, il n'y a, sans parler des vaisseaux ni des nerfs, que la peau, les tendons et les os. Plus haut, au contraire, le squelette, sauf la crête du cubitus, est entouré par des muscles.

Donc, en raison de la forme du membre, le moignon devra être taillé pour donner une cicatrice transversale; en raison de l'absence de muscles près du poignet, l'amputation circulaire à manchette sera préférée pour cette région; en raison de sa situation superficielle, le cubitus tendra à faire saillie (et le radius, en certains points); en raison du nombre des gaines musculaires et tendineuses, il faudra craindre les fusées purulentes. Comme presque tous les muscles s'attachent près du coude, l'opérateur laisse, quand il ampute très haut, trop peu de longueur à leurs fibres pour rendre la méthode circulaire pure praticable à ce niveau, ces fibres écourtées ne se pouvant rétracter suffisamment pour permettre de scier les os assez haut.

Les artères de l'avant-bras sont nombreuses : radiale, cubitale, interosseuses postérieure et antérieure, artère du nerf médian et autres collatérales assez volumineuses quelquefois pour exiger exceptionnellement jusqu'à onze ligatures (Klein d'après Chélius).

Usages du moignon. — Un amputé de l'avant-bras demande à son moignon d'être indolent pour supporter un membre artificiel et puissant pour le fléchir. Or, un moignon d'avant-bras a besoin d'une assez grande longueur pour manœuvrer un appareil avec force.

Certes, un petit tronçon antibrachial semble de prime abord utile, par l'olécrâne, à la fixation d'un membre artificiel ; mais il est bien peu capable de mobiliser l'appareil prothétique, malgré la conservation des attaches des muscles fléchisseurs et extenseur.

Le moignon d'avant-bras n'a rien à faire par ses parties latérales ; il travaillera un peu en arrière pour étendre l'appareil et beaucoup en avant pour le fléchir. De ce que les deux os, après l'amputation, se rapprochent et prennent souvent l'attitude moyenne ou celle de la pronation, il résulte que c'est l'extrémité radiale, placée en avant, qui agit sur l'appareil pour le fléchir ; pour la même raison, l'extrémité cubitale placée en arrière sert à l'extension.

Choix des procédés. — La méthode circulaire, quand elle est possible, est évidemment indiquée.

Lorsqu'on fait un lambeau antérieur, d'après la règle, le bout du radius correspond au bord externe du lambeau et tendrait à sortir de la plaie si le moignon devait rester dans la supination (fig. 135). Mais il n'en est rien puisque, naturellement et aussi du fait du chirurgien qui fait le pansement, le radius se porte devant le cubitus. Dans ce mouvement de translation qu'elle subit, l'extrémité du radius va se cacher sous le lambeau antérieur ; car ce lambeau ne la suit pas dans son déplacement (fig. 136).

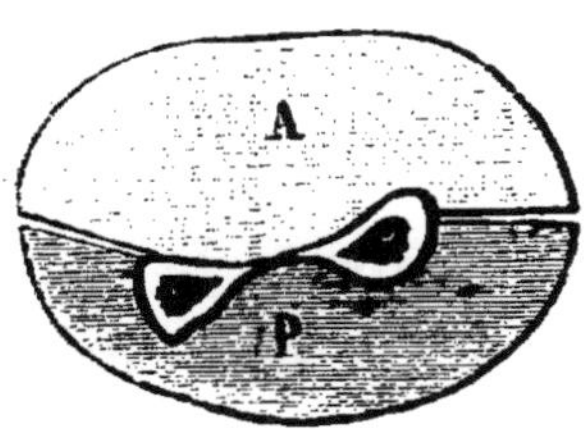

Fig. 135. — Coupe d'un moignon à deux lambeaux A et P de l'avant-bras maintenu en supination.

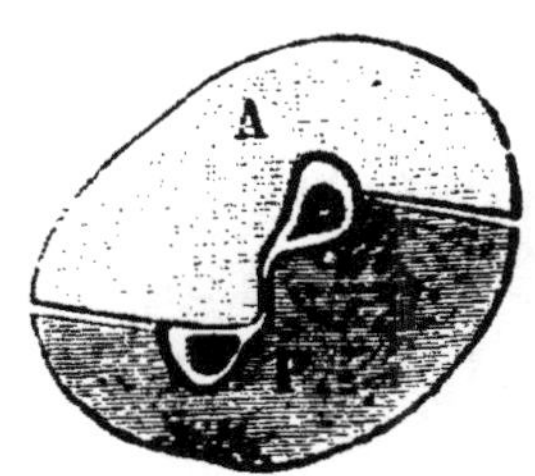

Fig. 136. — Coupe du même moignon après que le radius R porté en pronation est venu se cacher sous le lambeau antérieur A.

On comprend que le muscle grand pronateur, quand l'amputation a respecté ses attaches, détermine la pronation et le rapprochement des deux extrémités osseuses. Mais lorsque l'avant-bras a été coupé au-dessus du milieu, les deux muscles supinateurs (le biceps et le court supinateur) n'ont plus d'antagonistes. Vraisemblablement, ils tiennent le tronçon du radius tourné en dehors ; mais cet os se porte, dit-on, néanmoins, devant le cubitus.

Ainsi donc, le radius est enveloppé, en fin de compte, par le tiers externe du lambeau antérieur. Le cubitus de son côté est couvert par le tiers interne du lambeau postérieur, dès avant la mise en pronation, puisque ce lambeau, pour être assez large, doit venir en dedans jusque devant cet os. Du reste, je recommande de ne pas oublier, dans la taille des lambeaux, de faire le premier directement antérieur, de manière qu'il déborde en dehors le radius, et le second directement postérieur, afin que son bord interne soit, non pas simplement en dedans, mais un peu en avant du cubitus. Comparez les deux coupes représentées plus haut, figures 135 et 136.

A. — AMPUTATION DE L'AVANT-BRAS DANS SON TIERS INFÉRIEUR.

Méthode circulaire à manchette.

Un assistant ou un appareil comprime l'artère humérale.

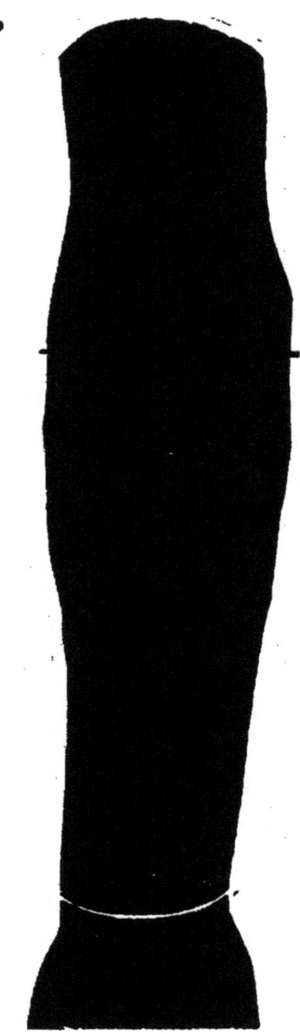

Fig. 137. — Amputation circulaire de l'avant-bras dans son tiers inférieur.

Un aide tient l'avant-bras et rétractera les téguments; un autre soutient le bout des doigts de la main malade.

Estimez généreusement le diamètre antéro-postérieur de l'avant-bras, au niveau du point où vous scierez les os, pour calculer, en conséquence, la quantité de téguments à garder et déterminer le niveau de l'incision circulaire. Songez que la peau une fois disséquée aura perdu un bon tiers de sa longueur, et que, n'ayant guère que des os à envelopper, elle doit être surabondante (a).

Placez-vous sur le côté du membre de manière à avoir la main malade à votre gauche.

1° Coupez la peau en sciant, d'abord sous le membre, puis dessus (b). Repassez le couteau pour détruire les adhérences celluleuses. — Pincez le bord du tégument entre le pouce et l'index gauches et décollez-le, tout autour du membre que les aides tournent et retournent pour amener sous vos yeux toute la périphé-

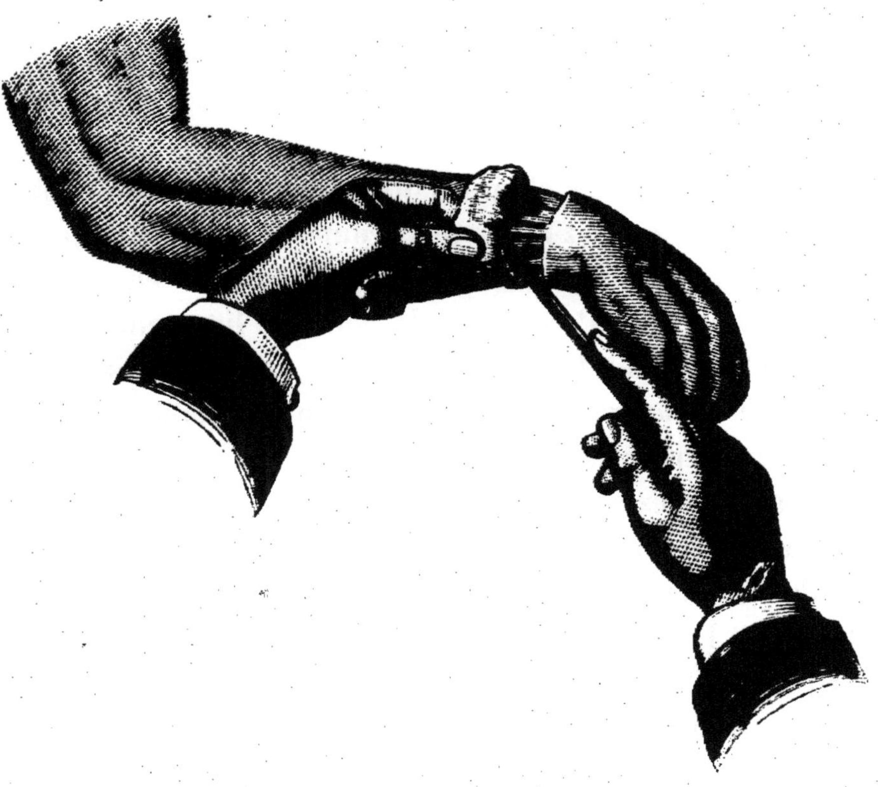

Fig. 138. — Amputation circulaire de l'avant-bras dans son tiers inférieur. Dissection de la manchette.

rie de l'avant-bras. Retroussez alors la manchette et continuez, s'il le faut, à la décoller et la retrousser jusqu'à ce que vous soyez arrivé au niveau de la future section osseuse.

2° L'avant-bras étant alors en supination, insinuez le

couteau à plat le plus haut possible sous les tendons, les muscles, les vaisseaux et nerfs qui sont devant les os et, tournant le tranchant en l'air, sortez à travers ces parties molles qui, taillées en forme de lambeau très court et carré, se rétractent aussitôt et disparaissent (c). — Faites de même pour les tendons et muscles postérieurs, en passant le couteau à plat entre eux et les os et tournant ensuite le tranchant vers le sol, si vous avez laissé le membre en supination.

S'il reste quelques chairs dans l'espace interosseux ou autour des os, coupez-les de deux coups de couteau donnés en travers, très haut et au même niveau, l'un en avant, l'autre en arrière. Percez avec la pointe le ligament interosseux et, mettant le bout de l'index gauche dans cette boutonnière transversale, éraillez-la en refoulant sa lèvre supérieure vers le coude.

3° Vous placez alors une compresse neuve à trois chefs qui sert à envelopper et rétracter les chairs et vous permet de scier les os, ou bien tous les deux à la fois, ou bien l'un après l'autre, mais au même niveau, le radius d'abord, le cubitus ensuite (d).

L'amputation terminée, il faut lier les artères radiale, cubitale, souvent l'interosseuse postérieure et quelquefois d'autres artérioles. On ne manque pas de réséquer les nerfs si on les aperçoit. La manchette est rabattue et aplatie d'avant en arrière. L'avant-bras est pansé, mollement comprimé et immobilisé dans la position moyenne, ainsi que le coude. Il est peut-être bon d'exercer à l'aide de compresses graduées une pression antéro-postérieure, dans le but d'empêcher les os de se rapprocher.

Notes. — (a). Je ne puis que renvoyer aux généralités, quand il s'agit d'estimer la longueur d'un lambeau ou d'une manchette (voy. p. 27 et 28). Pour le cas particulier actuel, il convient de faire l'incision circulaire à une épaisseur d'avant-bras au-dessous de la future section osseuse.

(b) Faites si vous voulez comme pour la désarticulation du poignet : page 242, ligne 8.

(c) Cette pratique bien simple paraît dater d'Hervez de Chégoin (1819).

Pour introduire facilement le couteau sous les tendons, l'opérateur pourra faire sur le bord de l'os qui le regarde une incision longitudinale. Puis, il insinuera le couteau dans la partie supérieure de cette incision, refoulant même la manchette avec le dos de la pointe pour entrer le plus haut possible : il fera pénétrer sa lame de manière à raser la face antérieure des os et de l'aponévrose interosseuse qui ensemble forment une gouttière, et fera sortir la pointe encore le plus haut possible, la main gauche allant refouler la manchette pour faciliter cette sortie. Une deuxième incision longitudinale préliminaire, symétrique et analogue à la première, est utile et favorise le passage du couteau.

(d) On recommande de scier les os pendant que l'avant-bras est dans la position moyenne. Je crois cela peu important. Il est commode de tourner l'avant-bras n'importe comment, pourvu que la scie puisse attaquer facilement les deux os à la fois et terminer la section du radius avant celle du cubitus plus solidement fixé à l'humérus.

Le procédé de Teale à *long lambeau postérieur carré* a été très recommandé pour l'amputation de l'avant-bras dans sa moitié inférieure. Voy. ci-après figure 139.

Les avantages de ce procédé sont de garder absolument toutes les chairs rétro-squelettiques, puisque le lambeau est découpé et détaché à la manière de Ravaton, et de ne pas avoir dans le moignon un seul nerf capable de former un névrome douloureux. L'expérience a prouvé qu'il n'en est pas de même à ce dernier point de vue, quand on ampute l'avant-bras, haut ou bas, en taillant un lambeau antérieur.

B. — AMPUTATION DE L'AVANT-BRAS DANS SES DEUX TIERS SUPÉRIEURS.

Ici, nous avons des masses charnues pour former des lambeaux. L'amputation circulaire avec dissection des téguments est encore possible, mais à la condition que l'on fende la peau au besoin, pour la relever assez haut. Quant à l'amputation circulaire infundibuliforme, elle ne convient pas, comme on le sait, aux segments de membre à deux os et sur lesquels elle donne, si le sujet n'est pas amaigri, un moignon conique d'emblée qui

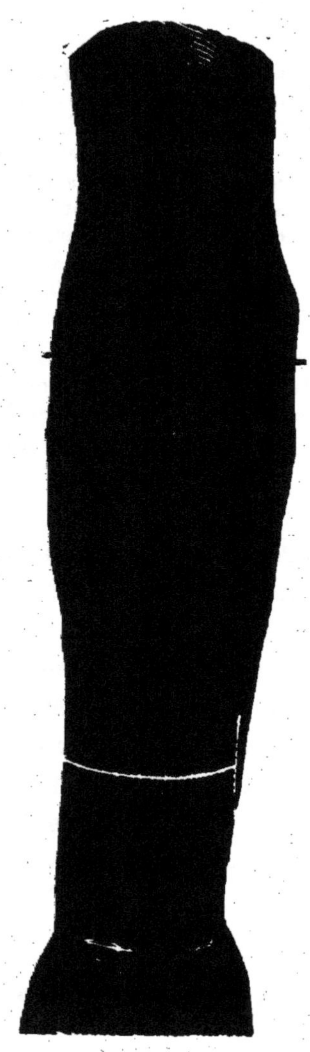

Fig. 139. — Amputation de la partie inférieure de l'avant-bras. Procédé de Teale.

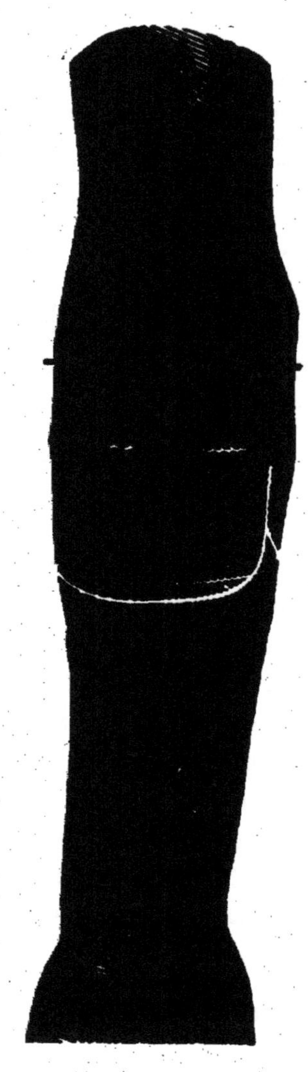

Fig. 140. — Amputation de l'avant-bras dans sa moitié supérieure. Deux lambeaux égaux, ant. et post.

semble avoir été taillé à la guillotine. Je vais donc décrire, comme procédé de choix, l'amputation de la partie charnue de l'avant-bras à deux lambeaux (fig. 140), sans prétendre exclure, je le répète, la manchette circulaire.

Amputation de la partie supérieure de l'avant-bras, à deux lambeaux égaux, antérieur et postérieur.

Mesurez la circonférence du membre au niveau du point où vous scierez les os. Pliez en deux votre mesure et appliquez-la en travers, sur la face antérieure de l'avant-bras, à partir du bord radial, pour déterminer la largeur de votre premier lambeau, largeur qui, avec cette précaution, sera certainement égale à celle du second. — Estimez le diamètre de l'avant-bras pendant la pronation : s'il a, par exemple, 80 millimètres, chaque lambeau devra conserver *au moins* 40 millimètres de long, c'est-à-dire avoir primitivement au moins 60 millimètres.

Tracez vos lambeaux en U très large et non en demi-lune, car il ne faut pas sacrifier de peau sur les côtés, au voisinage des os (a). Votre lambeau antérieur va, comme largeur, du bord radial à la partie antérieure du cubitus et non pas en dedans de cet os.

Placez-vous au bout du membre que vous tenez d'abord en supination, et que vous tordez instinctivement à droite ou à gauche quand le besoin s'en fait sentir.

1° Portant la pointe à l'endroit marqué, soit avec le doigt, soit avec la teinture, sur le côté gauche de l'avant-bras, un peu au-dessous de la future section osseuse, incisez les téguments d'abord longitudinalement (branche descendante de l'U); traversez la face antérieure de l'avant-bras, en arrondissant (courbe de l'U), et remontez sur le bord droit du membre (branche ascendante de l'U). Si le tissu cellulaire n'est pas coupé dans toute son épaisseur,

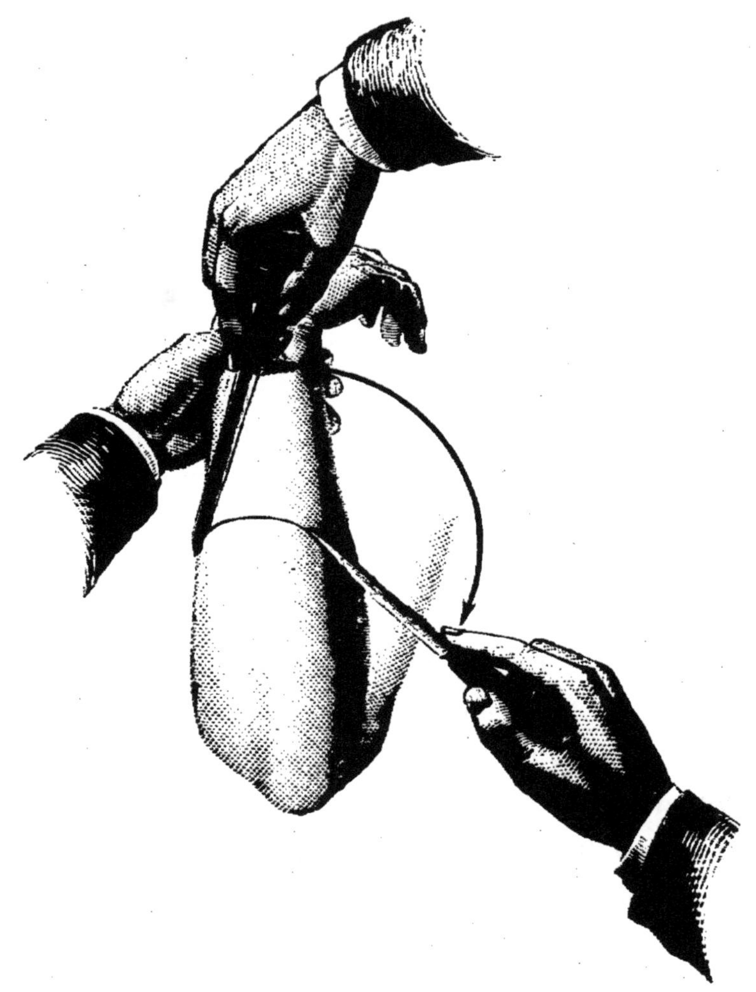

Fig. 151. — Amputation partielle de l'avant-bras; méthode à deux lambeaux. *Tracé en un trait du lambeau postérieur* : la main gauche tient l'avant-bras dressé; la droite dont le mouvement est indiqué par la flèche, est représentée dans les deux attitudes de départ et d'arrivée.

repassez la pointe sur les brides qui retiennent le contour du lambeau.

Fléchissez alors l'avant-bras et tenez-le verticalement. Vous aurez devant les yeux la face dorsale du membre, sur laquelle vous n'avez qu'à faire une incision courbe, réunissant les deux branches de l'U antérieur, branches que vous apercevrez de chaque côté du membre (fig. 141).

La peau des lambeaux est déjà notablement raccourcie, car le tissu cellulaire a été incisé dans toute son épaisseur ; il faut maintenant tailler les muscles.

2º Remettez l'avant-bras horizontal, tout en le maintenant dans une flexion légère, et placez la main malade à votre gauche (b). Portez la pointe dans la partie culminante de l'incision qui se présente à vous ; piquez, et si vous heurtez l'os, ce qui arrive du côté radial, abaissez le manche pour que la pointe passe à plat devant l'obstacle ; puis, relevez le manche afin que la même pointe descende dans la gouttière interosseuse, revienne devant le deuxième os et finalement sorte, ayant soulevé toutes les chairs antérieures de l'avant-bras. Taillez celles-ci de haut en bas, en lambeau plus court que la peau : dans ce but, pincez et rétractez cette peau, de la main gauche, pendant qu'un aide renverse dans l'extension la main malade, pour attirer les muscles vers le poignet (c).

Ramenez la pointe dans sa position première ; faites-la passer derrière les os, comme vous l'avez fait passer devant, et, une fois la lame engagée, taillez les muscles postérieurs pendant que l'aide fléchit la main malade, afin de les attirer et de les tendre. Pour engager ou dégager la pointe derrière le cubitus, il faut que la main gauche saisisse le bord interne du lambeau postérieur et le refoule fortement en arrière.

Appréciez la longueur de vos lambeaux et, si elle vous paraît suffisante, ne cherchez pas en les faisant relever fortement, à dénuder davantage le squelette.

Mais s'il reste quelques faisceaux musculaires accolés au squelette ostéo-fibreux, surtout en dedans du cubitus, il faut les couper en travers le plus haut possible, en donnant, pendant que l'avant-bras est en supination : 1° un coup de couteau en avant ; 2° un autre en arrière, juste au même niveau que le premier, dont on a la trace sous les yeux.

A cet effet, l'aide tient relevés les lambeaux. Vous êtes sur le côté du membre et tenez le poignet malade en supination, dans votre gauche prête à s'avancer dans la

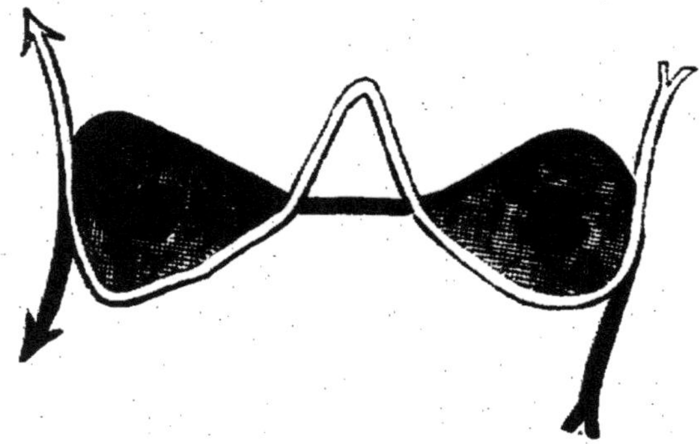

Fig. 142. — Incision en 8 de chiffre autour des os de l'avant-bras. La marche du couteau pour l'incision antérieure est figurée par la flèche noire. La flèche blanche indique le trajet de la pointe pour l'incision postérieure.

plaie si cela est nécessaire. 1° Passez le couteau, la pointe basse, par-dessus le membre : avec le talon, attaquez la face latérale de l'os éloigné, coupez en tirant le couteau d'un bout à l'autre ; tirez toujours, abaissant un peu le manche, et amenez la pointe sur le bord et la face antérieure du même os, sur la face antérieure de la cloison interosseuse, sur la face antérieure de l'os rapproché, sur son bord antérieur et enfin (en abaissant le manche davantage) sur la face latérale du même os où se termine votre incision par une échappade vers le sol (d). — 2° Passez le couteau, la pointe haute par-dessous le membre : avec le talon, attaquez une deuxième fois la face latérale de l'os éloigné, juste dans la première incision, coupez en tirant le couteau et avec la pointe haute, derrière l'os éloigné, comme vous l'avez fait devant; en passant sur la cloison interosseuse percez-la simplement et coupez derrière l'os rapproché, puis sur sa face latérale en relevant le manche et faisant une échappade en l'air (e).

Eraillez du bout du doigt la lèvre supérieure de la boutonnière du ligament interosseux.

Placez la compresse à trois chefs et sciez en commençant et finissant par l'os solidement articulé, le cubitus, et tenant les os en position moyenne.

Liez ensuite les artères radiale et cubitale, dans le lambeau antérieur, et les deux interosseuses que vous trouverez non loin de la coupe du ligament homonyme, etc. Réséquez plusieurs centimètres des nerfs du lambeau antérieur.

La ligne d'union des lambeaux rapprochés est transversale; elle croise à angle aigu la ligne qui unirait le cubitus au radius, quand même celui-ci ne se mettrait que dans une pronation très modérée.

Notes. — (a) Pour obtenir ce résultat, Lenoir et Jobert faisaient d'abord deux incisions longitudinales latérales, diamétralement opposées. Ils achevaient ensuite, par transfixion, la taille de lambeaux à bords rectilignes et dont l'extrémité seule était arrondie.

(b) Je donnerais volontiers le conseil de se mettre toujours en dehors du membre afin de piquer du radius vers le cubitus, ce qui expose bien moins à s'égarer dans l'espace interosseux que si l'on pique de dedans en dehors.

(c) On prend ainsi tous les muscles antérieurs, de sorte que le lambeau musculaire est, du côté du cubitus, plus large que le cutané ; mais, vu la rétraction des muscles et leur brièveté, cela n'a pas d'inconvénients. (Voy. pour la manœuvre, la fig. 30, p. 74, reproduite p. 289.)

(d) Il est quelquefois nécessaire de s'arrêter pour diviser par des mouvements de va-et-vient des parties telles qu'un tendon, par exemple, qui résistent au passage de la pointe. Ces mouvements de scie ne sont efficaces que s'ils sont amples et si la main gauche est venue fixer la partie résistante.

(e) C'est ainsi que doit être pratiquée aujourd'hui la manœuvre autrefois connue sous le nom de 8 *de chiffre,* manœuvre périlleuse pour les artères, qui exigeait un couteau à deux tranchants et qu'il n'était pas donné à tout le monde d'exécuter régulièrement.

Autres procédés.

Méthode mixte (fig. 143). — A l'imitation de Baudens (*Mém. de méd. milit.*, t. XXXIX, 1836), Sédillot a souvent taillé, à la manière ordinaire, deux très courts et très minces lambeaux qu'il faisait relever pour amputer circulairement les chairs profondes, très haut et obliquement (c'est-à-dire en creusant), suivant les préceptes d'Alanson. C'est à peu près la pratique de Richet.

Ces modifications de la méthode à deux lambeaux combinée à la méthode circulaire nous démontrent bien que, depuis longtemps déjà, les chirurgiens ont remarqué : 1° qu'avec deux lambeaux, on court le risque de voir saillir les deux os dans les angles de la plaie, pour peu qu'on ait fait dans ces angles le moindre sacrifice de téguments ; 2° que par l'incision circulaire pure on n'arrive pas à dénuder les os assez haut. De ceci j'ai eu la preuve sous les yeux, et le malheureux colonel qui me l'a fournie, atteint de conicité d'emblée, est mort d'épuisement, après avoir suppuré des mois.

L'amputation de l'avant-bras peut être faite par nécessité à *lambeau unique antérieur* (Graefe) (fig. 144), conformé, situé et large comme le lambeau antérieur du procédé à deux lambeaux. Il sera seulement une fois plus long (un diamètre et demi). Je

recommande formellement de réséquer très haut les extrémités
des nerfs, car Günther, entre autres, signale la névralgie comme

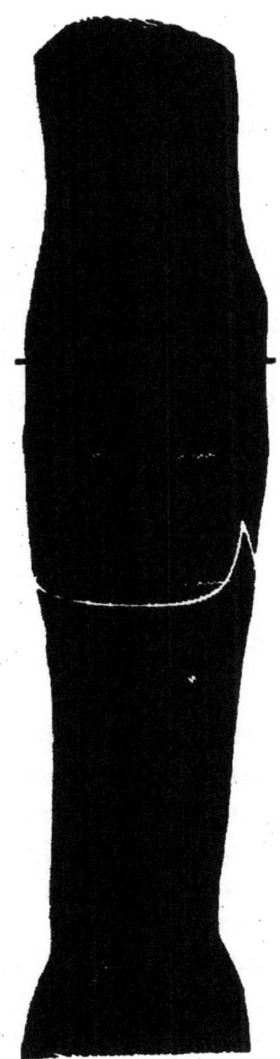

Fig. 143. — Amputation de l'avant-bras
dans sa moitié supérieure ; méthode
mixte.

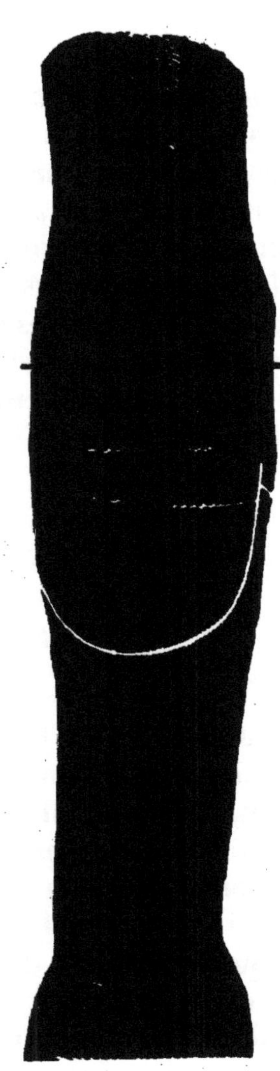

Fig. 144. — Amputation de l'avant-bras
dans sa moitié supérieure. Lambeau
antérieur.

un des inconvénients de l'amputation à lambeau antérieur, amputation dont le résultat primitif est assez flatteur.

En outre, pour scier facilement les os à bonne hauteur et les bien envelopper, je crois bon de couper la peau en arrière un peu au-dessous de la base du lambeau, c'est-à-dire de faire une espèce de très court lambeau postérieur carré.

Remarque opératoire. — J'ai indiqué la taille classique des muscles par transfixion et j'engage les élèves à faire ainsi jusqu'à nouvel ordre ; mais je trouve qu'il vaudrait mieux, après les incisions cutanées, *entailler* les chairs de la superficie vers la profondeur et les séparer attentivement des os. L'opération ainsi faite devient moins rapide et par conséquent moins brillante ; mais on dénude les os absolument ; on coupe les vaisseaux à l'extrémité même du lambeau et non à sa base ; on n'a pas besoin de faire de section transversale autour des os ; ie moignon est mieux rempli, etc.

ARTICLE VII

DÉSARTICULATION DU COUDE

Indications. — Les traumatismes, la gangrène primitive ou consécutive, les inflammations chroniques des os, les productions malignes, etc., peuvent forcer le chirurgien à sacrifier l'avant-bras en totalité. Il en est de même de la pourriture d'hôpital, de l'ostéomyélite, de la conicité, de la névralgie, etc. des moignons qui résultent de l'amputation de l'avant-bras.

Lorsque l'indication de sacrifier l'avant-bras existe, il faut autant que possible ne sacrifier que l'avant-bras. L'étude attentive de la question m'a convaincu qu'il n'y avait à craindre après la désarticulation du coude aucune complication locale, aucun retard dans la cicatrisation, aucune défectuosité du moignon qui puisse faire rejeter cette opération, ordinairement suivie, en quelques semaines, d'une cicatrisation complète. Certes, l'amputation du bras est plus facile, mais je la crois plus grave. A gravité égale, il n'y aurait encore pas à hésiter, tant le moignon de la désarticulation l'emporte, au point de vue des services qu'il peut rendre, sur celui de l'amputation.

Certes, la désarticulation ne met à l'abri ni du tétanos, ni de la névralgie, ni de la septicémie, ni des hémorrhagies secondaires ; mais c'est à tort qu'on a reproché à cette opération le grand nombre des artères à lier, l'exfoliation du cartilage et la quantité considérable de téguments qu'il faut garder. Le plus grand nombre d'artères qu'il ait fallu lier est, à ma connaissance, de cinq et c'est une exception ; le plus souvent, une, deux ou trois ligatures sont suffisantes.

Le cartilage s'exfolie très rarement. Si la réunion immédiate partielle réussit, les chairs couvrent les surfaces articulaires sur lesquelles elles restent souvent mobiles ou faiblement adhérentes. Sur un moignon de neuf ans, le cartilage existait encore, mais le plus souvent il se résorbe. Quoi qu'il en soit, je pense qu'il ne vaut pas la peine de ruginer l'extrémité articulaire, par crainte de l'exfoliation du cartilage, qui s'est produite du reste assez fréquemment et n'a jamais eu d'inconvénients sérieux.

Quant à la quantité de peau nécessaire pour couvrir l'extrémité large et irrégulière de l'os, elle est considérable. Mais cette peau existe ou n'existe pas : si elle n'existe pas, coupez le bras, c'est entendu. Si elle existe, pourquoi dédaigner de l'employer, pourquoi amputer au-dessus du coude et sacrifier justement cette épiphyse élargie qui dans le moignon fournira un si bon point d'appui au membre artificiel ?

Anatomie. — L'articulation du coude est une charnière et ne possède que deux ligaments importants, les ligaments latéraux, interne et externe. La séreuse articulaire, quoique très développée en avant et en arrière, et capable de fournir dans les premiers jours une quantité considérable de synovie, ne présente pas de prolongements assez anfractueux pour engager l'opérateur à les extirper après la désarticulation.

Relativement à l'axe de l'humérus, l'interligne articulaire regardé en face est un peu oblique de dehors en dedans et de haut en bas. Je répète cela par acquit de conscience, mais j'engage le lecteur à l'oublier s'il ne veut pas user la pointe du couteau sur l'apophyse coronoïde en coupant trop bas (fig. 145).

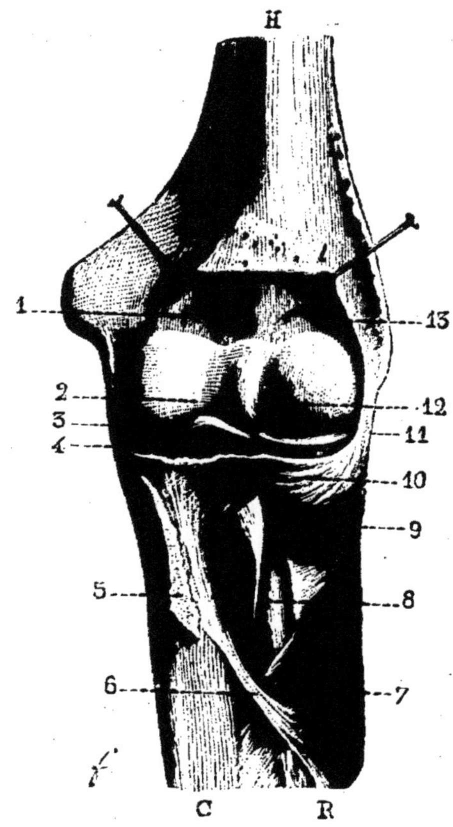

Fig. 145. — L'articulation du coude gauche disséquée et ouverte en avant. — H, humérus; C, cubitus; R, radius. — 1, cavité coronoïdienne; 2, trochlée; 3, ligament latéral interne (fibres coronoïdiennes); 4, ap. coronoïde; 5, insertion du m. brachial antérieur; 6, ligament de Weitbrecht; 7, portion inférieure du m. court supinateur; 8, tendon du biceps et sa bourse muqueuse; 9, portion supérieure du m. court supinateur; 10 ligament annulaire; 11, ligament latéral externe; 12, sillon radial et condyle; 13, cavité sus-condylienne.

Il est au contraire important de se souvenir que cet interligne, toujours regardé en face, a la forme d'un tiret (—) dans sa partie externe ou huméro-radiale et d'un accent circonflexe (∧) dans sa portion interne ou huméro-cubitale.

Le ligament latéral-externe s'attache à l'épicondyle et au ligament annulaire; le couteau le tranche facilement en pénétrant à pleine lame entre le condyle huméral et la cupule radiale, pendant que l'avant-bras est porté en dedans pour faire bâiller l'articulation.

Le ligament interne ou huméro-cubital s'attache à toute la longueur du bord interne du crochet sygmoïdien, car il a des fibres coronoïdiennes et des fibres olécrâniennes qu'un anatomiste peut diviser, en donnant un coup de scalpel sous la lèvre interne de la trochlée et un autre coup derrière. L'opérateur avec son long couteau réussira mieux en attaquant ce ligament en dernier lieu, alors que, grâce à la division des ligaments externe et antérieur, l'avant-bras commence à se laisser renverser par l'extension forcée. Cette manœuvre entr'ouvre l'interligne, permet à la pointe de couper d'abord les fibres coronoïdiennes, puis, l'articulation devenant largement béante en avant, d'atteindre en remontant les fibres olécrâniennes.

L'étude des *extrémités musculaires* qui servent de ligaments actifs à l'articulation du coude sera faite avec de grands détails lorsque je m'occuperai de la résection. Pour le moment, il me suffit de rappeler :

1° Que le muscle triceps ne s'insère pas au bec de l'olécrâne, mais à une crête transversale située à 0^m,01 en arrière et capable d'arrêter le couteau. Ce muscle, détaché de l'olécrâne, reste encore assez adhérent aux bords latéraux de l'épiphyse humérale pour que sa longue portion, désormais la seule active, puisse trouver là une solide insertion.

2° Que le muscle brachial antérieur couvre l'articulation en avant et descend s'insérer jusqu'à 3 centimètres au-dessous du bec coronoïdien auquel il ne s'attache nullement.

3° Que le biceps envoie à l'aponévrose antibrachiale, adhérente aux muscles épitrochléens, une solide expansion qui, lorsqu'elle n'est pas divisée, comme après la désarticulation à lambeau antérieur, continue à fournir un point d'appui au muscle. Cette circonstance est favorable dans un moignon cicatrisé, mais singulièrement embarrassante immédiatement après l'opération, par le retrait qu'elle fait subir au lambeau et par les tiraillements qu'elle exerce si le bras et l'épaule ne sont pas emprisonnés dans un appareil compressif et immobilisés.

Les trois muscles dont il vient d'être question, se terminant sensiblement au niveau de l'articulation, ne peuvent aucunement servir à couvrir l'extrémité humérale. Ils doivent être néanmoins coupés le plus bas possible, désinsérés, afin que par leur retrait ils ne déterminent pas de clapier trop profond sous la peau du bras.

Les muscles antibrachiaux qui descendent des bords de l'extrémité humérale semblent, au contraire, bien disposés pour servir à matelasser le moignon.

Les muscles épicondyliens forment autour du radius une couche assez épaisse pour qu'on en puisse former un lambeau externe.   -

Un lambeau antérieur comprenant dans l'épaisseur de sa base les gros nerfs et gros vaisseaux, peut être facilement taillé en mettant à contribution à la fois les muscles épicondyliens et épitrochléens. Mais je dois dire qu'ultérieurement, ce lambeau est rétractile, très rebelle et difficile à utiliser, quelque précaution qu'on ait prise de l'amincir pour lui donner de la souplesse.

En dedans du cubitus comme en arrière, il n'y a pas de muscles pour l'opérateur; la peau seule peut être gardée pour couvrir l'humérus, quel que soit le procédé employé.

Tout le monde connaît les nombreuses anastomoses des *artères* qui entourent l'articulation du coude et sait que l'humérale, quelquefois divisée prématurément, se bifurque ordinairement à 0ᵐ,03 (mensurations de Marc. Duval) au-dessous de l'interligne articulaire, en artères radiale et cubitale, celle-ci fournissant presque aussitôt le tronc commun des interosseuses dont la grosse branche, postérieure, perfore la cloison fibreuse cubito-radiale pour gagner la région postérieure de l'avant-bras. Lorsque l'on taille le lambeau antérieur par transfixion, si le couteau a pénétré à moins de 0ᵐ,03 au-dessous de l'interligne et rasé de très près les faces antérieures des os, il s'est engagé sous l'humérale ou sa bifurcation; en descendant, il a bientôt tranché l'interosseuse, puis, en sortant des chairs, la cubitale et la radiale. Il faut donc, dans ces circonstances, ne se borner à deux ligatures qu'après exploration attentive de la face profonde du lambeau.

Faut-il raccourcir les extrémités des nerfs qui se montrent à la surface d'amputation? Oui, sans doute, car les névromes des moignons du coude ont, en raison de leurs rapports avec le dur squelette, tourmenté bien des opérés et exigé quelques réamputations (1).

Les *téguments* qui environnent le coude ont une apparence et une rétractilité bien différentes. Derrière l'olécrâne, la peau sus-jacente à la bourse muqueuse est mince, par défaut de graisse, et pourtant très vivace, chagrinée, plissée, surabondante. Libérée par l'opération, elle ne se rétracte presque pas, et la moindre traction permet d'en coiffer l'extrémité entière de l'humérus.

La peau du pli du coude, malgré sa bonne constitution apparente et sa doublure cellulo-graisseuse, est par elle-même très mince et s'est quelquefois gangrenée; elle est excessivement rétractile et perd trois et quatre travers de doigt de longueur, surtout au niveau du muscle long supinateur, c'est-à-dire, en avant et en dehors.

De sorte que si l'on voulait faire une désarticulation qui, l'opération terminée, ressemblât encore à une amputation circulaire, il faudrait couper à trois ou quatre doigts plus bas en avant qu'en arrière. L'incision circulaire telle qu'on la pratique, donne, en définitive, un lambeau postérieur avec lequel on enveloppe l'extrémité humérale totalement découverte en avant par le retrait des téguments antérieurs. Je dirai, en dernier lieu, que ce retrait immédiat est presque complètement indépendant de l'action des muscles sous-jacents, biceps et long supinateur, et se

____

(1) Voy. *Catalogue of the Surgical Section of the united states army medical muséum*, p. 145, et surtout : *Uhde. Die Abnahme des Vorderarmes in dem Gelenke. Braunschweig*, 1865. Monographie très importante à consulter.

produit, sur le cadavre comme sur le vivant, toutes les fois que la peau a conservé sa souplesse et sa mobilité normales.

Au point de vue de la facilité opératoire, la rétractilité de la peau antérieure a du bon; elle permet à l'aide de découvrir l'articulation et à l'opérateur d'attaquer celle-ci en avant. Dans le cas où l'induration aurait anéanti la mobilité de la peau, ce qui s'est vu, on serait fort empêché d'achever l'opération circulaire sans fendre les téguments pour les relever ensuite assez haut.

Recherche de l'interligne.—L'exploration extérieure du coude permet au chirurgien de déterminer facilement le siège de l'interligne articulaire. L'olécrâne et l'épitrochlée sont faciles à sentir.

Entre l'interligne et l'épitrochlée, il y a l'épaisseur d'un doigt.

Pendant que l'avant-bras est étendu, une distance de deux doigts sépare le niveau de l'articulation du sommet de l'olécrâne.

C'est tout ce qu'il faut savoir pour exécuter la section des parties molles.

Lorsqu'il s'agira plus tard de désarticuler, il faudra, après une exploration brève exécutée par les doigts de la main gauche, entrer d'emblée dans l'intervalle huméro-radial. C'est pourquoi il faut habituer la main gauche à sentir, sur un bras entier, à quelque distance en dehors de l'olécrâne, dans la fossette, la tête du radius qui peut recevoir de la main droite agissant sur le poignet des mouvements de rotation ou de translation. On arrive facilement sur un bras sain et flasque, sur soi-même à travers ses habits, en descendant le long du bord externe de l'humérus, à mettre le doigt au niveau de l'interligne, dans l'enfoncement très sensible qui sépare la face postéro-externe du condyle huméral, du pourtour saillant de la tête du radius.

Usages du moignon.— Un blessé qui a perdu l'avant-bras se sert de son moignon, nu ou armé d'un appareil.

Le moignon nu pousse du bout, frappe à revers, concourt à embrasser. Écarté du corps à angle droit par le deltoïde, il supporte un fardeau, une échelle, un panier, un seau.

L'appareil prothétique doit pouvoir être fixé par un bracelet au-dessus des éminences latérales de l'humérus, et c'est en partie pour améliorer cette prise que plusieurs chirurgiens ont conservé l'olécrâne à la manière de Dupuytren. Ainsi fut amputé par Huguier le chanteur Roger.

Un moignon à cicatrice rejetée en arrière dans la cavité olé-crânienne et dépourvu de névromes, paraît *à priori* l'idéal. Mais cet idéal n'a, que je sache, jamais été atteint. Ordinairement, avec n'importe lequel des procédés en usage, et surtout avec le plus usité, le circulaire, la cicatrice vient se placer en travers, devant l'humérus, au-dessus de la trochlée et du condyle ; le moignon est néanmoins excellent s'il n'y a pas de névromes et si la cicatrice, linéaire, est suffisamment éloignée des éminences latérales soumises à la pression du bracelet de l'appareil.

Choix des procédés. — En raison de la rétractilité de la peau antéro-externe, c'est le condyle qui est le plus difficile à enve-lopper. Si l'on ne le recouvre pas facilement d'emblée avec des téguments suffisants, on le verra saillir, perdre son cartilage et se revêtir, après des mois, d'une cicatrice large et adhérente. Quel que soit le procédé employé pour bien couvrir les éminen-ces articulaires latérales, il faut garder sans la fendre la peau des côtés de l'avant-bras : deux doigts en dedans, trois larges doigts en dehors, au-dessous du niveau de l'interligne.

Il est bien rare que l'opérateur puisse choisir son procédé quand il se trouve obligé d'extirper l'avant-bras. Le plus sou-vent la méthode circulaire s'impose. Heureusement, elle donne lieu à un bon résultat.

Pour employer un seul lambeau, externe ou antérieur, qui doit, pour être suffisant, descendre jusqu'au milieu de l'avant-bras, le chirurgien devrait avoir la rare fortune de rencontrer un traumatisme complaisant ou une simple lésion organique du squelette. Salleron me paraît avoir gagné le procès de la mé-thode circulaire, facile à exécuter et complaisante pour les pan-sements consécutifs. De sorte que pour moi les autres procé-dés que j'indiquerai, car ils peuvent être commandés par l'état local des chairs, ne sont préférés dans les amphithéâtres que parce qu'ils rentrent dans la routine des concours et des examens,

Ne pouvant consentir à enseigner ce qui se fait avant ce qui doit se faire, je décrirai en premier lieu et comme procédé d'élection la désarticulation du coude par l'incision appelée circulaire, improprement, puisque l'on est obligé de la faire passer plus bas en avant qu'en arrière, pour modérer l'obliquité dans le sens contraire, qu'elle ne manquera pas de prendre finalement.

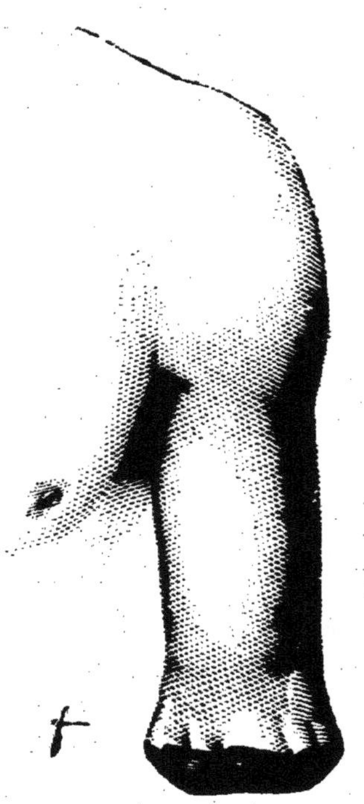
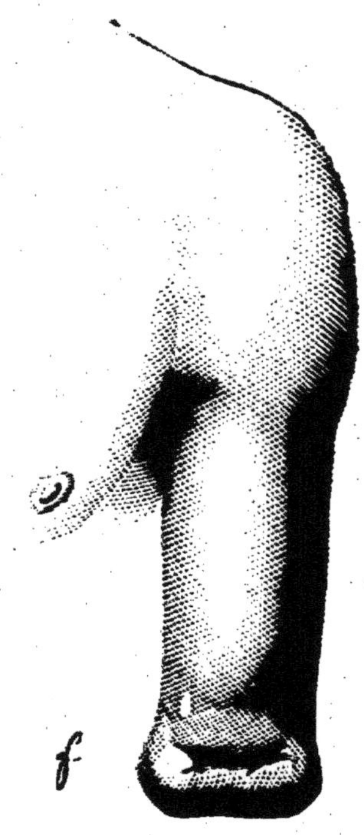

Fig. 146. — Moignon frais de désarticulation du coude par la méthode circulaire bien exécutée, d'après le tracé de la figure 148.

Fig. 147. — Moignon cicatrisé; même opération. Le point blanc au-dessus et en dedans de la cicatrice indique la place d'un névrome.

Il ne faut pas redouter le clapier qui résulte de l'extirpation de l'olécrâne. Salleron nous a appris à l'ouvrir, en incisant crucialement le tégument olécrânien. Legouest a même pu l'empêcher de suppurer par la simple compression, à l'aide d'une boulette de coton. Dans tous les cas, il n'y a pas lieu de gar-

der l'olécrâne pour combler cette cavité, bien que cette modification ne paraisse pas avoir une gravité spéciale. Quant à la
difficulté que l'on trouve ordinairement, après l'incision circulaire, à réunir d'arrière en avant en fente transversale, non
pas les deux extrémités, mais le milieu de la plaie, c'est pour y
remédier que je vais indiquer de faire l'incision elliptique, c'est
à-dire descendant beaucoup plus bas en avant qu'on ne le conseille ordinairement.

Désarticulation du coude par la méthode dite circulaire.

Le bras est écarté du corps
à angle droit. A défaut d'appareil, un aide placé en dehors comprime l'artère humérale ; un second placé en dedans, rétractera les parties
molles ; un troisième soutient
l'extrémité du membre, etc.

L'opérateur se place sur le
côté de l'avant-bras, ayant le
coude à sa droite et la main
à sa gauche. Il explore le
terrain de l'opération, palpe
l'articulation huméro-radiale,
met un doigt sous l'épitrochlée ; en un mot, il cherche
l'interligne qui, du reste, est
situé à un doigt au-dessous
du pli du coude. S'il fait

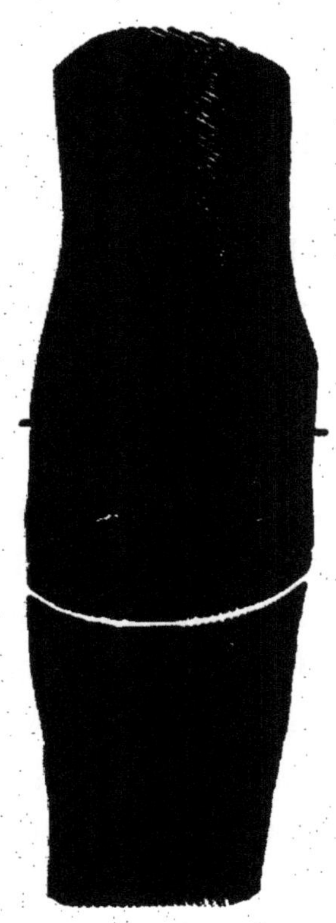

Fig. 148. — Désarticulation du coude ;
méthode circulaire.

bien, le chirurgien marque à la teinture le niveau de la jointure, en avant et en arrière, pour tracer ensuite de la même manière et facilement la ligne d'incision d'après les règles suivantes : en avant et en dehors, sur le relief du long supinateur, vous devez couper à quatre doigts du niveau de l'interligne (a) ; en arrière et en dedans, sur la crête cubitale, à quatre doigts du sommet de l'olécrâne, c'est-à-dire à deux doigts seulement au-dessous de l'articulation.

1° Faites donc, aux téguments, cette incision circulaire oblique, en commençant sous le membre et reprenant par-dessus. — Détruisez avec soin les adhérences de la peau et détachez-la de toute la périphérie, surtout en arrière et sur les côtés, comme s'il s'agissait de la retrousser en manchette, ce que la grande rétractilité des téguments antérieurs rend généralement inutile (b).

Commandez à votre aide d'embrasser la face antérieure du futur moignon, dans la commissure du pouce et de l'index, et de rétracter, en serrant et en refoulant, jusqu'au-dessus des éminences latérales.

2° Appliquez alors le milieu du tranchant sur les muscles antérieurs, au niveau de la peau rétractée, coupez-les en creusant, c'est-à-dire d'autant plus haut que votre couteau s'enfonce plus profondément. Interrompez, s'il le faut, la section des muscles antérieurs, pour trancher, à droite et à gauche, les brides sous-cutanées, si vous en apercevez qui résistent aux efforts de l'aide rétracteur. Enfin, votre couteau remontant à plat, devant les deux os de l'avant-bras, ayant coupé le brachial antérieur, heurtera du tranchant la trochlée humérale très saillante devant le cubitus *étendu* (c).

Ne remontez pas au delà de la saillie trochléenne ; restez plutôt au-dessous et cherchez l'interligne de la façon suivante.

Vous tenez à pleine main gauche l'avant-bras malade, le pouce en dessus, dans la plaie, les doigts en dessous. Le pouce remonte à la recherche de l'interligne huméro-radial que les doigts contribuent à rendre sensible par les mouvements de flexion communiqués au radius. Laissez le bout du pouce sur l'interligne ; assurez-vous que la peau est suffisamment rétractée, de chaque côté et en arrière, et qu'elle n'a rien à craindre du couteau qui va désarticuler.

3° Donnez sur toute la largeur du ligament antérieur, un trait de pointe transversal : comme un tiret (−) au niveau de l'interligne huméro-radial, brisé comme un accent circonflexe (^) au-dessus du bec coronoïdien. — Mettez alors le couteau vertical sur le ligament latéral externe et la racine des muscles postérieurs, coupez hardiment et entrez, jusqu'à l'olécrâne, dans l'articulation que votre main gauche rend béante en inclinant l'avant-bras en dedans. — Dégagez le couteau. De la main gauche, forcez l'avant-bras dans l'extension pour écarter l'apophyse coronoïde de la trochlée. Dans la partie interne de cet intervalle, engagez le tranchant de la pointe et coupez, en sciant, les fibres huméro-coronoïdiennes du ligament interne, le nerf cubital et tout ce qui, en dedans de l'extrémité cubitale, a échappé au couteau. La béance de l'articulation étant devenue de plus en plus grande, la pointe peut s'engager derrière la trochlée et couper, en remontant, les fibres huméro-olécrâniennes.

A ce moment, il n'y a plus que le tendon du triceps à

diviser : l'avant-bras, de son propre poids et aussi du fait de
la traction de la main gauche, entraîne l'olécrâne hors de

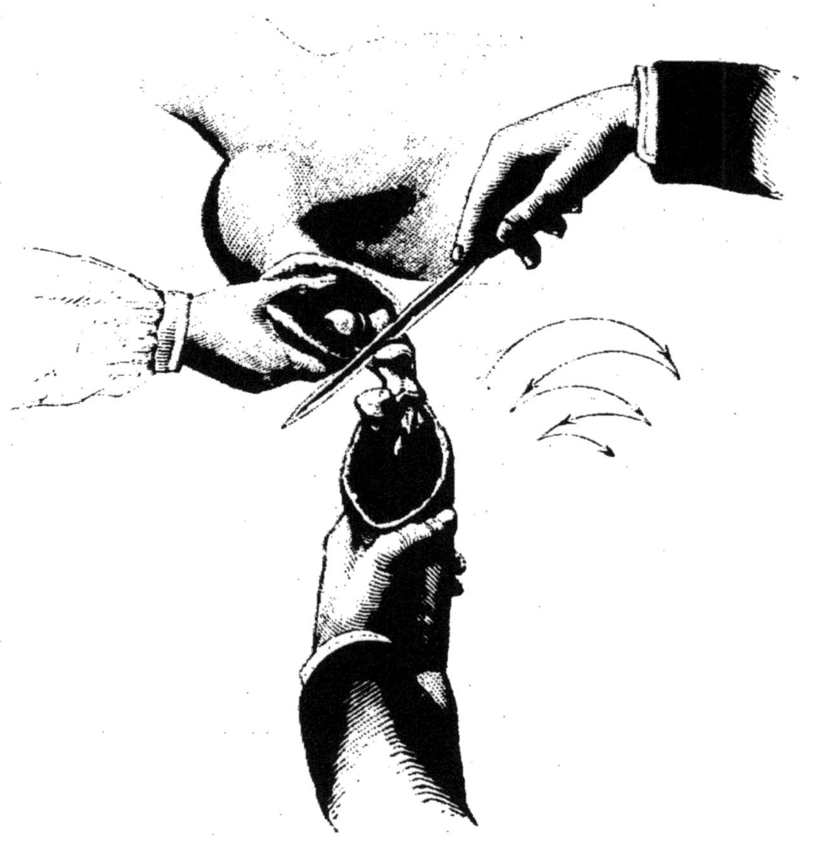

Fig. 149. — Désarticulation du coude, désinsertion du tendon du triceps. La flèche
indique les mouvements d'arpége imposés au couteau par la droite pendant que
la gauche tient et tourne l'avant-bras sans cesse pour amener sous les yeux la
partie attaquée par le tranchant.

sa cavité. Promenez le couteau sur le contour de cette apophyse en exécutant avec le tranchant une espèce d'arpége pour détacher le triceps, franchir sa crête d'insertion et terminer la séparation de la poche olécrânienne

sans laisser la moindre partie molle à l'extrémité du cubitus.

C'est le moment de lier l'artère ou les artères, de retrancher les bribes charnues s'il en existe. Je crois bon de saisir les nerfs antérieurs apparents et d'en réséquer le plus long bout possible.

Enfin, il est une précaution indispensable, d'après Salleron, c'est d'ouvrir en croix la poche olécrânienne et de ne pas faire l'incision trop en dedans, car la lèvre interne de la trochlée pourrait s'y engager.

Les téguments postérieurs sont, comme je l'ai déjà dit. ramenés sur la surface articulaire devant laquelle on les unit aux téguments antérieurs. D'une manière ou de l'autre, il est bon d'assurer l'écoulement de la grande quantité de synovie qui peut se produire.

Notes. — (a) Il est des cas où l'opérateur peut couper circulairement à deux doigts de l'article, c'est lorsque, l'avant-bras ayant subi l'action d'une scie circulaire ou d'un engrenage, les téguments antérieurs, totalement divisés, ont pu satisfaire leur rétractilité dont il n'y a plus lieu de se préoccuper.

(b) Il ne faut pas hésiter à relever une courte manchette, si la peau, malgré les efforts de l'aide, reste encore à plus d'un doigt au-dessous de l'articulation ; il est permis de fléchir l'avant-bras et de le dresser en l'air, pour détacher commodément les téguments olécrâniens.

(c) Au contraire, lorsque le cubitus est fléchi, le couteau rasant sa face antérieure est conduit au-dessus de la trochlée. Les élèves tombent fréquemment dans cette faute et s'acharnent à dénuder l'épiphyse humérale en cherchant le joint où il n'est pas.

Remarques sur les incisions dites circulaire et elliptique.

Telle qu'elle vient d'être décrite, l'incision circulaire oblique est imitée de l'incision dite ovalaire. mais en réalité elliptique proposée par Baudens. à laquelle elle ressemble par l'obliquité légère et la situation des points, infime devant le radius, et culminant derrière le cubitus.

Mais l'application véritable de la méthode elliptique doit, en définitive, produire un lambeau placé du côté du point infime de l'incision. Pour obtenir ce résultat, il suffit de donner à l'incision une obliquité suffisante pour que la rétractilité ne parvienne pas à la détruire.

Nous allons apprendre à exécuter sur le coude l'incision elliptique suffisamment oblique pour ouvrir en arrière la poche olécrânienne, et garder en avant un lambeau qui, malgré sa rétractilité, reste encore suffisant.

Il n'y a aucun danger de faire pointues les deux extrémités de l'ellipse, parce qu'elles s'arrondissent spontanément.

En supposant même que, l'incision ayant été volontairement losangique (Blasius, Textor), les deux extrémités soient restées

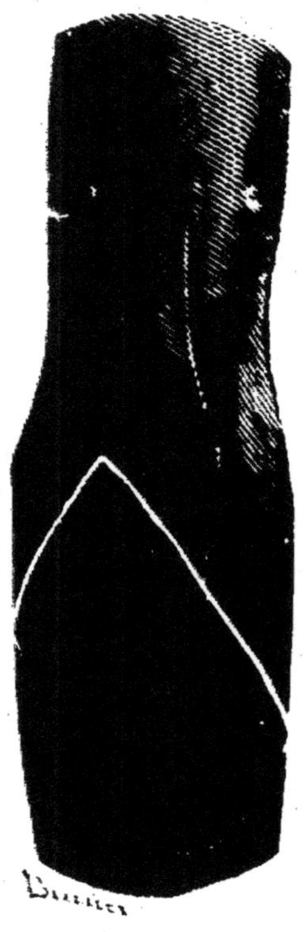

Fig. 150. — Face postérieure du coude; tracé de l'incision elliptique pour la désarticulation.

anguleuses, l'angle saillant irait s'appliquer, on ne peut mieux, dans l'angle ouvert, comme la corne du triangle de toile avec lequel on enveloppait naguère encore les moignons.

Désarticulation du coude par l'incision elliptique.

(Lambeau antérieur.)

L'opération telle que je vais la décrire convient à ces cas que A. Guérin dit fréquents, où le traumatisme a détruit les téguments postérieurs tout le long de la crête du cubitus. Le point culminant de l'ellipse est la pointe du coude, la saillie olécrânienne; le point infime, diamétralement opposé, est sur le relief du long supinateur, au moins à un travers d'avant-bras au-dessous du pli du coude.

1° Tout étant disposé comme pour l'amputation circulaire, les deux extrémités de l'ellipse étant marquées, saisissez le poignet malade, de la main gauche, le pouce en dessous, les doigts en dessus, tordant l'avant-bras à droite tout en le fléchissant. Vous découvrez ainsi le bord gauche de l'avant-bras et l'olécrâne, que vous attaquez avec le talon du couteau, pour vous diriger ensuite, par le plus court chemin, vers le point infime jalonné par le bout de votre petit doigt gauche (fig. 151, I). Incisez la peau en tirant le couteau et sciant au besoin. A mesure que vous avancez, détordez et étendez l'avant-bras pour mettre au jour sa face antérieure (fig. 151, II). Arrivé devant le radius, recourbez presque brusquement votre incision et, sans vous interrompre, remontez à votre point de départ en incisant obliquement sur le bord droit de l'avant-bras que votre main gauche tord à gauche, fléchit et relève (fig. 151, III) pour vous amener le champ opératoire sous les yeux (a).

Coupez soigneusement le tissu cellulaire aux environs de l'olécrâne et vous y verrez l'incision s'arrondir. — Ramenez l'avant-bras dans l'extension et la supination : détruisez, en avant, sans craindre d'attaquer l'aponévrose, toutes les brides celluleuses qui paraissent encore entraver la rétraction de la peau, rétraction qui doit raccourcir le lambeau de deux travers de doigt.

2° Pour diviser les chairs antérieures, l'avant-bras légèrement fléchi est confié à un aide.

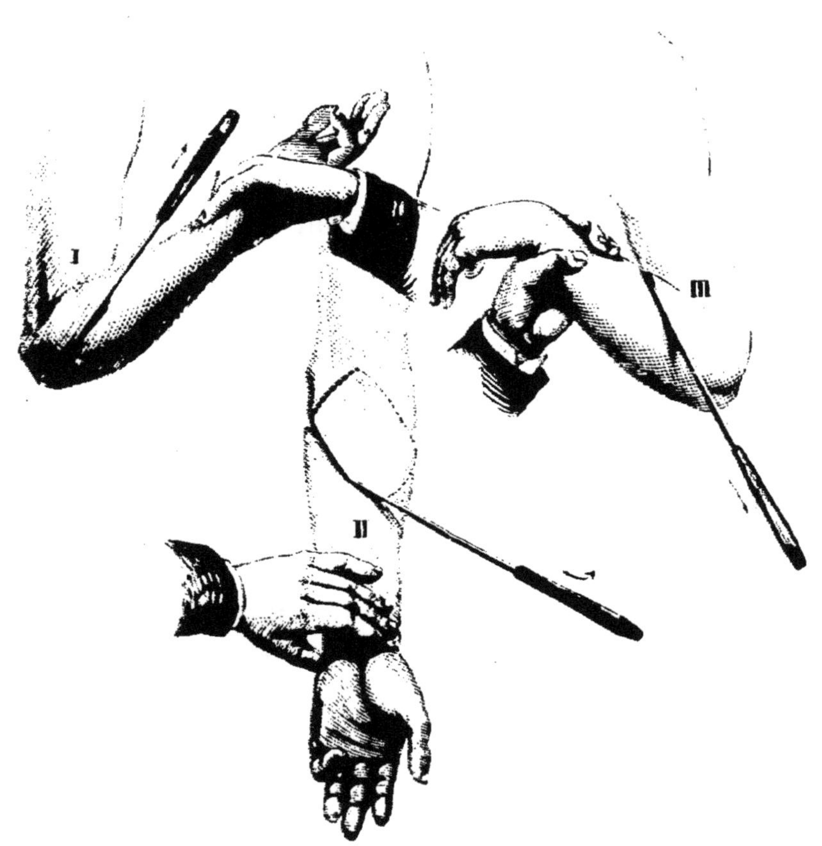

Fig. 151. — Désarticulation du coude, méthode elliptique. Les trois attitudes I, II, III, que la main gauche donne successivement à l'avant-bras pour permettre au couteau de faire l'incision d'un trait.

De la main gauche, vous pincez en travers la peau du lambeau pour la rétrécir et la refouler en haut, l'aide rétracteur collaborant avec vous, spécialement pour découvrir les côtés de l'articulation. — Enfoncez le couteau devant les os, sous les muscles antérieurs, le plus haut possible: dites à l'aide qui tient la main, si elle existe encore, de la renverser en arrière pour attirer les muscles

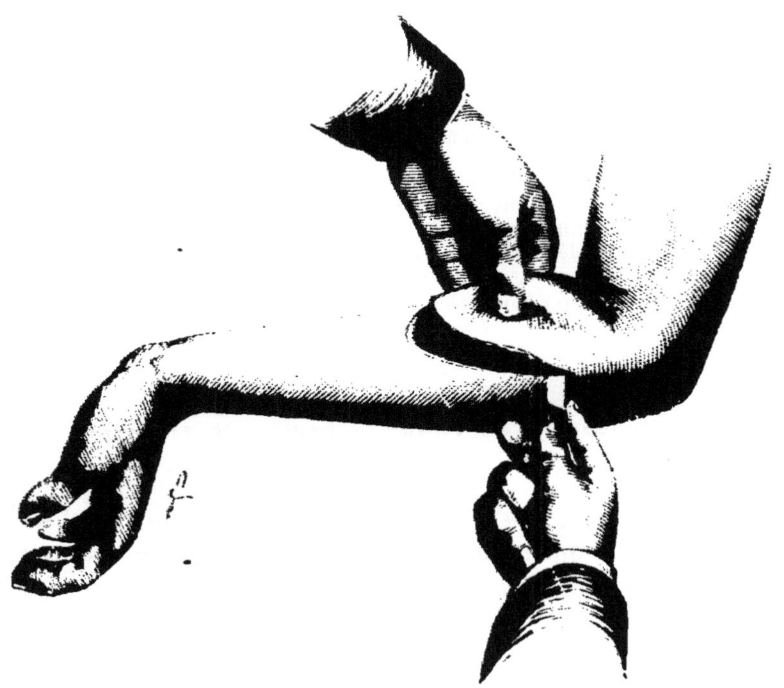

Fig. 152. — Désarticulation du coude. Après l'incision elliptique, il faut, pour couper les chairs antérieures, opérer comme le montre cette figure qui indique la manière de tailler un lambeau antérieur.

vers le poignet, et taillez de haut en bas, en sciant, un lambeau charnu qui s'amincisse, se rétrécisse et se termine le plus vite possible.

3° L'aide rétracteur ayant relevé ce lambeau devant le biceps, découvre l'articulation qu'il vous reste à explorer, approcher et ouvrir comme dans la méthode circulaire.

Le parage du moignon, les résections de nerfs, les ligatures d'artères, s'imposent comme dans tous les procédés.

Le lambeau sera replié et réuni à la concavité postérieure (b). La voie d'écoulement sera naturellement maintenue au niveau même de la cavité olécrânienne.

Notes. — (a) On peut opérer d'une autre manière, en coupant la peau d'abord en avant, sous forme de lambeau, et ensuite, après avoir retourné ou relevé le bras, en arrière, sous forme de voûte.

(b) L'excès de peau que ce procédé donne de chaque côté, au niveau des saillies trochléenne et condylienne, celle-ci toujours prête à sortir, cet excès, dis-je, est justement ce qui me paraît devoir faire préférer l'incision elliptique telle que je l'ai décrite dès 1871, au lambeau antérieur ordinaire, même pratiqué, comme je vais l'indiquer, avec toutes les précautions recommandées de nos jours. Que dirais-je donc du lambeau antérieur taillé suivant les procédés de Vacquier, Dupuytren, etc. ?

Désarticulation du coude à lambeau antérieur.

On coupe les téguments postérieurs un peu plus haut qu'en exécutant la méthode circulaire, mais on doit conserver la poche olécrânienne, sous peine, dans le cas d'échec de la réunion immédiate, de voir le lambeau antérieur se retirer peu à peu et l'extrémité humérale se montrer à nu.

Ici, le lambeau doit avoir une base plus large que la demi-circonférence du membre, ce qui l'amène à ressembler au lambeau de la méthode elliptique.

Sa longueur pourra varier suivant l'état des parties molles, mais alors la quantité de peau conservée en arrière variera aussi en raison inverse.

La manière de faire que je vais indiquer, bien que n'étant plus celle de Dupuytren, est acceptée volontiers dans les concours et examens.

Tout étant disposé comme à l'habitude, et l'interligne

articulaire marqué, tracez un très large lambeau en U dont la branche interne reste à un doigt au-dessous de l'article, l'externe à deux et la partie infime ou antérieure à quatre *au moins* (fig. 153.)

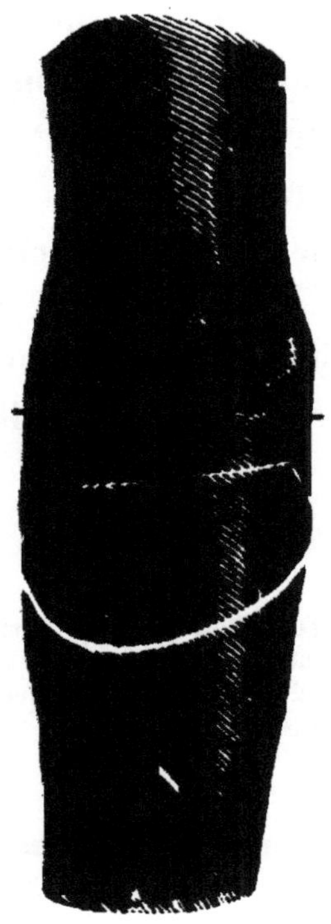 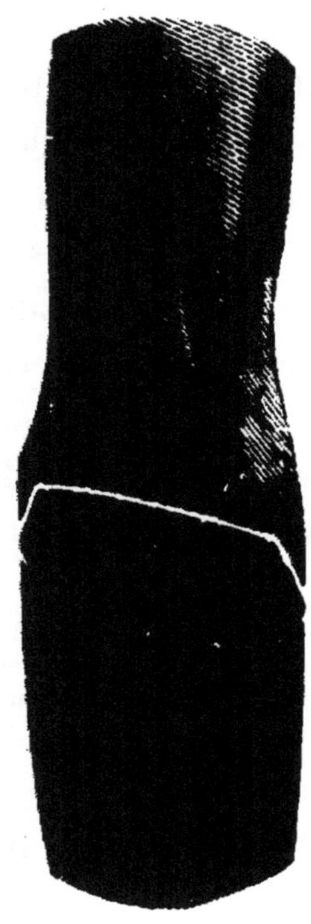

Fig. 153. — Face antérieure du coude; désarticulation à lambeau antérieur, très long, très large à la base. Celle-ci, pour bien faire, ne doit pas atteindre le niveau de l'interligne.

Fig. 154. — Face postérieure du coude; tracé du lambeau antérieur trop court, autrefois proposé par Brasdor. Les téguments postérieurs étaient coupés au niveau de la jointure.

Donc, saisissez le poignet de la main gauche et portez la pointe du couteau à un doigt *derrière* le bord gauche de l'avant-bras à la distance voulue de l'interligne. Faites une incision qui descende, s'arrondisse, traverse, s'arrondisse de nouveau, remonte enfin, sur et près à un doigt *derrière* le bord droit du membre, jusqu'au point préalablement marqué. Délivrez le bord du lambeau de toutes les adhérences aponévrotiques et celluleuses qui entravent sa rétraction. — Passez le couteau par-dessous le membre, la pointe haute, et unissez, en tirant une incision transversale oblique, les deux extrémités inégalement élevées de l'U qui circonscrit le lambeau (a).

La peau doit alors obéir facilement aux tractions de l'aide rétracteur. Assurez-vous qu'il en est ainsi.

Coupez ensuite par transfixion les muscles du lambeau, comme dans la méthode elliptique, ou bien, entaillez les chairs de dehors en dedans.

Désarticulez comme à l'ordinaire.

Note. — (a) Si l'on s'aperçoit à temps que l'on a fait un trop court lambeau antérieur, ou que les incisions latérales remontent trop haut, on garde en arrière un petit lambeau cutané, carré ou arrondi, de 1, 2 ou 3 centimètres, que l'on peut disséquer facilement après avoir relevé l'avant-bras dans la flexion.

Désarticulation du coude à lambeau externe.

L'avant-bras perforé d'avant en arrière par un coup de feu, etc., serait avantageusement désarticulé en gardant les parties molles des bords de l'avant-bras, comme l'a fait, dit Uhde. Jobert en 1848, et comme l'enseigne A. Guérin.

Il n'est possible de garder en dedans qu'un simple lambeau de peau ; mais le lambeau externe peut être charnu et taillé par transfixion. C'est à celui-ci que l'on donne volontiers le plus grand développement ; il faut craindre de le faire trop large, trop court et trop pointu. Le résultat n'est pas laid sur de petits bras peu musclés et gras.

Les aides sont à leur place ordinaire. — L'opérateur se tient sur le côté du membre, ayant le coude à sa droite et la main à sa gauche. — L'avant-bras est étendu en position intermédiaire, c'est-à-dire placé de champ, le bord radial en haut. — Un cercle coloré est tracé au niveau de l'interligne.

Le lambeau n'aura en largeur qu'un tiers de la circonférence du membre ; en longueur il descendra à 0m,10 de l'articulation, presque jusqu'au milieu de l'avant-bras.

En ce point, la peau étant fixée par vos doigts gauches, commencez en travers une incision cutanée que vous ferez remonter sur la face dorsale de l'avant-bras, en vous approchant de plus en plus du cubitus pour finir au côté externe de l'olécrâne, au niveau même de l'interli-

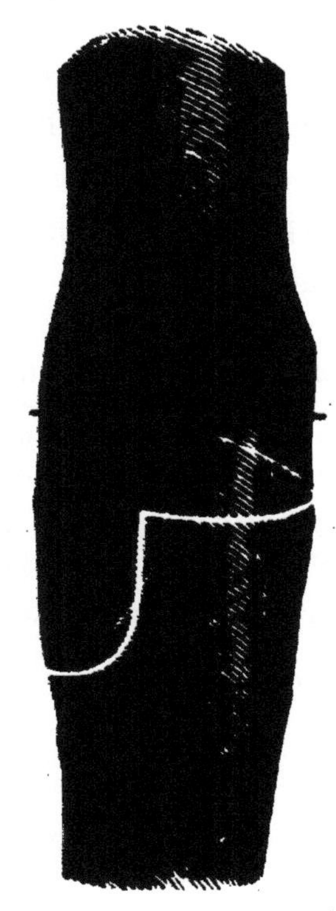

Fig. 155. — Face antérieure de l'avant-bras. Tracé au niveau du lambeau externe pour la désarticulation du coude.

gne ou un peu au-dessous. — Revenez au point de départ et faites devant le radius une deuxième incision ascendante qui longe le bord interne du relief du long supinateur et, plus courte que la première, s'arrête à deux doigts de l'articulation (a).

Toute l'épaisseur du tissu cellulaire étant coupée, passez le couteau sous le membre, la pointe haute, et unissez par le plus court chemin les deux têtes de l'U, coupant la peau et sa doublure celluleuse.

Déjà la rétraction a considérablement écarté en avant les lèvres de la plaie (b). Vous pouvez entailler les chairs du lambeau, ou les diviser par transfixion, en enfonçant le couteau à peu près au niveau de l'articulation.

Vous confierez ensuite ce lambeau à l'aide rétracteur, vous couperez le reste des chairs circulairement, vous chercherez l'articulation pour l'approcher et l'ouvrir comme d'habitude, etc., etc.

Notes. — (a) Je conseille cette manière d'opérer parce que, dès le début, la longueur du lambeau est assurée. Cela est commode pour le côté droit. Du côté gauche, il est plus élégant de tracer l'U d'un seul coup de couteau, en commençant en avant à deux doigts au-dessous de l'article. Mais on est toujours tenté et de commencer trop haut et surtout de tourner trop tôt. Le mieux, je le dirai cent fois, est de tracer les lambeaux à la teinture ou au crayon d'aniline ; on opère ensuite n'importe comment, en toute sécurité.

(b) La tête antérieure de l'U remonte maintenant aussi haut que la postérieure ; l'obliquité de l'incision interne a disparu ; la rétraction antérieure s'exagérera encore après l'achèvement de l'opération.

Autres procédés.

Est-il besoin de dire qu'à défaut d'un lambeau externe de 0ᵐ,10, on doit garder en dedans, sous forme de *lambeau compensateur*, carré ou arrondi, quelques centimètres de peau ?

Avec un lambeau unique externe, excessivement rétractile dans sa chair et dans sa peau, on court de gros risques, si l'on manque la réunion immédiate.

Lorsque l'emploi des chairs latérales est de nécessité, deux *lambeaux latéraux* valent sans doute mieux qu'un (fig. 156). Le résultat immédiat n'est pas rationnel, puisque l'on réunit d'un côté à l'autre les téguments d'un moignon dont le squelette est excessivement aplati dans le sens contraire. Cependant, si l'on a des lambeaux suffisants, chacun d'eux enveloppe convenablement l'éminence latérale correspondante et le résultat définitif est bon. La cicatrice, longitudinale, vient se former devant l'épiphyse humérale.

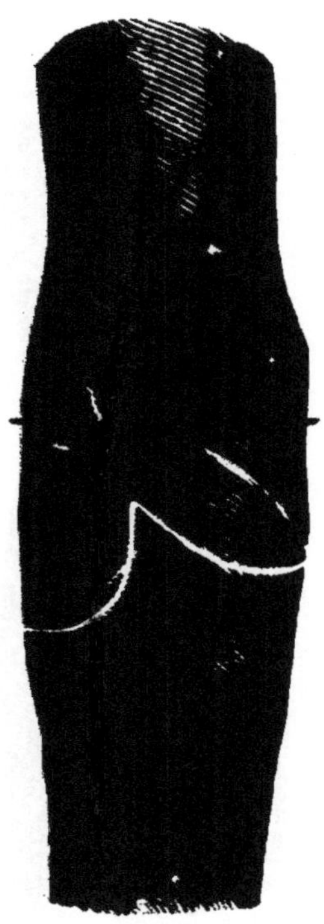

Fig. 156. — Face antérieure du coude. Lambeaux latéraux pour la désarticulation. L'externe, plus rétractile, est plus long; la commissure antérieure remonte moins haut que la postérieure.

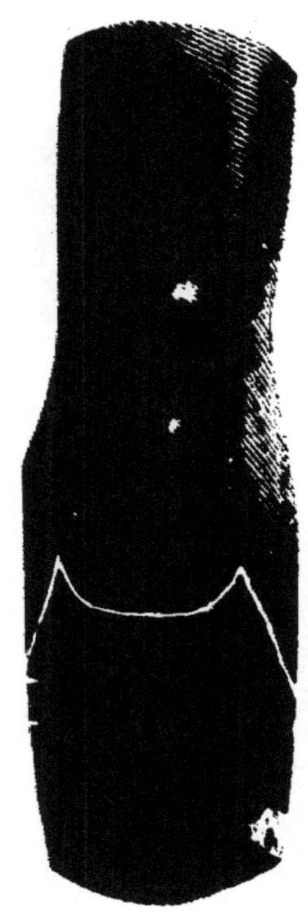

Fig. 157. — Face postérieure du coude. Tracé des incisions de Sédillot : petit lambeau postérieur convexe; large et long lambeau antérieur, taillé en dernier lieu, après la désarticulation.

Chacun sachant bien ce qui a été dit jusqu'à présent, sera en état d'improviser la désarticulation à deux *lambeaux antérieur et postérieur*, égaux ou inégaux, mise en pratique par Textor, Pirogoff, etc.

Sédillot, désirant désarticuler facilement et avancer le plus possible l'opération avant de diviser les gros vaisseaux, écrit qu'il faut successivement : découper derrière l'olécrâne un petit lambeau convexe, le disséquer, ouvrir l'articulation, passer le couteau devant les os et tailler en sortant un très large lambeau antérieur musculo-cutané comprenant les deux tiers de la circonférence du membre (fig. 157).

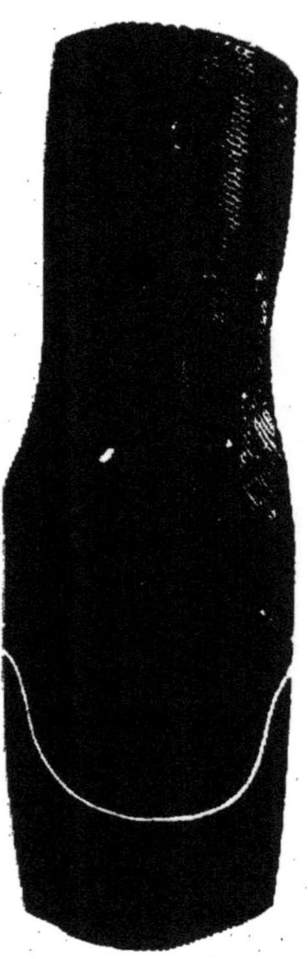

Fig. 158.— Face postérieure du coude. Incision elliptique de Soupart. En définitive : lambeau postérieur.

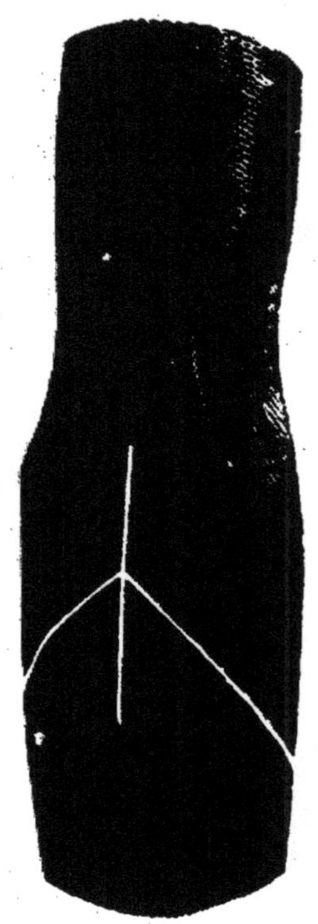

Fig. 159.— Face postérieure du coude. Raquette de Neudorfer pour la désarticulation.

Pour les cas où le traumatisme aurait altéré les parties molles antérieures, on pourrait couper celles-ci en travers, à un doigt de l'interligne, et garder en arrière un lambeau, soit en traçant une incision elliptique, comme Soupart (fig. 158), soit en faisant un simple *lambeau postérieur*, dût ce lambeau être triangulaire, ainsi que Pfrenger l'a fait avec succès.

Déjà Textor avait préconisé la véritable *méthode ovalaire* à point culminant olécrânien, dans le but d'attaquer l'articulation par derrière et de ne couper les chairs antérieures qu'en dernier lieu.

Neudorfer a fait plus et non sans bonnes raisons ; il recommande : 1° De faire une incision longitudinale postérieure pour arriver à un isolement sous-capsulo-périosté du squelette, comme dans la résection ; 2° de couper les chairs en *raquette*, après avoir désarticulé et fait pincer les artères dans la base de l'espèce de lambeau antérieur ainsi formé (fig. 159) ; 3° de rogner les éminences latérales de l'humérus.

Enfin, Szymanowski pense qu'il n'est pas déraisonnable de scier l'extrémité de l'humérus et de chercher à y souder un fragment d'olécrâne, à l'imitation de ce qu'a fait Pirogoff dans son amputation *ostéo-plastique* tibio-calcanéenne !

ARTICLE VIII

AMPUTATIONS PARTIELLES DU BRAS.

Indications. — Lorsqu'il n'est pas permis de tenter la conservation du membre supérieur sans ou avec résection d'une partie du squelette, c'est l'amputation du bras qui est indiquée, si l'altération des téguments ou des os remonte assez haut pour rendre la désarticulation du coude impraticable.

Il faut couper le bras le plus bas possible : il y va probablement de la vie du malade et certainement de la puissance du moignon.

Celui-ci rend des services, même après l'amputation intra-deltoïdienne qui, à ce point de vue, l'emporte sur la désarticulation. Je crois que D. Larrey (*Clinique*, 1829, t. III, p. 560) a exagéré la fréquence de l'immobilité du petit moignon, immobilité qui le rend inutile s'il reste dans l'adduction permanente, et douloureux par tiraillements des nerfs axillaires, lorsqu'il est fixé dans l'abduction ou érection, par l'action du muscle sus-épineux. Je pense que Percy (Rapport à l'Institut, voy. *Archives*, II, 1823) a bien jugé que la saillie de la tête humérale conservée fournit un précieux point d'appui à l'appareil prothétique et surtout aux bretelles du pantalon et de la hotte, à la bricole du portefaix, etc.

Peut-être pense-t-on, en France, que cette opération est plus grave que l'extirpation complète du membre. Ce serait tout le contraire, d'après Pirogoff qui, au dire de Günther, n'a perdu aucun de ses dix blessés amputés au col chirurgical ou même au-dessus, car il n'a pas craint de porter la scie jusque près du col anatomique, tandis qu'il a perdu quatre désarticulés sur neuf. Le chirurgien russe a été exceptionnellement heureux dans ses amputations et exceptionnellement malheureux dans ses désarticulations.

Anatomie. — A part le biceps qui est libre sur toute sa longueur et tend à se raccourcir d'autant plus qu'on le coupe plus près de ses attaches inférieures, les muscles du bras forment une espèce de fourreau adhérent à presque toute la surface de l'os. Néanmoins, comme les fibres les plus superficielles de ces muscles restent aussi les plus longues, après la première section transversale, elles se rétractent notablement plus que les profondes. C'est pourquoi un cône musculaire, d'une faible saillie il est vrai, se forme toujours dans la moitié inférieure du bras et se laisse facilement recouper à la base.

Il n'en est pas de même lorsqu'on ampute notablement au-dessus du milieu. A ce niveau, le biceps, le long triceps et le vaste externe, le coraco-brachial, se rétractent proportionnellement à la longueur qu'on leur a laissée et continuent à le faire, alors qu'il ne le faudrait plus. Mais la principale masse charnue de la région, le deltoïde, reste pour ainsi dire sur place et pour deux raisons : la première, c'est qu'il faut couper très haut pour le désinsérer tout à fait ; la seconde, c'est que l'abduction dans laquelle on a placé le membre pour opérer, a satisfait presque complétement la rétractilité du muscle. (Voy. Louis, *Mém. de l'Acad. de chir.*, II.)

Quand on est forcé d'amputer au niveau du col chirurgical, c'est-à-dire au-dessus des insertions des muscles adducteurs (grand pectoral, grand dorsal et grand rond), le membre est fortement écarté du tronc et devient parallèle à ces muscles qu'il entraîne avec lui. Dans cette attitude, on pourrait commettre la faute de sacrifier plusieurs centimètres de l'extrémité humérale du muscle grand pectoral et des deux autres, alors qu'il convient de les désinsérer pour diminuer autant que possible la profondeur des clapiers axillaires qui résultent de leur retrait.

Si l'on détache le grand pectoral en raclant avec soin la lèvre antérieure de la coulisse bicipitale, le tendon reste généralement inséré au col chirurgical par une petite bandelette ascendante, quelquefois très développée, qui permet au muscle de conserver son rôle d'adducteur et de contre-balancer l'action élévatrice du muscle sus-épineux. Il est une autre raison qui doit engager l'opérateur à couper le tendon bicipital assez bas et à le relever avec les tendons adducteurs en serrant de très près et les lèvres et le fond de la coulisse bicipitale : c'est la crainte d'ouvrir le prolongement synovial que la séreuse articulaire fournit au tendon du biceps, prolongement d'autant plus long que le bras est plus écarté du corps.

Un gros nerf, le radial, est quelquefois si bien caché dans sa gouttière osseuse, qu'il échappe au couteau et n'est coupé que par les dents de la scie, ce qu'il faut tâcher d'éviter.

Les *vaisseaux* à lier sont en nombre variable, en raison des fréquentes anomalies de l'artère humérale, de la hauteur de l'amputation et de l'état des parties molles. Dans la partie inférieure, il faut s'attendre à lier : 1° l'artère humérale, en dedans, sous le nerf médian, et une autre plus superficielle, en cas de bifurcation anticipée ; 2° l'artère humérale profonde en dehors, près du nerf radial ; 3° une branche de la collatérale interne ou de l'artère du vaste interne, près du nerf cubital.

Chacune de ces artères devra être séparée avec soin du nerf satellite qui ne doit pas être compris dans la ligature.

Dans le tiers moyen et au-dessus, la *peau* de la partie interne du bras est mince et rétractile; celle de la partie externe adhère au deltoïde, surtout au niveau des attaches inférieures de ce muscle. La plus grande rétractilité des téguments de la face interne du bras serait une raison pour faire l'incision circulaire un peu oblique, s'il y avait un avantage réel à avoir une cicatrice absolument terminale.

Choix des procédés. — De ce que nous venons de rappeler et de ce que nous avons laissé sous-entendu, il résulte les conclusions suivantes : 1° Dans la moitié inférieure du bras amputé circulairement, la grande rétractilité du biceps rendra les téguments antérieurs un peu plus courts que les postérieurs si on les coupe au même niveau, fait peu important.

2° La méthode circulaire n'est praticable, dans de bonnes conditions, que lorsqu'on ampute au-dessous du milieu du bras.

Au-dessus, à moins de maigreur et de flaccidité exceptionnelles, les chairs ne se retirent pas assez également sur toute la périphérie du membre pour permettre de scier l'os assez haut, d'éviter ainsi la conicité primitive, c'est-à-dire la nécrose et la cicatrisation lente, défectueuse et périlleuse.

Donc, au-dessus du milieu, c'est-à-dire au niveau des insertions du deltoïde et du coraco-brachial, il faut tailler un ou deux lambeaux, ou tout au moins fendre longitudinalement du côté externe les chairs du moignon coupées d'abord circulairement.

Plus haut encore, alors qu'il faut détacher les insertions des muscles adducteurs, grand pectoral et grand dorsal, bien que l'on coupe dans la portion non adhérente du deltoïde, c'est encore, ainsi que Leblanc l'enseignait il y a plus de cent ans, à la méthode à lambeau qu'il faut avoir recours.

Usages du moignon. — Le service que fera le moignon de bras, s'il n'est pas armé, consistera à serrer contre la poitrine un portefeuille, un parapluie, le manche d'une faux, etc. Emprisonné dans la coquille d'un appareil rattaché au tronc par des courroies, le moignon agira par sa circonférence, mais comme celle-ci ne présente aucune saillie osseuse, il importe peu que la cicatrice soit tout à fait terminale ou termino-latérale, pourvu qu'elle soit linéaire et que ses lèvres soient épaisses et mobiles. Les névromes douloureux des nerfs brachial cutané, médian, cubital, sont fort à redouter. Leur adhérence à l'extrémité osseuse entrave singulièrement les mouvements d'abduction du moignon.

Hémostase provisoire. — Quand on ampute au-dessous du milieu, l'artère peut être comprimée sur la face interne de l'humérus au-dessous de l'aisselle; autrement, il faut essayer de comprimer au-dessus de la clavicule ou, mieux encore, lier l'artère avant de la couper.

Si l'opérateur prend soin de ne pas agiter à chaque instant le moignon de l'épaule et la clavicule qui en fait partie, l'aide, armé ou non, parvient à comprimer la sous-clavière sur la grande majorité des sujets. Dans un cas célèbre de Brünninghausen (1806), un amputé atteint de pourriture d'hôpital eut une hémorrhagie secondaire et fut sauvé par la compression de la sous-clavière continuée sans interruption pendant trois jours et deux nuits.

Les vieux auteurs nous disent que l'opérateur peut comprimer l'artère humérale de la main gauche pendant qu'il ampute de la main droite. Nécessité, mère d'industrie, ne manquerait pas de suggérer au chirurgien le plus dépourvu un moyen préférable d'assurer l'hémostase.

Je vais décrire successivement : l'amputation du bras au-dessus du coude par la méthode circulaire, l'amputation du milieu du bras à deux lambeaux, et l'amputation intra-deltoïdienne à lambeau unique. J'aurai soin d'indiquer brièvement quelques autres procédés.

Position des aides et du chirurgien. — Dans toutes ces opérations, le malade est couché au bord du lit, le bras horizontal, écarté du corps à angle droit; l'aide rétracteur se place en dedans, l'aide compresseur en dehors, rapproché le plus possible de la tête pour laisser place à l'opérateur qui se tiendra ordinairement en dehors. Cependant, s'il manque d'un bon aide rétracteur il doit se placer en dedans pour l'amputation circulaire du bras gauche, afin de relever les chairs de la main gauche. Un assistant quelconque soutient l'extrémité du membre à amputer.

A. — AMPUTATION DE LA PARTIE INFÉRIEURE DE BRAS.

Méthode circulaire.

1° Fixez la peau de la main gauche ; passez le couteau sous le membre, la pointe haute, pour attaquer les téguments internes, en premier lieu, avec délicatesse et sous vos yeux, car dessous est l'artère qu'il faut respecter. Coupez ensuite en tirant le couteau plus hardiment, derrière le bras, puis en dehors, sans craindre d'intéresser l'aponévrose. Cessez de poursuivre dans la direction première ; revenez plutôt par-dessus le membre à votre point de départ et, traversant de dedans en dehors, complétez l'incision circulaire déjà aux trois quarts accomplie (a).

2° Dites à l'aide de commencer à rétracter la peau et détruisez toutes les brides celluleuses qui la retiennent, spécialement de chaque côté, au niveau des cloisons intermusculaires. Agissez encore avec prudence dans la région de l'artère, avec hardiesse partout ailleurs, et, sans retrousser la manchette, ne cessez de mobiliser la lèvre supérieure de la peau que lorsqu'elle sera remontée à deux doigts de la lèvre inférieure.

3° Votre assistant s'applique maintenant à retirer les

téguments également sur toute la périphérie du membre. Coupez toutes les chairs jusqu'à l'os et à ras de la peau, en passant le couteau sous le membre et faisant ensuite une reprise par-dessus, comme pour les téguments (b).

4° L'aide continuant à rétracter, sans déformer le cylindre brachial, un cône charnu saillant s'est formé ; il faut le recouper à sa base à ras de la peau et en creusant. Repassez donc encore une fois le couteau sous le membre et, la pointe haute, appliquez le tranchant sur la face interne de la base du cône ; entrez profondément. Sans cesser de sentir l'os au contact du taillant, traversez les parties postérieure et externe du cône charnu en tirant et relevant le couteau. — Pour couper devant l'os ce qui reste de la base du cône charnu que vous devez saisir et fixer entre le pouce et l'index gauches, faites avec le couteau une reprise comme ci-devant, voy. fig. 27, page 65.

5° Pendant que vos doigts gauches sont encore dans la plaie, explorez le pourtour de l'os, assurez-vous qu'aucune partie molle, qu'aucun nerf surtout n'a échappé au couteau. Si vous jugez la dénudation suffisante, disposez la compresse fendue afin que l'aide rétracteur puisse envelopper et relever les chairs tandis que vous scierez à peu près horizontalement. Appliquez la lame le plus haut possible, guidez-la dans ses premiers traits avec la dernière phalange de votre pouce fortement fléchie et appuyée sur l'os suivant la règle (c).

Le sciage terminé, cherchez d'abord la grosse artère puis les petites. Évitez de lier les nerfs et, s'ils flottent, enlevez-les d'un coup de ciseaux.

Pour fermer le moignon, aplatissez-le d'avant en arrière ou obliquement d'avant en arrière et de dehors en dedans.

Notes. — (a) Si l'on voulait obtenir, en définitive, une amputation circulaire pure et une cicatrice terminale axile, il serait bon de faire l'incision tégumentaire oblique, elliptique, descendant un peu plus bas en avant et en dedans qu'en arrière et en dehors. Voy. fig. 160, p. 305.

(b) On peut se borner à couper d'abord le biceps seul qui se rétracte beaucoup. Alors, la section des autres muscles se fait à un niveau supérieur et l'on se dispense de les recouper.

(c) Plusieurs auteurs conseillent, après la section des muscles profonds, de refouler le périoste avec un grattoir de manière à conserver une courte manchette de cette membrane. Cette pratique me paraît mériter l'attention, les lambeaux périostiques étant défavorables à l'adhésion des bouts nerveux à l'extrémité osseuse, et cette adhésion étant un des inconvénients ordinaires des amputations du bras.

Je pense que ce serait agir sagement, après avoir coupé une première fois les muscles, de ne pas recouper le cône de rétraction, mais plutôt de le fendre de chaque côté, comme Marc Sée, afin d'en former deux courts lambeaux à la face profonde desquels on garderait avantageusement le périoste.

B. — AMPUTATION AU MILIEU DU BRAS.

Deux lambeaux, antérieur et postérieur.

Commencez par chercher et par marquer le trajet de l'artère qui doit correspondre à l'intervalle interne des lambeaux. A défaut de coup d'œil, mesurez la circonférence de la région à amputer avec une bandelette de papier ; l'ayant pliée en deux, appliquez-la en travers devant le bras, à partir du bord interne du biceps jusqu'en un point situé en dehors et que vous marquerez. Ainsi, l'égalité de largeur de vos lambeaux se trouve assurée. Leur longueur est déterminée par la moitié de leur largeur, si vous les faites égaux. Vous ferez de préférence l'antérieur plus long, par exemple long d'un travers de bras et le postérieur d'un demi-travers seulement.

L'aide compresseur doit rester en dehors du membre; il
n'est point indispensable qu'il comprime pendant le tracé

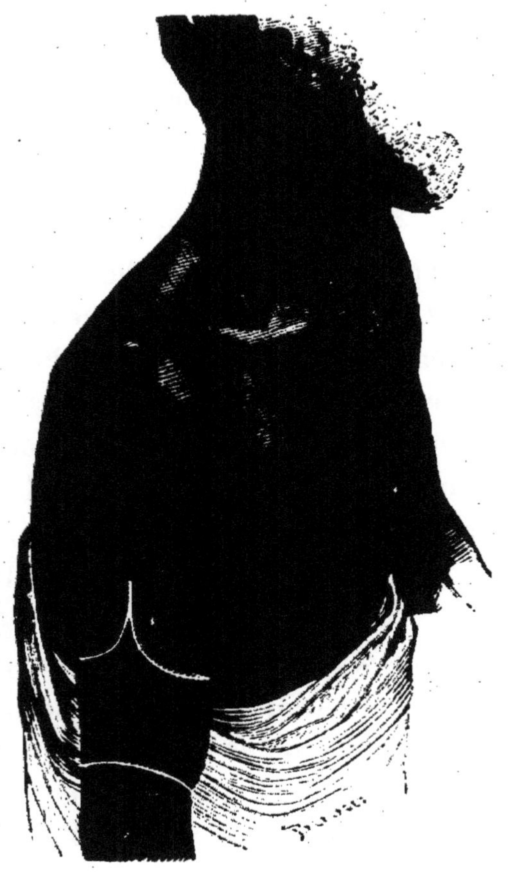

Fig. 160. — Amputation partielle du bras. — En bas, tracé de l'incision circulaire qu'il faut faire oblique en avant et en dedans. — En haut, deux lambeaux ant. et post., celui-là primitivement plus long.

des lambeaux si le chirurgien a la main légère et capable
d'épargner les deux grosses veines.

L'opérateur est mieux placé en dehors du bras gauche
et en dedans du bras droit. Il a besoin de place pour

évoluer ; l'aide rétracteur, qui n'est utile qu'à la fin de l'opération, doit donc se tenir à distance.

1° Tenez le coude de la main gauche, tordez le bras à droite et sur le bord gauche accessible et visible, commencez, à un doigt au-dessous de la future section osseuse, une incision longitudinale descendante qui s'incline à droite, s'arrondisse et remonte sur le bord droit du membre (a). Pour accomplir facilement cette dernière partie, tordez à gauche le bras primitivement tordu à droite, et faites un petit pas qui vous rapproche de la racine du membre. Repassez le couteau pour détacher les adhérences celluleuses du bord de votre lambeau. — Puis, tracez le second derrière le bras. Il n'y a guère que la courbe de l'U à inciser : habituez-vous à le faire sous le membre, comme on commence l'incision circulaire ; ne faites relever le bras pour y voir que si vous doutez de votre habileté.

2° C'est le moment de couper les muscles par transfixion, en laissant l'artère humérale dans le lambeau postérieur.

Enfoncez la pointe à plat dans la partie culminante de l'incision latérale rapprochée (b), heurtez délicatement l'humérus ; tout en poussant le couteau, abaissez le manche pour relever la pointe devant l'os ; relevez le manche pour abaisser la pointe et la dégager, avec l'aide de la main gauche, dans la partie culminante de l'incision latérale éloignée. Du pouce et de l'index gauche, pincez et refoulez les téguments du lambeau antérieur pendant que le couteau, agité de mouvements de va-et-vient, coupe les muscles plus court que la peau. Ce lambeau est confié à l'aide qui le relève. — Remettez la pointe où primitivement vous l'avez engagée dans les muscles ; de son plat refoulez en arrière

les chairs du bord rapproché du lambeau postérieur;
passez derrière l'humérus et, à l'aide de la main gauche
qui récline les chairs, faites sortir le couteau, toujours
à plat, devant le bord éloigné du même lambeau. Par

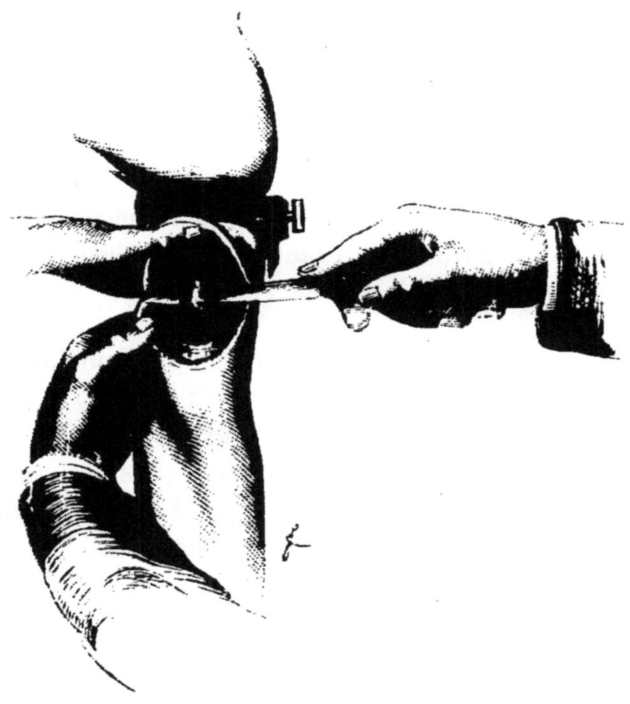

Fig. 161. — Manière d'aller avec la main gauche récliner les chairs pour permettre le dégagement de la pointe du couteau qui va tailler le lambeau
postérieur.

quelques mouvements de va-et-vient, taillez, comme en
avant, un lambeau de muscles plus courts que la peau et
partout adhérents à la peau. — L'aide saisit et relève le
deuxième lambeau comme le premier.

3° Cernez l'os avec le tranchant, assurez-vous que toutes

les parties molles sont coupées, placez la compresse et
sciez.

Notes. — (a) La branche interne de l'U remontera avantageusement un peu
moins haut que la branche externe, en raison de la rétractilité de la peau qui, ultérieurement, rétablira la symétrie.

(b) Rapprochée de l'opérateur, par opposition à éloignée de l'opérateur.
Celui-ci est-il placé en dehors du membre, c'est l'incision externe qui est rapprochée et l'interne éloignée, et *vice versa*.

Remarques sur d'autres procédés à lambeaux.

La nécessité peut contraindre le chirurgien à garder des lambeaux antérieur et postérieur, égaux ou très inégaux. Cela ne
change rien à la manière de faire.

Quelques chirurgiens français et étrangers amputent le bras
en taillant des *lambeaux latéraux* (fig. 162).

Parmi eux, les uns exécutent la transfixion d'emblée, c'està-dire coupent à la fois et d'un coup la peau et les muscles.
C'est un procédé de maladroit pressé, car il laisse saillir les
muscles, même sur le vivant, même en des mains habiles ; je
l'ai vu.

Les autres, plus sages, dessinent d'abord les lambeaux de peau
avec la pointe du couteau et, lorsque les téguments sont rétractés,
coupent les muscles, par transfixion ou autrement, suivant la
méthode qui vient d'être conseillée.

Si l'on veut faire deux lambeaux latéraux égaux, il faut que
primitivement l'interne soit plus long d'un doigt et que l'incision antérieure remonte un doigt moins haut que la postérieure.

La forme aplatie de l'humérus interdit l'emploi des lambeaux
latéraux quand on ampute près du coude. Plus haut, je ne sais
pas ce que l'on peut reprocher de grave aux lambeaux latéraux,
pourvu que l'on résèque les nerfs avec soin.

Malgaigne a conseillé comme procédé « ne durant pas une

minute » un *lambeau unique* arrondi, de préférence antérieur,

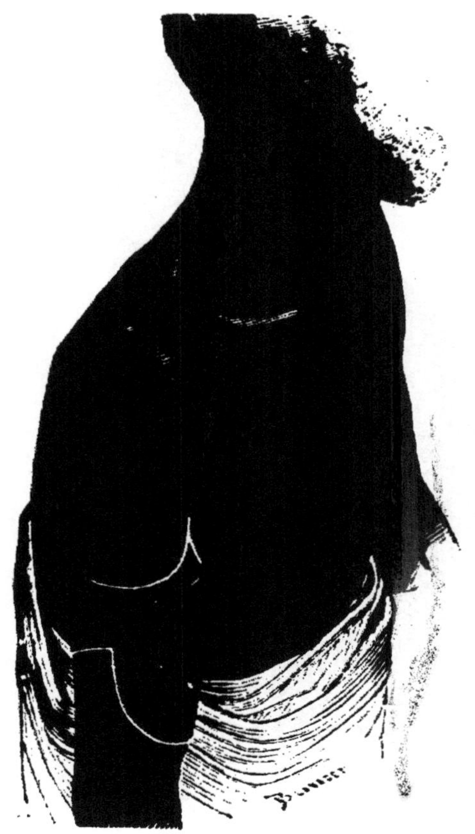

Fig. 162. — Amputations partielles du bras : En haut, lambeaux latéraux, l'interne primitivement plus long. — En bas, lambeau unique antérieur.

ne comprenant pas les vaisseaux, long d'un travers de bras et taillé d'un coup par transfixion (fig. 162).

Teale, pour l'application de sa méthode au bras, recommande de faire *antéro-externe* le grand lambeau. L'incision antérieure qui le limite doit donc, tout en longeant le bord interne du biceps,

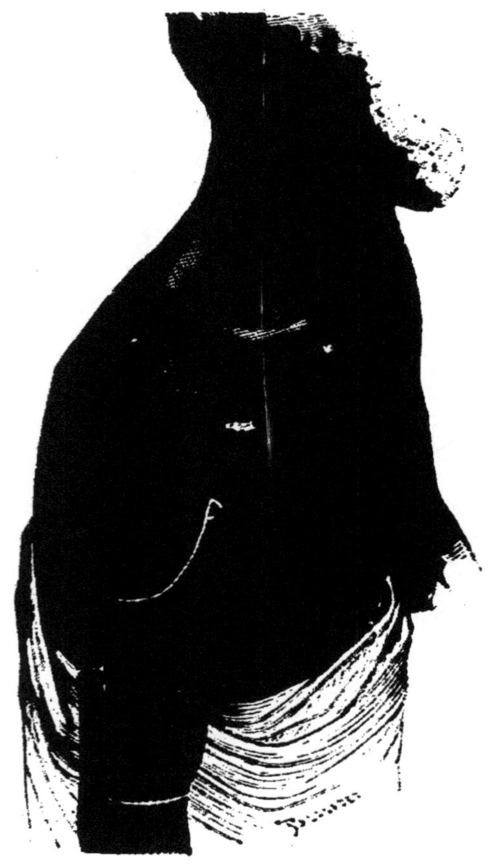

Fig. 163. — Amputations partielles du bras. — En bas, procédé de Teale. — En haut, lambeau externe pour amputation intradeltoïdienne, au niveau du col chirurgical de l'humérus.

respecter l'artère qu'il faut laisser dans le court lambeau *postéro-interne* (fig. 163). Je rappellerai que les lambeaux de Teale sont taillés à la Ravaton, c'est-à-dire attentivement détachés de l'os comme s'il s'agissait d'une résection juxtapériostée.

C. — AMPUTATION INTRADELTOÏDIENNE.

Lambeau externe.

La scie divisera l'humérus au niveau du col chirurgical.

Le chirurgien, placé en dehors du membre, dessine un lambeau externe arrondi en U, large comme la demi-circonférence du membre, long d'un travers de bras au moins. Après avoir incisé la peau d'avant en arrière, il la mobilise; il coupe ensuite les téguments internes très rétractiles et tendus par l'abduction du bras, non absolument en travers, mais suivant une courbe légèrement convexe en bas (fig. 163 et 164).

Le moment étant venu de sectionner les chairs du lambeau, l'opérateur pince et rétracte la base de celui-ci entre le pouce et les doigts de la main gauche (fig. 164); en même temps, il entaille le deltoïde de bas en haut, jusqu'à ce que soit découverte la région où l'os doit être scié.

Les chairs internes, le paquet vasculo-nerveux, sont alors divisés, après ligature de l'artère axillaire, mais avec des précautions spéciales, pour ne pas sacrifier la moindre partie des tendons adducteurs, et surtout pour détacher de l'os celui du grand pectoral dont il est bon de conserver quelques adhérences. — Le grand pectoral sera donc d'abord désinséré avec soin et de bas en haut, le couteau ou le grattoir rasant la lèvre antérieure de la coulisse bicipitale. Puis, le faisceau coraco-bicipital, soulevé du bout des doigts gauches, sera coupé pour décou-

vrir le paquet vasculo-nerveux. L'artère ayant été mise
à nu, dénudée et liée, le couteau divisera tout le reste :

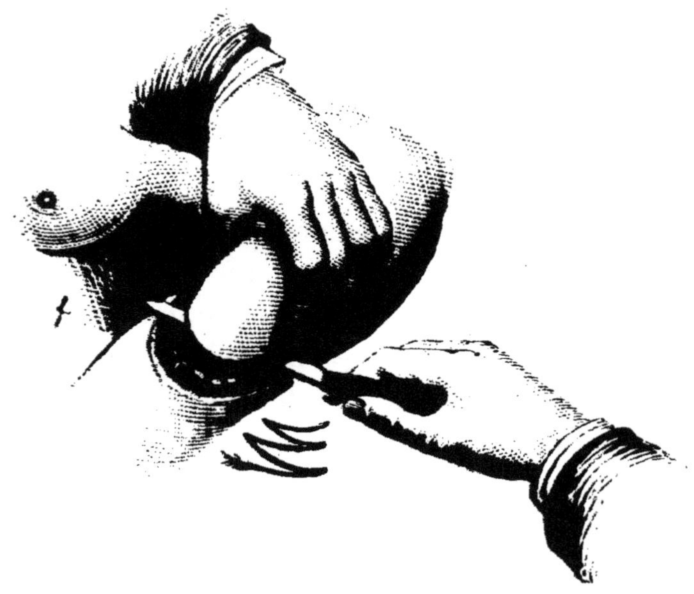

Fig. 151. — Manière d'entailler le deltoïde pour en faire un lambeau charnu
arrondi, épais et très large. Les brisures de la flèche indiquent les mouvements
d'arpège du couteau.

les nerfs très haut; les tendons du grand dorsal et du
grand rond, près de leurs insertions, et pas toujours en
totalité.

ARTICLE IX

DÉSARTICULATION DE L'ÉPAULE.

Indications. — Le sacrifice complet du bras est le plus
souvent commandé par des traumatismes, blessures de guerre,
accidents de chasse, brûlures, etc., etc., qui atteignent l'extré-

mité supérieure de l'humérus, l'artère axillaire et les gros nerfs du plexus brachial, ou bien qui, n'intéressant que le bras ou même l'avant-bras, sont suivis d'inflammation, de gangrène ascendante, d'anévrysmes, d'hémorrhagies, etc.

Lorsqu'une balle, une charge de plomb, a brisé l'extrémité supérieure de l'humérus, et même traversé l'articulation, il ne faut pas d'emblée se résoudre à désarticuler l'épaule; il faut songer d'abord à conserver le membre en faisant un sacrifice partiel, une résection. C'est l'état des parties molles, et spécialement celui des vaisseaux et des nerfs, qui devra guider le chirurgien.

Il est probable qu'une résection traumatique faite dans des conditions locales médiocres ou mauvaises est plus dangereuse que la désarticulation. Mais si le chirurgien se croit en droit d'espérer que le membre conservé sera solide et agissant, il lui est peut-être permis de faire courir au blessé, avec son assentiment, quelques chances de mort de plus.

Lorsqu'un chirurgien est appelé auprès d'un blessé, immédiatement après l'accident, il doit se décider et agir le plus tôt possible. Il peut bien reconnaître ordinairement l'état des nerfs et des vaisseaux; mais relativement à l'os et aux chairs proprement dites, qui n'ont pas encore réagi, il est obligé de deviner l'état de ces parties profondes par ce qu'il aperçoit à la surface. Or il est bien fréquent de rencontrer sous des parties molles en apparence et en réalité assez peu intéressées, un humérus broyé ou fendu sur une très grande longueur.

Il est possible de réséquer avec succès la moitié de cet os et même plus. Néanmoins, dans les cas où il y a la moindre cause d'hésitation, la première incision doit convenir à la fois à la résection et à l'amputation, afin que l'opérateur, après avoir constaté *de visu* l'état des parties profondes, puisse librement pratiquer l'une ou l'autre de ces opérations.

Les affections organiques exigent aussi quelquefois l'amputation du bras en totalité. Lorsque l'on se trouve en présence d'une énorme tumeur de l'humérus, on doit savoir que la peau attirée sur le membre se retirera énormément en retournant à sa place sur le thorax. Il faut s'attendre encore à de certaines difficultés pour atteindre la capsule.

L'ankylose partielle de l'articulation, les végétations de l'arthrite sèche, sont extrêmement embarrassantes pour l'opérateur qui, ne pouvant faire tourner l'humérus, doit insinuer un petit couteau solide ou une rugine courbe pour couper la capsule çà et là, tantôt de dehors en dedans, tantôt de dedans en dehors.

Anatomie. — L'articulation scapulo-humérale est formée d'une grosse tête sphéroïdale en partie seulement reçue dans une petite cavité de même forme. Une capsule en forme de manchon s'attache par l'une de ses extrémités au pourtour de la cavité glénoïde et par l'autre, la plus large, au sillon appelé col anatomique, qui sépare la tête cartilagineuse des deux tubérosités de l'humérus. Celles-ci ne sont donc pas contenues, même partiellement, dans la cavité articulaire, et pour couper la capsule, c'est en dedans du col anatomique, sur la tête cartilagineuse, qu'il faut porter le couteau. Cela serait facile si la voûte osseuse acromio-coracoïdienne n'existait pas.

Mais elle existe; et pour rendre la *capsule accessible au tranchant,* en avant, en haut et en arrière, il faut ne jamais oublier les faits physiologiques suivants. 1° Lorsque le coude est rapproché du flanc, et seulement alors, les insertions supérieures de la capsule débordent en dehors le sommet de l'acromion. Si l'on écarte le coude du tronc, ces insertions se cachent sous la voûte et deviennent inaccessibles. 2° Le coude étant toujours rapproché du flanc, si le bras n'est tordu ni en dehors ni en dedans, les parties antérieure et postérieure de la capsule sont protégées, la première par le bec coracoïdien, la seconde par l'angle acromial. 3° Si l'on tord le bras en dehors, les insertions antérieures se découvrent complétement pendant que les postérieures se cachent davantage. 4° Si l'on tord le bras en dedans, c'est la partie postérieure de la capsule qui s'expose et l'antérieure qui se dérobe à son tour (fig. 165 et 166).

Les tendons des muscles, sous-scapulaire en avant, petit rond et sous-épineux en arrière, sus-épineux et biceps en haut, ainsi que le ligament coraco-huméral, font, pour l'opérateur, partie de

la capsule qu'ils épaississent au point que le couteau, pour la
diviser dans toute son épaisseur, devra être agité de ces petits
mouvements de va-et-vient imperceptibles qui décuplent la puissance de son tranchant.

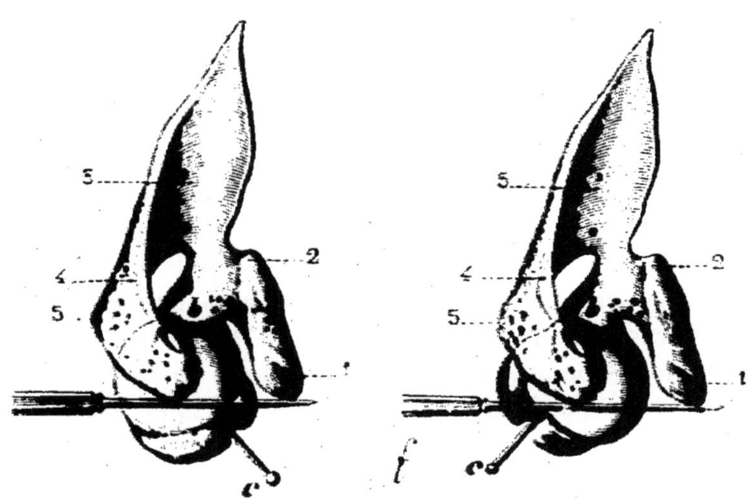

Fig. 165.   Fig. 166

Le squelette de l'épaule, moins la clavicule, vu à pic : 1, sommet de l'ap. coracoïde;
5, angle de l'acromion droite; C, épingle plantée dans la coulisse bicipitale.
Sur la figure 165, la tête humérale est en rotation interne : on voit que, dans cette
attitude, le couteau ne peut couper la capsule que dessus et derrière.
Sur la figure 166, la rotation est externe : la partie postérieure de la capsule n'est
plus accessible au tranchant; l'antérieure est, au contraire, exposée.

L'emboîtement des surfaces articulaires est presque nul.
La cavité glénoïde est si peu profonde que l'on peut facilement
faire pénétrer la lame d'un couteau étroit à travers l'articulation,
soit d'avant en arrière au-dessous des piliers de la voûte, soit
de bas en haut, comme le faisait Lisfranc, en faisant ressortir la
pointe dans l'intervalle de l'apophyse coracoïde et de l'acromion.

La capsule articulaire est assez longue pour, une fois que l'air
y a son libre accès, permettre un écartement de 3 centimètres
environ, si les muscles ont été paralysés par le chloroforme.

Il semble donc qu'il doit être bien facile de désarticuler le bras ; il n'en est rien. La voûte acromio-coracoïdienne protège l'articulation en haut ; les vaisseaux et nerfs axillaires interdisent de l'attaquer par en bas ; enfin, la nécessité de garder des chairs en avant et en arrière donne de la profondeur à la plaie et embarrasse le chirurgien.

La désarticulation de l'épaule se pratique au voisinage de *gros vaisseaux* qu'il faut respecter dans les premiers temps de l'opération, et dont il faut assurer l'occlusion avant de les couper.

L'air peut en effet pénétrer dans la veine axillaire, mais c'est l'accident le moins à craindre à cause de sa rareté.

La compression de l'artère sous-clavière est possible, mais elle est infidèle, et souvent le blessé n'a plus les moyens de perdre une seule goutte de sang. La désarticulation de l'épaule ne serait rien sans la nécessité d'assurer l'hémostase immédiate. Si l'on n'a pas un aide absolument sûr à qui confier cette partie principale de l'opération, il faut s'en occuper soi-même et prendre ses mesures en conséquence. Les deux gros vaisseaux axillaires sont placés dans l'aisselle, au milieu des nerfs, derrière les muscles coracoïdiens, et descendent derrière le coraco brachial. Les artères profondes de l'épaule sont les deux circonflexes, dernières branches de l'axillaire, qui s'en détachent au niveau de la partie supérieure du col chirurgical. La circonflexe postérieure ou deltoïdienne est de beaucoup la plus grosse.

Si, par une opération préalable, on pouvait placer une ligature sur le tronc artériel, au-dessus de l'origine des circonflexes, on n'aurait plus à redouter d'hémorrhagie immédiate. Nous verrons qu'il est possible de pratiquer cette ligature pendant l'opération qui devient ainsi d'une sécurité absolue et d'une grande élégance, pourvu que l'opérateur ait conservé les notions d'anatomie que voici. Au-dessous de la clavicule et devant les vaisseaux et nerfs axillaires, il y a deux plans musculaires. Tant qu'ils ne sont pas coupés tous les deux, l'artère est cachée et difficile à atteindre. Le premier est le plan du grand pectoral et du deltoïde ; le second est celui du petit pectoral et du coracobrachial uni au chef interne du biceps.

Si dans un premier temps de l'opération on coupe : 1° le tendon du grand pectoral et le bord antérieur du deltoïde ; 2° le faisceau musculaire commun au biceps et au coraco-brachial, ce qui peut se faire sans intéresser une seule artère, les racines de ces muscles se rétractent et se laissent refouler tant qu'on veut en haut et en dedans. On découvre alors et l'on sent, à la place qu'occupait le coraco-brachial, un gros nerf blanc, tendu, cylindrique, qui, écarté en dedans, laisse voir l'artère et l'origine de ses collatérales circonflexes. Un fil placé au-dessous de celles-ci, à bonne distance, pare au plus grand danger, celui d'une hémorrhagie pouvant être rapidement mortelle. Placée au-dessus de la circonflexe postérieure ou simultanément sur cette artère et sur le tronc axillaire, la ligature, en ischémiant le deltoïde, permet en outre de terminer à sec l'opération.

Il est bien commode, en écartant quelques veinules pour ne pas avoir de sang, de ne mettre qu'un fil, sur l'axillaire, au-dessus des circonflexes, mais cela n'est pas prudent, lorsque l'origine de l'énorme artère scapulaire inférieure est trop rapprochée de celle des circonflexes.

La ligature de l'axillaire au-dessus des circonflexes réalise d'un coup l'hémostase définitive. La ligature au-dessous des circonflexes garantit la vie de l'opéré, c'est le principal ; mais elle ne permet pas de terminer l'opération à sec, car les rameaux deltoïdiens saignent et doivent être liés à la fin de l'opération.

Si l'on ne voulait se contenter du bien, je conseillerais volontiers le mieux, qui serait de lier séparément et l'extrémité inférieure de l'artère axillaire et la circonflexe postérieure, chose facile pour tout le monde, l'œil et le doigt pouvant marcher ensemble à la recherche de ces vaisseaux.

La veine axillaire est en dedans de l'artère ; il ne faut pas la déchirer en isolant l'artère, non seulement à cause du danger de l'entrée de l'air, mais encore parce que cette veine pourrait saigner beaucoup malgré la ligature du principal tronc artériel. Il est plus difficile d'épargner le canal veineux collatéral.

Le chirurgien n'a pas besoin de se rappeler le nom ni la place de chacun des *nerfs* du plexus brachial. Qu'il sache seulement que le nerf deltoïdien passe avec l'artère circonflexe postérieure derrière le col chirurgical de l'humérus, et continue son trajet d'arrière en avant à la face profonde du muscle deltoïde, il en conclura qu'en fendant longitudinalement et profondément le moignon de l'épaule en deux parties, égales ou inégales, la partie antérieure à l'incision sera toujours paralysée, inerte, insensible et peut-être froide, tandis que la postérieure restera sensible et contractile. J'insisterai davantage à propos de la résection de l'épaule, qui, pour donner un bon résultat, a besoin de la conservation des fonctions du deltoïde.

Il y a peu de chose à dire des *muscles*, que nous ne sachions déjà. Le deltoïde coupé pendant que le bras est écarté du tronc se rétracte peu ; mais, en revanche, sa face profonde est très facile à détacher des tubérosités de l'humérus. Le grand pectoral se rétracte beaucoup et tend à former un clapier en se retirant, c'est pourquoi il faut le garder en entier en le désinsérant. La même remarque est applicable aux muscles grand dorsal et grand rond.

La désarticulation de l'épaule ouvre largement la *cavité axillaire* pleine de tissu cellulaire et dont la suppuration se propage facilement, surtout dans les points déclives, le long de la paroi thoracique externe.

Les *téguments* qui couvrent le deltoïde sont adhérents. Ceux qui revêtent le grand pectoral sont très rétractiles, comme ce muscle ; ce fait doit être retenu. Ceux de l'aisselle et de la partie interne du bras, surtout lorsqu'ils sont coupés pendant l'abduction du membre, se rétractent également beaucoup, mais cela importe peu, car on n'en fait un lambeau que dans les cas de force majeure.

Recherche de l'articulation. — L'exploration du moignon de l'épaule en l'absence de gonflement est facile. En le pinçant d'avant en arrière, à pleine main entre le pouce et les doigts, on sent en arrière l'épine du scapulum et en avant le creux sous-claviculaire, en dehors duquel l'apophyse coracoïde se révèle au doigt. En suivant le bord de l'épine de dedans en dehors avec le doigt, on franchit l'angle de l'acromion, très sen-

sible, on suit le bord externe qui se relève en avant et se termine en formant un promontoire, le sommet, un peu fruste à
cause de l'épaisseur du deltoïde. Entre le sommet de l'acromion
et le bec coracoïdien, devant l'extrémité externe de la clavicule,

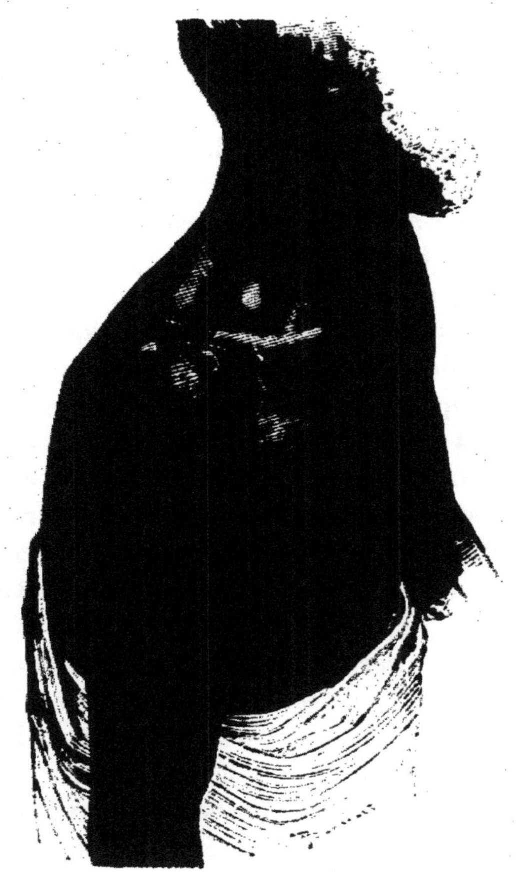

Fig. 167. — Forme du moignon de l'épaule avec contours des parties du squelette.

le doigt peut déprimer légèrement les téguments et sentir la
tête humérale à travers la partie fibreuse de la voûte : c'est la
région dite triangle acromio-coracoïdien.

En somme, pour arriver par le palper à déterminer la place

du sommet de l'acromion, il faut toucher l'épine de l'omoplate, l'angle et le bord externe de l'acromion ; toucher le creux sous-claviculaire, le bec de l'apophyse coracoïde, et mettre le doigt dans l'intervalle acromio-coracoïdien. Pendant l'exploration, il est bon d'agiter un peu l'humérus en évitant de mouvoir en même temps l'omoplate, dont l'immobilité relative doit révéler les contours.

Pour déterminer le sommet de l'acromion sur une épaule gonflée, il faut se servir de mesures prises sur l'épaule saine, à partir de l'articulation sterno-claviculaire facile à sentir avec l'ongle.

Du moignon et du choix des procédés. — L'extirpation du bras ne laisse pour ainsi dire pas de moignon. Néanmoins, l'acromien que sciaient Faure et Bonnet, que Lisfranc voulait trancher chez les enfants, mais qu'il faut conserver aussi souvent qu'on le peut pour la symétrie des épaules et le soutien du membre artificiel, l'acromion, dis-je, forme une saillie exposée et ne doit avoir aucun rapport avec la cicatrice. Celle-ci est le mieux placée au niveau de la cavité glénoïde, dans un creux que surplombe l'acromion et que protègent, en avant et en arrière, les deux anciens bords de l'aisselle. Moins la cicatrice est large, moins les renflements terminaux des nerfs sont superficiels et adhérents, tant à la cicatrice qu'à la mobile cavité glénoïde, mieux cela vaut.

On s'accorde à penser que les procédés opératoires qui donnent une cicatrice verticale sont les meilleurs pour l'écoulement du pus et la rapidité de la guérison. Mais, à la racine des membres surtout, on obéit souvent à la nécessité.

Quand les téguments sont intacts sur toute la périphérie du membre, on doit employer de préférence un procédé qui, en définitive, donne un lambeau en avant et un autre en arrière, une réunion verticale. Les incisions elliptique, ovalaire, en raquette, donnent ce résultat, en raison du retrait des téguments axillaires, presque aussi bien que la méthode à deux lambeaux.

Plusieurs chirurgiens étrangers pratiquent, quand ils ont le choix, le facile et rapide procédé à lambeau externe deltoïdien ; je le décrirai pour les cas où cette région du moignon de l'épaule aurait été seule épargnée. De même, j'indiquerai, pour des circonstances analogues, les procédés à lambeau unique, antérieur, postérieur et même inférieur.

C'est la crainte de l'hémorrhagie qui rendit si imparfaite l'opération de Ledran père ; et la ligature de l'artère devint pour ses successeurs, en Angleterre et en France, le premier temps de la désarticulation. Vers la fin du dernier siècle, Boyer, instruit par Bertrandi instruit lui-même peut-être par Pojet, écrivit sur l'art d'assurer l'hémostase en coupant l'artère en dernier lieu, après que l'aide l'a saisie entre le pouce introduit dans la plaie et les doigts enfoncés dans l'aisselle. C'est vite fait et très bien ; il faut seulement un aide habile. Cette dernière nécessité devait déterminer, aujourd'hui que l'opérateur, avec le chloroforme, n'a plus besoin de se presser, une réaction en faveur du premier procédé. Car, « le précepte donné par Desault, que dans les opérations en général on doit lier avant tout, s'il est possible, tous les vaisseaux un peu considérables, est une des meilleures maximes que l'on puisse suivre. » (S. Cooper.)

Quelques opérateurs recommandent de couper les nerfs le plus haut possible, ou à des hauteurs inégales, pour éviter un névrome en bloc adhérent à la cicatrice. Je crois cela bon. D'autres, à l'exemple de Bromfield opérant, je crois, pour une scapulalgie, recommandent de gratter le cartilage glénoïdien. Si l'on bourre la plaie de charpie, le cartilage devant presque certainement s'exfolier, autant l'enlever ; mais dans le cas contraire, à quoi bon ?

Le procédé de mon choix, que je vais décrire en premier lieu, appartient à D. Larrey pour la forme de l'incision cutanée, à Marcellin Duval pour la coupe des muscles. M. Verneuil l'a fréquemment employé et recommande de lier l'artère aussitôt que possible. Avec un simple bistouri, l'opérateur arrive d'abord sûrement et facilement sur l'artère axillaire, précieux avantage, surtout en l'absence d'un aide exercé ; il découvre ensuite largement la tête humérale et fait ainsi de la désarticulation proprement dite un véritable jeu, autre avantage que personne ne voudra dédaigner.

Désarticulation de l'épaule (raquette améliorée).

L'usage du chloroforme exige absolument que le malade soit couché, tout au plus demi-assis et non assis, comme on le plaçait autrefois. Qu'il soit donc couché horizontalement, avec un simple coussin dur sous la région dorso-cervicale, au bord et près de la tête du lit, l'épaule saillante et abordable en arrière comme en avant.

Outre le chloroformisateur, il faut, pour opérer avec sécurité, un aide très exercé qui sache rétracter les chairs, saisir l'artère axillaire et jeter instantanément le pouce sur la sous-clavière. Si l'on veut faire comprimer cette artère pendant toute la durée de l'opération, un aide spécial est nécessaire. Quant au membre malade et aux instruments, ils peuvent être confiés à de simples assistants ou déposés sur une petite table à portée.

Le chloroformisateur se tient du côté sain et laisse autour de la tête et de l'épaule malade de l'espace libre pour l'aide de confiance.

L'opérateur se place en dehors du membre. Celui-ci est écarté du tronc de 45° environ, si cela est possible.

1° De la main gauche, embrassez et serrez les chairs de la partie interne et postérieure de la racine du bras, pour tendre la peau deltoïdienne. Alors que la main droite a déjà saisi le couteau, touchez de l'index droit une fois encore le sommet de l'acromion (a), au-dessous et en avant duquel vous enfoncez la pointe, pour abaisser sur la partie externe du moignon de l'épaule une incision longitudinale, profonde et longue de 0ᵐ,10. Repassez le couteau une seconde fois s'il est nécessaire pour bien mettre à nu la tête de l'humérus et l'articulation que vous pouvez explorer avant d'aller plus loin (b). — Passez le couteau par-dessus le membre et appliquez-le, la pointe basse, perpendiculai-

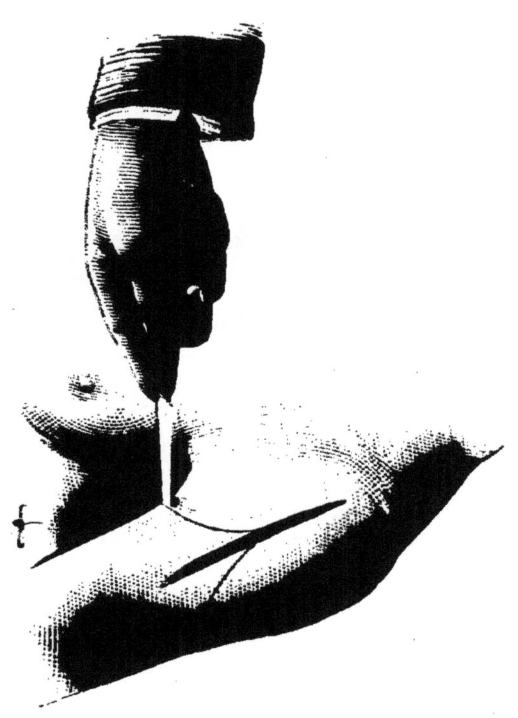

Fig. 168. — Désarticulation de l'épaule gauche. — Raquette. L'incision longitudinale est faite ; le couteau a coupé en dedans du bras en tirant et va faire l'incision oblique antérieure.

rement sur les téguments internes de la racine du bras, juste au niveau du bout inférieur de votre fente longitu-dinale. Approchez-vous pour suivre de l'œil l'incision que vous allez commencer, presque derrière le bras, en tirant le couteau avec légèreté afin de croiser les vaisseaux sans les atteindre, et que vous conduirez ensuite, en l'arrondissant, rejoindre le milieu de la fente longitudinale. (Voy. sur les figures 168 et 169, les attitudes de la main qui opère et le tracé des incisions.)

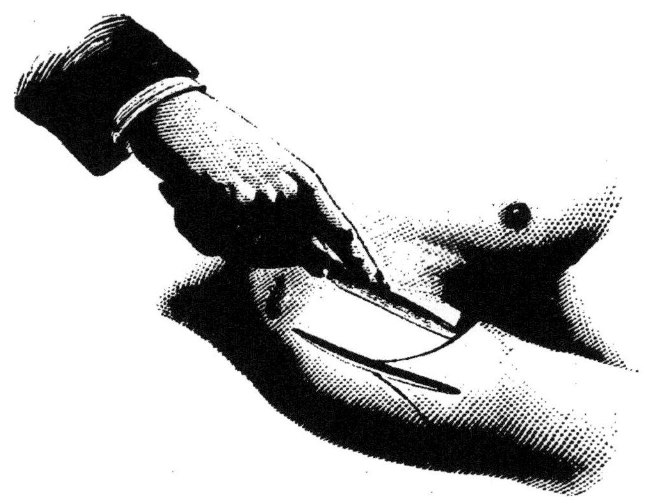

Fig. 169. — Désarticulation de l'épaule droite. — L'incision longitudinale de la raquette est faite. — Le chirurgien, placé près de la tête, après avoir coupé en dedans du bras, en tirant le couteau, est en train de pratiquer l'incision oblique antérieure.

Cela fait, surtout si vous amputez le bras gauche, votre main droite se met en pronation, fait tourner le tranchant en l'air, l'index étant arrêté par le talon mousse de l'instrument qu'elle passe sous le membre, la pointe haute, pour le remettre dans l'incision axillaire. A partir de là, vous tracez, sans grandes précautions, derrière la racine du bras, une incision postéro-externe, symétrique à la précédente, arrondie et terminée comme elle dans le milieu de la fente longitudinale (fig. 170).

Du côté droit, la main peut rester en supination (fig. 171).

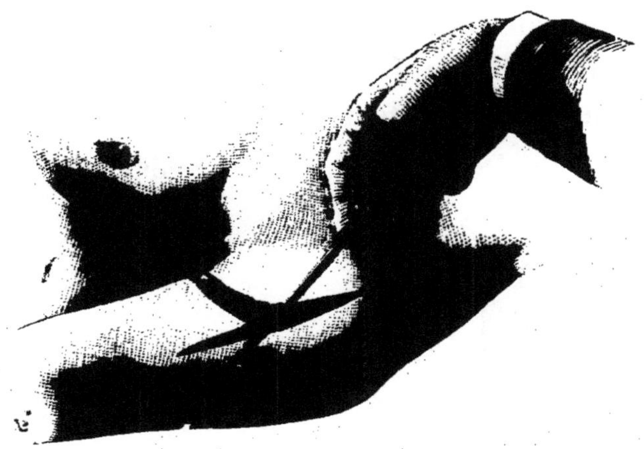

FIG. 170. — Désarticulation de l'épaule gauche. — Raquette. Attitude de la main droite de l'opérateur pour pratiquer commodément l'incision oblique postérieure.

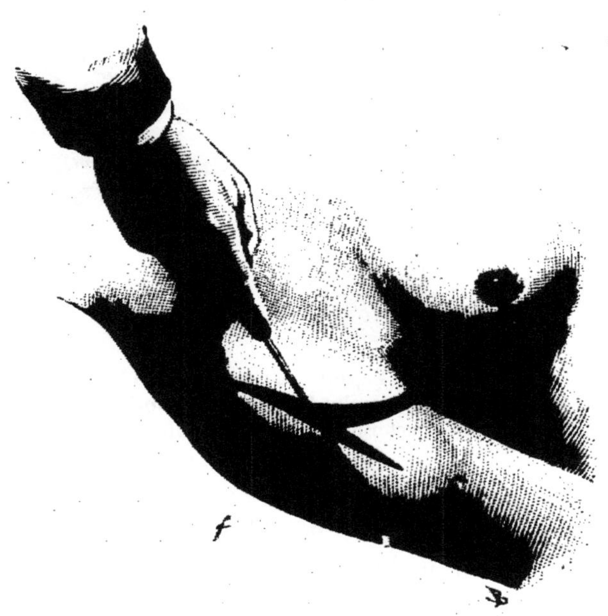

FIG. 171. — Désarticulation de l'épaule droite. — Raquette. Le chirurgien, placé vers la tête, fait de la main droite l'incision oblique postérieure.

2° Dans la plaie oblique antérieure, vous apercevez à nu les faisceaux antérieurs du deltoïde : coupez-les à ras de la peau rétractée. Cela vous fera entrevoir et sentir le tendon du grand pectoral dont vous inciserez le masque cellulaire. Bientôt, votre index gauche engagé sous le bord

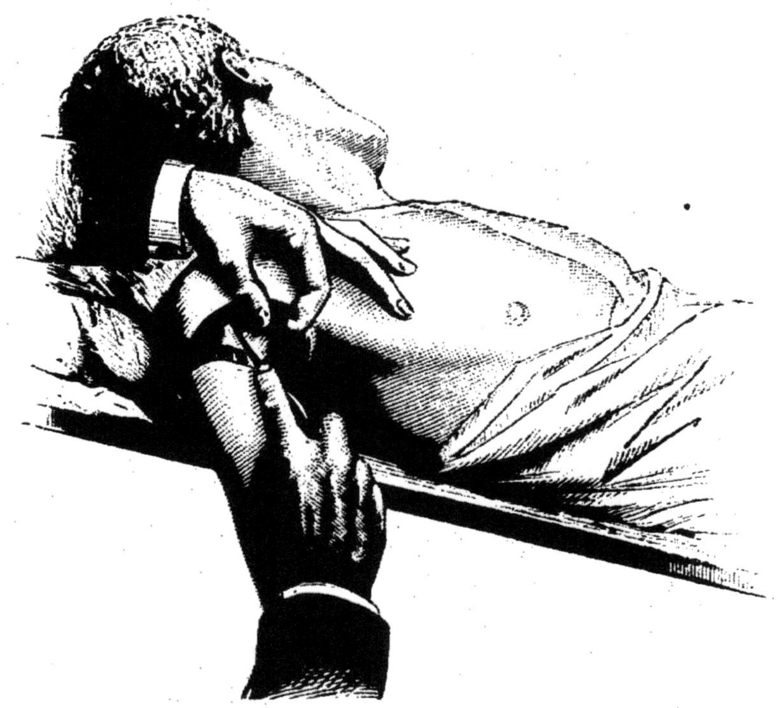

FIG. 172. — Désarticulation de l'épaule. L'incision est elliptique, ou autre, peu importe ; les faisceaux antérieurs du deltoïde sont coupés. — Les doigts gauches soulèvent le tendon grand pectoral que le couteau divise près de ses insertions.

inférieur du tendon, le soulèvera pour que vous le désinsériez en coupant dans la coulisse bicipitale, jusqu'en haut. — A ce moment, refoulez en dedans le lambeau antérieur rendu très mobile : vous apercevrez et sentirez le faisceau musculaire coraco-brachial. Donnez suivant son côté

interne, un long coup de pointe qui fende son aponévrose.
Par cette fente, introduisez l'index gauche, en dedans, puis
en arrière du coraco-brachial; attirez le faisceau musculaire tout entier devant l'humérus pour l'y couper, en
travers, sans le moindre danger pour les vaisseaux.

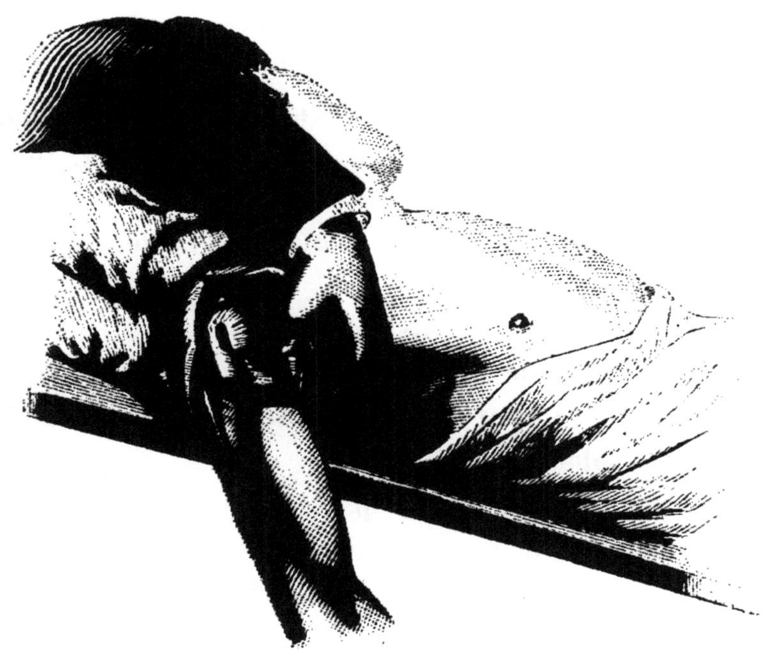

Fig. 173. — Désarticulation de l'épaule. Sont coupés : les faisceaux deltoïdiens
antérieurs, le tendon grand pectoral, le faisceau coraco-bicipital. La main
gauche écarte les nerfs en dedans et découvre l'artère qui va être liée.

3° Si le lambeau antérieur, maintenant complétement
taillé, est bien rétracté par votre aide, les vaisseaux et
nerfs axillaires sont largement découverts. Au niveau de
la tête humérale, écartez en dedans le premier gros nerf
blanc, tendu et cylindrique : vous découvrirez l'artère et

les origines des circonflexes dont la principale s'enfonce dans le trou quadrilatère (fig. 173).

Isolez et liez l'artère, soit au-dessus, soit au-dessous de l'origine des circonflexes (c).

4° Reportez maintenant le couteau dans l'incision oblique postérieure et, à ras de la peau rétractée, coupez le deltoïde hardiment jusqu'au bord postérieur de l'aisselle. — Faites tordre, ou tordez vous-même le bras en dedans, et dans cette attitude, décollez à l'aide de quelques coups de couteau la face profonde du lambeau postérieur que vous venez d'achever. Confiez-le enfin à l'aide qui, déjà, tient écarté le lambeau antérieur (d).

La tête de l'humérus et la capsule sont largement découvertes.

5° De la main gauche, saisissez le membre malade par le coude (e); tenez-le *constamment rapproché du flanc* (fig. 174, p. 329); tordez-le d'abord à votre droite. Je parle comme si le malade était assis.

Sur la partie gauche de la capsule ainsi exposée, appliquez le couteau, en long relativement à l'humérus, la pointe tournée vers le coude, le tranchant toujours perpendiculaire à la surface qu'il attaque : coupez à fond, jusqu'à ce que la tête cartilagineuse lisse et brillante apparaisse dans la plaie.

Avancez votre incision sur la partie culminante de l'articulation, rasant le sommet de l'acromion.

Alors seulement que la partie supérieure de la capsule sera en grande partie incisée et à mesure que le couteau progressera, détordez le bras, tordez le même à votre gauche pour dégager et amener sous le talon du tranchant la

partie droite de la capsule (fig. 175, p. 330), dernière partie
que vous puissiez inciser pour le moment (f).

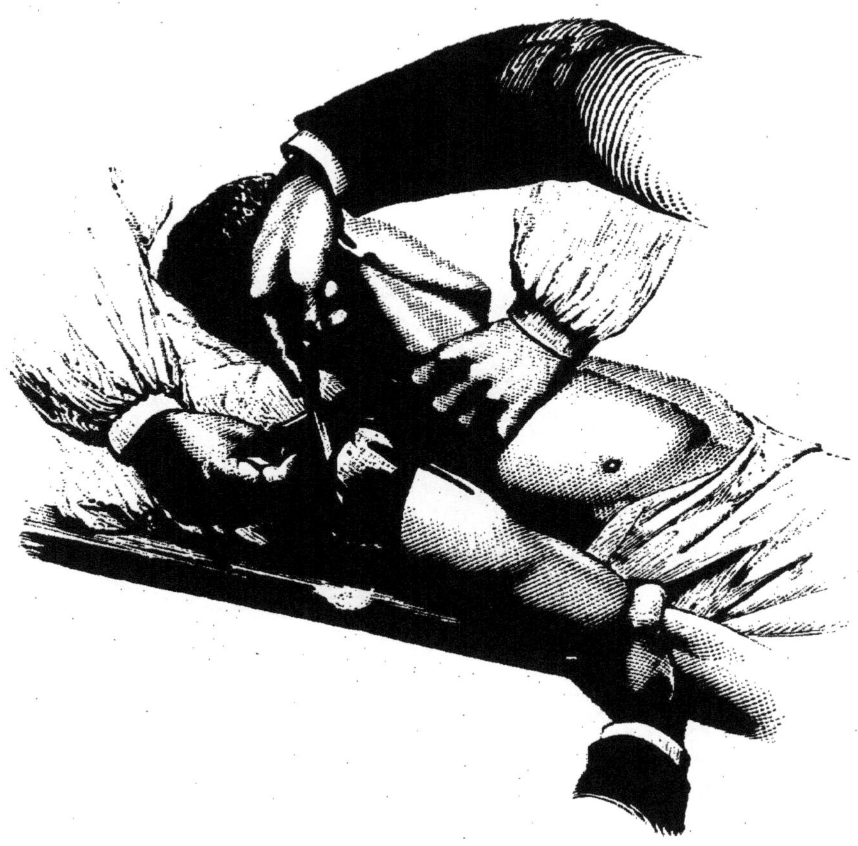

Fig. 174. — Désarticulation de l'épaule droite : section de la capsule. La gauche
de l'opérateur tient le coude ; la droite, armée du couteau, ayant coupé derrière, va couper dessus ; puis en avant, mais après rotation.

La main gauche remonte lestement le long du bras et
jette la tête de l'humérus en dehors. — Engagez le couteau par le milieu en dedans de cette tête. Si l'artère n'a
pas été liée, dites à l'aide qui tient le lambeau antérieur
de plonger le pouce dans la plaie et les doigts dans

l'aisselle, pour saisir et l'artère et la veine ; dites-lui d'appuyer sa main sur le thorax afin qu'elle ne glisse pas (g). Continuez à raser, avec le tranchant, la face postéro-interne de l'humérus et sortez au niveau de la section cutanée,

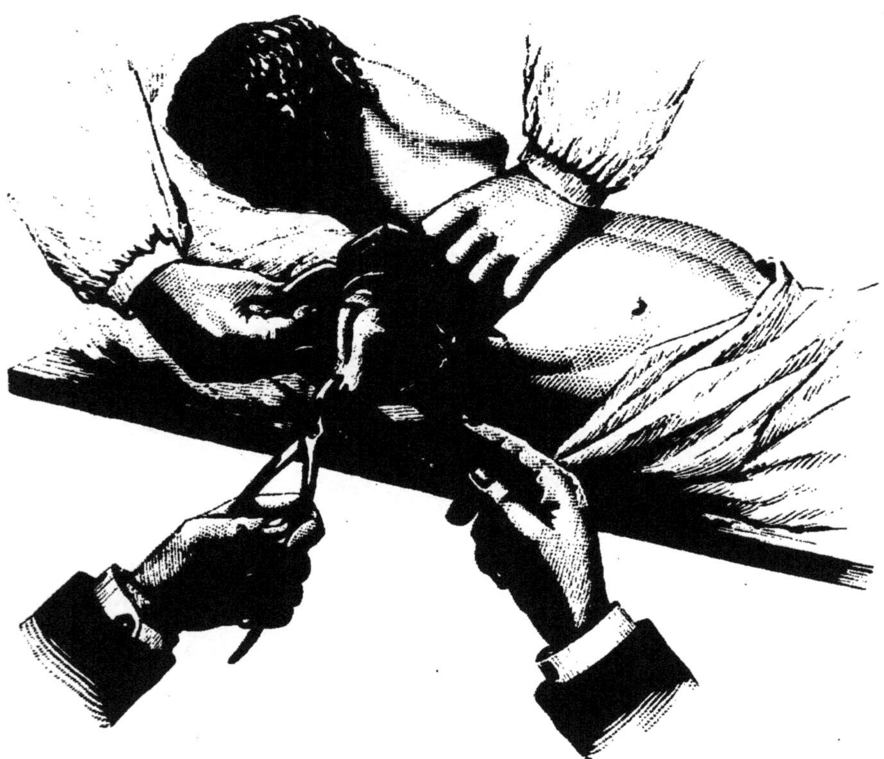

Fig. 175. — L'opérateur, après avoir coupé la partie gauche, puis la partie supérieure de la capsule, tord l'humérus à sa gauche et coupe enfin la partie droite de la capsule (c'est-à-dire la partie antérieure s'il opère sur le côté droit).

coupant d'un coup tout le contenu du canal axillaire, la longue portion du triceps et les tendons du grand dorsal et du grand rond.

Après vous être assuré qu'aucune artériole ne donne,

avoir réséqué toutes les bribes flottantes capsulaires ou
autres, s'il y en a, raccourci les nerfs trop longs, etc., vous
faites le pansement. Voulez-vous réunir ? Rapprochez les
lèvres antérieure et postérieure de la plaie. Fixez-les en

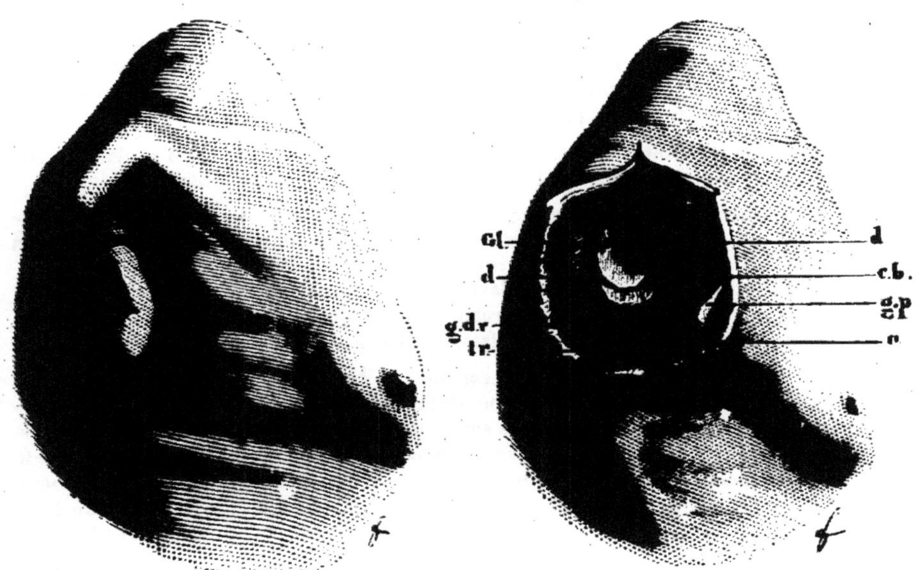

Fig. 176.— Moignon consécutif à la désarticulation de l'épaule. Raquette.

Fig. 177. — Moignon béant ; raquette.
Parties désignées par leurs initiales.

contact, si elles sont suffisantes, en laissant une ouverture
inférieure par où sortent les fils des ligatures et au besoin
un gros tube de caoutchouc. Par-dessus les moyens
d'union, appliquez un tampon qui enfonce mollement les
lambeaux dans l'excavation sous-acromiale jusqu'au contact de la cavité glénoïde. Comprimez de même les clapiers axillaires.

Notes. — (a) Pendant ce temps l'aide rétracte la peau si elle est mobile ;
sinon, l'opérateur commence à un travers de doigt plus bas, car il ne faut pas
que l'incision découvre ce futur promontoire osseux.

(b) Dans le cas où il y a doute véritable touchant l'opportunité de la résection ou de l'amputation, il faut faire l'incision plus en avant, comme Fleury.

Avec de l'adresse et une attitude du bras calculée, on peut inciser du haut en bas, dans la coulisse bicipitale et désinsérer du coup le grand pectoral. Il faut, pour atteindre ce but, mettre le doigt dans la plaie quand le deltoïde est fendu, chercher l'origine de la coulisse, entre les deux tubérosités, y mettre la pointe du couteau et inciser vigoureusement en descendant le plus bas possible et côtoyant le tendon bicipital.

(c) Il suffit de lier au-dessous de l'origine des circonflexes pour parer au plus grand danger. Rien n'empêche, du reste, de lier ces artères elles-mêmes, immédiatement. En isolant l'axillaire, on déchire souvent le tronc veineux commun des circonflexes ou ses branches placées devant l'artère. Ces veinules saignent assez abondamment ; il ne faut pas s'en effrayer.

(d) Il est d'autant plus utile de bien décoller ce lambeau qu'il a plus de largeur, c'est-à-dire qu'on a fait l'incision longitudinale plus en avant.

(e) Il faut saisir le coude, parce que, plat et irrégulier, il offre de la prise et ne tourne pas dans la main gauche qui peut ainsi imprimer à l'humérus la rotation voulue. En cas de fracture, le davier intervient (voy. fig. 175, p. 330).

Qu'elle saisisse le coude ou le davier, la main gauche de l'opérateur commence par imposer la rotation à droite, mais elle doit étudier son attitude initiale afin d'exécuter facilement ensuite la rotation à gauche dans toute l'étendue nécessaire.

(f) Le couteau, pour sectionner la capsule, exécute les mouvements ordinaires de trépidation sur place. Les jeunes opérateurs vont toujours trop vite et se contraignent ainsi à revenir plusieurs fois sur leurs pas. Le couteau ne doit avancer que lorsque le cartilage est visible dans l'incision. L'humérus, tordu à droite, reste immobile pendant la section des parties gauche et supérieure de la capsule. Alors seulement que le couteau a divisé le tendon bicipital, la détorsion de l'humérus commence et ne va pas plus vite que le couteau qui travaille sous les yeux de l'opérateur.

(g) Si l'artère n'a pas été liée, l'aide en cherche les battements et, quand il tient le vaisseau, dit à l'opérateur : allez.

Quand même l'artère aurait été liée d'avance, il serait bon, par surcroît de précaution, de faire saisir les vaisseaux pour éviter l'entrée de l'air dans les veines. J'ignore pourtant si cet accident est compatible avec le calme respiratoire des anesthésiés.

Autres procédés.

A quoi sert l'incision longitudinale ? 1° A permettre l'exploration de l'articulation dans les cas douteux ; 2° à faciliter singulièrement la désarticulation.

Mais on peut s'en passer parfaitement, pourvu que les téguments et les muscles aient assez de flaccidité pour se laisser rétracter facilement.

L'incision oblique antérieure se fait alors en premier lieu. On obtient, en fin de compte, une *incision ovalaire* à bords convexes comme celle de Guthrie, et dont l'angle culminant, situé à 5 centimètres (trois doigts) du sommet de l'acromion, peut être prolongé en queue de raquette, soit immédiatement, soit plus tard, si la désarticulation se montre difficile. (Voy. le tracé fig. 198, p. 351.) Le résultat est magnifique.

L'incision circulaire pure (fig. 201, p. 351), qui devrait être faite au-dessous du tendon des muscles adducteurs, n'est pas à conseiller ; car, à moins d'une laxité exceptionnelle des parties molles, la capsule reste inaccessible. Alanson s'en est bien aperçu : il nous en avertit en conseillant de fendre en long la région deltoïdienne que la méthode circulaire a la prétention d'épargner.

L'incision elliptique (fig. 203, p. 353), passant, en dedans, à 10 centimètres du niveau du sommet acromial et en dehors à 6 seulement, n'a jamais embarrassé Marcellin Duval ni ses élèves ; je le crois volontiers, car le prudent chirurgien dissèque d'abord la peau pour la relever en manchette comme autrefois Velpeau, et coupe ensuite les muscles de la manière que j'ai conseillée d'après lui. Ce procédé évite l'incision longitudinale, c'est quelque chose ; mais cela, quoi qu'on dise, ne facilite pas la désarticulation ! L'incision elliptique est fort simple, c'est un avantage ; mais les deux lambeaux qu'elle donne, en définitive, ne sont pas convexes, et c'est un petit inconvénient. Sans parler des cas où la résection est en balance avec la désarticulation, l'opérateur qui aime ses aises ne se privera pas de l'incision longitudinale.

Celui qui, sûr de sa désarticulation, veut le bien purement et simplement, pratiquera l'incision elliptique. Le raffiné préférera, je crois, l'incision ovalaire à bords convexes, ou son dérivé, la raquette à courte queue, la croupière.

Mais quel est le procédé qu'employaient jadis dans les amphithéâtres ceux qui sont aujourd'hui *les juges des concours* et des examens ? Le voici, avec ses variantes.

Raquette (ancien mode).

Tout étant disposé comme je l'ai indiqué, l'opérateur, partant du sommet de l'acromion, incise à fond, soit en dehors, soit en avant du moignon de l'épaule, sur une longueur de 10 centimètres. — Il fait ensuite partir, du milieu de cette incision longitudinale qu'il entre-bâille pour n'inciser qu'une lèvre à la fois, deux profondes entailles obliques, l'une en avant jusques y compris le bord antérieur de l'aisselle, l'autre en arrière jusques y compris le bord postérieur de la même cavité. Pendant ce temps les mains de l'aide, appliquées, l'une devant, l'autre derrière le moignon de l'épaule, exercent une traction énergique sur les téguments. (La peau qui couvre les vaisseaux sera ultérieurement incisée.) — Les deux lambeaux triangulaires étant décollés et confiés à l'aide, l'opérateur désarticule et engage le milieu de son couteau en dedans de la tête et bientôt du col chirurgical, qu'il rase pour éviter les vaisseaux. — A ce moment, le pouce de l'aide s'enfonce, en dehors et en arrière du faisceau musculaire coraco-brachial, profondément, sent l'artère et la saisit. — Le couteau, continuant à marcher vers le coude, arrive bientôt aux limites inférieures des incisions obliques : son tranchant se tourne alors vers l'aisselle et sort à travers tout le paquet vasculo-nerveux, les muscles et la peau jusqu'ici épargnés.

Avec la précaution de faire les entailles obliques en deux

temps, c'est-à-dire de sectionner d'abord la peau, puis, après sa rétraction, les muscles, ce procédé donne un bon résultat. Cependant les téguments de l'aisselle ne sont pas toujours bien coupés en terminant.

C'est pour cela sans doute que certains opérateurs, après avoir fait la queue de la raquette, en font tout l'ovale d'un seul coup. Ils passent, à cet effet, le couteau sous le membre, la pointe haute, et l'amènent jusque devant le deltoïde, pour attaquer la lèvre antérieure de l'incision longitudinale, lèvre amenée par la main gauche sous le tranchant. Ils incisent d'abord à fond, la peau, le deltoïde et le grand pectoral ; puis superficiellement, la peau seule, dans l'aisselle, en croisant les vaisseaux ; puis encore à fond, la peau et le deltoïde, en terminant par l'incision oblique postérieure. Le reste de l'opération comme ci-dessus.

La méthode à *deux lambeaux* antérieur et postérieur avait été vulgarisée par Lisfranc (fig. 195, p. 349, et note, p. 346). Le résultat n'est pas mauvais et se rapproche beaucoup de celui des dérivés de la méthode ovalaire. Aujourd'hui, si l'on voulait exécuter deux lambeaux, on les dessinerait d'abord et on les en-taillerait ensuite de la superficie vers la profondeur. Leurs con-tours seraient les tracés mêmes de l'incision en raquette à bords convexes, un peu plus fortement recourbée du côté de l'aisselle. Le temps n'est plus où la transfixion si prestement exécutée par Lisfranc et ses élèves, de l'aisselle au défaut acromio-cora-coïdien, ou inversement, à travers la cavité articulaire, créait de véritables lambeaux.

Parmi les procédés qui ont été fréquemment employés, il en est un qui paraît encore, pour quelques chirurgiens étrangers, le pro-cédé d'élection. Il consiste à tailler avec le deltoïde un grand *lambeau externe* qui retombe comme un rideau sur la plaie qu'il cache, mais ne comble pas, car il flotte à distance de la cavité glénoïde. D. Larrey a critiqué ce procédé, reprochant au lambeau de mal s'adapter, d'être mal nourri, paralysé, etc. S. Cooper a montré, avec des faits, qu'il ne fallait pas craindre de l'employer chaque fois qu'il était indiqué par la forme de la blessure lorsqu'une balle, par exemple, a perforé l'épaule d'avant en arrière. Tel qu'on le pratiquait au temps de Dupuytren (fig. 189, p. 345), qui n'aimait pas à s'en servir et pourtant lui a donné son nom, le procédé à lambeau externe avait un mérite bien peu prisé de nos jours, celui de la rapidité. On pouvait dire de lui ce que Richerand écrivait sur le procédé de Lisfranc : il demande le temps de lever l'aile d'une perdrix.

Lambeau externe.

Pour le pratiquer suivant le mode ancien, vous feriez asseoir le malade, le bras tenu horizontalement écarté, à angle droit. Vous auriez ce membre à votre gauche, empoigneriez la masse deltoïdienne pour la soulever, et transperceriez sa base d'arrière en avant ou d'avant en arrière. En rasant la tête, puis le col et le corps de l'humérus, vous tailleriez de toute la longueur du deltoïde un lambeau arrondi qui serait relevé à l'instant. Saisissant le coude de la main gauche et le rapprochant du tronc, vous désarticuleriez comme d'habitude, passeriez le couteau en dedans de la tête et du col, feriez saisir l'artère et sortiriez enfin à travers l'aisselle.

Mais pour bien exécuter ce procédé, il vaut mieux tailler le lambeau de dehors en dedans en le dessinant d'abord avec la pointe du couteau qui, dans son premier passage, n'intéresse que la peau. On incise ensuite le muscle et, le tout étant relevé, on coupe les téguments des bords et du creux de l'aisselle en se rapprochant du bras plutôt que du thorax. Le contour du lambeau et l'incision axillaire ressemblent à deux anses en U, fixées aux mêmes points, mais tombant, l'une en dedans du bras, l'autre en dehors, celle-ci plus bas que la première.

La branche antérieure de l'U qui forme le contour du lambeau commencera en dedans du bec coracoïdien ; la postérieure en dedans de l'angle de l'acromion.

Le lambeau externe sera très long, car avec le temps il se raccourcit beaucoup.

La formation d'un lambeau externe implique la section de l'artère circonflexe postérieure. Il est bon de lier ou de pincer cette artère, aussitôt qu'elle est coupée, et de tâcher de ne pas l'ouvrir une seconde fois.

J'arrive maintenant aux purs *procédés de nécessité.*

Sharp, au milieu du dix-huitième siècle, incisa verticalement depuis le défaut de l'épaule acromio-coracoïdien jusque dans l'aisselle, pour chercher et lier l'artère ; puis il désarticula et découpa en sortant un grand *lambeau postérieur* (fig. 204, p. 353). Il faudrait, en cas de force majeure, chercher un pareil résultat, mais en découpant le lambeau de dehors en dedans et le gardant le plus large possible.

Le procédé de Delpech est la contre-partie du précédent (fig. 205, p. 353). Il consiste à entrer, en arrière, directement dans l'articulation, sans garder de chairs postérieures, et à la traverser pour tailler, en sortant, un grand *lambeau antéro-axillaire.* En 1837, à Heilbronn, Sicherer fut obligé d'opérer ainsi un blessé dont la partie postérieure du deltoïde était détruite. Malgré la gangrène d'une partie du lambeau et plusieurs abcès consécutifs, la guérison eut lieu.

Le procédé dit à *lambeau axillaire* ou *brachial interne* est celui de Ledran l'ancien, de Garangeot, de Langenbeck, de Blasius, etc. (fig. 178, 179, 180, 181, p. 311). Commode pour ouvrir l'articulation qu'on attaque comme l'aile d'un poulet, il donne un tel résultat qu'il n'est pas permis de l'employer, sinon lorsque les téguments qui couvrent le deltoïde sont détruits à la fois en avant, en dehors et en arrière. Dans une telle occurrence, il faudrait, sur le deltoïde, imiter le plus possible l'incision de Blasius et scier l'acromion au besoin. Le lambeau axillaire est peu vivace, difficile à tenir relevé, et tellement favorable à la rétention des liquides et à la formation des abcès dits axillaires si fréquents à la suite de la désarticulation de l'épaule, que Sander crut devoir ouvrir préventivement le cul-de-sac qu'il forme avec la paroi thoracique.

Moins le lambeau axillaire est long, mieux il tient et mieux il vit; par conséquent, si l'on peut garder en même temps un rudiment de lambeau externe, il n'y faut pas manquer.

Il me reste à parler d'une manière d'exécuter la désarticulation proprement dite de l'épaule, qui me paraît recommandable. C'est la même que celle que j'ai osé proposer à la Société de chirurgie pour la désarticulation de la hanche. M. Ollier, à qui j'eus l'occasion d'en parler, m'a répondu immédiatement : pour l'épaule, je le recommande et je l'ai fait.

Il s'agit tout simplement, une fois la capsule découverte, de la fendre en long, puis de détruire successivement les insertions humérales de chacune de ses lèvres, avec le grattoir ou le couteau, absolument comme dans la résection sous-capsulo-périostée.

Le procédé suivant, véritable désossement, serait à mon avis hémostatique et excellent. Il est, dans sa première partie, imité de Poyet (1759) (fig. 200, p. 354).

1° Par une longue fente latérale ou antérieure, la capsule serait découverte, incisée et détachée ; la tête luxée comme dans la résection, mais un peu plus que dans la résection (voy. *Résection de l'épaule*).

2° Une véritable amputation circulaire oblique, avec temps successifs pour diviser la peau, les muscles, découvrir et lier les vaisseaux, terminerait l'opération (voy. *Amputation intra-deltoïdienne*).

Non seulement il est permis d'enlever au besoin l'extrémité de la clavicule, l'acromion, la coracoïde et la cavité glénoïde avec le bras, mais les cas déjà très nombreux d'arrachement du membre supérieur en totalité, suivis de guérison, autorisent les chirurgiens à tenter l'ablation totale de ce membre, dans des cas de traumatisme ou de tumeurs malignes. Cette opération a déjà réussi plusieurs fois. Mais on conçoit qu'elle n'ait rien de réglé qui se puisse apprendre sur le cadavre ni enseigner dans un livre.

L'opérateur habitué aux procédés de désarticulation du bras, de résection de l'omoplate et de la clavicule, ne sera jamais embarrassé pour tracer un plan d'ablation totale et l'exécuter.

Quelques mots sur le petit *atlas historique* des divers procédés de désarticulation de l'épaule, qui va remplir les sept pages suivantes. Cet atlas n'est pas complet, quoique plus que suffisant. Tel quel, il présente au lecteur :

1° Quatre manières d'opérer condamnées par l'expérience et qui consistent essentiellement à attaquer l'épaule en dehors pour garder un lambeau axillaire (p. 341) ;

2° Huit procédés différents, mais réalisant tous un lambeau externe plus ou moins long, plus ou moins avantageux, et taillé soit par transfixion, soit par entaille et dissection (p. 343 et 345) ;

3° Six modes à lambeaux antérieur et postérieur ; la raquette de D. Larrey et un procédé bâtard de Rust (p. 347 et 349);

4° Les désarticulations ovalaires de Guthrie et de Scouteten (p. 351);

5° Les procédés circulaires de Pojet et d'Alanson (p. 351);

6° Les incisions elliptiques de Sanson et de Duval (p. 353);

7° Le lambeau postérieur de Sharp et l'antérieur de Delpech (p. 353).

Note. — Au moment de tirer cette feuille, j'apprends qu'à Lyon, dans un concours récent, la *désarticulation de l'épaule par le procédé de Lisfranc* a dû être exécutée par un candidat.

Ce procédé (fig. 195, p. 349), que j'ai souvent pratiqué dans les mois d'été, alors qu'on n'a rien de mieux à faire des cadavres, est difficile, mais très rapide. Je ne pense pas que personne soit jamais tenté d'y avoir recours sur le vivant. Je dirai donc : Le cadavre est assis sur une chaise, le bras tenu légèrement écarté du tronc, et de manière à relâcher toutes les chairs postérieures de l'épaule qu'il s'agit de tailler en lambeau par transfixion. — Le chirurgien, placé derrière, met les doigts sur le défaut acromio-coracoïdien, et du bout du pouce accroche le bord postérieur de l'aisselle devant lequel s'engage un couteau long et étroit qui, presque parallèle à l'humérus, traverse la partie postérieure de la capsule articulaire et sort devant le tendon bicipital, dans le triangle acromio-coracoïdien. Un coup de poignet fait subitement mordre la pointe pour la dégager en dehors du bec acromial ; et le plein du tranchant taille, en sortant, un lambeau arrondi qu'un aide relève immédiatement.

Le couteau, toujours la pointe haute, retourne à l'articulation largement béante, la traverse, contourne la tête humérale, rase le col et forme en sortant, après qu'un aide a saisi l'artère, le lambeau antéro-inférieur.

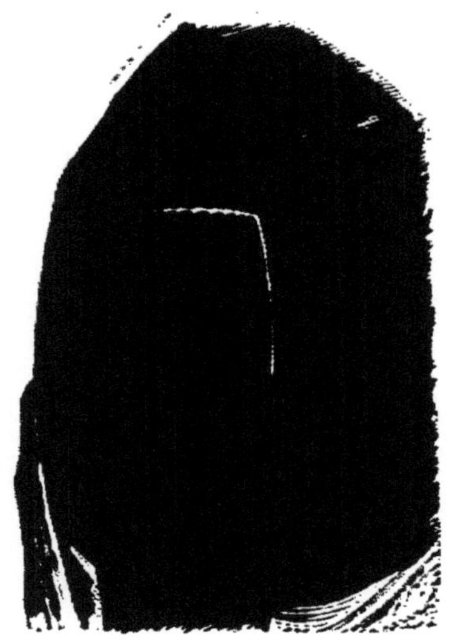

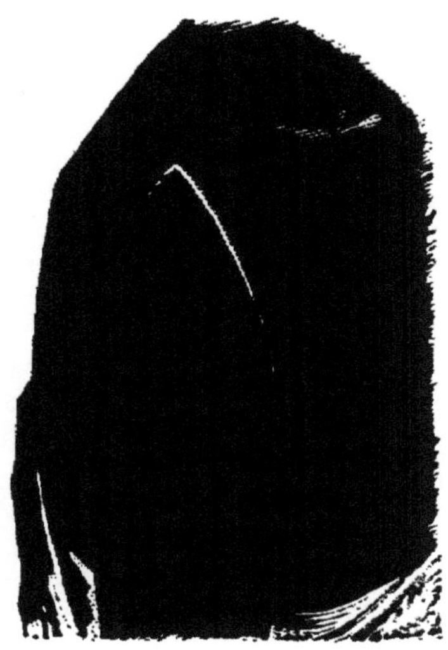

Fig. 178.—Lambeau axillaire. 1er opér. Ledran père, 1715.— V. obs. de chir., n° 43, et *Traité des op.* de Ledran fils.

Fig. 179. — Lambeau axillaire de trois doigts de long. Incision losangique de Blasius. (*Der Schrägschnitt*, 1858.

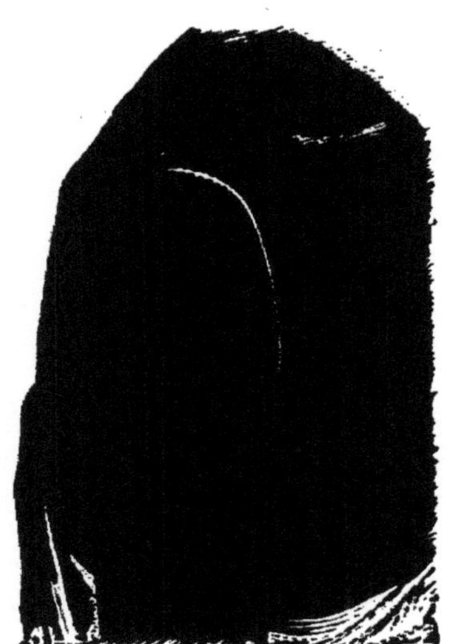

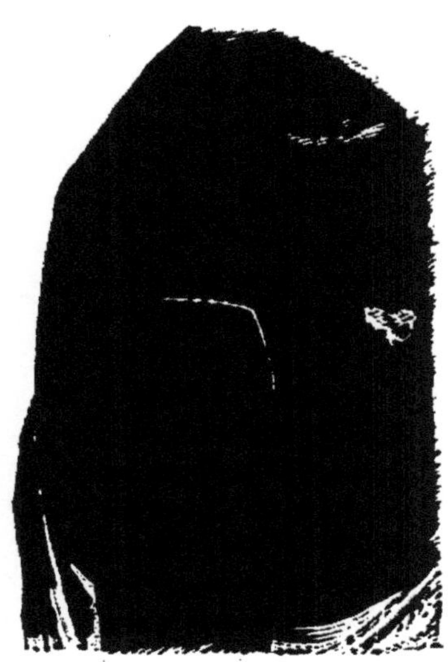

Fig. 180. — Lambeau axillaire. Incision supéro-externe en fer à cheval. Langenbeck, vers 1830, d'après Günther.

Fig. 181. — Lambeau axillaire. J. L. Petit et Garengeot. L'incision transversale externe à 3 doigts de l'acromion.

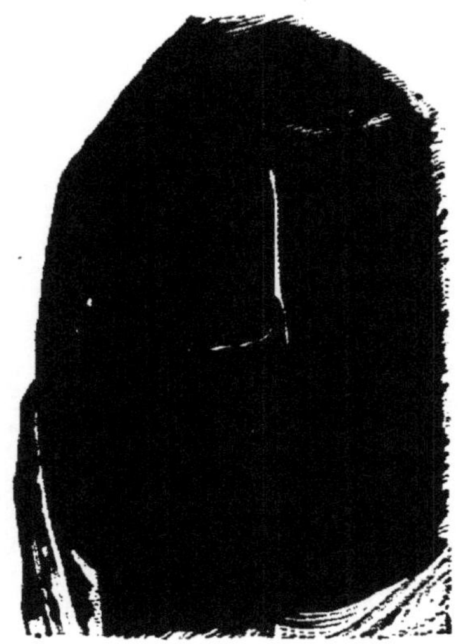

Fig. 182. — Lambeau externe de 3 à 4 doigts (rudiment de lambeau axillaire). Procédé de Lafaye, 1731 à 1741.

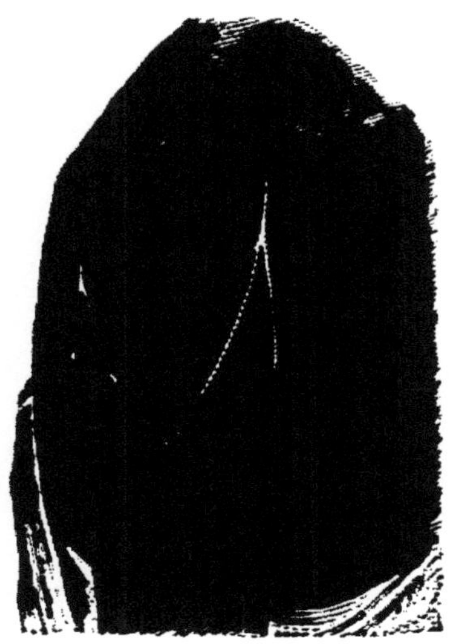

Fig. 183. — Lambeau externe. Dald. 1790. — Portal recommande un lamb. semblable : la forme déplait à Linhart.

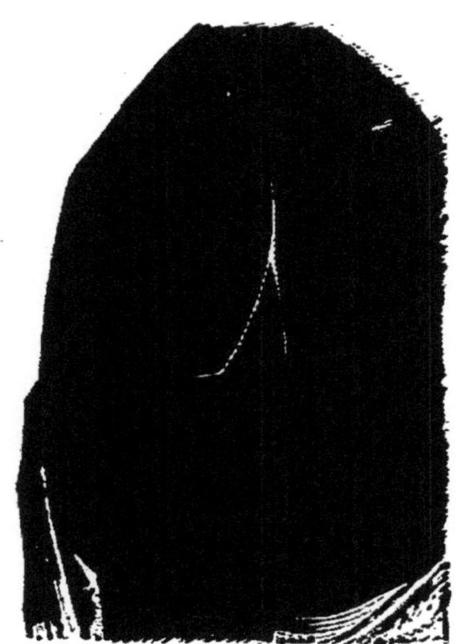

Fig. 184. — Lambeau externe. Procédé attribué à Kloss, date inconnue, et figuré par Günther. (*Blut Oper.*, 1859.)

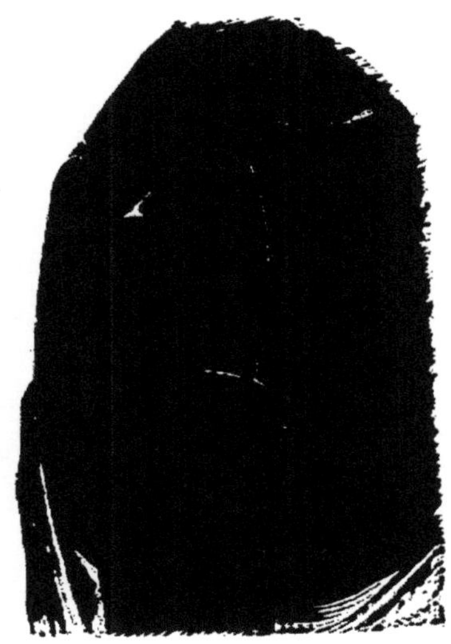

Fig. 185. — Lambeau externe carré (circulaire à double fente). Procédé de B. Bell., 1787, et de Laroche, 1790.

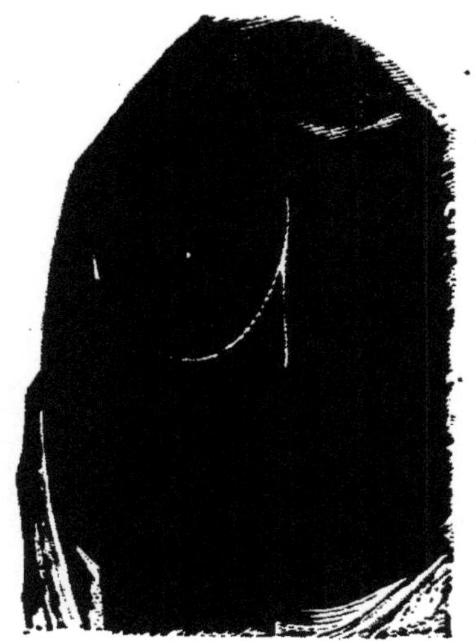

Fig. 186. — Lambeau externe entaillé, van Onsenoort, 1825 ? (Cline en Angleterre, Chiari en Italie).

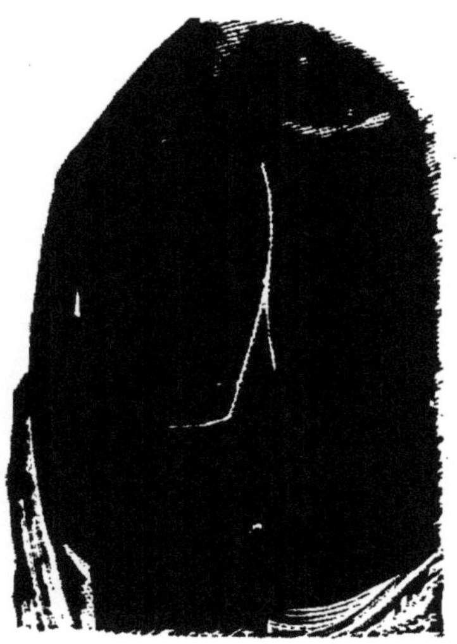

Fig. 187. — Lambeau externe descendant jusqu'aux attaches deltoïdiennes. Procédé de Walther, 1810.

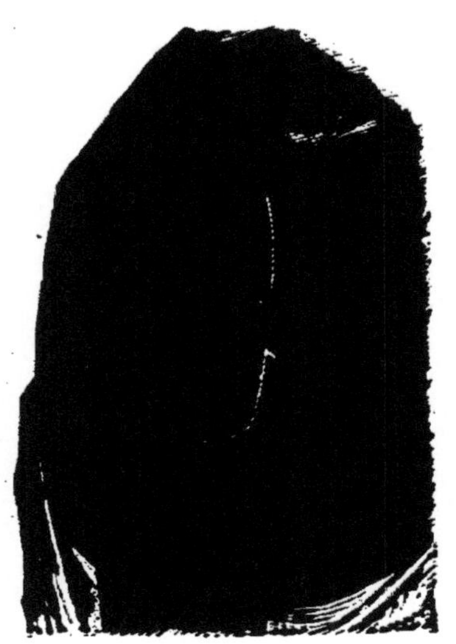

Fig. 188. — Lambeau externe grand, carré, à angles arrondis, disséqué. Procédé de Foullioy; thèse de Hello, 1829.

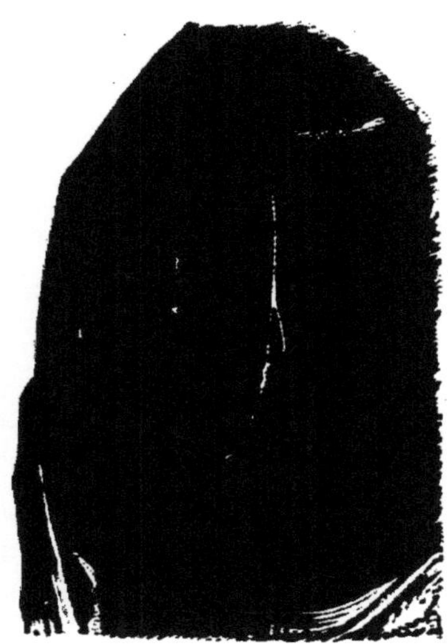

Fig. 189. — Lambeau externe ponctionné (1er pr. de Dupuytren); Ch. Bell. 1808; Grosbois, 1803; Paroisse, 1800.

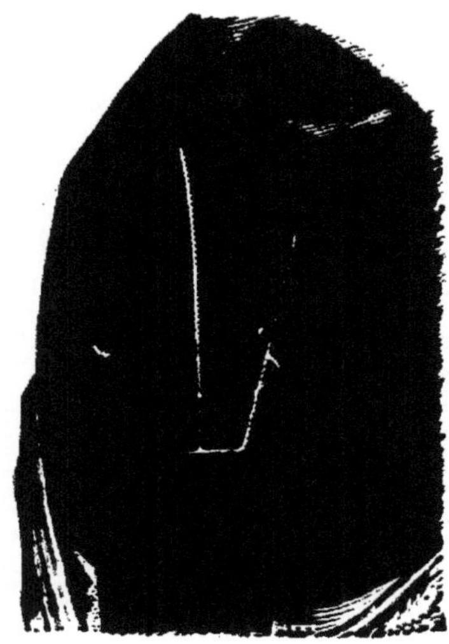

Fig. 190. — Lambeau ext. dédoublé en post. et ant., celui-ci disséqué d'abord pour lier l'artère. Bromfield, 1773.

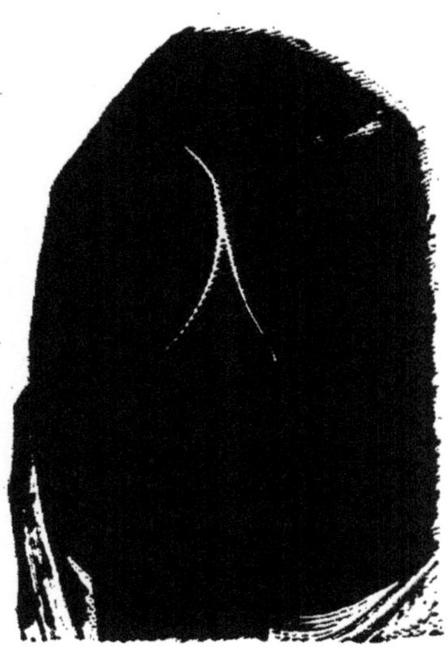

Fig. 191. — Lambeau postéro-externe (2e pr. Champesme-Lisfranc); transition entre lamb. ext. et 2 lamb., A et P

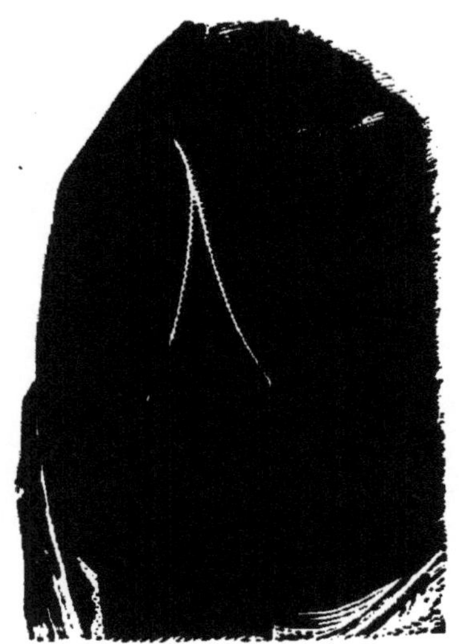

Fig. 192. — Deux lambeaux, A et P, ponctionnés. Procédé d'amphithéâtre de Desault (d'après Boyer, XI, p. 212).

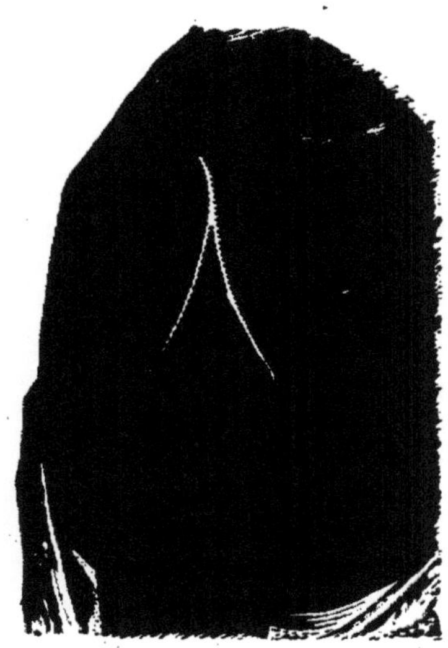

Fig. 193. Deux lambeaux, A et P; celui-ci ponctionné d'abord. Procédé préféré de Dupuytren (son 2e). Clin., II, p. 349.

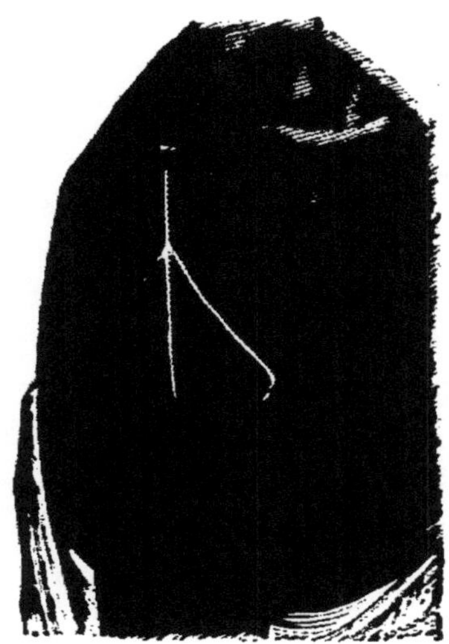

Fig. 194. — Deux lambeaux, A et P, incisés et petit lambeau axillaire. 3ᵉ pr. de Dupuytren, réclamé par Béclard.

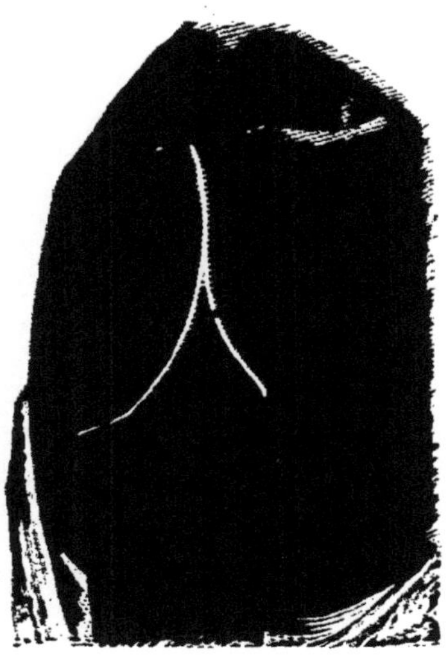

Fig. 195. — Deux lambeaux, A et P; celui-ci ponctionné en premier lieu. Procédé d'élection de Lisfranc seul.

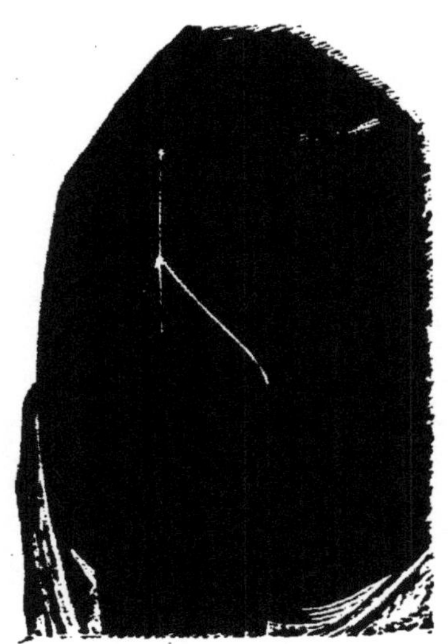

Fig. 196. — Raquette de Dominique Larrey. Grande analogie avec méthode à deux lambeaux, A et P.

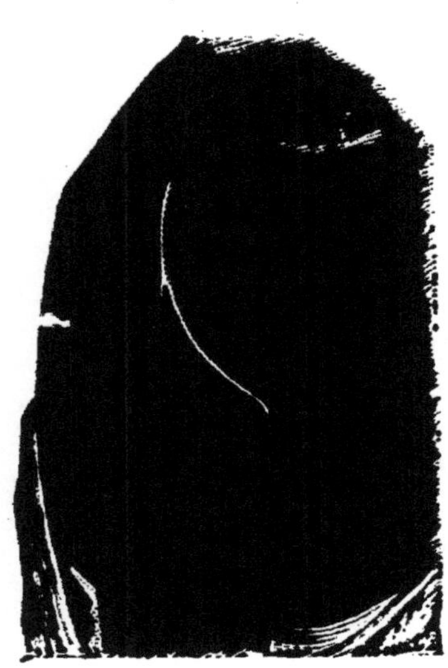

Fig. 197. — Procédé de Rust, d'après Günther. Corruption de la raquette : trois lambeaux, ant., post. et int.

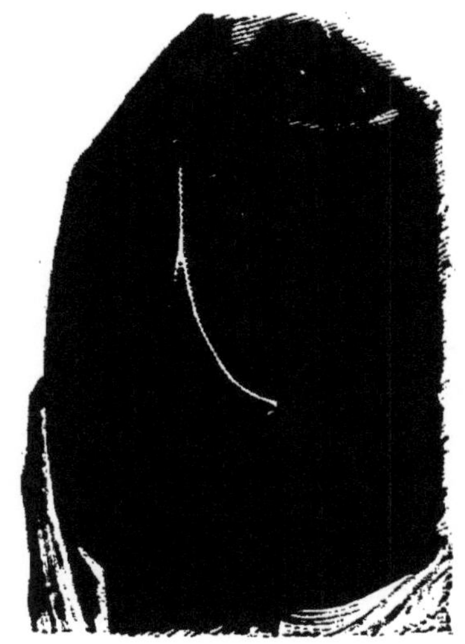

Fig. 198. — Procédé de Guthrie. Commencement du XIXe. Incisions excellentes et faites en plusieurs temps.

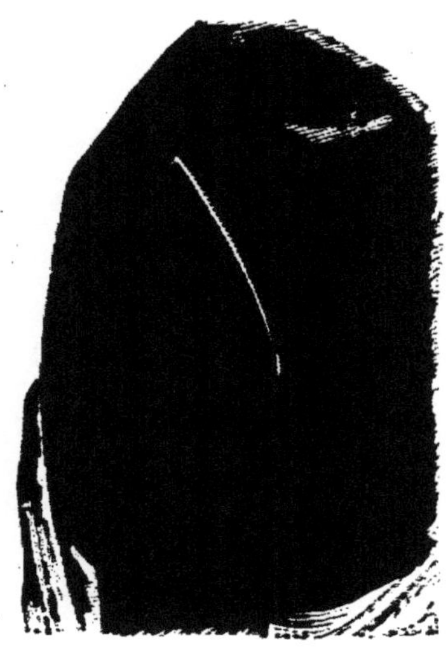

Fig. 199. — Méthode ovalaire de Scoutetten, 1827, bien inférieure à celle de Guthrie qui est parfaite.

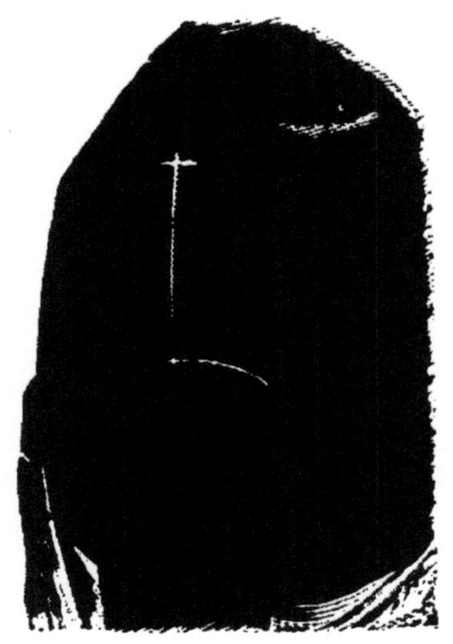

Fig. 200. — Incision circulaire avec fente longit. Pajet, 1757. Imitée par Lacauchie, 1841, et depuis par Fleury.

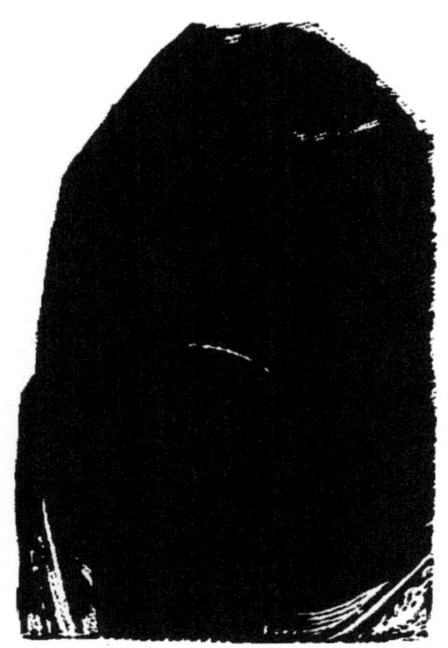

Fig. 201. — Incision circulaire d'Alanson, 1771. Cormuau, etc. Désartical. impossible sans fente longitudinale.

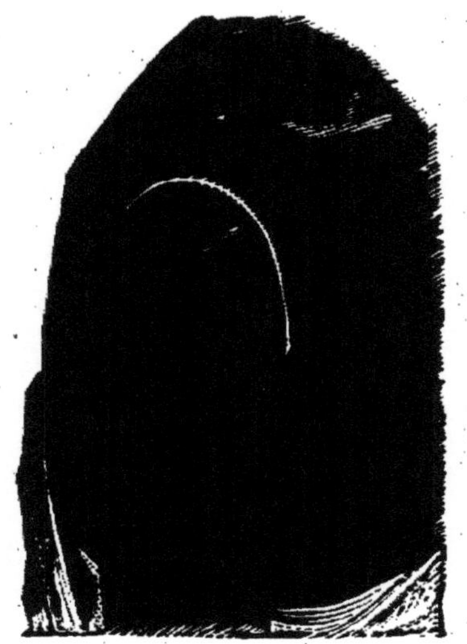

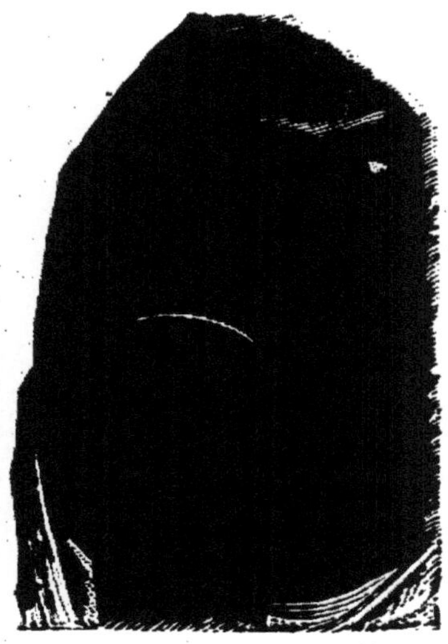

Fig. 202. — Incision très oblique dite circulaire de Sanson, XIXe. Comparez le procédé de Langenbeck sans lamb. axil.

Fig. 203. — Incision elliptique de Marcellin Duval qui dissèque une manchette de peau de 2 travers de doigt.

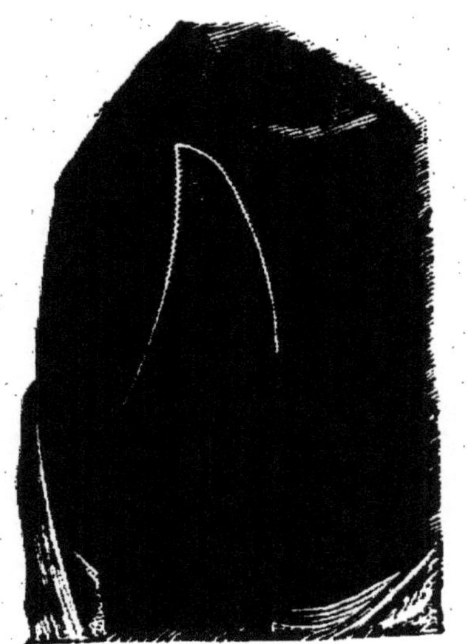

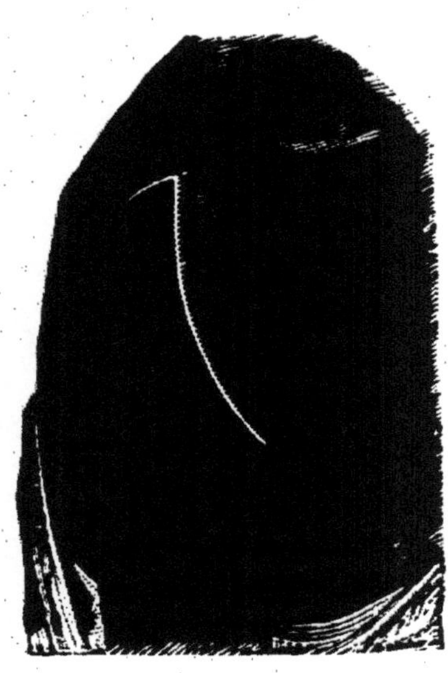

Fig. 204. — Lambeau unique postérieur. Sharp, 1740? L'incision antérieure permet de lier l'artère d'abord.

Fig. 205. — Lambeau unique antérieur, proc. de Delpech qui attaque d'emblée l'articul. en arrière. Sicherer, 1837.

CHAPITRE II

AMPUTATIONS ET DÉSARTICULATIONS DU MEMBRE INFÉRIEUR

Les amputations du membre inférieur pourraient prêter à des considérations générales, tant sur la faible vitalité des parties molles que sur les usages et les qualités des moignons.

Mais ces considérations seraient difficilement comprises et par conséquent dénuées d'utilité, si je les présentais en bloc, avant d'avoir exposé les amputations en particulier. Je me bornerai donc à dire ici l'indispensable.

Riche ou pauvre, l'amputé du membre inférieur a besoin d'un point d'appui solide et indolent pour marcher. Lorsque ce point d'appui ne peut être fourni par le bout du moignon, il faut recourir soit à l'ischion, soit au genou maintenu dans la flexion.

L'amputé riche désirera en outre masquer sa mutilation à l'aide d'un appareil prothétique auquel le moignon devra donner les mouvements d'un membre naturel.

ARTICLE PREMIER

AMPUTATIONS DES ORTEILS

Il y a lieu d'amputer les orteils dans les cas de congélation, de carie, de traumatisme, de néoplasme et même de déviation qui affecte ordinairement le troisième.

Données anatomiques. — Les quatre petits orteils se ressemblent et nous occuperont d'abord. La première phalange est plus longue à elle seule que les deux dernières ensemble ; son corps est très mince et plus ou moins aplati d'un côté à l'autre, ce qui permet de le couper facilement en travers avec la cisaille de Liston.

Il n'y a pas grande utilité à nous arrêter sur les articulations phalangiennes des petits orteils, non plus que sur leurs articulations métatarsiennes, toutes construites sur le modèle de celles des doigts.

Néanmoins, il faut savoir que la première phalange se tenant ici ordinairement redressée, dans la flexion dorsale, c'est au fond d'un angle rentrant qu'il faut chercher l'articulation sur le dos du pied, tandis que la tête métatarsienne fait saillie du côté de la plante. On arrive toujours facilement à déterminer le lieu de l'interligne articulaire, lorsque entre le pouce et l'index gauches, celui-ci appliqué sur la peau ou dans la plaie, on explore la région pendant qu'on remue l'orteil de l'autre main.

La mensuration peut aussi venir en aide à l'opérateur, s'il se rappelle que le milieu de la longueur de l'orteil correspond à l'articulation de la deuxième phalange avec la première dont la poulie forme le point culminant ; ou bien, que les têtes métatarsiennes restent à un doigt *au moins* en arrière du bord libre des commissures ; ou bien encore, s'il connaît la longueur relative des métatarsiens.

En effet, étant donnée la première articulation métatarso-phalangienne, facile à sentir sur le versant dorsal interne du gros orteil, la deuxième est à 2 millimètres en avant ; la troisième se trouve à 2 millimètres en arrière de la seconde, et par conséquent sur la même ligne transversale que la première ; la quatrième recule également de 2 millimètres au moins derrière la troisième ; la cinquième, enfin, est à 1 centimètre environ derrière la quatrième.

Toutes ces données ne sont qu'approximatives, en raison des variations individuelles. Pratiquement, il suffit de retenir que les trois premières têtes métatarsiennes sont à peu près sur la même ligne transversale, que la quatrième est de plusieurs millimètres en retrait sur la troisième, et la cinquième de 1 centimètre sur la quatrième ; ou bien encore, que la tête la plus reculée, la cinquième, est à 15 millimètres, un doigt, derrière la plus avancée qui est ordinairement la deuxième et exceptionnellement la troisième.

Les orteils ont des tendons comme les doigts. Leurs tendons fléchisseurs sont pourvus, comme ceux des doigts, de coulisses synoviales ; mais, d'après Maslieurat, aucune, pas même celle du gros orteil, ne se continue avec les synoviales tarsiennes des mêmes tendons situées plus en arrière, dans la profondeur de la plante du pied.

Néanmoins, les fusées purulentes étaient jadis fréquentes après l'ablation des orteils ; il est vrai qu'au point de vue de la propagation de la suppuration, le tissu cellulaire lâche, les séreuses ébauchées, sont à peu près aussi favorables que les coulisses véritables. Maintes fois, des accidents redoutables ont suivi la désarticulation totale d'un orteil, parce qu'il en était résulté une suppuration du pied et de la jambe. C'est pour cela que l'amputation dans la continuité de la première phalange semble préférable à la désarticulation totale, et que Richet préconise la méthode à lambeaux latéraux, qui assure, dit-il, un libre écoulement au pus.

Des moignons et des indications opératoires. — Les téguments des orteils sont comparables à ceux des doigts : ils invitent l'opérateur à faire de préférence des lambeaux plantaires. Cependant, comme les quatre petits orteils jouent un faible rôle dans la station, et que leur moignon, quand on les ampute isolément, loin de proéminer, est protégé par les orteils voisins, on peut au besoin prendre la couverture où il y a de la peau.

Est-il permis de faire des amputations partielles des petits orteils ? La plupart des auteurs répondent affirmativement.

Il me semble qu'il n'y a pas de doute pour l'amputation si facile et, dit-on, si bénigne, dans la continuité de la première phalange. Le petit moignon qui en résulte ne fait aucune saillie ; son squelette est très mince et permet aux orteils voisins de se rapprocher.

Il est permis encore d'enlever la phalange unguéale seule, en gardant toute la pulpe de l'orteil pour matelasser le bout du moignon.

Mais que penser de la désarticulation qui enlève les deux dernières phalanges, et laisse seulement la première dont le corps est si mince, mais dont le bout est si large et si mal garni sur les côtés ?

Un tel moignon, déjà critiqué par Lisfranc, ou bien se dévie et souffre, ou bien, s'il reste dans le rang, entre deux orteils, blesse l'un et l'autre, en se blessant lui-même, car ce moignon n'a plus cette large pulpe qui semble faite pour tenir à distance les parties moyennes des orteils, les nœuds articulaires mal rembourrés et intolérants pour la compression continue. Cependant, Dupuytren en était venu à préférer cette opération à la désarticulation totale, dont il avait appris à connaître la gravité. Aujourd'hui il semble qu'il n'y ait pas à hésiter à amputer de préférence dans la continuité de la première phalange que l'on peut, à volonté, scier ou trancher facilement.

Les cicatrices qui résultent de l'ablation totale ou presque totale des orteils du milieu (deuxième, troisième et quatrième), ne sont pas exposées à la compression de la chaussure. Pourvu qu'elles ne se prolongent pas sous la plante jusqu'à la saillie de la tête métatarsienne, tout est bien.

Il n'en est pas de même pour le cinquième orteil qui est un chef de file et attirera plus loin notre attention.

Je ne veux pas décrire la désarticulation de la phalange unguéale des petits orteils. Ce que j'ai dit pour la partie correspondante des doigts et ce que je dirai plus loin à propos du gros orteil sera plus que suffisant. Garder beaucoup de peau, telle est la règle, sans exception.

Quant à l'amputation dans la continuité de la première phalange, c'est une opération facile que je vais indiquer en quelques mots, avant de parler plus longuement de l'ablation totale ou désarticulation des orteils du milieu, qui constitue un utile exercice d'amphithéâtre.

A. — AMPUTATIONS DES ORTEILS DU MILIEU.

1° AMPUTATION PARTIELLE, DANS LA CONTINUITÉ DE LA GRANDE PHALANGE.

Méthode circulaire.

Coupez circulairement jusqu'à l'os, au niveau du pli digito-plantaire. Si les téguments dorsaux ne se retirent pas assez, fendez-les sur une longueur de 1 centimètre.

Voulez-vous scier? Dites à l'aide de tenir la peau relevée et usez d'une lame étroite et finement dentée.

Voulez-vous trancher l'os? Saisissez entre les extrémités pointues de la cisaille les faces latérales du corps de la phalange, dans sa partie dénudée; ne coupez pas à ce niveau, mais seulement après avoir refoulé suffisamment les chairs avec le plat des mors.

2° AMPUTATION TOTALE OU DÉSARTICULATION D'UN ORTEIL DU MILIEU.

Méthode ovalaire (a).

L'aide, écartant de chaque main l'un des orteils voisins de l'orteil à enlever, se tient sur le côté de la jambe, tourne le dos au malade et la face à l'opérateur placé au bout du pied.

De la main gauche, saisissez le bout de l'orteil malade et, du bout du doigt, cherchez l'articulation.

Au-dessus de l'articulation, à 1 centimètre si vous voulez (b), commencez avec la pointe et tirez une incision longitudinale qui, arrivée au milieu de la phalange, sera continuée sur le flanc droit de l'orteil jusque dans le pli digito-plantaire qu'elle mordra profondément.

Ne pouvant aller plus loin en ce sens, retirez le bistouri, et, le mettant la pointe basse, reportez-le par-dessus l'orteil dans le même pli digito-plantaire, où vous reprenez votre incision pour la faire remonter sur le flanc gauche de l'orteil, jusqu'à l'incision dorsale longitudinale, symétriquement à l'incision du flanc droit (c). Le tendon fléchisseur est coupé ou le sera dans un instant (d).

Quelques coups de pointe sont donnés pour faire de la place de chaque côté, et mobiliser la peau que l'aide, agissant sur les orteils voisins, écartera à droite ou à gauche, suivant les besoins de la désarticulation qu'il vous reste à exécuter.

Dans ce but, votre index gauche ayant cherché et trouvé l'articulation dans l'angle rentrant que produit le redressement de la phalange, allongez fortement l'orteil : avec la pointe basse, attaquez le ligament latéral gauche et ouvrez l'articulation qui bâille aussitôt et laisse passer le couteau à travers le tendon extenseur et le ligament latéral droit.

Continuez à tirer sur l'orteil comme pour l'arracher, et vous aidant au besoin de la torsion, moins utile ici que la traction, coupez avec l'extrême pointe, à petits coups et très près de la base de la phalange, la seule chose qui résiste encore, le ligament glénoïdien ou plantaire.

Notes. — (a) Quel que soit le procédé choisi, la manœuvre est la même que pour désarticuler un doigt. Ici, la méthode ovalaire pure est applicable, parce que la tête métatarsienne très profondément cachée et très mince, permet aux orteils de se rapprocher ; mais ce n'est pas pécher, tant s'en faut, que de donner à l'incision la forme d'une croupière, c'est-à-dire de garder la peau des côtés de la racine de l'orteil.

(b) Cela est très commode et sans inconvénient car la chaussure ne comprimera pas, sur la tête métatarsienne, la petite cicatrice consécutive.

(c) Il va sans dire que l'on peut exécuter les incisions cutanées tout autrement : en commençant, par exemple, sous l'orteil pour marcher vers le dos de la tête métatarsienne. Chacun agira suivant son habitude et aussi suivant la conformation et la complaisance des orteils.

(d) Sur le cadavre, les tendons fléchisseurs ne se rétractant pas, font une saillie désagréable à la fin de l'opération, si l'on n'a pas soin de les couper le plus haut possible après libération de la peau et pendant que, du bout des doigts gauches, l'orteil est redressé.

B. — DÉSARTICULATION DU PETIT ORTEIL.

Le cinquième orteil, en sa qualité de chef de file, laisse, après son ablation, un véritable moignon exposé à la compression en dessus, en dessous et en dehors. Donc, la cicatrice, pour être bien placée, doit être rejetée en dedans, près du quatrième orteil qui la protège. Elle doit être linéaire, afin que sa rétraction n'entraîne pas une déviation fort gênante de ce même quatrième orteil qui deviendrait un véritable ergot.

En conséquence, il convient de garder beaucoup de peau, quel que soit le procédé, imposé ou choisi.

Un lambeau purement externe serait nécessairement étroit et donnerait une cicatrice en partie dorsale. Le mieux me parait être de garder à la fois les téguments dorsaux et externes, en les taillant en large lambeau ayant pour contour un U à branches inégales, l'une courte inféro-externe, l'autre longue supéro-interne.

Désarticulation du cinquième ou petit orteil.
Lambeau dorsal externe.

Après avoir cherché et trouvé l'articulation, du côté dorsal, vous portez la pointe du bistouri à quelques millimètres au-dessous (a), en dedans du relief du tendon extenseur. Vous tirez une incision qui suit le bord interne de ce tendon, dans toute la longueur de la première phalange, pour s'incliner ensuite en dehors, croiser le tendon qu'elle côtoyait, s'arrondir sur la face externe de l'orteil, et gagner enfin, après un court trajet rétrograde, l'extrémité du pli digito-plantaire.—Alors, les deux extrémités de l'U ainsi tracé sont unies par une deuxième incision qui divise les tendons fléchisseurs dans le pli digito-plantaire et, suivant le plus court chemin, passe comme toujours, plutôt sur la face interne de l'orteil enlevé que dans la commissure.

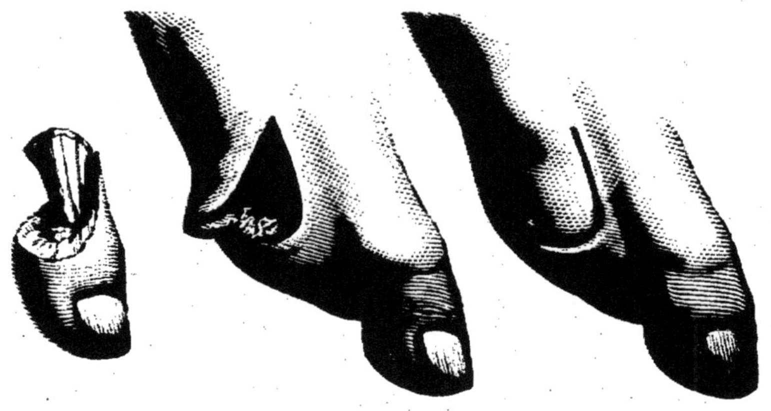

FIG. 206.   FIG. 207.   FIG. 208.

Désarticulation du petit ou cinquième orteil. Lambeau dorsal et externe.

FIG. 206. — Le petit orteil droit amputé.
FIG. 207. — Le lambeau et la plaie béante.
FIG. 208. — Le lambeau fermant la plaie.

Après la dissection du lambeau, la désarticulation est facile et se fait à l'ordinaire, la main gauche tirant puis tordant l'orteil, pendant que la pointe du bistouri traverse la jointure de gauche à droite et détache ensuite les adhérences.

Le lambeau adapte son bord inféro-externe à la coupe du pli digito-plantaire, sa courbe et son bord supéro-interne à la peau conservée de la commissure (b).

Notes. — (a) On peut être tenté de commencer un peu plus haut ; mais, comme on est obligé alors de rejeter l'incision notablement en dedans pour ne pas découvrir la tête métatarsienne, on ne gagne pas grand'chose du côté de la facilité.

(b) Si j'étais forcé d'amputer le petit orteil par l'incision dite en *raquette*, avec la longue queue ordinaire, je n'oserais tracer cette queue ni sur la face externe, comme plusieurs l'ont conseillé, ni sur le milieu de la face dorsale. Conformément aux préceptes traditionnels, je rejetterais l'incision longitudinale entre la tête du cinquième et celle du quatrième métatarsien ; en circonscrivant la racine de l'orteil, je garderais beaucoup plus de peau en dehors qu'en dedans, afin de reporter la cicatrice en ce dernier sens et d'obtenir un résultat aussi rapproché que possible de celui que donne le lambeau dorsal externe.

C. — AMPUTATIONS DU GROS ORTEIL.

1° AMPUTATIONS PARTIELLES.

Relativement au gros orteil, nous devons entrer dans quelques détails sur les amputations partielles ; car, non seulement il peut être avantageux de désarticuler la phalange unguéale, mais encore d'amputer dans la continuité de la grande phalange, pour ménager l'importante articulation de cet os avec le premier métatarsien.

L'articulation interphalangienne du gros orteil est une charnière trochléenne semblable à celle du pouce. Deux forts ligaments latéraux tiennent les os en rapport.

L'éperon dorsal de la phalangette est peu développé et s'avance à peine sur la trochlée phalangienne. Le couteau rencontre souvent, du côté plantaire, un obstacle analogue mais plus marqué : c'est un os sésamoïde étroitement rattaché à la phalangette.

Quand on fléchit fortement le bout d'un gros orteil sain, l'articulation se laisse voir et sentir facilement, surtout sur la moitié interne de la face dorsale. A 8 millimètres environ au-dessous du point culminant de l'angle produit par la flexion, on peut en effet, apercevoir un creux transversal et y mettre le doigt. Cela est dû en partie, à ce que la face dorsale de la grande phalange forme un angle presque aigu en se continuant avec la surface cartilagineuse de la trochlée.

L'articulation est superficielle et facilement abordable par sa face dorsale et ses parties latérales; les téguments plantaires sont épais et vivaces; le moignon ne doit avoir de cicatrice ni sur le bout ni sur la plante : le procédé à lambeau plantaire s'impose donc pour toutes ces raisons.

Amputation partielle du gros orteil. — Deux lambeaux inégaux, le plantaire très long.

Si vous voulez amputer partiellement le gros orteil, placez-vous au bout du membre qui déborde le lit et qu'un aide peut manœuvrer, dans son tout ou dans ses parties (orteils), suivant les besoins. De la main gauche, tenez le bout de l'orteil étendu.

Faites sur chacun de ses bords une incision longitudinale de 2 centimètres environ, qui commence en arrière, au niveau du point où le squelette sera scié ou désarticulé. — A un demi-centimètre au-dessous de ce point, incisez à fond et en travers la demi-circonférence dorsale de l'orteil. Mobilisez et faites rétracter le petit lambeau carré ainsi formé.

Pour *désarticuler*, coupez avec l'extrême pointe, successivement, le ligament gauche, le dorsal, puis le droit; fléchissez fortement et, grâce à la béance obtenue, engagez le tranchant sur les insertions phalangettiennes du ligament plantaire, rasez la phalangette et sortez au bout de l'orteil, en gardant toute la pulpe si vous pouvez.

Si vous voulez *scier*, une fois l'incision dorsale transverse accomplie, vous taillez par transfixion un énorme lambeau plantaire arrondi que l'aide rétracte aussitôt. Vous cernez la phalange avec le tranchant du couteau et vous la sciez (a).

Fig. 209. — Amputation partielle du gros orteil, ou désarticulation de la phalange unguéale.

Note. — (a) On peut opérer autrement et choisir un procédé plus ou moins différent du précédent. Si le lambeau unique ou tout au moins le principal lambeau est plantaire, large, épais et long; si l'on a gardé quelques millimètres de peau dorsale sans rendre la désarticulation ou le sciage trop difficile, le procédé et le manuel sont acceptables, car le résultat est bon.

2° AMPUTATION TOTALE OU DÉSARTICULATION DU GROS ORTEIL.

Pas plus que les amputations partielles, la désarticulation du gros orteil n'atteint le pied sérieusement comme organe de sustentation, puisque le point d'appui antérieur que fournissent les os sésamoïdes placés sous la tête métatarsienne persiste encore.

Il n'en est plus de même lorsque, avec l'orteil, on enlève la partie antérieure ou la totalité du premier métatarsien.

Lisfranc et Malle ont vu marcher facilement plusieurs opérés de Dupuytren qui avaient subi cette opération ; je puis témoigner dans le même sens relativement à deux malades de Després. Je ne crois donc pas que la perte du point d'appui antéro-interne du pied amène nécessairement le renversement de la plante en dehors et une gêne considérable de la marche. Cependant, à moins d'ignorer les faits qu'a cités Blandin, il n'est pas permis, quand on peut conserver la tête du premier métatarsien et la bien couvrir, de la sacrifier, comme on l'a fait souvent sous le futile prétexte de la beauté.

Lorsque, voulant désarticuler simplement le gros orteil, l'opérateur a mal déterminé le siège de l'articulation et taillé les téguments trop courts, il n'a pas d'autre ressource que de réséquer l'énorme tête métatarsienne. Il vaut encore mieux faire payer au malade, par une mutilation, les frais d'une bévue pourtant facile à éviter, que lui laisser un moignon impotent et douloureux.

Il me semble possible de conclure justement, et je le fais ici en partie par anticipation : la désarticulation simple du gros orteil est préférable à l'amputation dans la continuité du premier métatarsien, recommandée par Ledran ; et celle-ci vaut mieux que l'ablation du gros orteil avec extirpation totale et simultanée de son métatarsien.

L'articulation métatarso-phalangienne du gros orteil est construite comme son homologue du pouce. Mais la cavité synoviale est plus grande et les os sésamoïdes, beaucoup plus volumineux, donnent la prédominance au diamètre vertical du squelette (25 à 30 millimètres) sur le diamètre transverse.

Les ligaments phalango-sésamoïdiens sont assez longs pour se laisser, quoique très solides, facilement diviser par le couteau, dans l'intervalle qui sépare les osselets de la base de la phalange.

L'articulation n'est couverte par des téguments épais que sur la face plantaire ; sur les trois autres côtés elle est facile à aborder et à traverser.

Recherche de l'interligne. — Nous avons vu que, moyennant une flexion légère de la phalange du gros orteil, le doigt gauche, promené sur la moitié interne de la face dorsale, trouvait aisément la jointure. L'explorateur sent, en effet, un creux entre deux saillies dont l'une, postérieure, forte, appartient au rebord dorsal de la tête métatarsienne, et l'autre, antérieure, plus faible, à la phalange. C'est presque immédiatement derrière celle-ci qu'est l'interligne. Pendant que l'orteil est étendu, les deux saillies se rapprochent, mais pas au point de se toucher ; elles restent distantes de plusieurs millimètres et le petit fossé intermédiaire

est encore sensible, en l'absence de gonflement. Il va sans dire
que pendant la flexion de l'orteil, c'est la tête métatarsienne
seule qui forme la saillie dorsale en avant de laquelle il faut
chercher l'articulation. Celle-ci se trouve à un travers de doigt
en arrière du pli digito-plantaire, c'est-à-dire immédiatement en
avant de la forte saillie plantaire des os sésamoïdes. Cette saillie
arrête brusquement le bout du doigt, lorsque, ayant pincé la
racine du gros orteil dans le sens de l'épaisseur, on fait glisser
les doigts d'avant en arrière, vers le talon. Ce procédé de
recherche est excellent; les deux doigts explorateurs peuvent
agiter l'orteil et sentir, chacun de son côté, les repères de l'interligne ou l'interligne lui-même.

L'exploration ainsi faite donne une idée juste des dimensions
de la tête qu'il va falloir recouvrir largement ; elle nous montre
qu'un lambeau plantaire serait trop court s'il n'empiétait pas
un bon centimètre sur le bourrelet ou durillon sous-phalango-
phalangettien, et qu'un lambeau interne, pour être assez long,
doit se prolonger jusque sur les limites de ce bourrelet. Encore
faudra-t-il, dans les deux cas, ménager une petite longueur de
peau complémentaire sur les faces dorsale et externe.

Usages du moignon, choix des procédés. — L'ablation du gros
orteil laisse un véritable moignon qui appuie sur le sol par sa
face plantaire et dont la partie proéminente est pressée par
l'empeigne ou heurtée par les obstacles du chemin.

Donc : ni cicatrice plantaire, ni cicatrice interne, ni cicatrice
dorsale. Cela veut dire : pas de cicatrice au voisinage des sésamoïdes, pas de cicatrice sur le rebord interne ni sur le rebord
dorsal du cartilage articulaire. Mais cela n'exclut pas les procédés qui placent la cicatrice sur le bout du métatarsien, plus ou
moins près de ces crêtes ou saillies osseuses.

On peut considérer l'intégrité du travers de doigt de téguments
plantaires situés devant la saillie sésamoïdienne, comme toujours indispensable.

Le procédé qui donne sans contredit le plus beau résultat, et
aussi, je crois, le meilleur, consiste à tailler un lambeau à la fois
interne et plantaire. Sous le rapport de l'écoulement du pus, de

la vitalité des téguments, de la régularité et de la situation de la cicatrice, de la facilité de la désarticulation, il ne laisse rien à désirer.

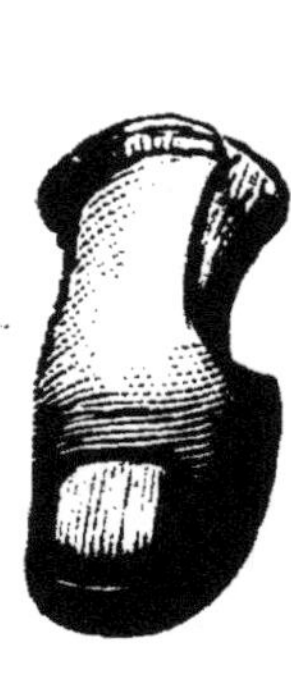 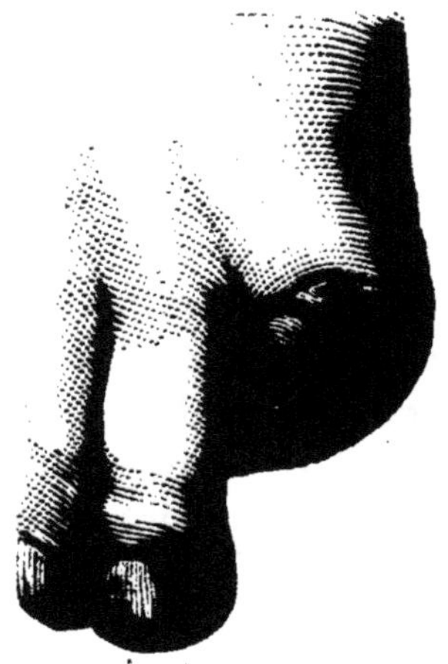

Fig. 210.   Fig. 211.

Désarticulation du gros orteil. Lambeau interne et plantaire.

Fig. 210. — Gros orteil droit désarticulé.
Fig. 211. — Lambeau appliqué sur la plaie.

En raison du silence des auteurs, je croyais que personne n'avait jamais rien fait de pareil; mais j'ai trouvé qu'en 1843 (*Gaz. des hôp.*) deux jeunes chirurgiens, l'un Melchior Robert, l'autre du nom de Boyer, s'étant avisés de perfectionner le faire de Lisfranc, avaient créé un nouveau procédé insuffisamment décrit, qui ne ressemble pas au mien comme exécution, mais qui donnerait à peu près le même résultat définitif.

**Désarticulation du gros orteil. — Lambeau interne
et plantaire.**

Vous considérez les quatre faces de l'orteil, externe, dorsale, interne et plantaire, comme égales en largeur, et vous cherchez de l'œil à en établir les limites. Comme à l'ordinaire, le lambeau unique aura une largeur égale à la demi-circonférence du membre, et une longueur en rapport avec le volume de la tête métatarsienne. Il devra se prolonger jusqu'à devenir tangent au durillon sous-phalango-phalangettien.

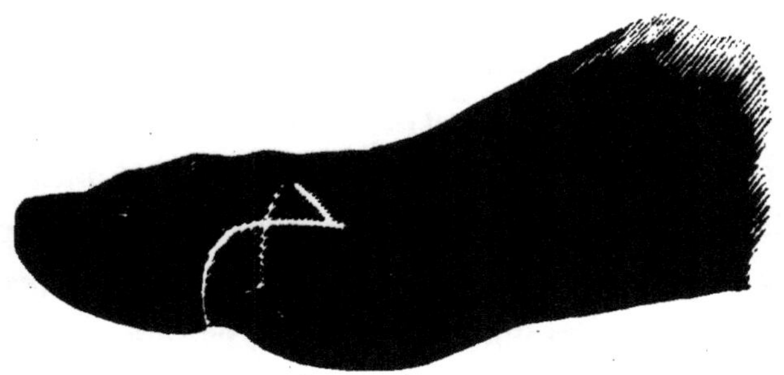

Fig. 212. — Tracé du lambeau interne et plantaire pour la désarticulation du gros orteil.

Vous placez votre malade et votre aide comme pour les opérations précédentes. Vous vous mettez au bout et en dedans du pied, afin d'avoir sous les yeux les faces interne et plantaire du gros orteil dont vous tenez l'extrémité, du bout des doigts gauches.

La situation de l'interligne est connue et marquée.

1° A 2 millimètres au-dessous, sur les limites des faces dorsale et interne, commencez une incision longitudinale qui côtoie à distance le tendon extenseur, dans l'étendue de 2 centimètres (a). Alors seulement, attaquez, en arrondissant, la face interne de l'orteil sur les limites du durillon, limites que vous suivrez d'abord sur la face inférieure, pour joindre ensuite obliquement l'extrémité externe du pli digito-plantaire.—Incisez maintenant les téguments des faces externe et dorsale ainsi que les tendons extenseurs, en réunissant, par le plus court chemin, les deux extrémités de votre première incision (b).

Revenez à celle-ci, disséquez le lambeau qu'elle circonscrit et, ce faisant, coupez le tendon fléchisseur.

2° L'aide tient le lambeau écarté avec un crochet mousse ou pointu ; il attire aussi en arrière les téguments du premier espace interdigital. Vous avez sous les yeux la face dorsale du pied.—Saisissez l'orteil à pleine main gauche comme pour l'arracher, retrouvez votre interligne dans la plaie et, avec la pointe basse attaquez le côté gauche de l'articulation, traversez-la grâce à l'écartement que produit la traction de votre main et, au moment de sortir, ramenez vers vous le tranchant pour ne pas blesser les téguments voisins (c). — Il ne reste plus à couper que les attaches phalangiennes des os sésamoïdes. Continuez donc à tirer sur l'orteil, tout en le tordant de plus en plus, vers votre gauche ou votre droite, mais toujours dans le même sens, à mesure que la pointe rase et libère la base de la phalange.

Notes. — (a) Gardez-vous d'amener l'incision trop tôt sur la face interne ; envahissez plutôt la face dorsale en faisant convexe ce qui sera le bord supérieur du lambeau.

(b) Si l'on craint d'avoir fait un lambeau trop court ou si l'on a été forcé de le faire, on garde un peu plus de peau en dehors, et l'on rejoint l'incision dorsale non pas dans son commencement très près de l'interligne, mais à quelques millimètres plus près de l'ongle. C'est même toujours une bonne précaution, car il faut éviter que la cicatrice soit sur le rebord dorsal de la tête métatarsienne et la rejeter de préférence en avant.

(c) Il faut n'engager que 15 millimètres de pointe et agir absolument comme pour désarticuler un doigt. (Voy. fig. 73, p. 170.)

Remarques comparatives et autres procédés.

Le lambeau interne-plantaire comprend tous les meilleurs téguments de la racine de l'orteil; il s'applique juste sur la plaie et laisse cependant dans le point déclive, en bas et en dehors, un orifice pour l'écoulement des liquides et le passage des fils à ligatures. Cet orifice pourrait être agrandi par une incision conduite en long sur la plante, pour parer à toute éventualité de fusée purulente. La cicatrice consécutive à cette fente, correspondant au premier espace intermétatarsien, ne serait pas exposée à de douloureuses pressions et M. Richet aurait satisfaction.

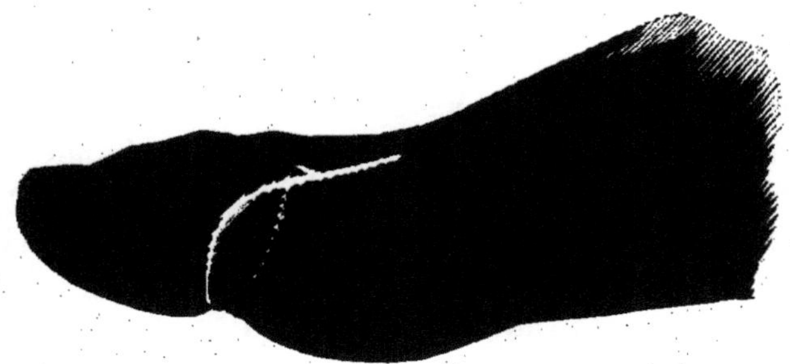

Fig. 213. — Tracé de la raquette asymétrique pour la désarticulation du gros orteil.

L'incision en *raquette asymétrique*, qui garde plus de peau en dedans qu'en dehors, donne un résultat analogue à celui du procédé d'élection, mais beaucoup moins beau. En outre, la raquette, à moins d'en prolonger la queue très loin sur le dos du métatarsien qui sera plus tard comprimé par l'empeigne, ne donne pas assez d'espace pour la désarticulation.

Au lieu de faire le lambeau, à la fois interne et plantaire, on peut tailler un simple *lambeau interne* et exécuter l'opération absolument de la même manière, mais avec un peu plus de peine. Car si l'on donne au lambeau interne une bonne largeur et si l'on évite de prolonger trop loin en arrière les incisions dorsale et surtout plantaire, la désarticulation proprement dite devient laborieuse.

Elle est très facile au contraire, mais d'un résultat aléatoire, si, comme Chassaignac, sans incisions cutanées préalables, on entre à plein tranchant dans la commissure, en dehors du gros orteil, pour traverser ensuite l'articulation, toujours à plein tranchant, et tailler en sortant un lambeau interne étroit et long, aux dépens des téguments de la face interne de la phalange (procédé dit de la tabatière).

Lisfranc a fait abandonner l'amputation du gros orteil à *deux lambeaux latéraux*, parce que de son temps on les prolongeait beaucoup en arrière, pour découvrir l'articulation largement et la traverser d'un coup de couteau. Il en résultait une longue bande cicatricielle au-dessus, au bout et au-dessous de la tête métatarsienne. Le professeur Richet, on le sait, recommande vivement de prolonger au loin l'incision plantaire pour éviter les fusées purulentes. Il avait raison, malgré les inconvénients tenant à la situation de la cicatrice, avant la vulgarisation des nouveaux pansements de Guérin et de Lister. Actuellement, il me semble que, pour désarticuler en conservant deux lambeaux latéraux, quelle que soit leur longueur relative, il est indiqué de n'entamer ni la plante du pied ni même le tégument dorsal du métatarsien. Dans ces conditions, il est vrai, la désarticulation devient difficile.

Le procédé de Lisfranc consiste à tailler un *lambeau plantaire*, on ne peut pas dire unique, car l'habile chirurgien ne négligeait pas de garder quelques lignes de peau dorsale. Le lambeau plantaire est vivace, épais, large et très favorable à l'exécution de la désarticulation. On doit le dessiner (fig. 214) sur le modèle du lambeau palmaire pour la désarticulation du pouce. Ses inconvénients sont : la nécessité de le garder très long et de prendre une partie du durillon sous-phalango-phalangettien, l'irrégularité primitive du moignon, la résistance qu'oppose le lambeau, endurci par l'inflammation, aux liens qui le coudent et

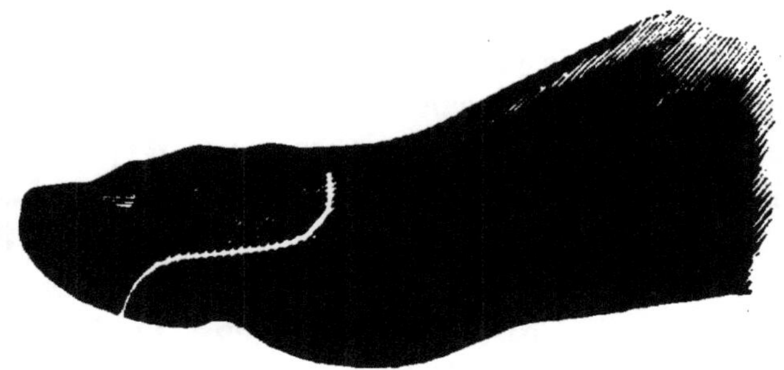

Fig. 214. — Tracé du lambeau plantaire pour la désarticulation du gros orteil.

le tiennent en place, la situation de la partie interne de la cicatrice, la rétention du pus, etc.

ARTICLE II

AMPUTATION D'UN ORTEIL AVEC ABLATION PARTIELLE DU MÉTATARSIEN CORRESPONDANT

Lorsqu'un orteil doit être sacrifié en totalité, et que la tête et le col du métatarsien correspondant sont altérés, mais dans ce cas seulement, il faut les enlever en même temps, quoique l'opération devienne alors plus grave et plus pénible.

A. — AMPUTATION D'UN ORTEIL DU MILIEU AVEC PARTIE DE SON MÉTATARSIEN.

Le point étroit et faible des métatarsiens est situé à l'union du tiers antérieur avec le tiers moyen de ces os. A ce niveau, la scie à chaîne passe facilement, et les mors de la cisaille peuvent s'engager à une profondeur suffisante. Plus en arrière, la section osseuse devient impossible, car les métatarsiens s'élargissent et se rapprochent au point de se toucher bientôt. De sorte que pour ne laisser en place que la base d'un métatarsien du milieu, il faut couper cet os par nécessité au lieu d'élection, et ensuite, avec un davier tranchant agissant dans le sens de l'épaisseur, ronger et raccourcir peu à peu le fragment postérieur.

Je ne saurais trop souvent répéter qu'afin d'éviter les *hémorrhagies* et les fusées purulentes, ce genre d'opération doit être conduit avec la plus grande prudence. Pour que le bistouri rase les os, l'opérateur est obligé d'en incliner le manche de manière que la pointe en soit toujours appliquée à plat sur la surface dure, comme s'il s'agissait de l'y émoudre. Bref, avec les os extirpés il ne doit venir que le périoste ; pas une échappade, si minime soit-elle, n'est permise dans les parties molles.

L'incision en **raquette** avec longue queue dorsale est évidemment indiquée. Chaque lèvre de la plaie est disséquée et les flancs du métatarsien prudemment dépouillés des parties molles jusqu'au point où l'on veut pratiquer la section osseuse. A ce moment, les os ne sont pas encore séparés des chairs de la plante ; le ligament intermétatarsien antérieur n'est point encore coupé. Deux partis sont à prendre : ou bien, avant de diviser l'os avec la cisaille ou la scie à chaîne, insinuer la lame du couteau le long du flanc droit de l'os, la faire passer dessous et la faire ressortir le long du flanc gauche, afin de détacher complètement les chairs ; ou bien, au contraire, couper d'abord le métatarsien d'un coup de cisaille ou de quelques traits de scie à chaîne, saisir avec un petit davier l'extrémité du fragment antérieur, l'attirer en haut et en avant pour permettre à la pointe de trancher, d'arrière en avant, les adhérences plantaires, à mesure que l'extraction progressive les rend accessibles.

B. — AMPUTATION D'UN ORTEIL CHEF DE FILE AVEC PARTIE DE SON MÉTATARSIEN.

L'amputation dans la continuité des métatarsiens chefs de file exige certaines précautions particulières relatives à la situation de la cicatrice ainsi qu'à la forme de la saillie qui résultera de la section osseuse et sera exposée à la pression du sol et de la chaussure.

1° EXTIRPATION DU PETIT ORTEIL AVEC PARTIE DE SON MÉTATARSIEN.

Le cinquième métatarsien est aplati de haut en bas ; c'est en ce sens qu'il faut le saisir pour le trancher avec la cisaille de Liston. Il est bon de le couper obliquement d'arrière en avant et de dehors en dedans, pour émousser la saillie du moignon qui, malgré le petit volume du corps de l'os et l'épaisseur des téguments, serait peut-être à la fois difforme et douloureux.

Une incision longitudinale, commencée au niveau de la future section osseuse, suivra d'arrière en avant le bord externe du pied et viendra former raquette en contournant la racine du petit orteil suivant le trajet qui convient également à l'ablation totale du cinquième métatarsien (voy. p. 422.)

2° EXTIRPATION DU GROS ORTEIL AVEC PARTIE DE SON MÉTATARSIEN.

L'amputation dans la continuité du premier métatarsien est une de celles qu'à Paris, on pratique le moins souvent sur le cadavre, parce que les examinateurs ne la demandent presque jamais. C'est à tort, puisque c'est par cette opération que l'on remédie aux fréquentes altérations pathologiques de l'articulation métatarso-phalangienne du gros orteil.

Les *procédés* jadis employés consistaient à faire, par transfixion ou autrement, soit un large lambeau interne, soit à la fois un lambeau interne et un lambeau dorsal carré ou triangulaire, etc.

Ledran, le promoteur de cette opération, sacrifiait les téguments dorsaux, mais gardait ceux du bord interne et de la plante sans inciser celle-ci. L'os, largement découvert, était facile à scier sur une lame protectrice passée dessous ; mais la plaie béante ne pouvait être fermée faute de téguments suffisants.

Une incision en raquette, dont la queue est interne ou dorsale et dont le cercle entoure la racine de l'orteil, permet d'amputer le premier métatarsien, mais à la condition que l'incision soit prolongée à un doigt au moins au delà de la future section osseuse.

Aujourd'hui, on préfère recourir à des variantes de l'incision en raquette, qui sont obtenues en recourbant, en dedans ou en dehors, l'extrémité de la queue, de manière à avoir une incision transversale découvrant l'endroit où la scie devra attaquer le métatarsien. Cette inflexion, anguleuse ou arrondie, de la queue de la raquette, crée un véritable lambeau, ou plutôt une valve, interne ou dorsale, qui s'abaisse ou se relève commodément et se réapplique de même.

Quant au cercle de la raquette, il entoure nécessairement la racine de l'orteil. Mais doit-il passer dans la partie terminale

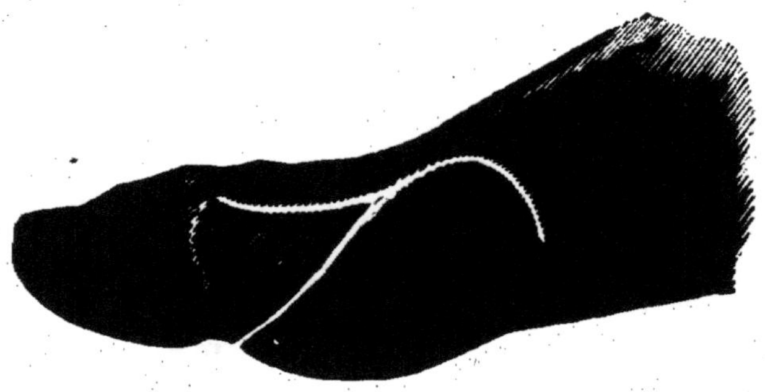

Fig. 215. — Ablation du gros orteil avec partie de son métatarsien. Tracé pour le cas où les téguments internes de la racine de l'orteil sont altérés.

interne et fruste du pli digito-plantaire, ou plus en avant, près de l'articulation phalango-phalangettienne ? Cela dépend de l'état des téguments. En général, ceux de la face interne de l'orteil sont altérés par les fistules des ostéo-arthrites ; c'est une petite raison pour les sacrifier. Mais comme en opérant ainsi, la valve interne de la plaie serait trop courte pour aller, vers la base du deuxième orteil, s'unir à la peau de la commissure et du dos du pied, on s'efforce, pour parer à cet inconvénient, de garder une partie notable des téguments dorsaux externes du métatarsien et de l'orteil enlevés (voy. fig. 215).

Si les téguments de la face interne du gros orteil sont en bon état, on obtient un beau résultat en opérant d'après le tracé de la figure 216, c'est-à-dire en faisant passer l'incision qui cerne l'orteil à un doigt au moins en avant de la terminaison interne du pli digito-plantaire.

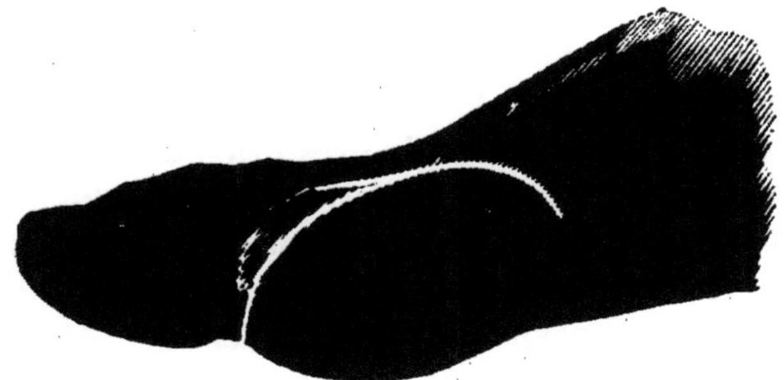

Fig. 216. — Ablation du gros orteil avec partie de son métatarsien. Tracé de la *valve interne*.

Quelle que soit la forme de l'incision des parties molles, il faut ensuite énucléer, dénuder les os, en les rasant de très près, car c'est la meilleure manière d'*éviter les blessures des vaisseaux* et la dévastation des parties molles. Il est commode de le faire en incisant des orteils vers le talon, de gauche à droite comme toujours ; c'est pourquoi l'opérateur est mieux placé au bout et en dedans du pied droit, au bout et en dehors du pied gauche renversé sur son bord externe, bien entendu.

Depuis Richerand, on scie le premier métatarsien obliquement d'arrière en avant et de dedans en dehors.

Faut-il laisser les os sésamoïdes ? L'habitude est d'enlever d'un bloc tout le squelette articulaire. Cependant, je me demande si, dans les cas où l'on ne sacrifie que la tête métatarsienne, des es sésamoïdes *sains* ne pourraient pas reconstituer un excellent point d'appui antéro-interne, en rétrogradant par l'influence de leurs muscles, jusque sous l'extrémité antérieure du fragment osseux conservé.

Quand un chirurgien prend le bistouri pour une ostéo-arthrite, il ne connaît pas toujours l'étendue du sacrifice qu'il aura à faire. Or, dans le cas où il a résolu de se mettre à l'aise en recourbant dans un sens ou dans l'autre la queue de la raquette, il doit, en premier lieu, faire une incision en raquette à queue droite et courte, pour se rendre compte de l'état du squelette. Cette exploration lui permet de déterminer le lieu où sera appliquée la scie, de prolonger et de recourber son incision en conséquence. Guersant fils se louait d'avoir suivi cette prudente méthode plusieurs fois sur le vivant.

En résumé, dans l'ablation du gros orteil avec partie de son métatarsien, c'est l'état des téguments de la partie interne de l'articulation qui détermine le choix entre les tracés de l'incision qui cerne l'orteil, représentés fig. 215 et fig. 216. C'est le chirurgien qui, après avoir estimé la quantité d'os à enlever, décide de recourber en dedans la queue de sa raquette, pour être à l'aise, ou bien de se contenter d'une queue rectiligne et très prolongée.

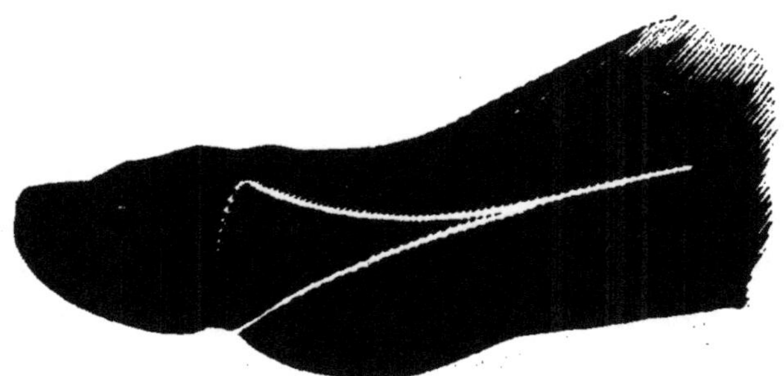

Fig. 217. — Ablation du gros orteil avec partie de son métatarsien. Raquette à longue queue droite et interne.

S'il opte pour cette dernière incision et s'il veut scier bien et commodément, il la fera longer le bord interne de l'os et suivre, autour de la racine de l'orteil, le tracé de la figure 217. C'est presque l'incision ovalaire de Béclard : on va le voir par la description suivante.

Amputation partielle du premier métatarsien.

A. — Raquette à queue droite et interne.

L'aide, inutile d'abord, est placé au côté gauche du chirurgien. Celui-ci, au bout du pied, en a le bord interne sous les yeux et saisit le gros orteil pour le manœuvrer lui-même.

A un doigt au delà du point où la scie devra être appliquée, sur la face interne du métatarsien, très près de son bord interne, commence une incision qui, d'abord longitudinale, marche d'arrière en avant, s'incline ensuite à droite pour contourner l'orteil en passant : par-dessous (pied droit), dans le pli digito-plantaire ; ou par-dessus (pied gauche), en avant du niveau de ce pli. Le couteau ramené par-dessus l'orteil, reprend et termine suivant le tracé de la figure 217. Les tendons ont pu être coupés en même temps que la peau.

L'opérateur, se plaçant de manière à avoir les orteils à sa gauche et le genou à sa droite, confie le gros orteil à son aide ; il fait renverser le pied sur le bord externe, saisit du bout des doigts gauches la valve inféro-interne de la plaie et la décolle en rasant les os de gauche à droite, des orteils vers le talon (a). Il continue à séparer les chairs plantaires, de la face inférieure de la phalange, des osselets et du métatarsien, jusqu'au niveau du premier espace interosseux.

Il saisit alors la lèvre supéro-externe de la plaie et la détache des faces dorsale, puis externe des os, avec le même soin et en coupant toujours des orteils vers le talon. Le bout de l'index gauche, cherchant à faire le tour de la tête métatarsienne, indique à l'opérateur si les os sont complétement isolés et, spécialement, si le ligament transverse des métatarsiens est coupé. Il doit l'être; mais s'il ne l'est pas, la pointe, contournant le saillant sésamoïde externe, a vite raison de ses adhérences et peut alors faire le tour du squelette sans rencontrer de résistance.

L'isolement du métatarsien au voisinage du lieu de la section osseuse sera fait en prévision du trajet oblique que suivra la scie.

Une lamelle métallique flexible, de zinc par exemple, devant jouer le rôle de la trop épaisse sonde de Blandin, sera passée sous le métatarsien ; ses extrémités repliées, l'une en dessus et l'autre en dessous du pied pour écarter et protéger les deux lèvres de l'incision, seront mises dans la main de l'aide. L'opérateur saisira et fixera, de la main gauche, le gros orteil et la tête du métatarsien. De la main droite armée de la scie, il attaquera le bord interne de cet os et fera marcher la lame dans un plan perpendiculaire à la plante du pied, mais oblique à 45° d'arrière en avant et en dehors.

La plaie est véritablement fermée par deux valves, l'une inféro-interne, l'autre supéro-externe. L'hémostase n'est facile que si l'on a rasé les os de très près.

Note. — (a) L'opérateur est placé en dedans du pied droit, en dehors du pied gauche tenu renversé sur son bord externe et par-dessus lequel il opère.

Amputation partielle du premier métatarsien.

B. — Valve interne.

(Raquette à queue recourbée en dedans avec conservation des téguments de la face interne de la racine de l'orteil, fig. 216, p. 377.)

Au niveau du point où l'on suppose devoir scier le métatarsien, sur sa face interne, très près de son bord supérieur, on commence et l'on exécute en deux temps une incision qui, d'abord longitudinale jusqu'au niveau de l'articulation, s'incline et s'arrondit ensuite pour contourner la base de la phalange en passant : en dehors, sur l'orteil plutôt que dans la commissure pour gagner le pli digito-plantaire ; en dessous, transversalement et non pas obliquement suivant la direction de ce pli ; en dedans, près des limites du coussinet sous-phalango-phalangettien pour remonter joindre l'incision longitudinale dorsale, soit au niveau de l'articulation, soit un peu plus en arrière.

Cela fait, l'état des parties osseuses peut être apprécié : la queue de la raquette, prolongée ou non, est recourbée en dedans dans l'étendue d'un bon travers de doigt (a).

Le squelette est mis à nu comme dans le procédé précédent (b).

Relativement à la section osseuse, il y a ici une nouvelle précaution à prendre. L'os est bien découvert dans le sens transversal et la lamelle protectrice des chairs est facilement placée dessous. Mais cela ne suffit pas ; il faut encore que, par un artifice quelconque, le tégument laissé intact sur la face interne de la base du métatarsien, soit fortement rétracté, afin que la section osseuse soit faite en arrière de la partie transverse de l'incision cutanée ; en d'autres termes, afin que la peau, une fois l'opération ter-

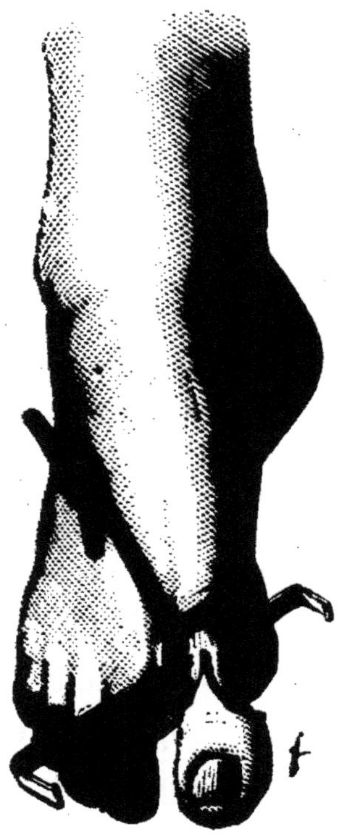

Fig. 218. — Ablation du gros orteil avec partie du premier métatarsien. Manière d'écarter les chairs et de rétracter le tégument dorsal pour permettre de scier obliquement.

minée, revienne former un petit capuchon au bord interne de la coupe de l'os. L'emploi du tube de caoutchouc représenté fig. 218, est commode et suffisant.

Notes. — (a) On peut exécuter autrement ces incisions, suivant une marche inverse, en commençant sous l'orteil ; c'est très commode pour le pied droit. On peut aussi, spécialement sur le pied gauche, en se plaçant en dedans, débuter en arrière par l'extrémité de la partie recourbée de l'incision et marcher ensuite, en premier lieu sur la face interne de l'orteil et en deuxième lieu sur sa face externe.

(b) Néanmoins, sur le pied gauche, le chirurgien est tenté de se placer en dedans et de décoller les chairs d'arrière en avant ; c'est le moyen d'ébrécher son couteau sur les os sésamoïdes et de les séparer du métatarsien ; je préfère me mettre en dehors de ce pied couché sur son bord externe et opérer par-dessus, en détachant les chairs toujours des orteils vers le talon.

Je devrais peut-être, considérant la coupe des parties molles, parler maintenant des amputations totales de chaque métatarsien en particulier. Mais comme, au point de vue de la séparation des os, ces opérations exigent une connaissance parfaite de tous les détails de l'articulation tarso-métatarsienne, je ne les décrirai que plus tard et j'en ferai les préliminaires de la désarticulation dite de Lisfranc.

ARTICLE III

AMPUTATIONS TRANSVERSALES DU BOUT DU PIED

La désarticulation des cinq orteils à la fois et l'amputation à travers le métatarse vont être traitées dans cet article.

Ces deux opérations donnent un excellent moignon, pourvu que des téguments plantaires aient été ménagés en quantité suffisante.

Le pied, qu'on ne l'oublie jamais, travaille du bout, lorsque vers la fin du pas il s'étend sur la jambe et presse le sol avant de le quitter, afin de chasser le corps en avant.

Pour qu'un amputé des orteils se tienne debout, il suffit que la cicatrice ne soit pas sous la plante ; pour qu'il marche bien, il faut encore qu'elle ne soit ni sous la plante, ni sur le bout du moignon, trop près de la plante.

La cicatrice arrive-t-elle à toucher le sol lorsque le pied s'étend, dans la marche à grands pas ou la course, elle devient douloureuse. Alors, instinctivement, le pied refuse de s'étendre et, pour éviter les surprises, tourne sa pointe en dehors. Dans ces conditions, la jambe et le pied marchent tout d'une pièce, en fauchant comme lorsqu'ils sont ankylosés, emprisonnés dans un appareil inamovible ou chaussés d'une botte inflexible.

En raison de la forme aplatie de l'avant-pied, du rôle du moignon dans la marche et de l'épaisseur des parties molles de la plante, toutes les amputations transversales antérieures exigent que l'on recouvre les os principalement avec un grand lambeau inférieur et accessoirement avec un petit lambeau supérieur.

A. — DÉSARTICULATION SIMULTANÉE DES CINQ ORTEILS.

Dans la désarticulation de tous les orteils à la fois, même en coupant rigoureusement dans le pli digito-plantaire, on a un lambeau inférieur très insuffisant et l'on est obligé, pour compenser sa trop faible longueur, de garder le plus possible de téguments dorsaux. Ce dernier résultat s'obtient en faisant passer l'incision,

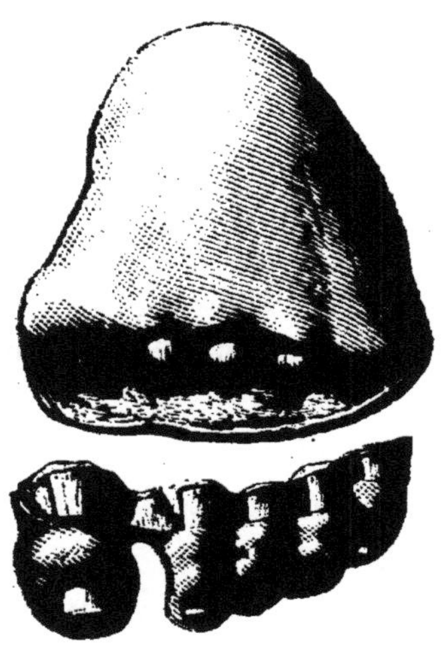
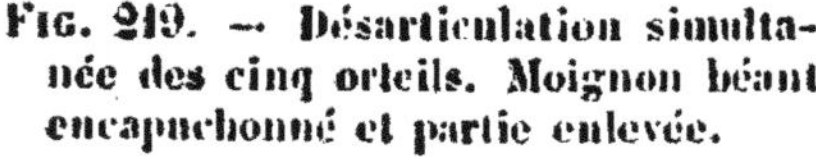
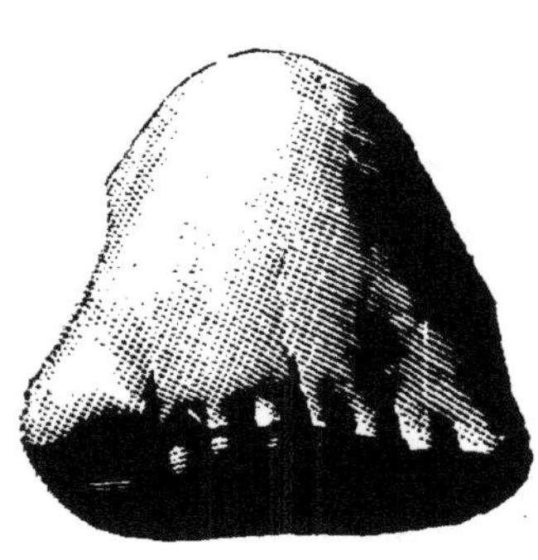

Fig. 219. — Désarticulation simultanée des cinq orteils. Moignon béant encapuchonné et partie enlevée.

Fig. 220. — Désarticulation simultanée des cinq orteils. Moignon fermé par l'adaptation des lambeaux.

non pas au niveau du commencement des rainures interdigitales, mais à une bonne distance en avant ; par conséquent, en conduisant la pointe au fond de chaque rainure béante pour y couper la peau très près du bord libre de la commissure (fig. 219).

Cette précaution, qui consiste à garder un capuchon cutané

dorsal, est suffisante pour les quatre dernières têtes métatarsiennes. Elle ne l'est pas pour la première, la plus grosse, la plus laborieuse et la plus exposée. C'est pourquoi l'incision qui circonscrit le lambeau inférieur et passe dans le pli digito-plantaire des quatre petits orteils, doit, sous le gros orteil, ne pas suivre ce pli qui fuit en arrière, mais se porter transversalement en dedans.

L'incision devrait même raser le bourrelet sous-phalango-phalangettien, et former, comme Dubrueil nous a appris à le faire, un véritable lambeau inféro-interne, pour remplacer, sur la tête du premier métatarsien, le capuchon dorsal que l'altération des téguments par le traumatisme ou la gangrène, peut rendre impraticable.

Avant de prendre le couteau, l'opérateur devra chercher et marquer les articulations métatarso-phalangiennes extrêmes, c'est-à-dire la première et la cinquième, au niveau desquelles doivent se rencontrer les incisions qui circonscrivent les deux lambeaux. (Revoyez, pages 356 et 366, les données anatomiques nécessaires.)

Désarticulation simultanée des cinq orteils. — Deux lambeaux égaux, dorsal et plantaire.

Déterminez, comme vous avez appris à le faire (pages 356 et 366), la situation des 1re et 5e articulations métatarso-phalangiennes, et souvenez-vous de l'inégale proéminence des têtes métatarsiennes. Faites tordre la jambe à votre droite afin d'avoir sous les yeux le bord gauche du pied, sur lequel vous portez la pointe du tranchant, au niveau de l'articulation, pour de là tracer le *lambeau dorsal*. Je supposerai que vous opérez sur le pied gauche, et que, par conséquent, votre couteau attaque le tégument sur le côté interne de l'articulation métatarso-phalangienne du gros orteil (a).

1° De là tirez une incision qui marche d'abord directement en avant, dans l'étendue d'un travers de doigt, s'arrondisse brusquement et monte croiser la phalange du gros orteil en son milieu. Alors, pour inciser facilement et en travers, dans la première rainure interdigitale, saisissez le premier

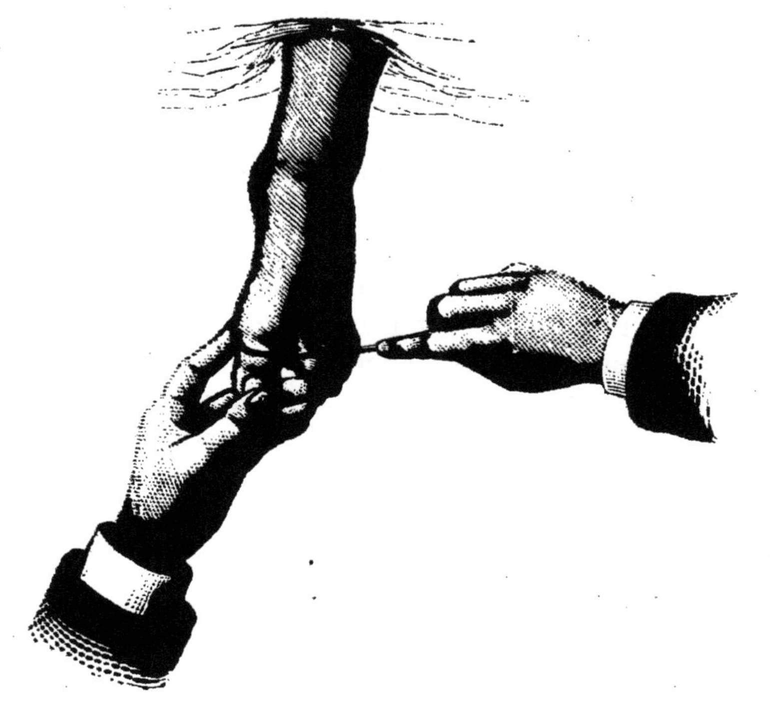

Fig. 221. — Amputation des orteils en masse, désarticulation simultanée des cinq orteils. — *Incision dorsale.* La gauche de l'opérateur fléchit légèrement, fixe et écarte les deux orteils sur lesquels et entre lesquels incise la pointe du couteau. Remarquez bien que la peau est coupée notablement au-dessous de la saillie dorsale de la tête du premier métatarsien.

orteil entre le pouce gauche placé dessus et l'index dessous, d'une part; d'autre part, écartez le deuxième orteil avec les ongles des doigts inoccupés de la même main gauche, afin de tendre et d'exposer la commissure (voy. fig. 221). Le tranchant, ayant terminé dans la première rainure, coupe sur le deuxième orteil ; il descend dans la deuxième rainure aussitôt que la main gauche a saisi et écarté, comme ci-dessus, les deuxième et troisième orteils. La pointe, marchant ainsi par monts et par vaux, suit une direction générale parallèle au front des têtes métatarsiennes et, après avoir franchi le dernier orteil, se porte en arrière directement, pour s'arrêter au niveau de l'articulation. Le lambeau dorsal doit être long : en dedans, de 15 millimètres au moins ; en dehors, de 10 millimètres (b).

Pour disséquer le lambeau dorsal dont vous venez d'inciser le contour, pincez-en, du bout des doigts, l'extrémité gauche ; engagez dessous un centimètre de pointe à plat et, le bistouri restant toujours parallèle à l'axe des orteils, marchez vers la droite, en décollant les téguments par de petits mouvements de va-et-vient.

Afin de rendre facile et rapide ce temps de l'opération, les mains de l'aide, *agissant en dessous* et précédant la marche du bistouri, fixent toujours l'orteil que vous dépouillez et entr'ouvrent la rainure dont vous décollez le tégument, etc.

2° *Lambeau plantaire.* — Entre la face palmaire du pouce gauche placée dessous en travers, et les doigts placés dessus, saisissez tous les orteils et relevez-les pour voir la plante du pied et le commencement de votre incision dorsale. Dans le point où celle-ci cesse d'être longitudinale pour monter sur le dos de l'orteil, à un grand doigt en avant de l'articulation, attaquez avec la pointe le tégument plantaire. Arrondissez brusquement et passez en travers sous le gros orteil. Cette direction vous conduira, au droit de la première commissure, dans le pli digito-plantaire que vous inciserez jusqu'à ce que vous rejoigniez, sur le côté externe du petit orteil, l'incision dorsale, à un centimètre de sa terminaison (fig. 222).

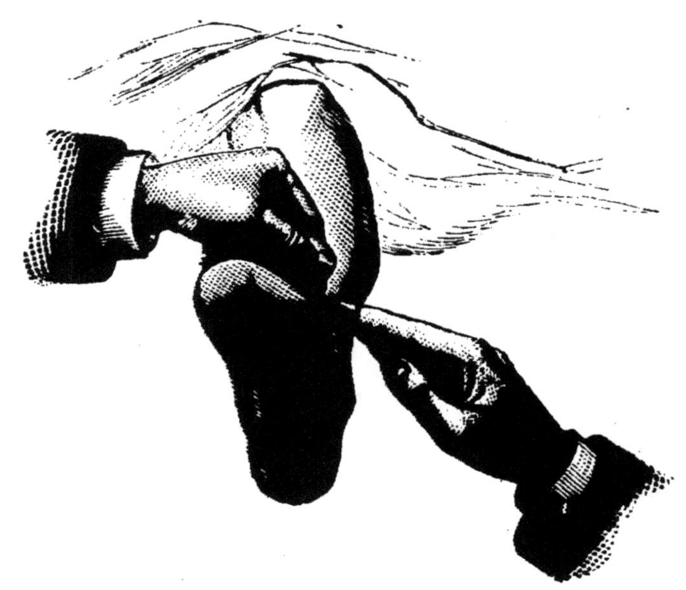

Fig. 222. — Désarticulation simultanée des cinq orteils. — *Incision plantaire.* La main gauche tient les orteils relevés et fixés pour découvrir le pli digito-plantaire que suit le couteau, excepté sous le gros orteil où l'incision doit être faite un peu en avant, près du durillon sous-phalangien.

Confiez les orteils au bord cubital de la main d'un aide et dites-lui de les tenir modérément redressés (c).

Du bout des ongles gauches, abaissez le bord du lambeau plantaire, à mesure que vous promenez le tranchant de gauche à droite, pour séparer la graisse des parties fibreuses sous-phalangiennes, jusqu'aux reliefs des têtes métatarsiennes, mais pas au delà (d).

3° Après vous être assuré que la dissection de vos lambeaux a dépouillé les faces dorsale et plantaire de toutes les phalanges jusqu'aux articulations; après avoir chargé l'aide de rétracter, d'une main, le lambeau dorsal, pendant que de l'autre armée d'un crochet, il abaisse le plantaire, saisissez le premier orteil, cherchez son articulation, ouvrez-la d'un coup de pointe en travers sur le tendon extenseur, entre-bâillez-la par la traction et traversez-la sans risque de heurter les cartilages. Vous couperez facilement le ligament glénoïdien et le tendon fléchisseur, si l'aide manœuvre bien son crochet rétracteur (e).

Le premier orteil désarticulé flotte rattaché au second par le seul bord libre de la commissure; logez-le dans le creux de la main gauche. Du bout des doigts, saisissez l'orteil suivant, cherchez son articulation et traitez-la comme la première; logez ce deuxième orteil désarticulé, dans le creux de votre main avec le premier; attaquez le troisième, et ainsi de suite (f).

Parez le moignon, liez les artères du gros orteil et rapprochez les lambeaux : ils doivent cacher même l'énorme tête du premier métatarsien, grâce à la conservation du capuchon dorsal (voy. p. 384, fig. 220).

Notes. (a) Sur le pied droit, la manœuvre s'accomplit absolument de la même manière ; seulement, l'incision marche du petit vers le gros orteil.

(b) Ce lambeau est tout d'abord godronné, mais il se régularise par la suite. Ceux qui recommandent de le faire plus long sur les orteils n'ont pas songé que les vraies amputations se font sur des blessés ou des gelés dont les téguments sont détruits. Il est bon d'apprendre sur le cadavre à se contenter du minimum nécessaire.

(c) L'aide doit tenir les orteils simplement allongés ; s'il les renverse vers le dos du pied, la dissection du lambeau, étroitement appliqué par cette manœuvre sur les articulations métatarso-phalangiennes, devient très difficile.

(d) Il ne faut pas essayer de détacher ce lambeau à pleine lame et en travers. On se rappellera que la tête du cinquième métatarsien est en fort retrait sur celle du quatrième, etc.

(e) Si l'aide joue mal son rôle, une fois l'articulation traversée, vous insinuerez la pointe sous le tendon fléchisseur, le tranchant en l'air, et, l'orteil étant allongé horizontalement, vous couperez le tendon de bas en haut c'est-à-dire de dessous en dessus.

(f) Il n'y a pas grand avantage à enlever les cinq orteils en *masse*, en *queue de cerf-volant*, c'est-à-dire tenant encore ensemble par le bord des commissures. C'est seulement plus élégant que lorsqu'on extirpe chaque orteil isolément.

Cette opération est très brillante, en raison de la multiplicité et de la variété des manœuvres; son résultat est excellent et très beau, car si le lambeau dorsal est légèrement godronné, il n'est nullement festonné.

Les auteurs de la première moitié du siècle, toujours pressés, ne recommandaient pas de garder un lambeau dorsal. Comme ils fléchissaient fortement les orteils pendant qu'ils coupaient les téguments, ceux-ci se rétractaient énormément. D'autres plus modernes, ne voyant que le cadavre avec ses téguments intacts, sont tombés dans l'excès contraire. A quoi bon apprendre à l'élève à faire sur le pied sain du mort ce qu'il ne pourra jamais faire sur le pied gelé ou mutilé du vivant?

En fait, Lisfranc qui ne taillait qu'un lambeau plantaire, arrivait à recouvrir à peu près bien les quatre dernières têtes métatarsiennes; la première seule était insuffisamment enveloppée. C'est pour cela que Dubrueil a prescrit de garder un petit lambeau spécial sur la face interne du gros orteil. Vous exécuterez son procédé dans ce qu'il a d'essentiel, et vous pourrez le comparer au précédent exécuté sur le pied gauche, si vous opérez de la manière suivante sur le pied droit du même cadavre.

Désarticulation simultanée des cinq orteils.

Procédé Dubrueil.

Sur les articulations métatarso-phalangiennes, un peu en avant si vous pouvez, faites une incision dorsale qui commence sur le côté externe de la cinquième articulation et finisse sur l'axe dorsal du gros orteil. Aux dépens des téguments de la demi-circonférence interne du gros orteil, découpez un lambeau par une incision en U dont la branche supérieure, longue, suit l'axe dorsal de l'orteil, dont la courbe

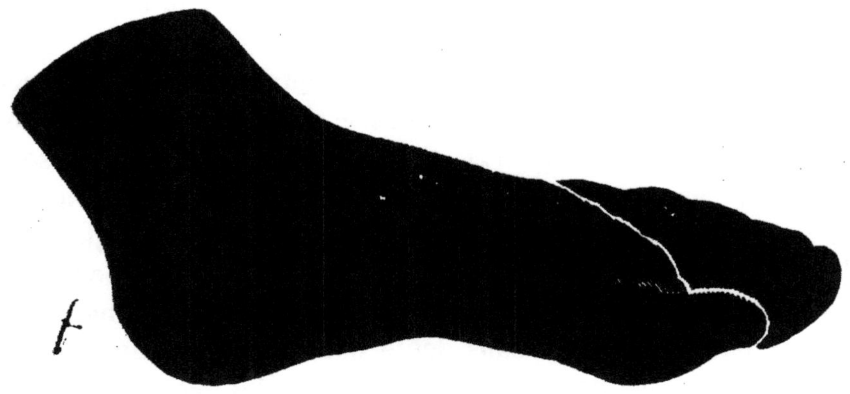

Fig. 223. — Désarticulation simultanée des cinq orteils. Procédé Dubrueil. Lambeau interne pour assurer l'enveloppement de l'énorme tête du premier métatarsien.

s'avance jusqu'au niveau de l'articulation des phalanges, et dont la branche inférieure, courte, suit l'axe plantaire de l'orteil et s'arrête dans le pli digito-plantaire. Suivez ce pli pour compléter votre incision cutanée et former le lambeau inférieur. Disséquez les deux lambeaux, l'interne d'abord, l'inférieur ensuite (a).

Désarticulez successivement tous les orteils à la manière ordinaire.

Note. — (a) Dubrueil conseille de faire au besoin sur le côté externe du cinquième orteil un petit lambeau semblable à celui qu'il taille sur le premier.

B. — AMPUTATION DANS LA CONTINUITÉ DE TOUS LES MÉTATARSIENS A LA FOIS.

Un siècle ne s'est pas encore écoulé depuis qu'on a adopté les amputations partielles et totale du pied.

Celle qui consiste à scier les os du métatarse a été pratiquée une des premières. Fabrice de Hilden écrit qu'elle fut connue des anciens, et Sharp, avant 1741, qu'elle fut exécutée une fois sous ses yeux. Néanmoins, d'après Hancock, cette opération aurait été faite méthodiquement et pour la première fois en Angleterre, d'après les conseils de Aikin, par Turner *junior*, de Yarmouth, en 1787. Depuis cette époque, l'amputation dans la continuité des métatarsiens a été faite sans doute dans un grand nombre de cas dont Günther ne connaissait qu'une faible partie en 1859. Ses chiffres sont les suivants : 18 amputations, 2 morts d'infection purulente. Je crois qu'en France, les chirurgiens anatomistes n'ont pas toujours résisté au plaisir de pratiquer, de préférence à cette facile opération, la brillante désarticulation de Lisfranc, sévèrement qualifiée de fantaisie et même de jonglerie anatomique par divers praticiens.

C'est ordinairement à la suite d'un écrasement, d'une gelure, d'un enchondrome, etc., que cette opération est indiquée.

La règle générale est ici applicable, de sacrifier le moins possible, mais cependant et avant tout, de garder une suffisante quantité de parties molles plantaires, pour que le mutilé puisse marcher sans douleur. Or, cette suffisante quantité de peau, c'est celle de *toute la plante du pied*, quand on scie les os dans leur moitié antérieure, car il ne faut guère compter sur l'appoint des téguments dorsaux, minces, rétractiles, peu vivaces et ordinairement fort maltraités par le traumatisme ou la gangrène.

C'est donc évidemment sur la face plantaire qu'il faut chercher la matière d'un lambeau. Toutefois, comme un lambeau plantaire unique se cicatriserait, ordinairement, sur le rebord dorsal de la section osseuse formant une ligne saillante exposée à la pression de l'empeigne et aux chocs, il est bon de garder un doigt de peau sur le dos du pied, afin de permettre à la cicatrice de s'établir sur le bout du moignon, où la protégera l'épais bourrelet formé par le lambeau plantaire. On arrive à ce résultat par la simple rétraction des téguments lorsqu'ils ont conservé de la

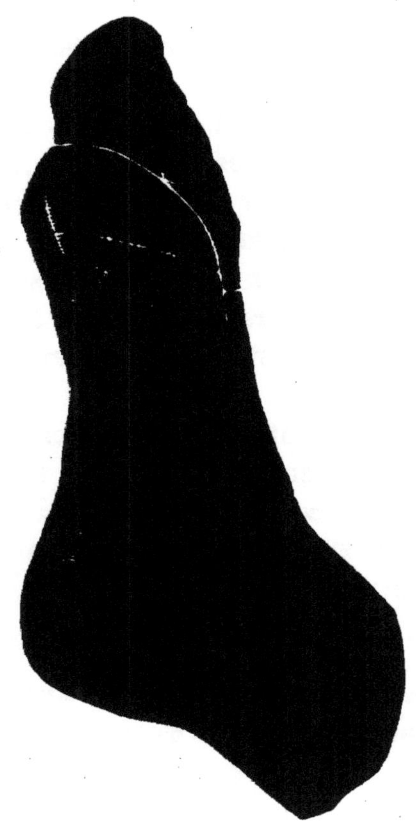

FIG. 224. — Amputation à travers le métatarse.

mobilité ; dans le cas contraire, il faut tailler et disséquer un petit lambeau dorsal. En raison de l'épaisseur plus grande du bord interne du pied, les lambeaux devront être plus longs en dedans qu'en dehors.

La base du lambeau plantaire sera aussi large que possible et comprendra la plus grande partie des téguments des deux bords du pied.

Il est admis qu'il faut scier les métatarsiens dans une direction générale oblique comme l'articulation de Lisfranc, de manière que le bord interne du pied mutilé reste plus long que son bord externe (Legouest, *Mém. de méd. et ph. milit.*, 1856, 2e série, t. XVII). Ce même chirurgien recommande de se méfier du défaut de vitalité des fragments métatarsiens à la suite des gelures.

Si l'on porte la scie obliquement et à la fois sur tous les os, les quatre derniers sont bien coupés ; au contraire, le premier l'est fort mal, et il convient de rogner la saillie anguleuse que forme le prolongement de son bord interne.

Du reste, comme la plupart des auteurs, je conseillerai de scier successivement chaque métatarsien séparément. La cisaille de Liston est incapable de trancher net des métatarsiens d'adulte de consistance normale.

L'exécution de cette amputation est un exercice utile ; d'abord parce qu'elle est assez souvent indiquée sur le vivant, et ensuite parce qu'elle sert d'exercice préparatoire à la difficile opération de Lisfranc. Je vais supposer que les téguments ont perdu leur souplesse et leur rétractilité.

Amputation à travers le métatarse. — Grand lambeau plantaire, petit dorsal.

Examinez attentivement l'état des parties molles du dos et surtout de la plante du pied, et décidez de l'endroit où vous scierez le premier et le cinquième métatarsien, celui-ci à un grand doigt en arrière de celui-là. Il vous faut, sur la plante, un lambeau au moins aussi long que la partie sus-jacente du pied est épaisse. Le petit lambeau dorsal compensera la rétraction du premier.

Ces mesures étant prises, la jambe, qui dépasse entièrement le bout du lit, est confiée aux mains d'un aide. Vous taillez : 1° le lambeau plantaire. Placé au bout du membre, le coude gauche en l'air et la main pendante, saisissez les orteils et renversez le pied sur son bord droit, de manière à en avoir le bord gauche sous les yeux. Sur ce bord, au niveau de la future section osseuse, appliquez la pointe du couteau : tirez une incision longitudinale qui, arrivée au niveau du pli digito-plantaire, s'arrondisse et se recourbe à droite pour le suivre, se recourber de nouveau et rétrograder sur le bord droit du pied jusqu'au niveau de la future section osseuse (fig. 224, p. 393).

Vous couperez les épais téguments plantaires, en tenant le couteau toujours à peu près perpendiculaire à leur surface et en communiquant à l'instrument de petits et rapides mouvements de va-et-vient. Pour bien diriger l'incision, votre gauche, qui d'abord avait porté la pointe du pied à droite, la redressera, puis l'inclinera à gauche, afin d'amener successivement sous vos yeux, tous les points de la route que doit suivre le couteau.

Confiez les orteils à l'aide et commandez-lui de les tenir tous à la fois, modérément redressés. Du bout des doigts gauches, accrochez et abaissez le bord libre du lambeau et donnez, de gauche à droite, des coups de lame qui séparent la graisse, des parties fibreuses sous-jacentes aux têtes métatarsiennes. Au delà de ces têtes, par conséquent au delà des sésamoïdes, entaillez, à plein tranchant dirigé vers les os, tous les tendons et muscles plantaires; allez ensuite avec la pointe détacher de l'excavation sous-métatarsienne toutes les parties molles que vous pourrez conserver dans le lambeau.

2° Reprenez le bout du pied; abaissez-le (a) et coupez à

plein tranchant, à fond, les téguments dorsaux, de gauche à droite, à un doigt en avant de la base du lambeau plantaire, suivant une ligne oblique très légèrement convexe en avant. Disséquez ce petit lambeau carré, en dépouillant complètement les os (b).

3° Les lambeaux étant rétractés par l'aide : à 5 millimètres au-dessous du lieu où passera la scie, introduisez la pointe d'un couteau étroit successivement dans les quatre espaces interosseux pour y couper les muscles en travers (c); enveloppez et protégez les chairs dans une compresse à deux ou à six chefs (d).

4° Placez-vous sur le côté du pied renversé sur son bord externe, de manière à tenir commodément et solidement la base du gros orteil dans votre gauche, et sciez son métatarsien carrément. La scie à lame étroite est manœuvrée, la main basse pour le pied droit, la main haute pour le pied gauche (e). Vous fixerez les métatarsiens suivants comme le premier, mais vous les scierez de manière que l'ensemble présente un front oblique comme le front naturel des têtes métatarsiennes.

Vous aurez à lier ordinairement la première artère interosseuse ou dorsale du gros orteil, et probablement quelques autres artérioles, principalement du côté du lambeau plantaire.

Notes. — (a) On a conseillé de fléchir fortement les orteils pour attirer les tendons extenseurs et les couper très haut. C'est un artifice qui n'a sa raison d'être que sur le cadavre.

(b) On s'efforcera de garder à la face profonde du derme tout le tissu cellulaire, les lames aponévrotiques, les tendons, les faisceaux musculaires, les nerfs, les vaisseaux, y compris, afin de réduire au minimum les chances de gangrène du petit lambeau.

(c) Cela est utile sur le vivant; mais sur le cadavre on peut se contenter de diviser les muscles interosseux au niveau même de la section osseuse.

(d) Le plein de la compresse à six chefs enveloppe le lambeau plantaire. Les quatre chefs du milieu sont étroits : passés dans les espaces interosseux, ils se rabattent sur le dos du pied. Les deux chefs extrêmes, plus larges, embrassent les chairs des bords du pied et se croisent sur la face dorsale par-dessus les chefs interosseux.

La simple compresse fendue embrasse dans sa fourchette le cinquième métatarsien. Chacun des chefs retient et protège un lambeau. Tous deux viennent se croiser sur le premier métatarsien. Le tout embrassé dans les mains de l'aide et rétracté, permet au chirurgien de terminer rapidement son opération.

(e) On peut scier, tenant la main haute ou basse, à volonté, en commençant par le cinquième ou le premier métatarsien, suivant le côté opéré. Je conseille de commencer toujours par le premier métatarsien, afin qu'avant tout il soit scié convenablement et en bon lieu.

Il est possible de tailler l'enveloppe du moignon de plusieurs manières différentes. Quelques-unes méritent d'être signalées.

D'abord, il est évident qu'on peut faire l'incision dorsale aussitôt après avoir dessiné le lambeau plantaire ou même avant, pourvu qu'on prenne bien garde de ne pas entamer les bords de la plante du pied.

On peut aussi se voir obligé de faire un lambeau supérieur aussi long que l'inférieur, sinon sur toute sa largeur, du moins au droit des pertes de substance du tégument plantaire.

Un lambeau dorsal semi-lunaire a l'inconvénient de sacrifier. sur les bords du pied, un angle de peau qu'il vaut toujours mieux ne pas enlever.

Chaque fois que les téguments ont conservé leur mobilité, et que, par suite, la dénudation des os est facile, il est même préférable d'opérer de la manière suivante : Couper sur le dos du pied, à un doigt en avant de la ligne de section des os ; faire aboutir les deux branches de l'incision qui circonscrit le lambeau plantaire dans les extrémités de l'incision dorsale, et ne pas les prolonger plus loin en arrière. Le lambeau étant disséqué, il faut en outre dépouiller les os de toutes parts, sur une longueur d'un bon centimètre, en faisant rétracter les parties molles comme dans la méthode circulaire. On évite ainsi, de chaque côté, un petit bout d'incision, assez mal placé au voisinage des os chefs de file exposés à la compression du soulier.

ARTICLE IV

DÉSARTICULATIONS DES MÉTATARSIENS EN PARTICULIER

Ces opérations présentent la plus grande analogie avec les désarticulations des métacarpiens. Au pied, comme à la main, les os dont il s'agit sont aussi étroitement unis entre eux qu'avec les pièces de la dernière rangée du tarse. Les différences qui existent résultent des dispositions anatomiques dont l'étude indispensable va nous fournir les moyens de reconnaître les jointures, d'attaquer leurs principaux ligaments et de choisir, d'une manière avantageuse pour l'opéré et l'opérateur, la forme et la situation à donner aux incisions des parties molles. Il n'est besoin « d'adresse ni de génie », comme le croyait Garengeot, « pour conduire un bistouri entre les os du métatarse » ; mais *il faut* des connaissances anatomiques précises.

Anatomie. — Les extrémités postérieures des métatarsiens sont appareillées comme les os de la deuxième rangée du tarse, pour former une arcade transversale. Celles des métatarsiens du milieu sont véritablement taillées en coin comme les pierres d'une voûte. L'extrémité postérieure du deuxième métatarsien surtout est nettement cunéiforme, sa face dorsale étant beaucoup plus large que sa face plantaire. Le deuxième métatarsien s'articule avec le premier cunéiforme, mais, sauf exceptions assez rares, nullement avec le premier métatarsien dont il est cependant très rapproché.

Lorsque la plante d'un pied normalement arqué repose sur le sol, l'extrémité postérieure du cinquième métatarsien, pilier externe de la voûte transversale oblique, n'est pas loin de toucher le plan d'appui ; le pilier interne, l'extrémité postérieure du premier métatarsien, reste en l'air. Les joints des diverses pièces de cette voûte transversale, c'est-à-dire les articulations des métatarsiens entre eux, rayonnent vers le centre de courbure. Dans l'attitude de la station debout, vient-on à introduire la lame d'un scalpel entre le flanc interne de la base du deuxième métatarsien et les os voisins (premier métatarsien et premier

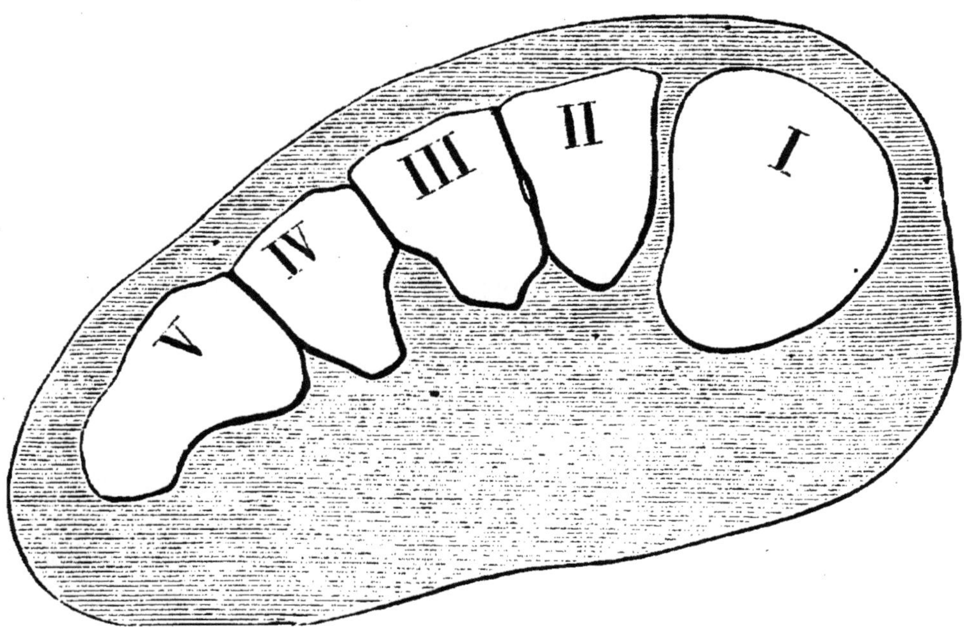

FIG. 225. — Coupe oblique du pied à travers les bases des cinq métatarsiens, pour montrer l'appareil en voûte et l'inclinaison progressive des jointures en allant du premier (I) au cinquième (V).

cunéiforme), l'instrument reste à peu près vertical. Introduit de force dans l'intervalle des bases des quatrième et cinquième métatarsiens, un deuxième scalpel se tient incliné à 45 degrés environ (voy. la figure 225).

Comme l'obliquité des articulations intermétatarsiennes marche progressivement de dedans en dehors, ces deux chiffres extrêmes, 90 et 45 degrés, suffisent à éclairer l'opérateur sur l'inclinaison qu'il devra donner à son couteau pour couper facilement les ligaments interosseux.

Quelques particularités des deux métatarsiens extrêmes doivent être mises en relief. L'extrémité postérieure du cinquième, aplatie de haut en bas, est plus large qu'elle n'est épaisse, plus large surtout que la facette articulaire que lui offre le cuboïde. Aussi, présente-t-elle une *tubérosité* saillante en dehors et en arrière, qui déborde le cuboïde, supporte la pression de l'empeigne et se prolonge en arrière sous forme de promontoire, (fig. 226, 16), qu'il faut doubler avec la pointe du couteau si l'on veut pénétrer, d'arrière en avant, dans l'articulation cuboïdo-métatarsienne.

La base du premier métatarsien, très grosse, ressemble à un chapiteau à trois cornes (fig. 228). La corne qui fait suite au bord externe est la plus développée : c'est la *tubérosité*. Elle se prolonge assez quelquefois pour devenir sous-jacente au deuxième métatarsien, ce qu' oblige à incliner le manche du couteau en dedans lorsqu'on a besoin d'en introduire la pointe profondément, entre les deux premiers os du métatarse. La corne dorsale ne mérite pas de nous arrêter. Quant à l'interne, quoique moins considérable que l'externe, elle doit retenir davantage notre attention : c'est le *tubercule* (fig. 226, 20). A vrai dire, il existe un cercle rugueux et saillant tout autour de l'extrémité postérieure du premier métatarsien, au niveau du plan où s'est faite l'union de la diaphyse avec le plateau épiphysaire. Mais ce cercle n'est véritablement bien marqué que sur le prolongement du bord interne de l'os. Cette saillie, facile à saisir entre la pulpe et l'ongle du bout du doigt glissé, d'avant en arrière, le long du bord interne de l'os, s'appelle, ai-je dit, le tubercule : à quelques millimètres en arrière est l'articulation cunéo-métatarsienne.

Continuant, sur le squelette du pied, l'étude de l'articulation des métatarsiens avec les os du tarse, nous devons examiner maintenant la voûte formée par les trois cunéiformes et le cuboïde. Il n'y a ici que trois articulations : deux intercunéennes et une cunéo-cuboïdienne. Elles rayonnent, dans le sens de l'épaisseur du pied, comme les trois premières articulations intermétatarsiennes. Mais leur direction antéro-postérieure, au lieu d'être parallèle à l'axe du membre, est oblique d'avant en arrière et de dehors en dedans. Supposons que nous voulons fendre le pied, à pleine lame introduite, avec l'inclinaison nécessaire, dans l'un ou l'autre des trois premiers espaces interosseux. Pour séparer totalement deux métatarsiens voisins, le tranchant

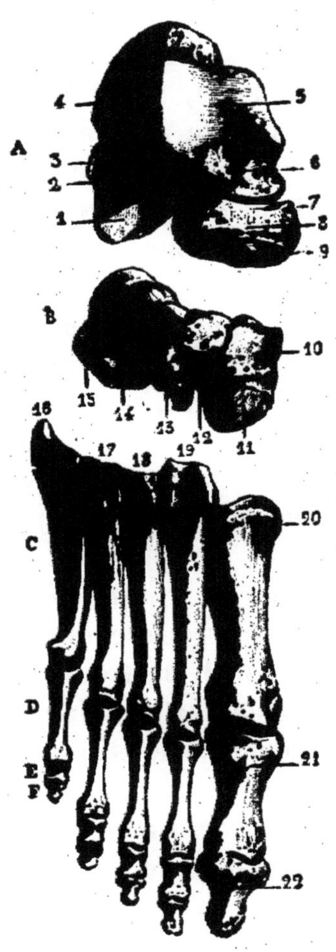

Fig. 226. — Squelette du pied.

marchera directement d'avant en arrière ; il s'inclinera même un peu vers la malléole péronière. Si nous maintenons cette direction, le couteau sera arrêté par l'os tarsien situé en dehors, et pour le faire pénétrer dans l'articulation intercunéenne ou cunéo-cuboïdienne, nous devrons en diriger le tranchant en dedans vers la malléole tibiale (voy. fig. 227).

Toutes ces notions sont absolument indispensables à qui veut enlever ou ne pas enlever, avec l'un des trois premiers métatarsiens ou avec les deux derniers, l'os tarsien correspondant.

J'ajouterai, pour terminer ce que j'ai à dire du squelette de la deuxième rangée du tarse, que l'épaisseur de cette rangée est une fois plus considérable en dedans qu'en dehors, puisque le front du grand cunéiforme a plus de 3 centimètres de hauteur, tandis que celui du cuboïde n'en a pas deux. Cela est important à retenir pour donner aux lambeaux une longueur proportionnée.

Connaissant la construction de chacun des arcs tarsien et métatarsien, il nous reste à étudier la manière compliquée dont ils s'engrènent, c'est-à-dire à suivre, sur le dos du squelette du pied avec la pointe d'un scalpel, ou sur la figure qui le représente avec la pointe d'un crayon, la direction générale et les brisures de l'interligne tarso-métatarsien (voy. fig. 227).

La direction générale est oblique, parce que l'extrémité interne est située à plus de 2 centimètres devant l'extrémité externe; en d'autres termes, parce que l'entrée de l'interligne sur le bord externe du pied, se trouve juste au même niveau transversal que l'entrée de l'articulation scapho-cunéenne sur le bord interne; de sorte que le diamètre antéro-postérieur du premier cunéiforme représente la différence de niveau entre les deux bouts de l'interligne tarso-métatarsien.

Ce qui nous frappe tout d'abord en examinant la ligne articulaire sur le dos du pied, c'est que, sans la pénétration du deuxième métatarsien dans le tarse, cette ligne serait une courbe presque régulière, légèrement convexe en avant, comme le front des têtes métatarsiennes. En effet, si nous la suivons de dedans en dehors, nous la voyons se porter d'abord un peu en avant, dans la direction du milieu du cinquième métatarsien, puis se recourber en dehors au moment de rencontrer la base enclavée du deuxième métatarsien. Si maintenant nous la suivons de dehors en dedans, nous la trouvons, dans sa première partie, très

oblique en avant dans la direction du milieu du premier métatarsien, moins oblique dans sa deuxième partie et, dans sa troi-

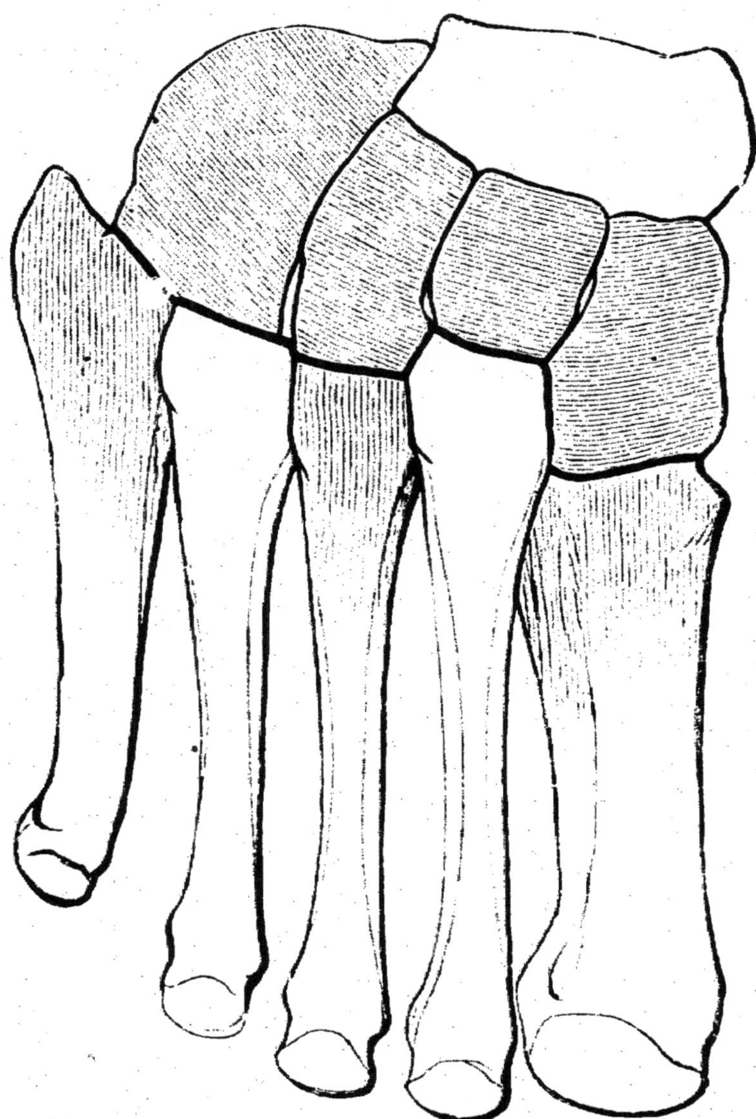

FIG. 227. — Interligne articulaire tarso-métatarsien.

sième, moins oblique encore, presque transversale. Nous voyons
que ces deux parties interne et externe de l'interligne marchent

à la rencontre l'une de l'autre. Sur certains pieds, elles se rejoindraient presque bout à bout, si on les prolongeait, par la pensée, par-dessus la base du métatarsien enclavé.

En pénétrant dans l'intervalle des premier et troisième cunéiformes, le deuxième métatarsien se rétrécit à mesure, surtout aux dépens de son flanc externe. Il en résulte que son articulation avec le troisième cunéiforme prend la direction oblique vers la malléole tibiale des articulations intercunéennes, au lieu de conserver, comme son articulation avec le premier cunéiforme, la direction antéro-postérieure ou oblique vers la malléole péronière des articulations intermétatarsiennes.

Quelle est la profondeur de cette mortaise ? Elle varie énormément d'un sujet à l'autre. Le plus souvent, sur un pied d'homme adulte, le deuxième cunéiforme est de 10 millimètres en retraite sur le premier et de 5 à peine sur le troisième. La mortaise est au moins une fois plus profonde en dedans qu'en dehors.

Il est encore une petite irrégularité de la ligne articulaire que je dois signaler. Des quatre os de la deuxième rangée du tarse, deux sont en retraite : le deuxième cunéiforme et le cuboïde. Par conséquent, deux sont en saillie : le premier et le troisième cunéiforme. Celui-ci s'enclave en effet dans l'intervalle des deuxième et quatrième métatarsiens, mais à une faible profondeur, puisqu'il saille à peine devant le cuboïde, et de 5 millimètres seulement devant le second cunéiforme.

Quand on a affaire à un pied robuste, il faut connaître tous ces détails que je résumerai ainsi : les quatre os de la deuxième rangée du tarse et les quatre premiers métatarsiens s'emboîtent alternativement, à une profondeur qui croît en allant de dehors en dedans, comme la progression géométrique 1, 2, 4, 8.

L'opérateur qui connaît les différentes pièces du squelette et leur agencement, doit encore en étudier les moyens d'union.

Les quatre derniers métatarsiens sont unis entre eux par des *ligaments* dorsaux, interosseux et plantaires. Ceux-ci sont pour ainsi dire confondus avec les insertions des muscles court-fléchisseur et abducteur oblique du gros orteil, avec les expansions du tendon jambier postérieur, avec les fibres profondes et superficielles venues du ligament calcanéo-cuboïdien inférieur, etc. Aussi, l'extirpation totale d'un de ces os est-elle très difficile. On arrive bien, avec la lame introduite de champ, de chaque côté de la base d'un métatarsien, à couper les fibres intermétatarsiennes, mais on a bien de la peine à diviser les fibres plantaires tarso-métatarsiennes au fond d'une mortaise qui ne peut que s'entr'ouvrir. On le fait cependant sur le cadavre. Il faut ensuite détacher de la face plantaire de l'os les fibres tendineuses ou musculaires qui s'y insèrent.

Les os de la deuxième rangée tarsienne ont des moyens d'union analogues aux liens transversaux des métatarsiens.

Mais les ligaments qui nous intéressent le plus sont ceux qui unissent le tarse et le métatarse.

Sans parler des expansions du jambier postérieur, ni du tendon du muscle péronier antérieur, trois tendons concourent à cette union : 1° le court péronier latéral, qui s'attache à la tubérosité du cinquième métatarsien ; 2° la partie du tendon du jambier antérieur, qui se fixe au tubercule du premier métatarsien et joue en dedans le rôle de ligament interne, comme le court péronier joue en dehors celui de ligament externe ; 3° le tendon du long péronier latéral, qui se réfléchit sous le cuboïde, passe obliquement sous l'articulation, puis sous les métatarsiens troisième et deuxième, pour venir s'insérer à la tubérosité du premier et accessoirement à la base du gros cunéiforme. En désarticulant le premier métatarsien, je crois qu'on ouvre toujours la synoviale tendineuse ; c'est donc, pour le chirurgien, comme si elle communiquait avec la séreuse articulaire.

Si l'on introduit de haut en bas la lame d'un scalpel tournée le tranchant vers la jambe, entre les bases des deux premiers métatarsiens, en inclinant le manche en dedans pour éviter la tubérosité, la pointe heurte néanmoins cette tubérosité ou rencontre le dur tendon long péronier qui l'empêche de pénétrer plus avant. Mais si, tout en l'inclinant en dedans, on tient le manche abaissé vers les orteils, la pointe se dirige alors vers le talon et pénètre facilement, derrière le tendon long péronier, à une assez grande profondeur. La lame est alors fixée comme dans un étau, le dos appuyé sur le tendon, les flancs serrés entre les os ; on la croirait dans une impasse. elle est dans le défaut de la cuirasse. Car son tranchant regarde en arrière,

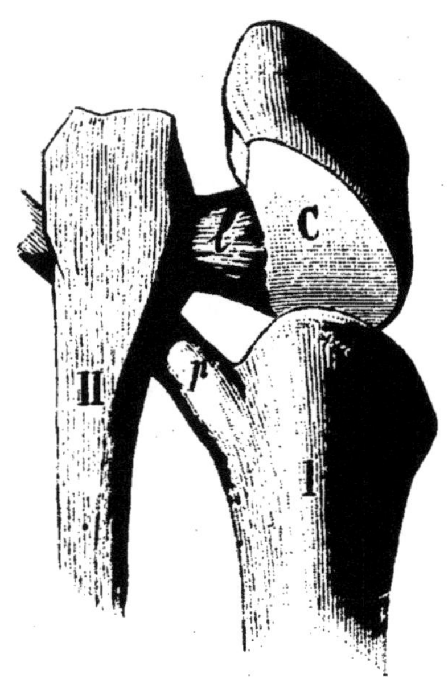

Fig. 228. — Partie interne de l'articulation tarso-métatarsienne droite dont les pièces sont écartées ou distendues.

C, Premier cunéiforme ; I, premier métatarsien ; II, deuxième métatarsien ; p, tendon du long péronier attaché à la tubérosité du premier métatarsien ; l, ligament de Lisfranc.

Le dos de la pointe du couteau doit s'appuyer sur p pour que le tranchant morde les fibres l.

prêt à s'engager entre le premier cunéiforme et le deuxième métatarsien. Il s'y engage, en effet, si vous relevez le manche du scalpel, et tranche les fibres transverses, courtes, nombreuses et profondes qui unissent ces deux os et constituent la clef de l'articulation de Lisfranc (fig. 228, l).

De ces fibres, toutes attachées à la face externe du grand cunéiforme, les unes vont à la face interne, les autres à la face plantaire de la base du deuxième métatarsien.

C'est à Lisfranc que nous devons la connaissance approfondie de ce ligament et la manœuvre appelée *coup de maître* qu'il faut faire pour le diviser, quand on l'attaque par le dos du pied, comme c'est l'habitude.

Je dirais volontiers qu'il n'y a pas d'autres ligaments tarso-métatarsiens. Cependant il existe de minces bandelettes nacrées qu'on appelle ligaments dorsaux : en suivant l'interligne, le couteau les divise sans peine, peu importe leur nombre.

On décrit encore trois ligaments interosseux à fibres obliques longitudinales qui sortent des trois intervalles des pièces de la voûte tarsienne et pénètrent dans les intervalles intermétatarsiens correspondants. Le premier fournit quelques fibres au premier métatarsien et d'autres qui se confondent avec la clef de l'articulation : tout est divisé à la fois par le coup de maître. Les deux autres ligaments interosseux tarso-métatarsiens sont trop faibles pour résister ensuite au complet abaissement de l'avant-pied. Du reste, un coup de pointe dans l'articulation entr'ouverte en a facilement raison.

Il y a enfin des ligaments tarso-métatarsiens plantaires : des fibres cuboïdo-métatarsiennes et cunéo-métatarsiennes ; des expansions du ligament calcanéo-cuboïdien, de la gaîne du long péronier, du tendon jambier postérieur, des insertions du muscle abducteur oblique, etc. On divise tout cela facilement au fond de l'articulation rendue béante, après la destruction des autres ligaments, par l'abaissement de l'avant-pied. Le tendon du long péronier seul offre de la résistance au couteau.

Il y a généralement trois cavités synoviales isolées dans l'articulation de Lisfranc : une pour l'articulation du premier métatarsien ; une pour celle des deux derniers avec le cuboïde, car le troisième ligament interosseux longitudinal peut former une cloison complète ; une autre pour les articulations intermédiaires. Celle-ci communique fréquemment, par les intervalles des cunéiformes, avec la synoviale de l'articulation de ces os et du scaphoïde. Je crois qu'elle n'est pas non plus toujours séparée de la synoviale cuboïdo-métatarsienne.

Les *parties molles* qui environnent les métatarsiens et leur articulation postérieure ne nous arrêteront pas longtemps. Sur le dos du pied, il y a des tendons et les faisceaux du pédieux ; dans les espaces interosseux, excessivement étroits dans leur moitié postérieure, sont les muscles interosseux ; du côté de la plante, enfin, existe une semelle épaisse et complexe qu'il est inutile d'analyser.

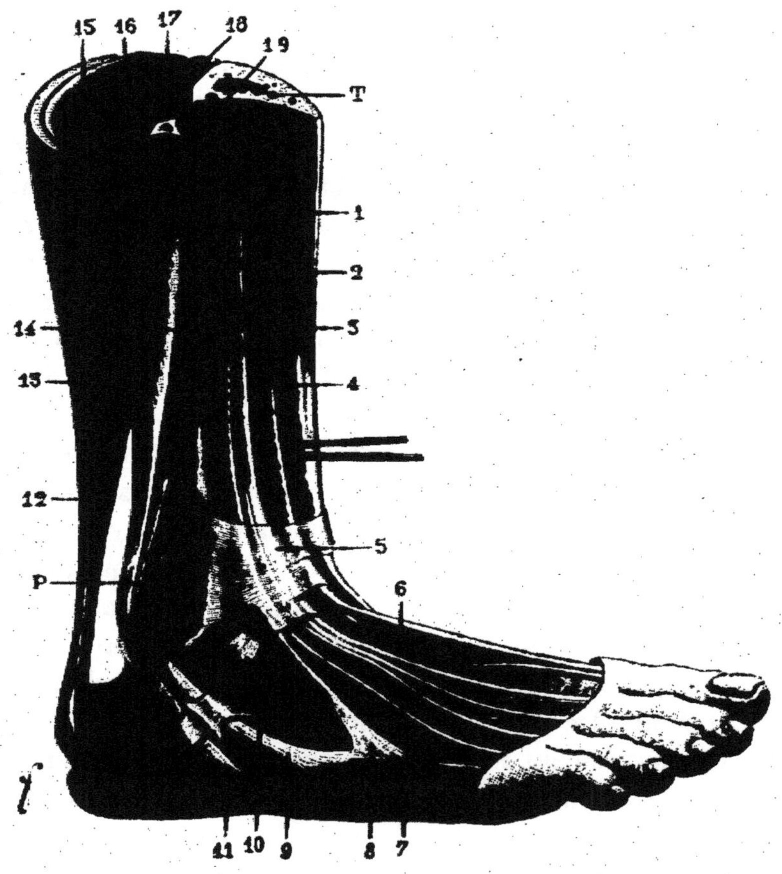

Fig. 229. — Les muscles, les tendons, les troncs artériels du bas de la jambe et du dos du pied.

Une assez grosse artère, la pédieuse, s'enfonce dans l'extrémité postérieure du premier espace interosseux pour gagner la plante ; on est très exposé à l'ouvrir quand on extirpe le premier ou le deuxième métatarsien. Du côté de la plante, nous trouvons, accolée à la face profonde des métatarsiens, l'arcade formée par la plantaire externe qu'il est facile de blesser quand on ampute, en partie ou en totalité, un des derniers métatarsiens.

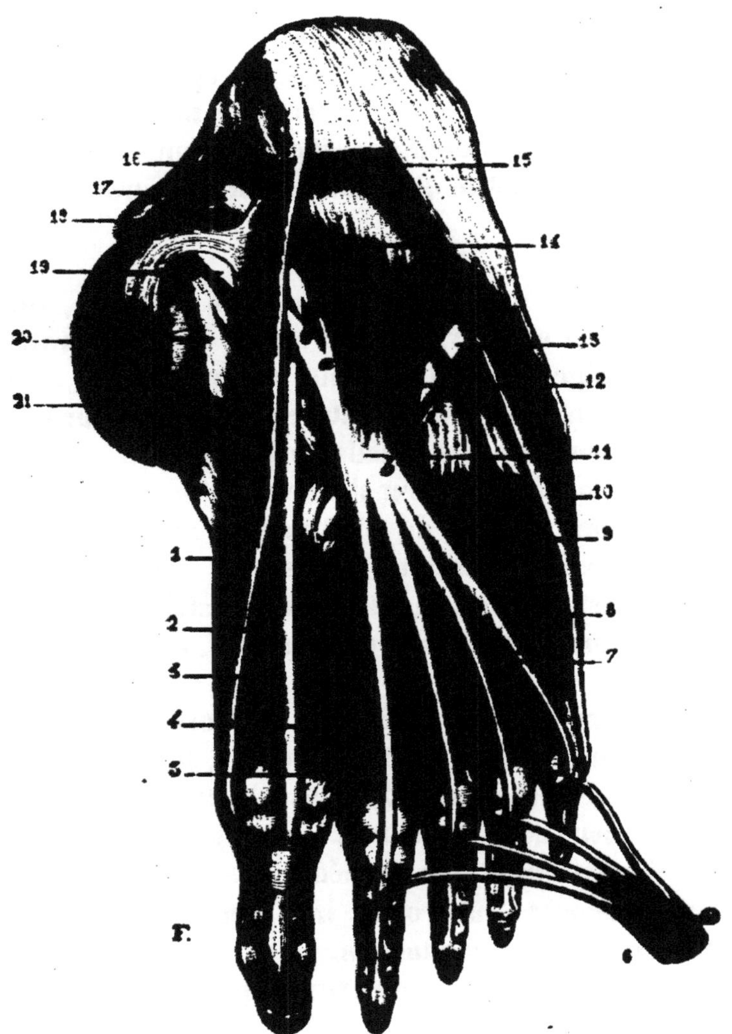

Fig. 230. — Les muscles, les tendons et les troncs artériels de la plante du pied.

Cette artère croise obliquement l'articulation des cinquième et quatrième métatarsiens ; à mesure qu'elle se porte en dedans, elle devient un peu plus antérieure et s'éloigne par conséquent de l'extrémité postérieure des os pour se rapprocher de leur milieu.

Les téguments de l'avant-pied sont maigres, minces et mobiles sur la face dorsale. Sur la face plantaire, ils sont plus épais, endurcis par l'épiderme et fixés à l'aponévrose et aux muscles sous-jacents. Les chairs du membre inférieur se gangrènent facilement ; il faut donc se méfier des lambeaux étroits et des incisions de commodité qui affaiblissent toujours la vitalité des téguments, etc.

Exploration. — Il nous reste à apprendre comment, sur un pied intact de mort ou de vivant, on arrive par l'exploration à déterminer le siège des articulations du premier et du cinquième métatarsien, qui servent ensuite de repères pour tracer, si l'on veut, l'ensemble et les détails de l'interligne.

Voici d'abord une donnée bien simple et suffisamment juste : au milieu du bord interne du pied comme au milieu de son bord externe, aboutit l'interligne de Lisfranc. A défaut de tirepied, il faut mesurer avec un fil tendu la distance qui sépare soit le bout du gros orteil, soit celui du petit, de la face postérieure du talon.

L'exploration par le doigt, quand elle est possible, donne des résultats bien plus précis. Toujours, en effet, le doigt promené le long du bord externe du pied, trouve la tubérosité du cinquième métatarsien, dont on connaît les rapports avec l'articulation. Une ligne transversale, menée à deux petits travers de doigt en avant de cette tubérosité, irait tomber en dedans sur le tubercule du premier métatarsien.

Ce *tubercule*, on le sent toujours sur un pied sain ou modérément gonflé. Voici comment on doit le chercher : Le bout du pouce, fortement fléchi, se place *sous* le bord interne du métatarsien, derrière l'articulation phalangienne et marche en arrière. L'ongle raclant *sous* le bord interne de l'os, rencontre le tubercule, le dépasse et tombe dans le fossé articulaire : le tubercule est alors senti entre la pulpe et l'ongle. Si le pouce continue sa marche en arrière, il franchit une vague éminence (la base du premier cunéiforme) de plus de 2 centimètres d'étendue, avant de tomber dans le creux de l'articulation scapho-cunéenne, saute ensuite la saillie du scaphoïde et, finalement, s'enfonce dans le creux de l'articulation astragalo-scaphoïdienne, creux que vient remplir la tête astragalienne dans l'attitude du valgus, mais qui devient vide et profond lorsqu'on donne au pied l'attitude du varus. Pour éviter de prendre le change que peut donner la tête de l'astragale, il faut toujours tenir le pied dans l'adduction pendant l'exploration.

Il y a donc sur le bord interne du pied trois saillies osseuses : un petit tubercule et deux larges éminences. C'est derrière la première saillie, le *petit* tubercule, qu'est l'articulation du grand cunéiforme avec le premier métatarsien.

Usages des moignons. — A la suite des amputations totales d'un ou de plusieurs métatarsiens, qu'on ait enlevé ou conservé les petits os tarsiens correspondants, le pied mutilé peut garder à peu près sa forme et sa direction normales, comme il peut aussi se contourner et devenir véritablement impotent.

La section de certains tendons, la destruction de quelques ligaments articulaires, la *suppression d'un point d'appui*, la *rétraction du tissu cicatriciel*, la direction donnée au moignon pendant la cure et lors des premiers pas, telles sont, vraisemblablement, les causes de la déformation. Comme les observateurs n'ont pas pris soin de nous édifier sur l'intervention occasionnelle de ces causes, on s'étonne quelquefois de lire qu'à la suite d'une même opération, un malade marche très bien avec un pied mutilé resté ou rétabli en bonne direction, tandis qu'un autre fauche péniblement avec un membre dévié dans un mauvais sens, contourné et douloureux.

L'ablation d'un ou de deux métatarsiens du milieu n'altère pas notablement la forme du pied et n'entrave pas la marche. Celle du cinquième paraît également innocente, malgré la suppression fâcheuse de la tubérosité. La cicatrice qui résulte de cette opération sollicite bien le quatrième orteil en dehors, mais elle

est sans influence sur l'ensemble du bout du pied qu'étaye solidement le quatrième métatarsien appuyé sur le cuboïde.

L'extirpation du premier métatarsien peut avoir deux conséquences bien différentes, au point de vue de la marche : la tendance au varus, qui est bonne, et la tendance au valgus, qui est
fâcheuse. Dans certains cas (Rober , W. Fergusson, fig. p. 149, etc.),
sans doute la cicatrice aidant, le deuxième orteil devenu chef
de file, s'incline en dedans ; le bout du pied tout entier le suit
dans ce mouvement et se tord en varus peu prononcé : les
malades marchent bien. Dans d'autres cas, le pied, peut-être
parce qu'il est incapable de fournir un bon point d'appui en
avant, se dévie en dehors et entraîne la jambe dans sa rotation.
En même temps, il se tord en valgus et son bord interne seul
appuie sur le sol, comme si le muscle jambier antérieur n'existait plus : les malades fauchent péniblement.

Une déformation analogue se produit quelquefois après l'ablation des quatre, trois ou même deux derniers métatarsiens. La
cicatrice attire en dehors les métatarsiens conservés ; l'avant-
pied forme avec le tarse un angle saillant en dedans au niveau
du premier cunéiforme. Jusque-là, il n'y a pas grand mal ; mais
l'exercice de la marche peut exagérer encore cette déviation, et
le pied, renversé sur son bord interne, finir par se fixer dans
l'abduction, probablement pour éviter de travailler avec sa partie métatarsienne incapable. On sait qu'une jambe dont la pointe
du pied est tournée en dehors ne vaut guère mieux pour la
marche qu'un membre ankylosé à la fois au genou et au cou-de-
pied.

Cependant, aux faits rapportés par Legouest, Salleron, etc.,
on peut opposer quelques succès. Hancock en rapporte trois, et
je m'étonne qu'il ne dise rien de l'opéré de Key, dont le moignon
est représenté dans le manuel de Bryant (1).

Remarques et indications opératoires. — De tout cela se
dégagent les préceptes suivants. Dans les ablations des méta-

(1) Voy. Robert, *loc. cit.*; Legouest, *loc. cit.*; Bénéchi, th. Paris, 1869. — Hancock, *loc. cit.*; il y a des figures dans presque tous les ouvrages anglais. — Voyez
aussi Duchenne de Boulogne, *Physiologie des mouvements.*

tarsiens des bords du pied, respecter les liens des articulations voisines ; garder beaucoup de téguments pour avoir une cicatrisation rapide et linéaire ; veiller à l'attitude du membre pendant la cure et diriger ses premiers exercices ; surveiller la contractilité des muscles de la jambe, etc., etc.

Tout compte fait, je pense que, même dans les cas traumatiques, il vaut mieux supprimer tout l'avant-pied que d'enlever plus de deux métatarsiens. Je ne parle ici qu'au point de vue des qualités du moignon, n'ayant pas d'éléments sérieux pour juger de la mortalité comparée de ces diverses opérations.

Je l'ai déjà répété d'après la majorité des chirurgiens et surtout d'après Verneuil : au pied il ne faut pas être trop conservateur. Dans les cas pathologiques principalement, une première amputation ou résection insuffisante nécessite plus tard une mutilation complémentaire, quelquefois deux, quelquefois quatre, au détriment de la santé et du temps du malade, qu'une seule opération radicale eût plus tôt guéri. Hyrtl (*Topographischen Anatomie*) fut, au début de sa carrière, acteur et témoin dans un cas de cette nature ; il raconte avec son *humour* habituel que, depuis cette déconvenue, il n'a jamais tenu un bistouri.

Le souvenir précis des notions anatomiques qui précèdent et de la description déjà faite des amputations partielles des métatarsiens, va nous permettre de décrire rapidement l'extirpation totale de chacun de ces os en particulier. En quelques mots, nous indiquerons ensuite comment on peut enlever ensemble un certain nombre de métatarsiens voisins.

Malgré la valeur douteuse ou négative de la plupart de ces opérations, elles constituent un si bon exercice d'amphithéâtre, que j'engage fortement les élèves à se familiariser avec leur exécution, *avant* d'aborder la désarticulation totale du métatarse, l'opération de Lisfranc.

A. — ABLATION DU GROS ORTEIL ET DE LA TOTALITÉ DE SON MÉTATARSIEN.

Raquette à queue recourbée.

Les incisions convenables, suivant l'état des téguments, sont celles de l'amputation partielle, avec cette différence qu'elles se prolongent en arrière afin de permettre la désarticulation (fig. 231 et 232).

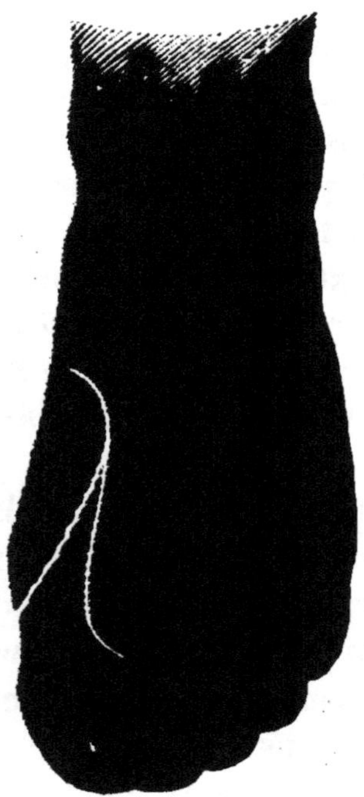

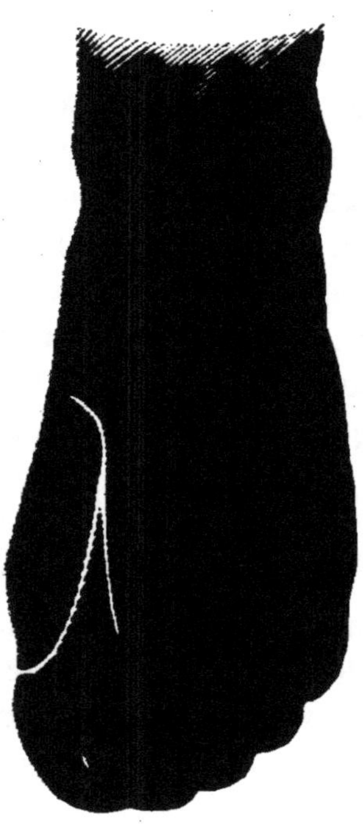

Fig. 231. — Désarticulation du premier métatarsien. Tracé pour les cas où les téguments internes de la racine du gros orteil sont détruits.

Fig. 232. — Même opération. Tracé pour les cas où les téguments internes de la racine du gros orteil sont intacts. Valve interne.

Tout étant disposé comme pour l'amputation partielle, le pied dépassant le bout du lit, la pointe renversée en dehors, est fixé par les mains d'un aide. Ménagez-vous de l'espace afin de pouvoir évoluer librement autour du membre.

Faites marcher l'ongle d'avant en arrière *sous* le bord interne du premier métatarsien, jusqu'à ce que vous ayez franchi le tubercule et senti la dépression articulaire.

Je suppose que vous opérez sur le *pied droit*. Vous êtes placé au bout, un peu en dehors, et tenez l'orteil de la main gauche.

1° Mettez la pointe du couteau sur le tubercule (a) ; tirez de là une incision qui monte, obliquement comme l'articulation, sur la face interne du métatarsien, se recourbe en avant sans atteindre le bord dorsal de l'os qu'elle va côtoyer, pour redescendre ensuite sur les faces interne et inférieure de la racine de l'orteil suivant le trajet que vous avez choisi. Vous n'avez coupé que les téguments. — Vous étiez au bout du pied, mettez-vous *en dedans* pour y rester définitivement. — Par-dessus l'orteil, reprenez la fin de votre incision pour la ramener, toujours suivant le tracé choisi, dans la partie longitudinale et dorsale. Coupez obliquement les tendons extenseurs.

2° Votre aide s'empare de l'orteil et le tient simplement allongé. — Accrochez, du bout des doigts gauches, la valve interne de la plaie et détachez-la de la face interne des os, puis, le pied étant bien renversé sur son bord externe, de la face plantaire. Donnez tous vos coups de bistouri de gauche à droite et marchez, dans votre dissection, des orteils vers le talon. D'abord, dépouillez sous l'orteil la face inférieure de la gaîne du tendon fléchisseur, puis, sous l'articulation, la face inférieure des sésamoïdes et les attaches des muscles courts du pied. Alors, coupez tous ces muscles et le tendon qui passe au milieu. Pour cela, tenez ferme et court votre tranchant relevé vers la face plantaire du métatarsien et faites-le mordre jusqu'à ce qu'il rencontre cette face que vous raserez ensuite d'avant en arrière jusqu'au tubercule. Le plus souvent, il faut s'y reprendre à deux fois pour dés-insérer d'abord les muscles sésamoïdiens internes et divi-ser ensuite, dans la profondeur, le tendon fléchisseur avec une partie des muscles sésamoïdiens externes. L'index de votre main gauche, enfoncé dans la plaie, éclaire et dirige la marche du bistouri.

Il vous reste à dénuder la face externe du métatarsien, à couper le ligament transverse antérieur et les muscles qui, de dehors en dedans, viennent s'attacher à l'os sésa-moïde externe. Saisissez le gros orteil de la main gauche, attirez-le à vous pour ramener la pointe du pied en de-dans et mettre sous vos yeux la lèvre externe de l'incision dorsale que votre aide attire en dehors avec le deuxième orteil.

Le long et en dehors du nœud articulaire et de la face externe du métatarsien, faites à plusieurs reprises passer le bistouri, toujours de gauche à droite, chaque fois à une profondeur plus grande et avec une inclinaison un peu dif-férente de l'instrument. Car il faut serrer les os de très près pour épargner l'artère pédieuse, ne pas hacher le muscle interosseux et rejoindre au plus tôt le décollement plantaire. Infailliblement, vous heurterez votre tranchant contre la saillie du sésamoïde externe : c'est en dehors, presque sous le deuxième métatarsien, qu'avec l'extrême pointe vous devez couper, laborieusement, le ligament et les muscles qui s'attachent à cet osselet et empêchent encore votre main d'éloigner notablement le gros orteil du second (b).

3° Votre index gauche ayant fait le tour du nœud articulaire et s'étant assuré qu'il était libre, comme le corps du métatarsien, vous n'avez plus qu'à désarticuler. — Le même index gauche est maintenant dans l'espace interosseux ; le pouce, sous le métatarsien, vient de toucher le tubercule, et l'aide armé d'un crochet mousse décoiffe l'articulation. Pendant que votre gauche s'efforce de luxer en dedans et en bas le métatarsien, votre droite tenant courte et ferme l'étroite lame du bistouri engage 2 centimètres de pointe dans la partie la plus reculée du premier espace interosseux. La lame appliquée à plat sur la face externe du premier métatarsien marche le tranchant dirigé en arrière. Doucement conduite, elle ne tarde pas à s'arrêter, ne pouvant plus avancer. A ce moment, inclinez le tranchant sur l'articulation que vous voulez ouvrir ; vous sentirez qu'un ligament se coupe et que le métatarsien obéit à la main qui le luxe en dedans. La pointe engagée pourra traverser l'article et couper, chemin faisant, les fibres ligamenteuses dorsales, internes et, avec celles-ci, l'expansion tendineuse du jambier antérieur (c). — Continuez à porter l'orteil en bas et en dedans et commencez à le tordre peu à peu dans ce dernier sens : la tubérosité externe, c'est-à-dire l'insertion du long péronier, se dégagera ; l'extrême pointe aura raison successivement et du tendon et du ligament plantaire.

Notes. — (a) Sur le tubercule et pas sur l'articulation, afin de garder un demi-centimètre de peau qui fasse sur le cunéiforme un capuchon, bien trop court pour entraver la désarticulation, mais utile plus tard pour couvrir le bord du cunéiforme.

(b) Vous pouvez encore opérer cette section à la manière connue de Liston.

c'est-à-dire engager votre lame de bas en haut dans l'espace interosseux et couper ensuite d'arrière en avant, entre les orteils, comme avec une serpette.

(c) La lame engagée entre les deux premiers métatarsiens heurte le premier cunéiforme étroitement accolé au second métatarsien. Le tranchant agité de faibles mouvements de scie a facilement raison des fibres que l'on veut couper et n'entame pas le puissant ligament de Lisfranc. Il me semble inutile de conseiller, pour la désarticulation du premier métatarsien, la manœuvre dite coup de maître, non plus que les coups de pouce gauche agissant sur le dos de la pointe pour en faire mordre le taillant.

Je vais maintenant, en quelques mots, décrire l'opération

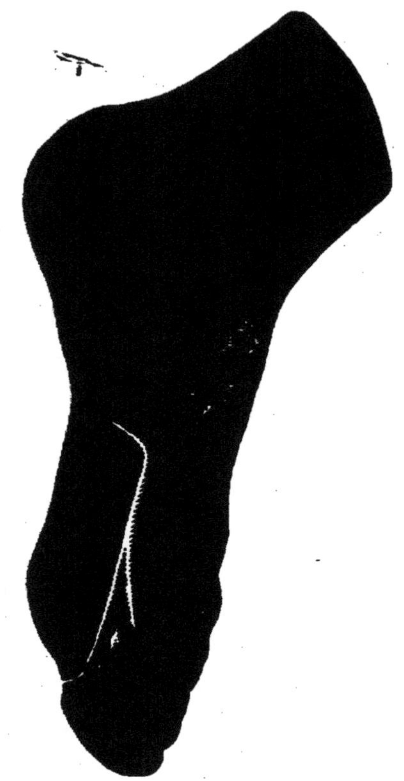

Fig. 233. — Désarticulation du premier métatarsien. — Valve interne. — Remarquez bien qu'aussitôt après avoir mordu le côté interne de l'orteil, sur les limites du coussinet sous-phalango-phalangettien, l'incision rétrograde, au lieu de suivre le trajet indiqué par la flèche et qui donnerait un excès de peau.

sur le *pied gauche* avec une autre manière de désarticuler.

1° Placé d'abord au bout du membre, vous commencez l'incision sur le tubercule et la conduisez en dehors de l'orteil, jusqu'au pli digito-plantaire. Le bistouri, reporté par-dessus l'orteil, puis en dedans et en dessous, reprend la fin de l'incision première et l'amène, en remontant en dedans et en arrière, rejoindre à angle aigu la fente longitudinale qui côtoie le bord dorsal du métatarsien.

2° Un petit pas à droite vous place en dehors du pied que vous faites tenir renversé sur son bord externe, afin que par-dessus vous puissiez abaisser le lambeau interne, de la main gauche, et le séparer des faces interne et plantaire par une série de coups de bistouri toujours donnés des orteils vers le talon, etc. — Vous dénudez ensuite le flanc externe de l'articulation et du métatarsien autour duquel vous faites passer le doigt pour vous assurer qu'il n'y a plus qu'à désarticuler.

3° Le pied étant de nouveau renversé sur son bord externe, vous tenez le métatarsien de la main gauche et, pour le moment, vous ne cherchez à le luxer en aucun sens ; l'aide, avec son crochet, relève la peau qui coiffe l'articulation et votre index sent le tubercule.

Sur le tubercule, vous appliquez le plat de la pointe en inclinant le tranchant en arrière et en dehors : la lame glisse d'avant en arrière sur la pente métatarsienne du fossé articulaire, et le tranchant, arrêté par le versant opposé, ouvre forcément l'articulation. Sans dégager le bistouri, vous coupez d'abord le ligament plantaire, puis, successivement, les ligaments interne (tendon du jambier antérieur) et supérieur. Au moment où votre lame engagée dans l'article va diviser, en sortant, le ligament externe, vous revenez au bout du pied; vous tirez et tordez le métatarsien en dedans afin de faire place à l'instrument qui, ramené vers les orteils, doit éviter de blesser l'artère pédieuse. Continuant à tordre l'orteil en dedans et à l'abaisser, vous dégagez l'insertion du tendon long péronier que vous coupez avec l'extrême pointe, au fond de la plaie.

Remarques. — Il n'est point indispensable de recourber la queue de la raquette pour dégager la base du premier métatarsien. On en vient à bout en prolongeant simplement la partie dorsale longitudinale de l'incision sur le cunéiforme, à 2 centimètres en arrière de l'articulation. Celui qui s'aviserait de placer la queue de la raquette le long du bord interne de l'os, se créerait de grandes difficultés pour atteindre le ligament externe et le tendon long péronier.

J'ai conseillé de séparer les chairs des os, en tenant le bistouri comme une plume et par une série d'incisions allant d'un bout à l'autre de la plaie, se dirigeant toujours de l'orteil vers le talon. C'est le moyen sûr de bien dénuder les os, *de respecter les vaisseaux*, de ne pas hacher les muscles et de ne pas laisser les sésamoïdes dans les chairs.

Cette manière de faire exige que, pour le pied gauche, l'opérateur se mette en dehors et opère par-dessus, ce qui se fait aisément.

Bien que le pied ne se renverse pas aussi facilement en dedans qu'en dehors, on peut dénuder le cinquième métatarsien comme le premier, c'est-à-dire en se mettant en dehors du pied gauche, cela va de soi, et, *ad libitum*, en dehors ou en dedans du pied droit. Je sais bien que, placé en dedans du pied pour enlever le cinquième métatarsien du côté droit, on ne peut pas voir facilement sous la face plantaire de l'os, sans baisser la tête; mais le doigt gauche, à chaque instant promené au fond de la plaie, y voit clair pour les yeux et plus clair, car il ne s'agit pas de séparer le rouge d'avec le blanc, mais le mou d'avec le dur. Je ferais volontiers une règle générale de se placer toujours sur le côté, de manière à avoir les orteils à sa gauche.

Cependant, pour ne pas être exclusif, en raison de la faible excavation que laisse après lui le cinquième métatarsien et de l'absence d'os sésamoïdes volumineux, je vais indiquer comment on peut séparer les chairs d'arrière en avant. Cela permet d'opérer en se plaçant toujours en dehors et avec un véritable couteau.

Quelques-uns diront que c'est plus chirurgical.

B. — ABLATION DU PETIT ORTEIL ET DE LA TOTALITÉ DU CINQUIÈME MÉTATARSIEN.

L'opération est facile du côté gauche; elle ressemble tout à fait à l'ablation du premier métatarsien droit. Même manière de dénuder les os, d'entrer dans l'articulation, au fond de l'espace interosseux, et de luxer pour couper en dernier lieu le tendon du court péronier.

Du côté droit, si, après avoir divisé les téguments, on se met en dehors (ou en dedans du pied pour opérer par-dessus); si l'on incise toujours de l'orteil vers le talon, l'opération s'exécute de la même manière, mais un peu moins commodément.

Je décrirai tout à l'heure, pour le côté droit, le manuel préféré des opérateurs qui veulent se tenir au bout et en dehors du membre.

L'incision en raquette à queue dorsale recourbée parallèlement à l'interligne, peut être employée; elle est plus commode, mais donne un moins beau résultat que la raquette simple dont la queue suit le bord externe du pied, jusque sur le cuboïde. Je recommande cette dernière incision. Il en résulte une plaie à deux valves : l'une dorsale, mince et rétractile ; l'autre plantaire, épaisse et immobile. Pour qu'elles s'adaptent bien, il faut donner plus d'étoffe à la première qu'à la seconde, épargner sur le dos de l'orteil et sacrifier sous la plante (voy. AMPUTATION PARTIELLE).

Pourquoi cette précaution de tant garder de téguments ? C'est afin qu'une large cicatrice ne vienne pas, par sa rétractilité, contribuer à entraîner l'avant-pied en dehors. Chose singulière,

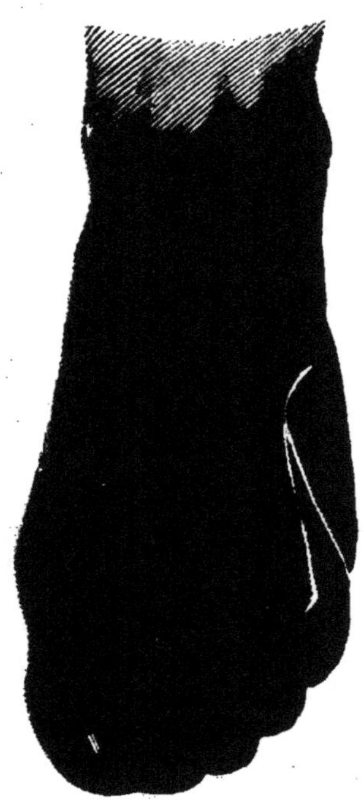

Fig. 234. — Ablation du cinquième métatarsien gauche, raquette à queue dorsale recourbée.

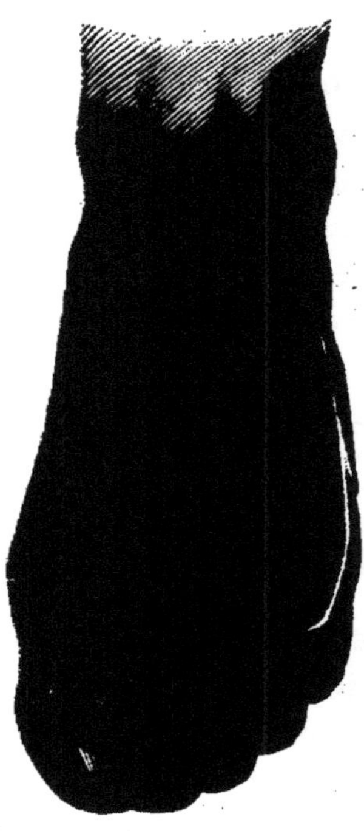

Fig. 235. — Ablation du cinquième métatarsien, raquette à queue droite longeant le bord externe.

l'ablation des derniers métatarsiens produirait, d'après Legouest, la même torsion avec renversement sur le bord interne qui résulte quelquefois de l'ablation des premiers.

Désarticulation du cinquième métatarsien.

Raquette à queue droite externe.

Comme il a été convenu, je suppose que vous opérez sur le pied droit, que vous voulez dénuder à grands traits et rester en dehors du membre.

Le pied est renversé autant que possible sur son bord interne. Vous avez promené le doigt le long du bord externe du cinquième métatarsien et senti la tubérosité.

1° Tenez le petit orteil de la main gauche. A 1 centimètre derrière la tubérosité, commencez une incision longitudinale qui va suivre le bord externe du pied ou plutôt le bord sensible de l'os (a), se relever insensiblement sur le côté de l'articulation métatarso-phalangienne, en s'avançant jusqu'au niveau du bord libre de la commissure des deux derniers orteils, avant de traverser les faces dorsale et interne du cinquième, pour tomber dans le pli digito-plantaire. Sans vous reprendre, continuez cette incision en suivant d'abord ce pli : n'épargnez pas trop la plante et rejoignez, à angle très aigu, le premier trait du bistouri, à peu près vers le milieu du cinquième métatarsien.

2° Donnez hardiment et d'arrière en avant quelques longs coups de pointe qui divisent les tendons extenseurs et séparent en partie les chairs des trois faces du métatarsien. Puis, couchez la lame de champ dans l'espace interosseux, le tranchant vers la plante ; faites-la passer à plat sous l'orteil et ressortir en dehors (coup de la cuillère ou de Liston) (b).

3° Il vous reste à désarticuler. Votre aide, placé en dedans du pied et armé d'un crochet mousse, découvre l'articulation. Faites un pas à votre gauche pour vous rapprocher du genou du malade (c). Pendant que votre main gauche appuyée sur l'avant-pied refoule du bout des doigts le cinquième orteil (d), engagez 1 centimètre de pointe dans la partie reculée du quatrième espace interosseux, le tranchant dirigé vers vous, c'est-à-dire vers le talon. Obéissez à l'inclinaison favorable et aux sinuosités des surfaces osseuses (e). La main gauche aidant, le couteau désunit les bases métatarsiennes, heurte le cuboïde, se dégage presque complètement pour ne pas se briser et s'incline en dehors pour couper le ligament dorsal cuboïdo-métatarsien, en suivant la direction oblique bien connue. La main gauche éloignant toujours l'orteil, l'abaissant et le tordant en dehors, ouvre largement l'articulation : la pointe y redouble sa manœuvre première et, dans ce dernier passage, coupe toutes les fibres plantaires, inter-métatarsiennes et cubo-métarsiennes. L'orteil se laisse renverser en dehors et le tendon court péronier peut être coupé, d'arrière en avant, à plein tranchant.

Notes. — (a) Quand on suit le bord externe de la plante et non le bord sensible de l'os qui est parallèle mais situé plus haut, on tombe sur le muscle abducteur du petit orteil qui embarrasse l'opérateur et se montre à découvert. Cela est fort laid.

(b) Quelques opérateurs négligent ce temps de l'opération ; ils passent tout de suite à la désarticulation, soulèvent la base du métatarsien, engagent dessous le plein du tranchant et d'arrière en avant, rasant la face inférieure de l'os, la débarrassent de ses dernières adhérences (*extirpation rétrograde*). C'est se priver bien à tort du concours de la main gauche si utile à la désarticulation lorsque le métatarsien a été au préalable complètement détaché de ses liens, notamment du ligament transverse antérieur du métatarse. Ce mode opératoire exige l'emploi de l'incision en raquette à queue recourbée, c'est un défaut de plus.

(c) Au lieu de vous porter vers la jambe, vous pouvez rester au bout du pied, plonger la pointe dans l'articulation intermétatarsienne, la pousser d'avant en arrière, de préférence avec le bout du pouce gauche, jusqu'au cuboïde, etc. C'est incommode et cela peut devenir dangereux pour la plante du pied.

Chaque fois que l'on coupe avec la pointe, l'attitude doit être telle que la pression qui en fait mordre le tranchant tende également, plutôt à dégager l'instrument qu'à l'enfoncer davantage.

(d) La main gauche rejette en dehors le cinquième orteil afin d'écarter autant que possible le cinquième métatarsien du quatrième. C'est la manœuvre appliquée à la désarticulation du petit doigt de la main droite. (Voy. fig. 97, p. 214.)

(e) La main qui tient le manche du couteau doit, comme dans toutes les désarticulations délicates, se laisser diriger par la pointe obligée de serpenter, pour ainsi dire, entre les obstacles. Il faut marcher lentement, tâtonner, sonder le terrain, doubler les écueils. La main qui dirige l'instrument sent bien si la passe est libre, ou au contraire si une saillie osseuse qu'il faille tourner, arrête le tranchant. Elle rejette la pointe d'un côté en inclinant le manche de l'autre ; par de légers mouvements de rotation, elle fait que le tranchant cherche constamment à mordre, tantôt à droite, tantôt à gauche.

C. — ABLATION SIMULTANÉE DES DEUX DERNIERS MÉTATARSIENS, ETC.

L'incision en raquette à queue droite externe, prolongée à un doigt derrière la tubérosité du cinquième métatarsien, est encore ici ce qu'il y a de mieux. On s'exercera d'abord à opérer sur le pied gauche et l'on imitera de tous points la dénudation

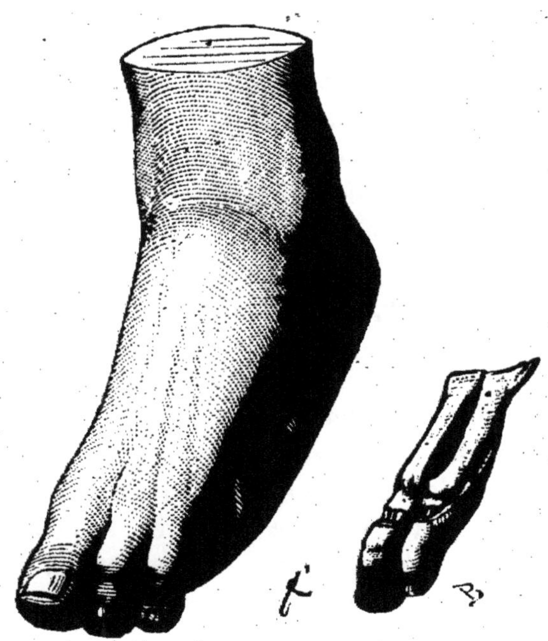

Fig. 236. — Ablation simultanée des deux derniers métatarsiens, raquette à queue rectiligne externe.

et la désarticulation du premier métatarsien droit (p. 415 et 416). Puis, sur le pied droit, on imitera la désarticulation du cinquième métatarsien qui vient d'être décrite. L'énucléation de deux métatarsiens au lieu d'un, au fond d'une même plaie recti-

ligne, pourrait *à priori* paraître difficile. Il n'en est rien, en
raison de la mobilité des téguments dorsaux, de l'obliquité
favorable des interlignes et du peu d'inconvénients qu'il y a à
prolonger l'incision assez loin en arrière, pourvu qu'elle n'intéresse que la peau.

Pour ce qui est du tracé de l'incision au voisinage des orteils,
la figure 236 montre que, pour avoir une adaptation exacte, il
faut garder plus de peau en dessus qu'en dessous où l'on
coupe simplement dans le pli digito-plantaire. Mais, j'ai si
peu de parti pris absolu contre les incisions commodes que
fait le chirurgien, pour lui plutôt que pour son malade, que
je donne (fig. 237) le tracé de l'incision en raquette à queue
recourbée applicable, avec une légère modification, à la désarticulation des derniers métatarsiens.

Des notions anatomiques détaillées ayant été données sur les
surfaces et les ligaments articulaires, je me dispense de décrire
la désarticulation simultanée des trois ou quatre derniers métatarsiens, non plus que celle des deux premiers. Je préciserai seulement le trajet des incisions représentées sur les figures 237 et 238.

Pour l'ablation du *cinquième métatarsien* (fig. 237) l'extrémité courbée de la raquette est sur la base même de l'os, aussi
longue que cette base est large, oblique comme l'interligne, et à
quelques millimètres au-dessous. La branche externe gagne le
pli digito-plantaire ; l'interne vient dans l'axe de l'orteil, jusque
près de la trochlée phalangienne avant de se recourber.

Dans l'extirpation d'un *métatarsien du milieu* (fig. 237), la
queue de la raquette peut se fendre en V, pour découvrir les
articulations intermétatarsiennes et former un petit lambeau-
capuchon au rebord du cunéiforme.

L'incision représentée (fig. 238) pour la désarticulation simultanée des *deux derniers métatarsiens* va, parallèle à l'interligne et à quelques millimètres au-dessous, depuis la tubérosité
du cinquième métatarsien jusqu'à la base du quatrième, descend sur le dos de celui-ci, dans l'axe de l'orteil correspondant,
jusque près de la trochlée phalangienne, se recourbe en dedans

pour gagner le pli digito-plantaire, remonte obliquement sur le dos du cinquième métatarsien, et de là rétrograde au point de départ, sur la tubérosité. Si ce n'était un grave défaut de sacrifier des téguments, je recommanderais cette incision pour enlever les deux ou trois derniers métatarsiens, car elle est commode et donne, sur le cadavre, de très beaux résultats.

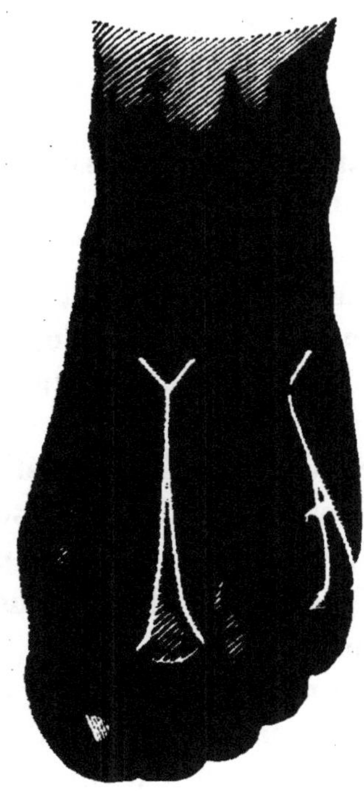

Fig. 237. — Tracés pour les désarticulations du cinquième et du deuxième métatarsien.

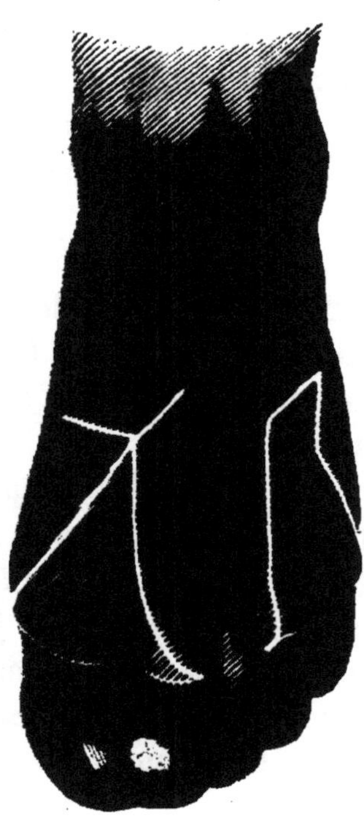

Fig. 238. — Tracés pour désarticuler les deux derniers et les deux premiers métatarsiens.

Si l'on voulait enlever ensemble les *deux premiers métatarsiens* sans laisser en place la base enclavée du deuxième, on pourrait user des incisions indiquées par la figure 238 et qui ont pour aboutissant commun l'extrémité postérieure du premier espace intermétatarsien. De ce point, l'incision, ovalaire, descend dans la partie interne du pli digito-plantaire et remonte en dehors du deuxième orteil, gardant beaucoup de peau externe et dorsale. Du même point de départ, deux autres incisions de deux bons centimètres gagnent, l'une, en dedans, le tubercule du premier métatarsien, l'autre, en dehors et en arrière, l'angle externe de la base du second.

On pourrait imiter les incisions indiquées par la figure 238 si l'on se croyait obligé d'enlever avec les métatarsiens correspondants, soit le cuboïde, soit un ou plusieurs cunéiformes, soit même le scaphoïde.

D. — ABLATION D'UN ORTEIL DU MILIEU ET DE LA TOTALITÉ DE SON MÉTATARSIEN.

Dépouiller toutes les faces d'un métatarsien du milieu, désarticuler et extraire sa base par une simple incision dorsale, n'est pas chose commode. C'est cependant ce qu'il faut apprendre à faire.

Rien n'est plus simple que de découvrir l'os à l'aide d'une incision en raquette à longue queue dorsale ; puis, d'en isoler les flancs et même la face plantaire dans sa moitié antérieure, par la manœuvre que j'appelle de Liston, avec Chassaignac et Guérin, ne sachant comment la désigner autrement.

On arrive encore assez facilement à détruire de chaque côté de la base, enclavée ou non, les ligaments interosseux et à ouvrir, du côté dorsal, l'interligne tarso-métatarsien. On se souvient qu'un métacarpien traité ainsi se renverse facilement sur le dos de la main. Un métatarsien a des adhérences et des ligaments plantaires autrement solides qu'il faut nécessairement couper. Comment le peut-on faire? En abaissant fortement l'extrémité antérieure de l'os vers la plante, on entr'ouvre légèrement le côté dorsal de son articulation tarsienne au fond de laquelle la pointe peut atteindre péniblement le ligament plantaire.

Certes, l'articulation s'ouvrirait mieux, si le métatarsien pouvait se renverser davantage. Nous allons voir comment on raccourcit l'os pour n'avoir plus, au fond de la mortaise, qu'un petit prisme de 2 centimètres qu'il est possible alors de renverser, de redresser sur son bout antérieur.

Désarticulation d'un métatarsien du milieu.

Raquette simple.

Faites donc sur le dos du pied et autour de la racine de l'orteil, une incision semblable à celle de l'amputation partielle (voy. p. 374), mais qui se prolonge à un doigt en arrière de l'articulation dont le siège vous est connu, à peu de chose près, si vous avez tracé l'interligne de Lisfranc à l'aide des repères saillants des bords du pied. — Coupez les tendons qui se présentent et dénudez les faces latérales du métatarsien. — Assurez-vous de la solidité de l'os. S'il est brisé, saisissez le fragment inférieur du bout du doigt, relevez-le, détachez-le, d'arrière en avant, de ses adhérences plantaires et, finalement, enlevez-le avec l'orteil. S'il est solide, couchez la lame du couteau sur son flanc droit, rasez la face plantaire et ressortez du côté gauche. Par ce « coup de Liston », ou *dégagé*, comme on dit en escrime, vous avez dû isoler complètement la moitié antérieure du métatarsien et couper le tendon fléchisseur.

Puisque votre os est solide, ne le coupez pas encore, vous seriez obligé, comme lorsqu'il est rompu, de saisir avec un davier le fragment supérieur et vous seriez moins à l'aise pour détruire de chaque côté les ligaments intermétatarsiens. — Cherchez son articulation tarsienne pour l'ouvrir du côté dorsal, afin de ne pas vous exposer à pénétrer tout à l'heure jusque dans les intervalles des os du tarse. Si vous n'avez pas trouvé l'interligne après deux ou trois coups donnés en travers, incisez en long, sûr de le croiser et de sentir la pointe s'y arrêter, pourvu que votre gauche refoule la tête du métatarsien vers la plante afin d'entr'ouvrir la jointure. — Vous êtes placé maintenant, suivant la règle générale, de manière à avoir à votre gauche les orteils ; vous tenez le métatarsien entre le pouce et l'index : celui-ci faisant coin, cherche à élargir l'espace interosseux correspondant. Dans la partie reculée de cet espace, vous engagez 2 centimètres de pointe pour couper d'avant en arrière, en cherchant votre voie, les ligaments intermétatarsiens, jusqu'au niveau de l'articulation tarsienne. L'index coin apprécie les résultats du travail du couteau : s'il peut s'enfoncer en long entre les têtes, jusque dans le milieu de l'espace interosseux, c'est assez. Faites avec le concours du pouce, dans l'autre espace interosseux, ce que vous venez de faire dans le premier.

Le métatarsien est alors mobile latéralement ; coupez-le avec la cisaille le plus haut possible. — Il ne vous reste plus qu'à faire l'extraction du fragment supérieur, extraction déjà bien préparée par la section des ligaments intermétatarsiens. Avec une forte pince à griffe ou un petit davier, saisissez le fragment basilaire de bout en bout et cherchez à le renverser sur son bout antérieur. Cela ouvrira l'articulation : la pointe pourra couper au fond, le ligament, les expansions tendineuses et les autres adhérences plantaires, à mesure que la pince opérera le redressement et finalement l'extraction.

ARTICLE V

DÉSARTICULATION TARSO-MÉTATARSIENNE (Hey, Lisfranc) (1)

Je veux dire un mot de *l'histoire* de cette amputation. Lisfranc. d'une part, ses ennemis, de l'autre, se sont chargés de nous édifier sur ce sujet. Plusieurs désarticulations du métatarse avaient été faites à la fin du siècle dernier en France et à l'étranger. Hey (de Leeds), quoi qu'en ait dit Boyer (XI, p. 222), était même arrivé, à sa troisième opération, en 1799, à se poser des règles excellentes pour la taille des lambeaux et à confectionner un moignon parfait, représenté dans son ouvrage et que j'aurais pu reproduire comme modèle. Le chirurgien anglais ne trouva d'abord que de rares imitateurs, car n'ayant pas de données précises pour désarticuler facilement, il ne put les communiquer à ses élèves.

C'est avec la plus grande injustice que certains auteurs anglais, assez rares du reste, omettent de citer le nom de Lisfranc quand ils traitent de la désarticulation de l'avant-pied.

Ce sont les recherches anatomiques de notre compatriote qui ont rendu praticable « *Hey's opération* ». C'est son enseignement qui l'a vulgarisée et répandue dans toute l'Europe. Tous les auteurs allemands que j'ai lus en conviennent. Et certainement, je fais preuve de courtoisie en associant le nom de Hey à celui de Lisfranc.

Indications. — Le mal perforant, l'ostéite, l'enchondrome, le cancer des téguments, la gangrène spontanée, la congélation, le traumatisme, telles sont les causes ordinaires de l'amputation qui nous occupe. L'état des téguments, on le devine d'après cette énumération, varie énormément. Si l'on ne devait faire la désarticulation tarso-métatarsienne que dans les cas où la plante est intacte dans toute sa longueur, on ne la ferait pas souvent et ce

(1) Hey, *Practical observations in Surgery illustrated by cases,* 2ᵉ édit. London, 1818. — Lisfranc, Mémoire lu à l'Institut, 1815, etc.; *Méd. op.,* II, p. 269.

serait dommage, car cette opération faite dans d'autres conditions donne encore un moignon excellent. C'est donc un abus que d'apprendre à des élèves, ainsi que plusieurs maîtres le font encore, à opérer sur le cadavre comme jamais ils ne pourront le faire sur le vivant.

Moignon, choix des procédés. — Certes, un lambeau plantaire de très grande longueur, relevé devant les cunéiformes et cicatrisé sur le dos du pied, peut donner un excellent résultat. Mais le moignon garde quelquefois un volume excessif et semble fait pour chausser un de ces souliers à larges bouts et à crevés qu'on portait du temps de Louis XII.

La cicatrice établie sur le dos du pied est bien placée pourvu qu'elle soit à une certaine distance, en arrière du rebord anguleux des os de tarse. Elle est bien placée sur l'extrémité, sur le front du moignon, à une faible distance du même rebord osseux dorsal, afin d'être, avant tout, à l'abri de la pression du sol, lorsque le pied s'étend et travaille du bout, à la fin du pas.

Pour espérer une cicatrice franchement dorsale, il faut avoir à sa disposition toute la plante du pied, chose rare. Pour obtenir une cicatrice terminale suffisamment éloignée de la plante, il faut garder un capuchon de téguments dorsaux de 20 millimètres. Cela suffit à compenser une perte de substance presque double qu'a pu subir l'extrémité de la semelle plantaire.

La crainte de ne pouvoir ouvrir l'articulation a porté quelques chirurgiens à scier purement et simplement, au hasard, à travers les jointures et les os. Sur un pied non ankylosé, il n'est pas permis d'agir ainsi et de s'exposer à laisser dans la plaie de courts fragments osseux peut-être insuffisamment vascularisés et voués à la nécrose.

Est-il donc si difficile de désarticuler?

Celui qui possède un souvenir précis des données anatomiques dont l'exposé a été fait (p. 402, fig. 227, et suiv.), et qui, d'après ces données, a déjà pu s'exercer à désarticuler chaque métatarsien en particulier, celui-là seul peut essayer la désarticulation simultanée de tous les métatarsiens; mais il n'a pas à douter du succès.

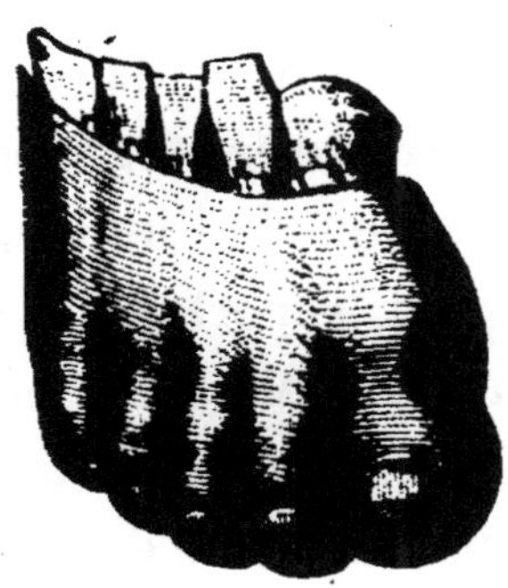

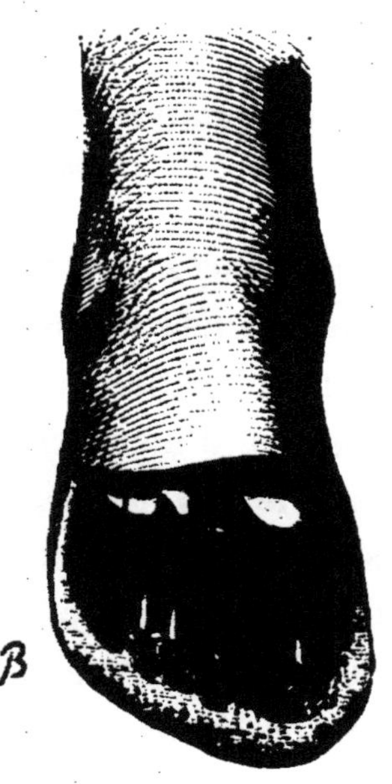

FIG. 239.— Métatarse désarticulé. L'incision dorsale a été faite à un travers de pouce en avant de la partie interne de l'interligne.

FIG. 240. — Désarticulation tarso-métatarsienne. Forme et dimensions du lambeau plantaire. La peau dorsale couvre le rebord des cunéiformes.

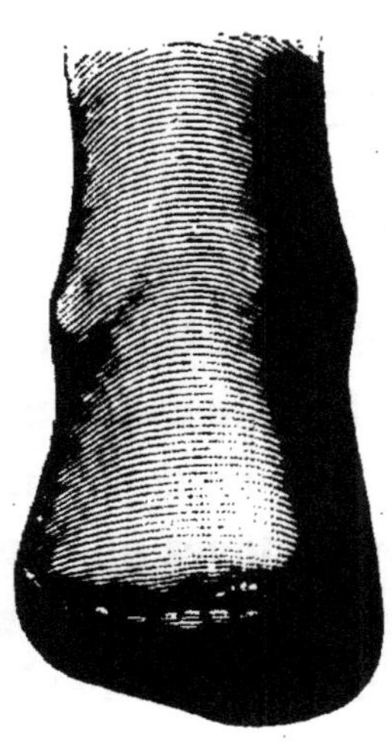

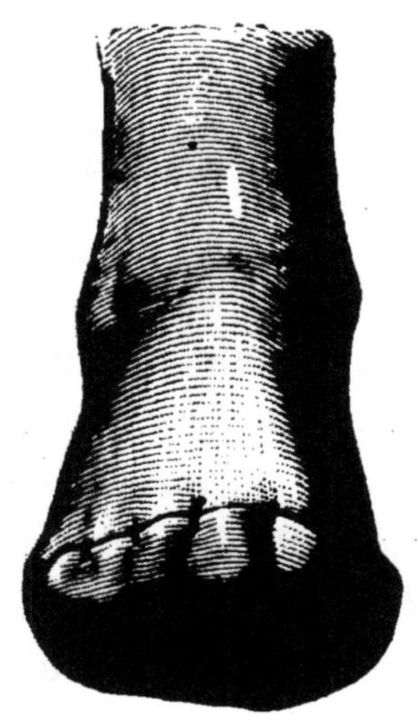

FIG. 241. — Moignon bon mais imparfait. La surface cicatricielle antérieure est le résultat de la gangrène, l'interne, d'une incision de commodité.

FIG. 242. — Moignon d'une désarticulation tarso-métatarsienne suturé. Adaptation régulière du lambeau plantaire au petit capuchon dorsal.

FARABEUF.   25

Désarticulation tarso-métatarsienne, grand lambeau plantaire, petit dorsal.

Vous placez votre malade de manière que la jambe presque entière dépasse le bout du lit. Un aide, d'une main soutient la région sus-malléolaire; de l'autre d'abord nue, puis armée d'un crochet mousse, il rétracte les téguments.

Dans le but de déterminer la situation de l'interligne, vous avez pu mesurer les bords du pied, reporter du côté mutilé les mesures prises sur le côté sain, etc. En général, sur le vivant comme sur le cadavre vous pourrez vous contenter de l'exploration digitale. Vous êtes armé d'un couteau à pointe rabattue (fig. 243) et vous avez à votre portée une scie qui ne vous servira que dans les cas exceptionnels d'ankylose ou de saillie par trop considérable de l'angle antéro-supérieur du premier cunéiforme.

FIG. 243. — Couteau de Lisfranc. Lame de 0ᵐ,15.

De la main gauche en supination, embrassez la plante du pied, le pouce et l'index appliqués *sous* le milieu des métatarsiens extrêmes. Poussez en arrière jusqu'aux premiers tubercules. Voyez si, en les unissant, vous obtenez une ligne très oblique, et si les extrémités de cette ligne correspondent à peu près au milieu de chacun des bords du pied.

Si cela est, retirez un peu vos doigts vers les orteils, plus en dedans qu'en dehors, et refoulez la peau des bords plantaires sous les métatarsiens, afin de la mettre, comme vos doigts, à l'abri du couteau qui va, d'un bord à l'autre, couper les téguments dorsaux du pied.

1° Attaquez le bord gauche du métatarse à plein tranchant, la pointe basse ; tirez le couteau et traversez oblique-

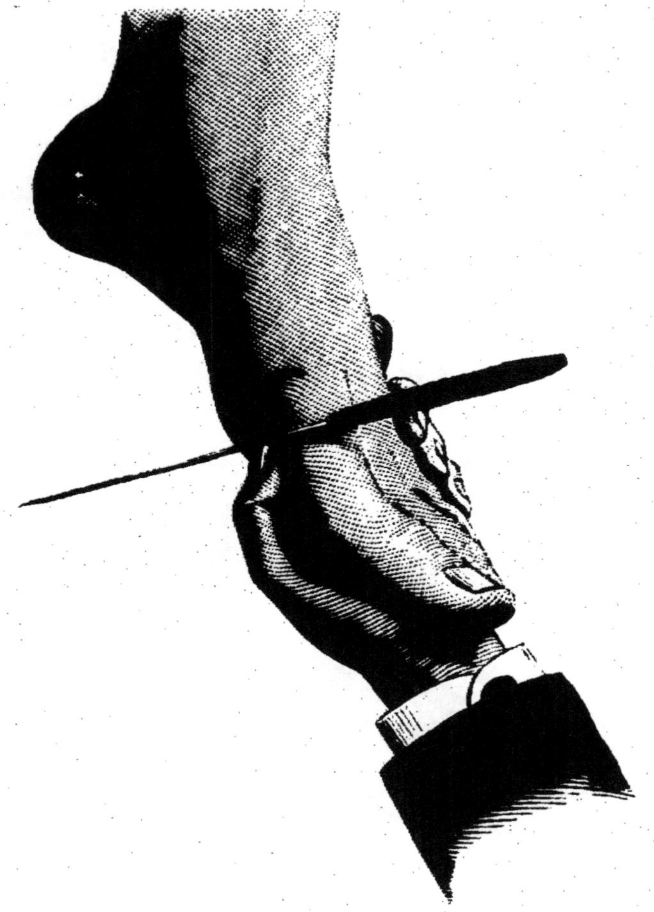

Fig. 244. — Désarticulation de Lisfranc, attaque du bord gauche pour l'incision dorsale. — Le pouce gauche refoule les chairs de la plante.

ment le dos du pied, pour finir sur le bord droit, la pointe haute, ayant gardé : en dedans 2 centimètres de peau dorsale au moins, en dehors 1 centimètre au plus. C'est donc, pour le pied gauche, à un travers de pouce en avant du tubercule du premier métatarsien que vous commencerez votre incision ; vous la conduirez ensuite en travers, vous rapprochant quelque peu des orteils jusque sur le deuxième métatarsien. Alors seulement, vous marcherez obliquement en arrière pour gagner le bord externe du cinquième métatarsien, sur la tubérosité, à 1 centimètre au plus de son apophyse terminale (a, p. 446). Sur le pied droit, vous ferez la même chose à l'envers. — Au niveau de la peau rétractée par le bord cubital de la main de l'aide, repassez dans votre incision et divisez tous les tendons, muscles et vaisseaux sous-cutanés.

2° Saisissez les orteils ou ce qui en reste, entre le pouce *gauche* placé dessous et les doigts placés dessus ; relevez

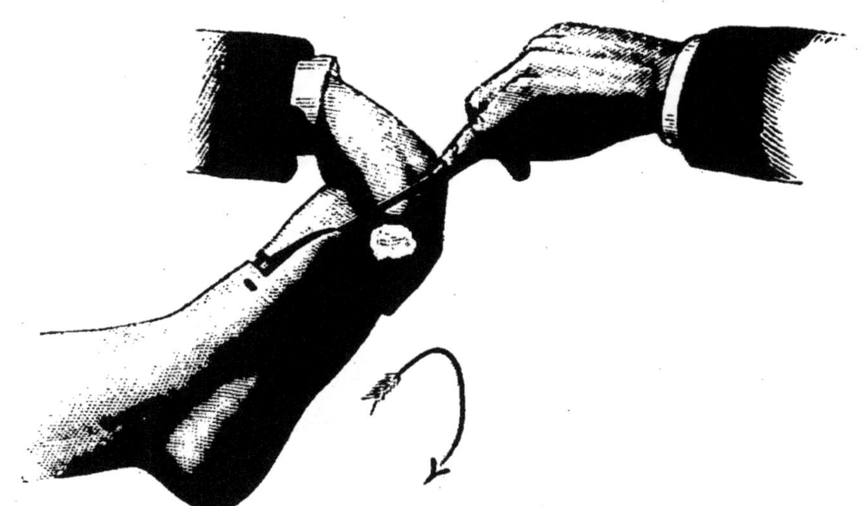

FIG. 245.— Désarticulation de Lisfranc. Incision du contour du lambeau plantaire. La flèche indique le mouvement de la main droite et du couteau.

le bout du pied pour voir la plante, poussez-le à droite en élevant le coude pour apercevoir, sur le bord gauche du métatarse, le commencement de votre incision dorsale. — Dans ce commencement, mettez la pointe; d'arrière en avant, tirez sur le métatarsien correspondant (b) une incision d'abord longitudinale qui s'incline bientôt, divise le tégument plantaire obliquement, sous les articulations métatarso-phalangiennes, et finalement rétrograde, sur le métatarsien du bord droit du pied, jusque dans la terminaison de l'incision dorsale que votre main gauche, mánœuvrant le pied par les orteils, vous a amenée sous les yeux.

Le contour du lambeau plantaire étant parfaitement et complétement dessiné, confiez les orteils à l'aide qui va

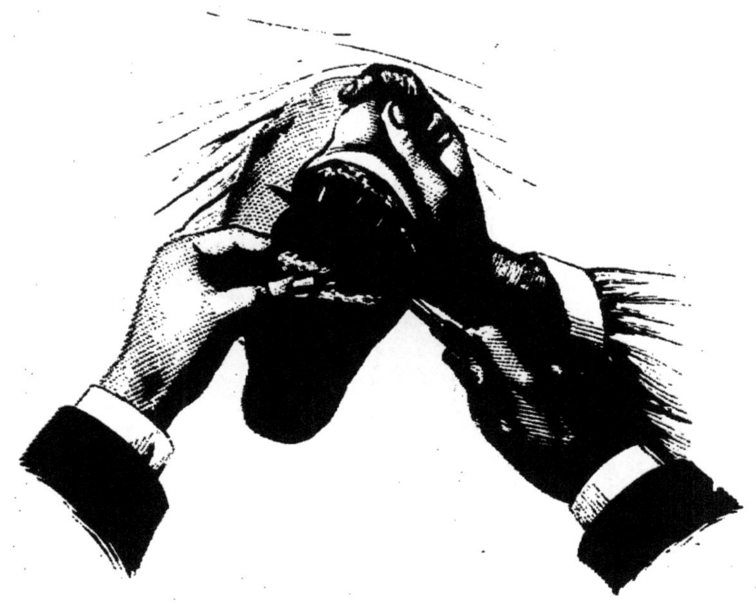

Fig. 246. — Désarticulation tarso-métatarsienne. Dissection du bord du lambeau et entaille au delà des têtes métatarsiennes.

les tenir simplement allongés et non renversés. Du bout des doigts gauches, accrochez le bord terminal du lambeau et, avec le couteau, séparez-le des parties fibreuses et osseuses sous-articulaires. Après vous être assuré, par le toucher, que votre dissection a dépassé, en dedans les os sésamoïdes, en dehors la tête du cinquième métatarsien, appliquez le plein du tranchant en arrière de ces saillies, et le dirigeant d'abord vers la face inférieure du métatarse puis vers le talon, entaillez les parties charnues et tendineuses de la plante du pied et séparez-les de la face plantaire des os jusque près de la base du lambeau (c).

3° Le métatarse et les orteils abandonnés par l'aide retombent alors, et vous devez, sur le dos du pied, assurer par

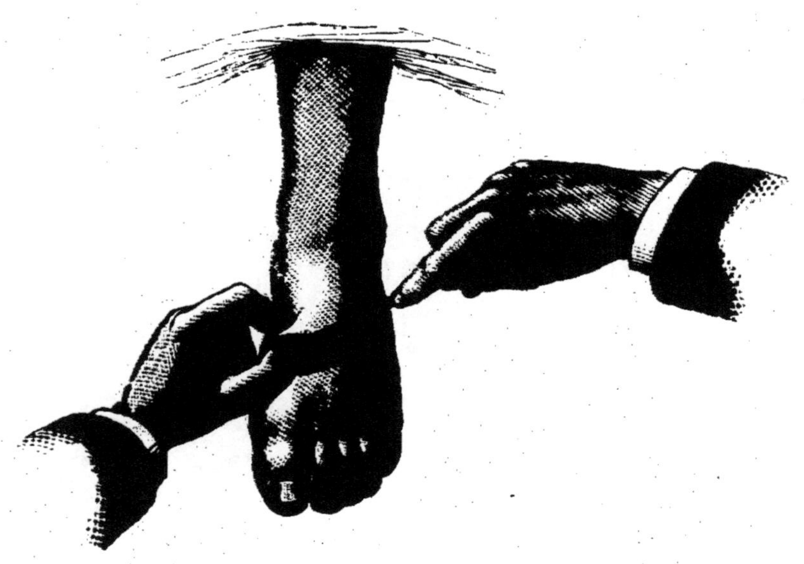

Fig. 247. — Désarticulation de Lisfranc. L'opérateur mobilise la peau dorsale, en dehors et surtout en dedans, pour rendre l'interligne accessible.

quelques coups de pointe le retrait des téguments. N'hésitez pas à mettre à nu la tubérosité du cinquième métatarsien et surtout le tubercule du premier, en saisissant du bout des doigts le tégument pour le refouler en arrière pendant que la pointe en détruit les adhérences ainsi que celles des bords du lambeau. — Quand les deux repères sont bien découverts et que les doigts, dans la plaie, les ont sentis, l'articulation est accessible. L'aide n'a qu'à attirer vers la jambe les téguments dorsaux avec le bord cubital de la main; dans les cas exceptionnels il aura besoin d'un crochet mousse pour les rétracter (d).

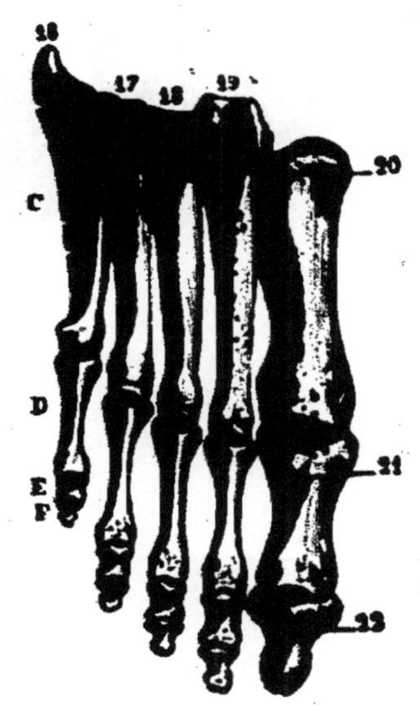

Fig. 248. — Squelette du métatarse pour rappeler la direction et les sinuosités de l'interligne. 19, le 2ᵉ métatarsien qui s'enclave dans le tarse.

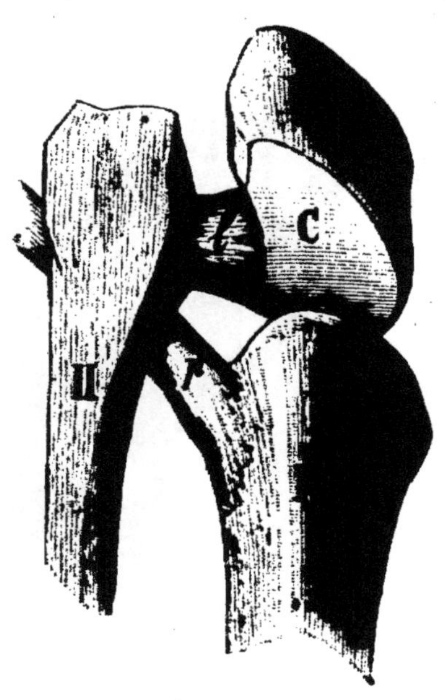

Fig. 249. — I et II, premier et second métatarsien; C, cunéiforme; p, tendon péronier; l, ligament à couper par le *coup de maître*.

4° Désarticuler c'est : α. ouvrir l'articulation du premier métatarsien; β. celle des trois derniers; γ. celle du second, et δ. faire le coup de maître. Vous pouvez indifféremment intervertir l'ordre des deux premiers temps, α et β.

a. Pour ouvrir l'articulation du premier métatarsien, vous en saisissez le tubercule entre la pulpe et l'ongle du pouce gauche (fig. 250 et 251); vous appliquez sur l'ongle le plat

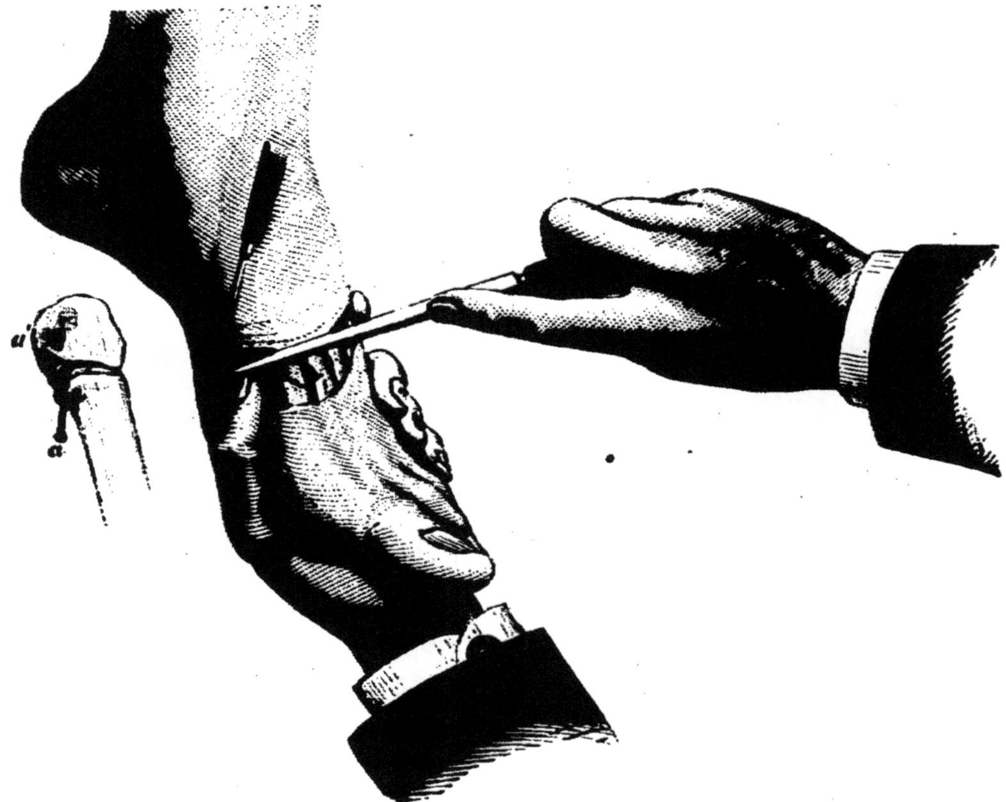

Fig. 250. — Désarticulation de Lisfranc. Ouverture de la partie interne de l'interligne avec la pointe (pied gauche).— Le rétracteur est généralement inutile. L'épingle *a*, image du tranchant, dirigée obliquement, a heurté le cunéiforme, et s'étant redressée en *a'*, a pénétré dans l'interligne.

de la pointe (côté gauche) ou du talon (côté droit) du couteau que vous faites mordre en dehors et en arrière ; vous heurtez infailliblement la berge postérieure du fossé, le rebord du premier cunéiforme. Tournez aussitôt votre tranchant directement en dehors: il coupera l'expansion tendineuse du jambier et ouvrira l'articulation ; abaissez ensuite l'extrémité du couteau qui est en l'air, vers le milieu du

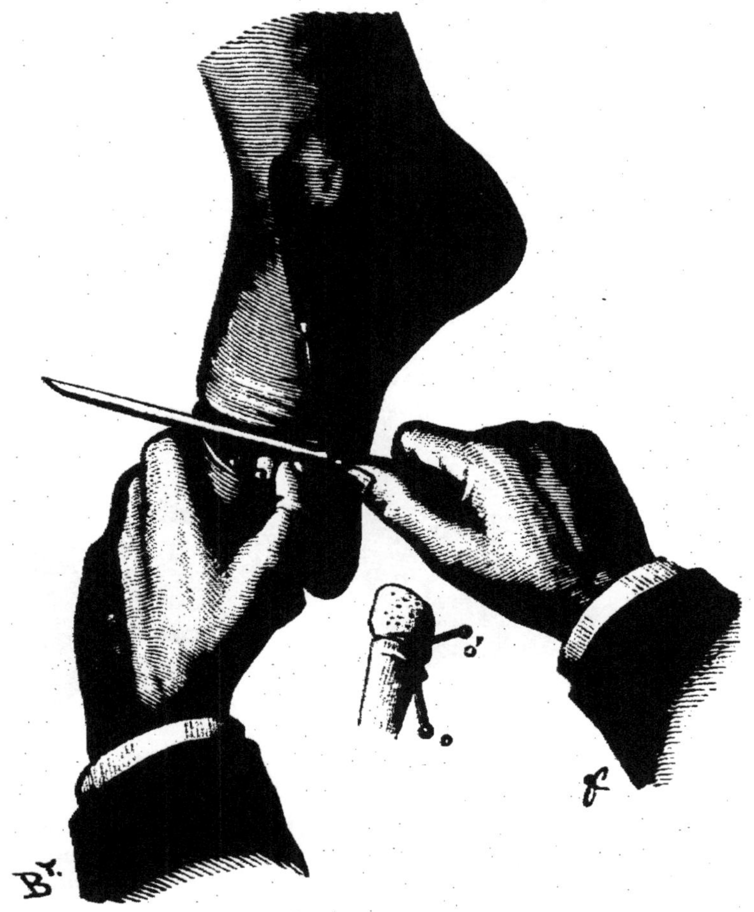

FIG. 251. — Désarticulation de Lisfranc. Ouverture de la partie interne de l'interligne avec le talon du couteau (pied droit).

cinquième métatarsien : la partie active de la lame s'engagera dans la partie dorsale de la jointure.

β. Pour ouvrir les trois dernières articulations, le plus sûr est de commencer toujours par la cinquième dans laquelle on pénètre après avoir doublé la tubérosité avec la pointe

25.

qui seule opère de ce côté (e). Tenez donc le couteau le manche en l'air, perpendiculairement au plan du dos du pied; appliquez le plat de la pointe en dehors de la tubérosité et, secouant la main légèrement, faites marcher

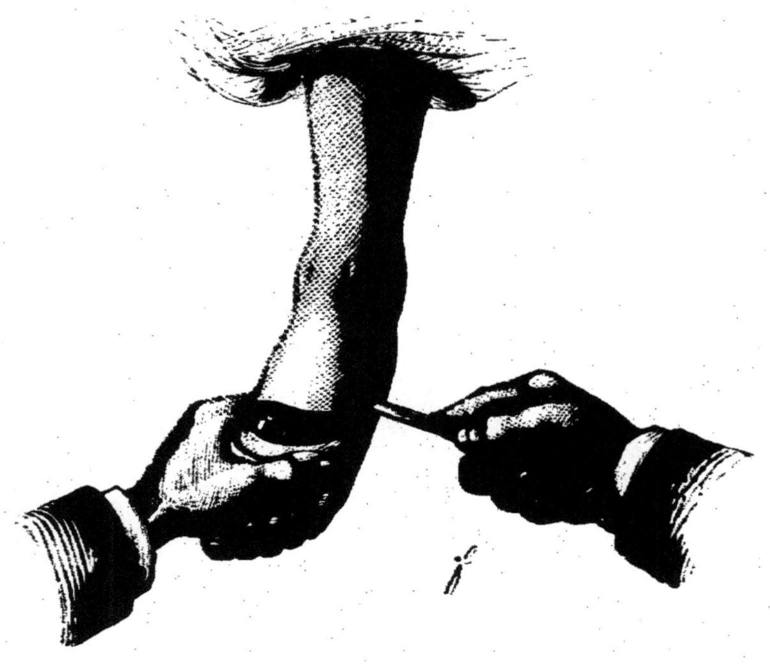

Fig. 253. — Désarticulation de Lisfranc. Le pied est fortement abaissé; la pointe du couteau a doublé la tubérosité du cinquième métatarsien et revient en avant puis en dedans, presque en travers. C'est facile sur le pied droit, difficile sur le pied gauche représenté ici.

le tranchant vers le talon. Bientôt, vous sentez que l'appui osseux se dérobe sous le couteau qui a dépassé la tubérosité : tournez le tranchant en dedans et divisez le tendon court péronier, en secouant toujours la main, jusqu'à ce que le cuboïde arrête l'instrument. Ramenez alors le tranchant en avant et, tout en le dirigeant d'abord à peu près vers le milieu du premier métatarsien, laissez-le, pour ainsi dire, s'engager de lui-même dans l'articulation et en suivre l'interligne que votre gauche s'efforce d'entre-bâiller en abaissant les derniers métatarsiens. Ne coupez que les ligaments dorsaux; n'engagez donc que l'extrême pointe et souvenez-vous de la saillie légère du troisième cunéiforme (f).

γ. Pour trouver l'articulation du deuxième métatarsien, donnez deux ou trois coups de pointe en travers, à 8, 10, 12 millimètres (la largeur de l'ongle du petit doigt), en arrière de celle du premier. Ou bien, abaissant l'avant-pied pour entr'ouvrir cette articulation, cherchez à la croiser en incisant sur les os d'arrière en avant, avec l'extrême pointe conduite lentement et délicatement : l'instrument vous avertira, par une espèce de faux pas, de la rencontre de l'interligne qu'une petite incision transversale ouvrira immédiatement (g).

δ. Pour exécuter le *coup de maître*, vous saisissez de la main gauche le métatarse aux trois quarts dépouillé, les doigts dessous, le pouce dessus, dans le premier espace interrosseux où il cherche à s'enfoncer pour écarter l'un de l'autre les deux premiers métatarsiens (h). Vous tenez le couteau comme un trocart, le manche très incliné sur les orteils (fig. 253) ; vous engagez la pointe de champ, le tranchant en l'air et en arrière, dans le milieu de l'espace interosseux et la dirigez à travers le pied vers le talon. Le plat de la lame s'applique à la face externe du premier métatarsien. Vous poussez doucement, et pour insinuer la pointe en dehors de la tubérosité, vous portez en dedans le manche de l'instrument. Bientôt la lame cesse de pénétrer; vous la sentez solidement enclavée. — Prenez alors le manche du couteau à pleine main, comme un poignard, et le relevant, dirigez le tranchant vers la malléole péronière, pour engager la lame entre le grand cunéiforme et le deuxième métatar-

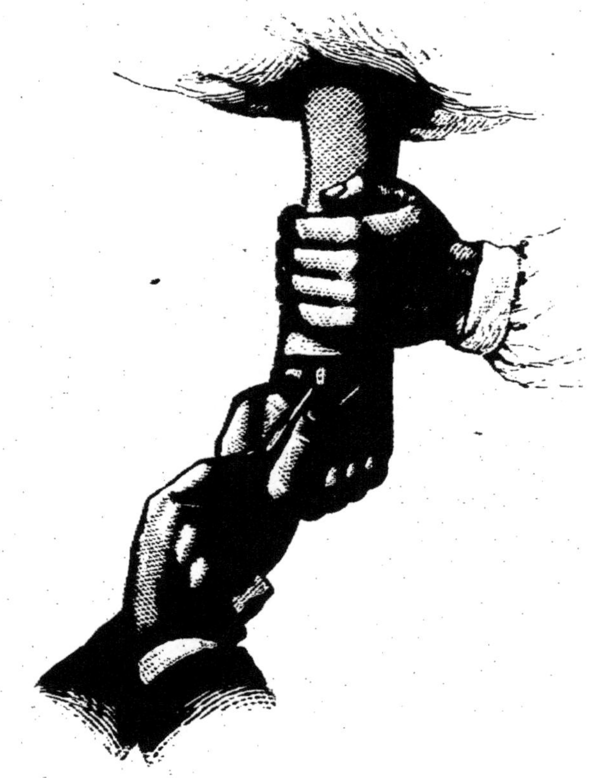

FIG. 253. — Désarticulation de Lisfranc. Engagement du couteau pour le coup de maître.

sien (fig. 254). Excitez la pointe qui travaille dans la profondeur, à mordre le ligament interosseux, par des pressions répétées du *bord cubital* de votre main droite sur le dos de l'instrument. Quand le couteau sera devenu perpendiculaire au dos du pied, que son tranchant aura atteint le front du deuxième cunéiforme, si la pointe n'a pas reculé, d'un petit coup sec de la main gauche abaissez l'avant-pied, le coup de maître est terminé (i).

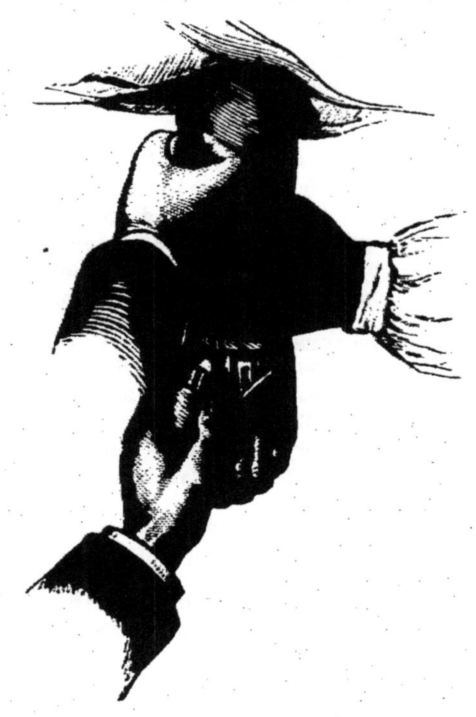

Fig. 251. — Désarticulation de Lisfranc. Redressement du couteau pour achever le coup de maître.

Dans l'articulation béante, coupez, s'ils ont résisté, les ligaments interosseux tarso-métatarsiens. Abaissez l'avant-pied davantage et par une série de traits de pointe donnés de gauche à droite, coupez les ligaments plantaires et le tendon long péronier, en rasant la face plantaire des métatarsiens. Si vous n'avez pas disséqué votre lambeau jusqu'à la base, engagez la lame par le milieu sous les os du métatarse; relevez l'avant-pied pour voir dessous et, faisant avancer le couteau, taillez en sortant et au mieux les chairs de votre lambeau.

Notes. — (a) Arrivée là, l'incision peut se recourber en arrière, suivant le bord du pied, jusqu'à l'extrémité la plus reculée du métatarsien. Cela facilite beaucoup la désarticulation, car les téguments dorsaux ont à ce niveau fort peu de mobilité.

(b) Je dis *sur le métatarsien* parce que, du côté interne surtout, on se laisse facilement aller à inciser dessous, ce qui diminue la largeur de la peau du lambeau et laisse à découvert le muscle sésamoïdien interne du gros orteil.

Les deux têtes de l'incision qui limite le lambeau peuvent dépasser en arrière les extrémités de la première incision. Cela crée un petit lambeau dorsal carré, et c'est fort avantageux pour la commodité de la désarticulation.

(c) Dans un concours ou dans un examen, à Paris, il est bon à l'heure où j'écris, de s'informer de l'opinion du juge sur l'étendue à donner à la dissection du lambeau. Sur le vivant, je conseille de le disséquer le plus loin possible, et en cela je suis d'accord avec Hey, Liston, M. Duval, etc., etc. Ce sont des autorités, je pense. Sur le cadavre et devant un jury, il faut faire vite et s'arrêter immédiatement derrière les os sésamoïdes et les têtes métatarsiennes.

(d) Comme on opère la désarticulation pendant que le pied est étendu sur la jambe, la peau du cou-de-pied se retire beaucoup.

(e) Sur le pied droit, c'est facile ; sur le gauche, c'est plus difficile : en abaissant le pied et faisant fléchir le genou, on y arrive néanmoins assez bien.

(f) En se servant de l'extrême pointe, il est rarement difficile de passer de l'articulation du troisième métatarsien dans celle du second, en rétrogradant de quelques millimètres.

(g) Quelque procédé qu'on adopte, je recommande d'ouvrir le côté dorsal de cette articulation avant d'exécuter le coup de maître. Ce n'est vraiment pas difficile et c'est avantageux, car l'interligne béant indique ensuite à l'opérateur qui coupe le ligament interosseux, clef de l'articulation, à quel niveau il doit arrêter son couteau pour ne pas entrer dans la jointure des deux premiers cunéiformes, à la fin du coup de maître.

(h) J'ai lu dans Robert qu'une manœuvre analogue a déjà été conseillée par Pirogoff, cela vaut bien mieux que de serrer les métatarsiens l'un contre l'autre, comme on le fait généralement.

(i) Quand on fait le coup de maître, sans avoir ouvert au préalable l'articulation du deuxième cunéiforme avec le métatarsien correspondant, il faut relever le couteau avec précaution, vers la malléole externe, pour ne pas enfiler la jointure des deux premiers cunéiformes. Lorsque, en agissant ainsi, on est arrivé à heurter le deuxième cunéiforme, il faut abaisser fortement l'avant-pied et tourner le tranchant en dehors pour ouvrir ladite articulation cunéo-métatarsienne. Si la main gauche est de force à arracher le ligament dorsal, ou bien si l'emboîtement est assez peu prononcé pour laisser tourner le couteau, cela va bien, autrement non.

Autres procédés.

Tout le monde n'opère pas comme je viens de l'indiquer. Ceux qui en sont encore à chercher avant tout la rapidité, coupent sur le dos du pied très près de l'articulation, désarticulent, font de chaque côté une incision d'engagement, abaissent complétement l'avant-pied, engagent le milieu de la lame d'arrière en avant, sous les métatarsiens qu'ils rasent pour tailler un lambeau en sortant le plus près possible des orteils. Mais, chemin faisant, ils rencontrent et heurtent les os sésamoïdes et finissent péniblement un lambeau aminci, irrégulier et déchiqueté. Quelquefois, pour avoir un lambeau plus régulier, ils divisent la peau, de dehors en dedans, comme je l'ai indiqué; ils la dissèquent même sur une étendue de quelques millimètres, pour faciliter la sortie du couteau; mais pour rien au monde, ils ne voudraient entailler ni disséquer les parties charnues de la plante avant d'avoir désarticulé.

Avec ce procédé, le rebord osseux dorsal, notamment au niveau du premier cunéiforme, reste découvert. Il est vrai que si le lambeau est assez long et se fixe par première intention sur le dos du pied, le résultat peut être bon, mais il est vrai aussi que, dans les conditions opposées, c'est un tissu cicatriciel large et fragile qui recouvre l'énorme saillie du premier cunéiforme.

C'est pour recouvrir cette saillie du premier cunéiforme que je conseille de garder 2 ou 3 centimètres de peau dorsale, à l'imitation des nombreux et sages chirurgiens qui ont recommandé de tailler un petit lambeau dorsal toutes les fois que cela est possible. Ce lambeau dorsal, on le fait arrondi ou carré. Arrondi, il sacrifie sur les côtés un angle de peau pourtant bien utile, surtout en dedans; arrondi ou carré, sa vitalité est affaiblie par la prolongation en arrière des incisions latérales, prolongation tout à fait de commodité et sans utilité réelle. Le moignon représenté page 433, figure 241, est la preuve de ce que je viens d'avancer.

Marcellin Duval (*Atlas d'anat. et de méd. op.*, 1858, et th. de Guyot, Paris, 1874) opère de la manière suivante : Il forme un très grand lambeau avec les parties molles de la plante et le dissèque jusqu'au delà de l'articulation qui se trouve ainsi rendue parfaitement accessible en dessous. Il dissèque ensuite un lambeau dorsal de plusieurs centimètres de long, en gardant à la face profonde des téguments, les faisceaux musculaires, les

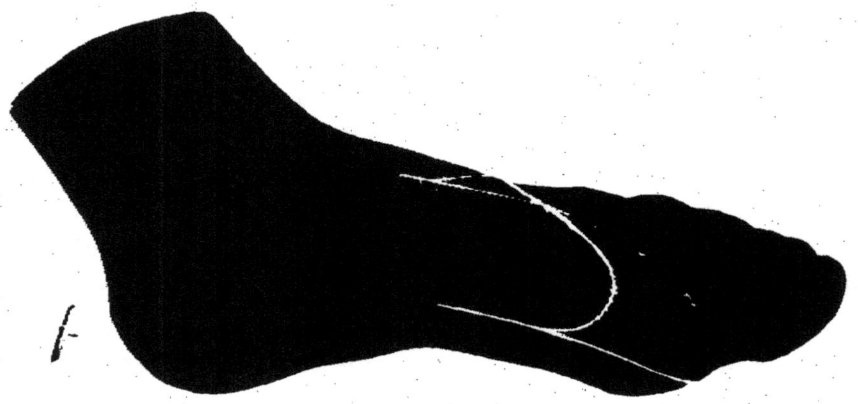

Fig. 255. — Désarticulation tarso-métatarsienne.
Deux lambeaux de Marcellin Duval.

nerfs et les vaisseaux. Les deux lambeaux étant relevés, l'articulation est devenue accessible en dessus, en dessous et par les côtés (1).

M. Duval attaque en dessous le tendon long péronier et la clef de l'articulation qu'il divise d'un coup de pointe, à ciel ouvert ; le coup de maître est ainsi supprimé ou, si l'on veut, mis à la portée du premier venu. Pour trouver l'articulation du premier métatarsien, le même chirurgien saisit cet os d'une main, et le fait jouer sur le premier cunéiforme pendant que l'autre main explore la région articulaire.

Évidemment, ce procédé savamment combiné ne peut donner qu'un bon résultat et il a pour lui la sanction de l'expérience.

(1) Quand on fait une opération de cette manière, on est toujours tenté de traverser l'articulation d'un côté à l'autre avec le milieu d'une lame assez étroite pour séparer le métatarse à la manière d'une scie à découper qui suit un dessin tracé sur la planche. Beaucoup l'ont essayé depuis Hey jusqu'à moi-même, cela ne réussit que sur des pieds d'enfant.

Les défauts que je lui reconnais sont minimes ; les chirurgiens qui trouveront la désarticulation ainsi faite plus facile, pourront sans crainte imiter M. Duval sur le vivant.

Ce ne sont pas seulement ces procédés rationnels qui ont été conseillés pour désarticuler le métatarse. Baudens, Soupart, d'autres encore, ont cru possible de réaliser un moignon utile avec des lambeaux empruntés au dos ou aux bords du pied. En 1865, à Leeds, un homonyme de Hey dit avoir obtenu un bon résultat, sous tous les rapports, avec deux lambeaux latéraux. (Hancock, *loc. cit.*). Chez un adulte, je n'oserais pas chercher ailleurs qu'à la plante du pied le principal lambeau.

Je ne crois pas qu'il faille jamais scier et laisser en place la partie enclavée du deuxième métatarsien ; mais je ne vois aucun inconvénient à retrancher l'angle antéro-supérieur du grand cunéiforme, toutes les fois qu'il n'est pas bien recouvert. Un trait de scie oblique respecte à la fois les deux tendons, jambier antérieur et long péronier, qui s'attachent sous la base de l'os.

ARTICLE VI

DÉSARTICULATION MÉDIO-TARSIENNE OU DE CHOPART (1)

Lisfranc a montré qu'il était juste de conserver à cette opération le nom de Chopart qui, le premier, l'a pratiquée d'une façon régulière en 1787 ou 1791. Un peu plus tard, Lafiteau la décrivit dans le *Journal de Fourcroy* (1792), sur les pressantes instances de Boyer.

(1) V. Lisfranc, *Méd. op.*, t. II, p. 307. — Hancock, *On the operative Surgery of the foot and ankle-joint*, p. 350. — Wenzel von Linhart, *loc. cit.*, p. 363. — Günther, *loc. cit.*, in-4. — Sédillot, *Contribution à la chir.*, II, 176. — Jousset, *Bull. de thérap.*, 1876. — Verneuil, etc., *Bull. de la Soc. de chir.*, passim et notamment, 1856-1860. — Duchamp, thèse de Lyon, 1879. — Larger, *Soc. de chir.*, 1880.

L'opération de Chopart n'est devenue vulgaire, en Angleterre, que plusieurs années après le voyage de Roux à Londres (1814).

Elle fut pratiquée en Allemagne, depuis 1809, par Walther, Gräfe, Rust, Zang, Langenbeck senior, Chélius et la plupart des modernes, etc., etc.

Aujourd'hui, elle a été exécutée un très grand nombre de fois en France, en Angleterre, en Allemagne, et malgré cela, aujourd'hui comme il y a cinquante ans, on se prend à douter de l'avenir de cette opération.

Je ferais une pitoyable besogne si je décrivais purement et simplement le procédé opératoire, sans prévenir le lecteur des nombreuses précautions qui ont été conseillées pour permettre au malade, une fois guéri, de marcher sur son moignon.

L'amputation de Chopart consiste à ne conserver du squelette du pied que les deux plus gros os, l'astragale et le calcanéum, et à garder, pour recouvrir leurs extrémités antérieures, toute l'épaisseur, toute la largeur et la plus grande partie de la longueur de la plante du pied. On obtient ainsi un moignon primitivement magnifique, reposant sur le sol par la face plantaire du talon et présentant sa cicatrice très haut placée en avant.

Renversement du moignon. — Quelquefois, je ne suis pas sûr que ce soit dans la moitié ni même dans le tiers des cas, le moignon reste tel ; le malade marche très bien sur le bord externe de la face inférieure du calcanéum, devenue horizontale. Quelquefois aussi, et cela jusqu'à présent a été trop fréquent, le moignon se renverse dans l'extension forcée ; le talon semble entraîné derrière la jambe par le tendon d'Achille. Ce n'est plus la face inférieure du calcanéum qui touche le sol, mais la grande apophyse de cet os et, en de certains cas, la tête de l'astragale. Dans ces conditions, même lorsque la cicatrice est exempte de toute pression, de tout tiraillement, au bout de plusieurs mois ou de plusieurs années, la marche devient difficile et douloureuse ; les téguments peuvent même s'ulcérer et les os percer la peau. Il n'y a de ressource certaine que dans une nouvelle amputation.

Ces cas malheureux sont loin d'être rares, et c'est pourquoi je dis : si, par l'amélioration du procédé, du pansement, de l'appareil prothétique ou par tout autre moyen, on n'arrive pas bientôt à empêcher le renversement du talon, l'opération de

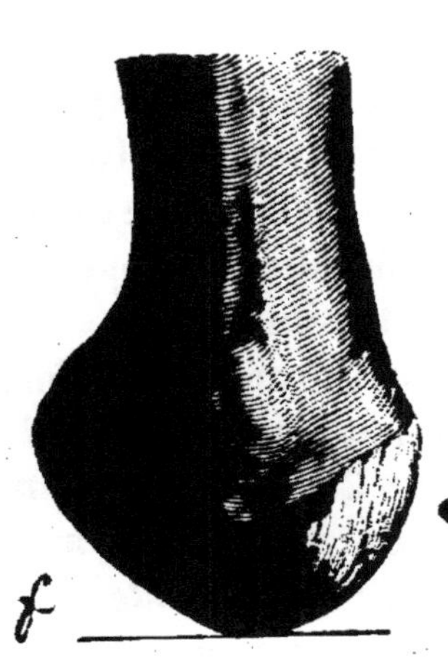

FIG. 256. — Moignon d'une amputation médio-tarsienne. — Côté droit, face externe. — Renversement.

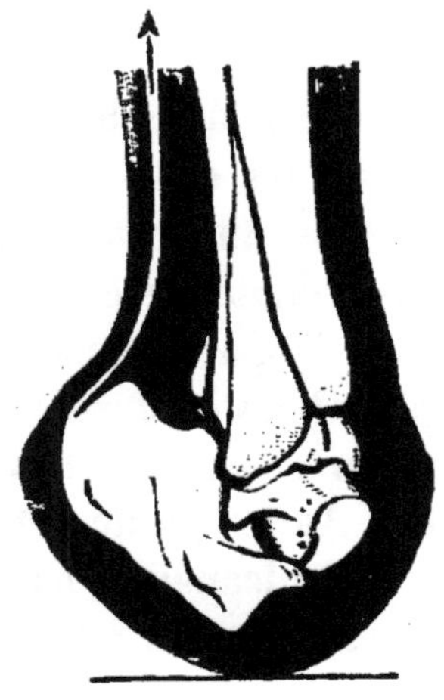

FIG. 257. — Squelette du même moignon. — C'est le bec du calcanéum qui appuie sur le sol.

Chopart devra être abandonnée. Elle donne, d'après la statistique importante de M. Schede (*Sammlung klin. Vortræge* et *Revue des sc. méd.*, 1874), plus de morts (13 pour 100) que la désarticulation tibio-tarsienne de Syme (11 pour 100).

Son infériorité, surtout si l'on défalque les nombreux cas d'amputation antéscaphoïdienne confondus avec les véritables amputations de Chopart, est bien plus grande sous le rapport du fonctionnement du membre.

On dit qu'avec certaines précautions on peut éviter le renversement du moignon.

Boyer, Blandin le proclamaient déjà ; A. Guérin le répète volontiers. Blandin, cependant, au dire de Guérin qui fut son interne, avait des résultats déplorables ; et pourtant il déclare l'amputation de Chopart préférable à celle de Lisfranc ! Que l'on croie si l'on veut, avec Max Schede, que sur 168 cas ressemblant plus ou moins à l'opération de Chopart, on n'a vu en Allemagne que 3 renversements. Mais que l'on n'oublie pas qu'en France, au commencement du siècle, 15 invalides amputés ont dû être réamputés! Il est vrai que les chirurgiens des armées de Napoléon n'avaient pas les agents antiseptiques pour assurer la réunion rapide.

Je vais chercher, à l'aide de ce que j'ai lu et de ce que j'ai vu, à mettre toutes les chances du côté de l'opérateur: L'étude des causes présumées du renversement du moignon est seule capable de nous guider dans la recherche des améliorations à apporter à l'opération de Chopart : faisons d'abord cette étude.

Sur un pied bien conformé et entier, le calcanéum est fortement relevé en avant et ne touche le sol que par ses tubérosités postérieures. Après la désarticulation de Chopart, l'extrémité antérieure du calcanéum, n'ayant plus de soutien en avant, s'abaisse nécessairement au contact du sol, *s'accommode*.

Si le *pied* était *plat*, l'abaissement est peu considérable ; l'appui du tibia sur l'astragale est à peine modifié ; les téguments sous-calcanéo-cuboïdiens, habitués à la pression de longue date, souffrent peu de l'augmentation de cette pression.

Si le *pied* était *creux*, bien arqué d'avant en arrière, les téguments sous-calcanéo-cuboïdiens qui avaient jusqu'ici échappé à toute pression, supportent maintenant la plus grande partie du poids du corps. L'abaissement de l'apophyse antérieure du calcanéum est considérable : les surfaces qui supportent l'astragale s'inclinent en avant, et cet os, chassé dans le même sens par la pression qu'exerce le tibia sur la partie postérieure de la poulie, glisserait rapidement s'il n'était retenu par des ligaments très puissants. L'astragale, sollicité par le poids du corps, ne tend pas seulement à glisser en avant, mais aussi en dedans, car la tête de l'os repose sur l'apophyse interne ou petite du calcanéum, véritable tablette qui elle-même ne repose sur rien.

Le calcanéum peut obéir ou résister à cette impulsion. S'il obéit, le renversement du moignon s'exagère, et la tête de l'astragale, au lieu de rester suspendue, arrive à toucher le sol; s'il résiste, le moignon, au lieu de tomber sur sa partie antéro-interne, la tient relevée et n'appuie sur le sol que par son bord externe. Cette dernière attitude est très favorable, parce que le corps de l'astragale trouve un point d'appui large et d'aplomb sur la grosse apophyse.

Sédillot a pensé que le *poids du corps* venant tomber très près ou en avant de l'extrémité antérieure du calcanéum des pieds creux, suffisait d'abord pour abaisser cette extrémité et ensuite pour faire basculer le talon en arrière et en haut. La première de ces assertions est vraie. La seconde est douteuse; si elle était vraie, il faudrait réserver aux pieds plats la désarticulation médio-tarsienne et ne jamais la pratiquer sur un pied creux.

Mais il est bien d'autres causes probables du renversement du moignon.

D'abord, un renversement modéré est *l'attitude de repos* de l'articulation tibio-tarsienne. Condamnez un pied à l'inaction et vous e verrez toujours se fixer et se raidir dans un certain degré d'équinisme. Tous ceux qui, ayant eu à soigner une fracture du membre inférieur, n'ont pas tenu le pied à angle droit sur la jambe, savent combien de temps il a fallu ensuite pour rétablir la flexion normale. Nélaton a, depuis longtemps, fait remarquer que l'immobilité prolongée due à une tumeur blanche de l'avant-pied, avait des conséquences pareilles.

Il est certain que cette tendance qu'a le pied à se mettre en extension modérée tient en partie à la *conformation des surfaces articulaires* tibio-astragaliennes et aux ligaments qui les maintiennent en rapport. A cela nous ne pouvons rien.

Il est probable, en outre, que la *prédominance des muscles postérieurs* de la jambe n'est pas sans influence.

Après l'opération de Chopart, les muscles antérieurs, ceux qui pouvaient s'opposer au renversement, sont tous sacrifiés, jambier antérieur, extenseurs propre et commun, péronier antérieur. Quelquefois, mais c'était l'exception peut-être, leurs tendons contractent d'heureuses et solides adhérences avec la cicatrice profonde et retiennent le moignon dans une attitude favorable à la marche. Ce résultat doit être cherché par tous les moyens. Des tendons postérieurs, l'un n'est pas même touché, le tendon d'Achille ; la plupart des autres sont coupés assez longs pour qu'ils puissent se réunir solidement à la base du lambeau et solliciter constamment le moignon à se renverser.

Quelquefois, l'inflammation envahit leurs gaines ainsi que le tissu cellulaire rétro-tibial et sus-calcanéen, et engendre là une *gangue rétractile* qui rapproche énergiquement la face supérieure du calcanéum de la face postérieure du tibia.

On a beaucoup incriminé les muscles gastro-cnémiens et certainement avec raison ; cependant, on a trouvé le tendon d'Achille flasque et relâché ; il ne prend donc pas toujours part à l'ascension du talon. On l'a souvent coupé, soit pour prévenir, soit pour réprimer le renversement du moignon et, la section faite, le talon s'est laissé généralement abaisser ; pas toujours cependant, ce qui semble bien prouver que les muscles profonds jouent un rôle important. La section du tendon d'Achille n'est qu'une suspension *momentanée* de l'action élévatrice du triceps sural. L'amputé marche assez bien tant que ce muscle n'a pas recouvré sa puissance ; la déformation du moignon n'est donc pas une simple question d'aplomb, une conséquence inévitable de la forme des os du pied. Plus tard, si la raideur articulaire n'a pas fixé le moignon dans la bonne attitude, le renversement se produit de nouveau. De même, a dit Bouvier, vous pouvez momentanément redresser un pied bot équin causé par la paralysie des muscles antérieurs, en coupant le tendon d'Achille, mais si vous ne parvenez pas à redonner la contractilité aux muscles paralysés, le tendon d'Achille, ne trouvant pas d'antagonistes, reproduira la déformation première.

De ces longues, mais indispensables considérations, nous pouvons, je l'espère, tirer quelques *indications opératoires*. Le renversement du moignon est incontestablement dû à la fois, à la conformation du squelette du talon, à l'action des muscles postérieurs ou des tissus rétractiles, à l'insuffisance des muscles antérieurs. J'y vais revenir.

Quant à l'issue des os à travers la peau, qui tend à se produire après le renversement, elle ne peut qu'être favorisée par la minceur du lambeau et la forme anguleuse de la grosse apophyse du calcanéum. Il faudra donc toujours donner à la base du lambeau la plus grande épaisseur possible. Faut-il abattre le bec calcanéen, c'est-à-dire l'angle ou rebord inférieur de la grosse apophyse? Je l'avais pensé après Malgaigne, mais je ne le conseille plus; la tête de l'astragale elle-même a pu percer la peau; et j'ai appris que le bec calcanéen avait été réséqué six fois en Angleterre par Moore et à son instigation, avec un nombre égal de succès et d'insuccès. Imitant l'amputation *talocalcanea*, c'est-à-dire astragalo-calcanéenne de Kern, Jager, Blasius, Velpeau et Mayor, Fergusson n'a pas craint, un jour qu'il avait fait des lambeaux trop courts, de scier à la fois le col de l'astragale et la grande apophyse calcanéenne. Roux l'avait déjà fait; mais comme il avait ouvert l'articulation tibio-tarsienne, son opéré mourut.

Plutôt que de raccourcir le calcanéum, il vaudrait bien mieux l'allonger. On le peut quelquefois en conservant une partie du cuboïde, comme on peut quelquefois aussi allonger l'astragale en gardant le scaphoïde en partie ou en totalité. Mais cette modification, conseillée par Hayward, Hancock et tant d'autres, toute recommandable qu'elle soit, n'est plus la désarticulation médio-tarsienne.

Après celle-ci, il n'y a qu'un moyen d'allonger les os en avant, c'est de provoquer dans la base du lambeau la formation d'un bourrelet fibreux et dur, fixé aux extrémités osseuses et formant comme une espèce d'avant-pied. Dans ce but, il faut, en opérant, garder un lambeau très long pour qu'il puisse se doubler lui-même, et raser avec soin la face inférieure des os cuboïde et scaphoïde, afin de ne sacrifier aucune des fibres du puissant ligament calcanéo-cuboïdo-scaphoïdien inférieur. Quelqu'un a proposé de faire suppurer longtemps l'intérieur du moignon afin d'y obtenir une masse sarcomateuse qui englobe et allonge les extrémités osseuses. Je ne cite ce fait que pour convaincre mon lecteur, de l'utilité reconnue par tout le monde, d'avoir un lambeau très épais à la base.

C'est tout ce que nous pouvons faire pour combattre la mauvaise conformation du squelette du moignon. Peut-être serons-nous plus puissants pour rétablir l'action des muscles antérieurs et affaiblir celle des muscles postérieurs.

Pour conserver l'action des muscles antérieurs, on a proposé sagement de garder de longs bouts de leurs tendons et de chercher à les faire adhérer par la suture (Delagarde, Ollier, etc.) ou autrement, au lambeau inférieur.

Pour détruire l'action défavorable des muscles profonds et postérieurs, on a conseillé de réséquer leurs tendons pour qu'ils ne puissent s'unir aux chairs de la plante du pied. Est-ce utile ? Je ne crois pas bon d'agir ainsi à l'égard du tendon jambier postérieur qui peut conserver des adhérences au ligament calcanéo-scaphoïdien, capables de contribuer avec ce ligament à soutenir la tête de l'astragale et à lutter contre le renversement du moignon sur son bord interne.

Faut-il couper le tendon d'Achille par mesure préventive, bien qu'il doive plus tard recouvrer sa puissance? Non, si l'on croit par là se mettre sûrement à l'abri du renversement ultérieur. Oui, si l'on ne peut favoriser autrement la réunion des tendons antérieurs au lambeau plantaire, ni obtenir la cicatrisation dans une attitude favorable. Oui encore, si l'on croit pouvoir ankyloser l'articulation, car la section sous-cutanée du tendon n'a aucune gravité.

Ce serait peut-être un moyen de mettre les muscles postérieurs de la jambe dans l'impossibilité de nuire, que de réséquer le nerf sciatique poplité interne. Tout en ayant réfléchi aux inconvénients de l'anesthésie de la face inférieure du moignon, je m'étonne qu'on n'ait jamais songé à mettre cette idée en pratique, dans les cas malheureux qui ont exigé une seconde amputation.

Bien des conseils judicieux ont été donnés pour diriger la cicatrisation après la désarticulation médio-tarsienne : coucher la jambe demi-fléchie, pour relâcher les muscles; sur sa face externe, pour laisser couler le pus; comprimer le membre dans du coton; tenir le moignon immobile et fortement fléchi, etc. Aussitôt l'amputation faite, je crois qu'il serait bon d'appliquer pour des semaines, sinon des mois, une attelle-gouttière postérieure en feutre plastique, en plâtre ou en gutta-percha, le moignon étant, bien entendu, fixé dans la flexion forcée, et légèrement tordu en dedans pour le préparer à marcher sur le bord externe.

On obtiendrait ainsi une certaine raideur articulaire dans une attitude favorable, et si, à l'aide d'une guêtre *moulée* et suffisamment rigide, on continuait à maintenir le moignon pendant plusieurs mois, on arriverait peut-être à une ankylose suffisante pour mettre à l'abri de tout renversement ultérieur. Ce ne serait pas l'idéal, le mieux, mais ce serait le bien. En tout cas, l'immobilisation du moignon jusqu'à ce que la cicatrice soit absolument solide dans la profondeur, est une condition *sine quâ non* de la bonne réinsertion des tendons antérieurs, de même que l'électrisation des muscles correspondants peut être plus tard indiquée pour en combattre l'atrophie.

On a conseillé pour empêcher, non seulement le renversement, mais le simple abaissement de l'extrémité antérieure du calcanéum au contact du sol (c'est beaucoup demander), de faire soutenir cette extrémité par un coussin cunéiforme introduit dans la chaussure. Lorsque le renversement reste modéré, la marche est généralement possible. Il peut être indiqué alors de donner comme appui à la face inférieure du calcanéum un plan incliné en avant, et d'empêcher le moignon de glisser sur cette pente à l'aide d'une courroie qui, fixée au quartier ou talon de la chaussure, viendrait se boucler devant le cou-de-pied au-dessus de la cicatrice.

Quelle que soit l'attitude du moignon, je pense qu'il faut le chausser étroitement, d'un appareil *moulé* et rigide qui l'immobilise presque complètement sur la jambe, et soit pourtant assez mince pour être ensuite introduit dans un soulier quelconque.

Les *indications* de l'amputation de Chopart sont les mêmes que celles des autres amputations partielles étudiées jusqu'ici. Comme celles-ci, elle donne de mauvais résultats au point de vue de la guérison définitive, à la suite des tumeurs blanches de longue date. Elle exige que le traumatisme ait respecté toute la plante du pied.

L'amputation de Chopart ressemble singulièrement à celle de Lisfranc sous le rapport de la coupe des parties molles. Elle en diffère naturellement tout à fait au point de vue de la désarticulation proprement dite. Celle-ci a passé longtemps pour difficile, elle l'est encore pour quelques-uns, si j'en crois Maunder (*Operative Surgery*).

L'étude anatomo-physiologique que nous allons faire, mettra l'opérateur le plus novice en mesure d'ouvrir sûrement et rapidement l'articulation médio-tarsienne.

Je n'insisterai pas sur les **surfaces** osseuses : celles de l'astragale et du scaphoïde forment une enarthrose ; celles du calcanéum et du cuboïde un emboîtement réciproque peu prononcé. Les synoviales articulaires ne communiquent pas ensemble. Après la désarticulation on aperçoit la surface cartilagineuse de l'astragale au-dessus et en dedans de celle du calcanéum. Toutes deux semblent avoir fait partie d'une même articulation dont l'axe serait oblique en bas et en dehors. C'est pour cela que Sédillot a proposé son procédé à lambeau interne et plantaire, dont l'adaptation est véritablement facile et rationnelle et qui, bien exécuté, peut être employé dans certains cas de traumatisme.

L'interligne articulaire médio-tarsien est transversal. Cependant, les deux os du talon ne s'avancent pas chez tous les individus au même niveau et, dans l'extension qui est l'attitude donnée au pied lors de la désarticulation, le calcanéum saille presque toujours de plusieurs millimètres au-devant de l'astragale.

Ces variations n'ont, on le verra plus loin, qu'une importance médiocre au point de vue de l'ouverture de l'articulation, si l'on opère comme je l'indiquerai. La partie astragalo-scaphoïdienne de l'interligne est concave en arrière, la partie calcanéo-cuboïdienne est concave en avant. On le voit bien quand l'articulation est entr'ouverte ; et pour l'entr'ouvrir, il suffit, je le répète, de savoir que l'interligne médio-tarsien est transversal.

Sur le bord externe du pied, rien n'indique le siège de l'articulation : elle est à un petit travers de doigt derrière la tubérosité du cinquième métatarsien. Du côté interne, l'énorme tubercule du scaphoïde signalé comme repère par Richerand et que nous avons appris à trouver (voy. p. 411) peut servir de guide. Mais il faut savoir qu'une ligne droite passant sur le dos du pied au niveau de la double articulation médio-tarsienne tombe sur le tubercule et non pas derrière, surtout dans les cas assez fréquents où celui-ci se prolonge en arrière plus loin que de coutume.

Quand on cherche le *tubercule scaphoïdien* d'arrière en avant, en partant de la malléole interne, il faut se défier de la saillie que fait, sur certains sujets, la tête de l'astragale doublée du tendon jambier postérieur, lorsque le pied est dans son attitude normale. Dans cette attitude, on peut mettre deux doigts entre la malléole et la saillie du scaphoïde et l'on sent plus ou moins la tête de l'astragale. Si, au contraire, le pied a été porté dans l'extension et l'adduction, tordu en varus, le scaphoïde n'est plus qu'à un doigt de la malléole : il a coiffé la tête de l'astragale devenue tout à fait insensible.

En raison de la minceur des *ligaments* dorsaux, on peut dire que l'astragale n'a pas de ligaments qui le rattachent à l'avant-pied ; il n'en est pas de même du calcanéum. De la face inférieure de cet os et du bord antérieur de la petite apophyse on voit se détacher un énorme plan fibreux qui se rend, d'une part, sous le cuboïde et plus en avant ; d'autre part, au bord inférieur de la face concave du scaphoïde. Ce n'est pas tout : il existe un ligament interosseux qui n'est autre qu'une cloison placée de champ entre les articulations astragalo-scaphoïdienne et calcanéo-cuboïdienne. Le bord supérieur de cette cloison est très solide, grâce à de nombreuses fibres ligamenteuses qui s'insèrent ensemble, principalement en dedans de la grosse apophyse calcanéenne, et viennent en avant se distribuer, partie au cuboïde et partie au scaphoïde, en formant ce qu'on appelle le *ligament en Y* (fig. 258, 5). Je ne saurais trop répéter que le ligament interosseux, la clef de l'articulation de Chopart, est une *cloison* placée de champ, que le couteau devra diviser dans toute sa hauteur, c'est-à-dire depuis le bord supérieur très fort et très accessible jusqu'au bord inférieur profondément situé et adhérent au ligament plantaire.

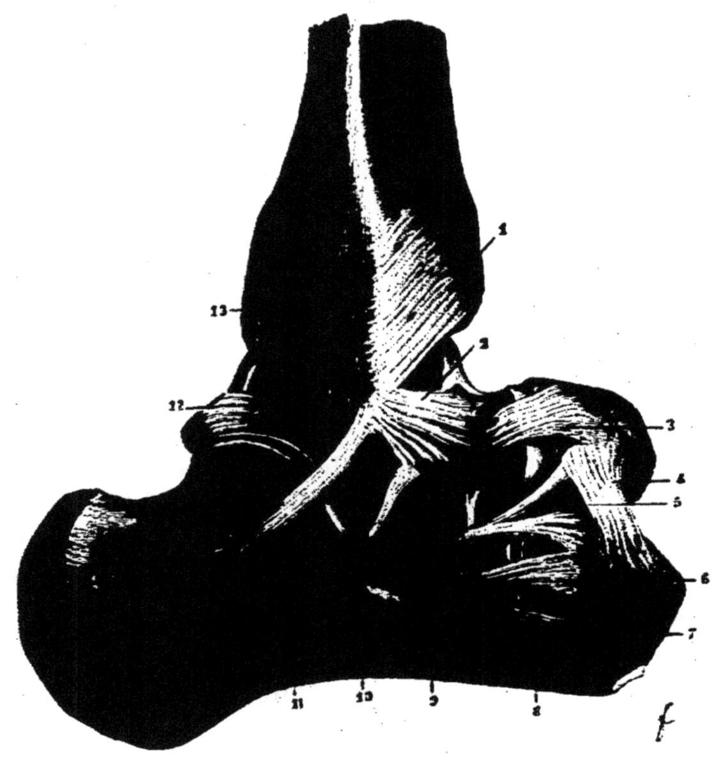

FIG. 238. — Articulations du cou-de-pied, côté droit, face externe.
5, ligament en Y.

Le tendon jambier postérieur (fig. 239, 8), attaché au tubercule du scaphoïde, au ligament calcanéo-scaphoïdien et plus en avant au premier cunéiforme, etc., constitue un véritable ligament interne pour l'articulation qui nous occupe. Jusqu'à un certain point, les tendons péroniers jouent le rôle analogue de ligament externe.

Ces divers moyens d'union ne sont pas faciles à diviser; le ligament en Y est assez souvent ossifié et le tendon du jambier postérieur épaissi, endurci, calcifié. C'est pourquoi la scie ne doit jamais être loin de l'opérateur, d'autant plus que les os, notamment l'extrémité externe du scaphoïde et le calcanéum, peuvent être complétement soudés l'un à l'autre. Les pieds d'adultes et

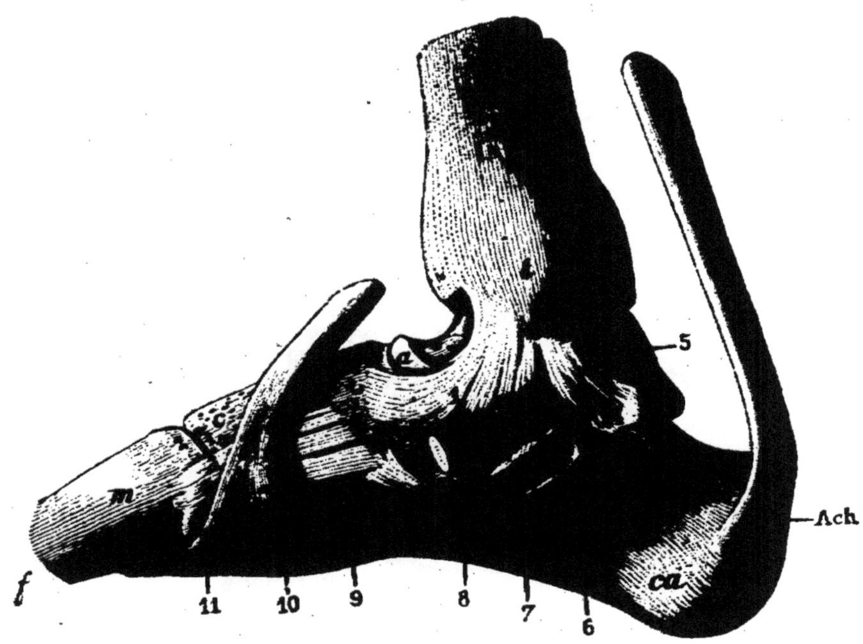

Fig. 259. — Articulations du cou-de-pied, côté droit, face interne.
a, tête astragalienne ; *s*, scaphoïde.

surtout ceux de vieillards, ainsi que les pieds difformes présentent donc des difficultés spéciales.

Il me reste à indiquer le *moyen sûr et facile d'ouvrir l'articulation*, moyen qui résulte des remarques de Dupuytren et de Marcellin Duval, et qui avait été quelque peu méconnu.

Si vous saisissez l'avant-pied et le tordez en *varus*, en le portant dans l'extension et l'adduction, vous ferez saillir fortement la tête de l'astragale au-dessus de l'extrémité externe du scaphoïde et l'extrémité antérieure du calcanéum au-dessus du cuboïde. Si le pied est maigre et sain, vous pourrez voir et toucher à travers les téguments. Dans tous les cas, une fois que les os sont dépouillés, le doigt ou le couteau marchant d'avant en arrière, à plat, sur le versant externe de la face dorsale du pied, ne manque jamais de heurter la saillie du calcanéum aussi bien que celle plus considérable de l'astragale.

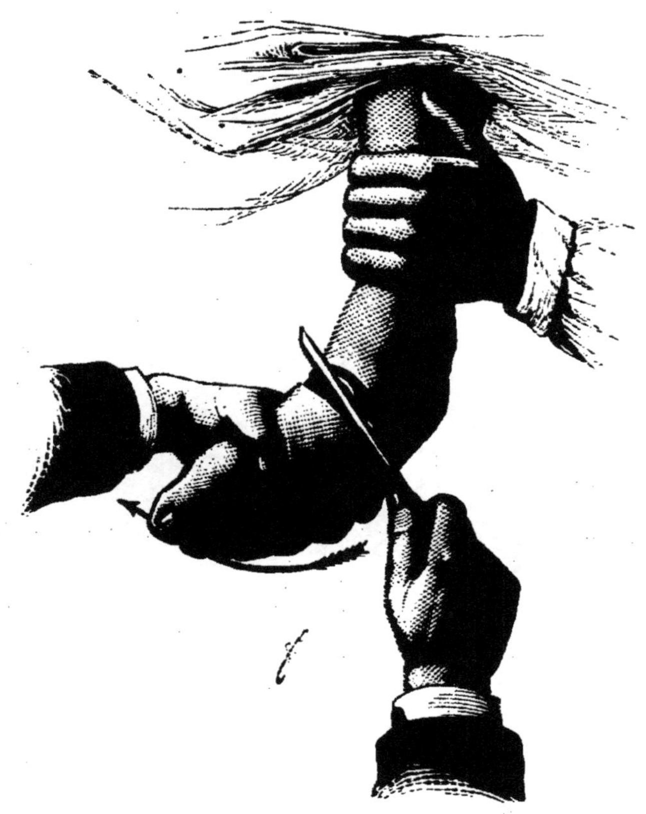

Fig. 200. — Désarticulation médio-tarsienne. — La main gauche abaisse et tord le pied comme la flèche l'indique : le couteau, appliqué à plat sur le versant externe du pied, heurte les têtes blanches de l'astragale et du calcanéum.

Je vais décrire d'abord le *procédé classique,* modifié seulement dans son mode d'exécution. A mon avis, ce procédé, fixé et amélioré, a-t-on dit, par Richerand, est de beaucoup inférieur au procédé primitif (deux lambeaux), si l'on a le soin que ne prenait pas Chopart, de garder dans le petit lambeau dorsal une certaine longueur des tendons antérieurs et de les suturer, afin de favoriser leur soudure à la cicatrice profonde du moignon.

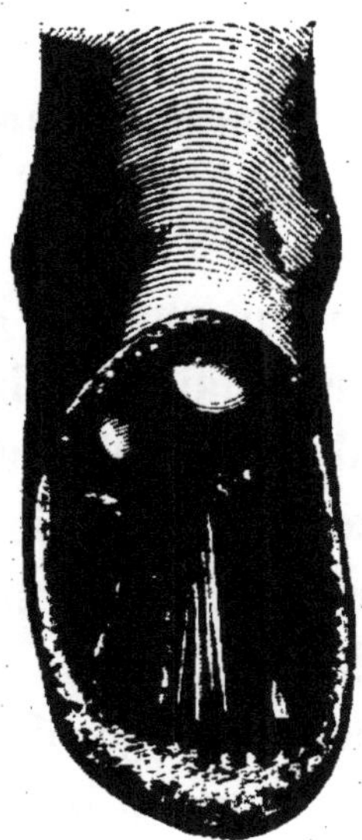

Fig. 261. — Désarticulation médio-tarsienne, procédé classique. — Forme et dimensions du lambeau plantaire.

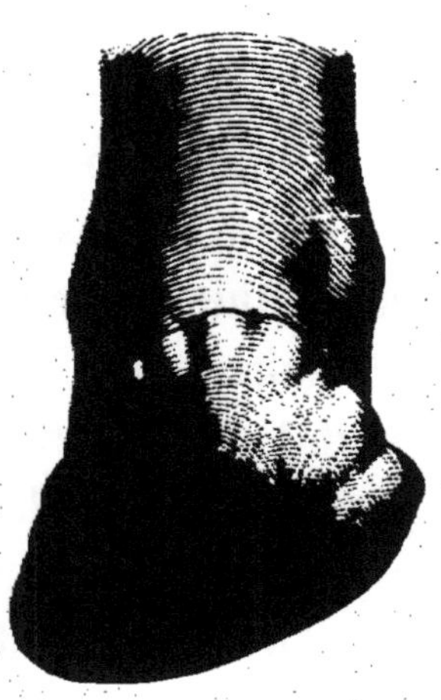

Fig. 262. — Désarticulation médio-tarsienne, côté droit, le grand lambeau plantaire relevé et suturé.

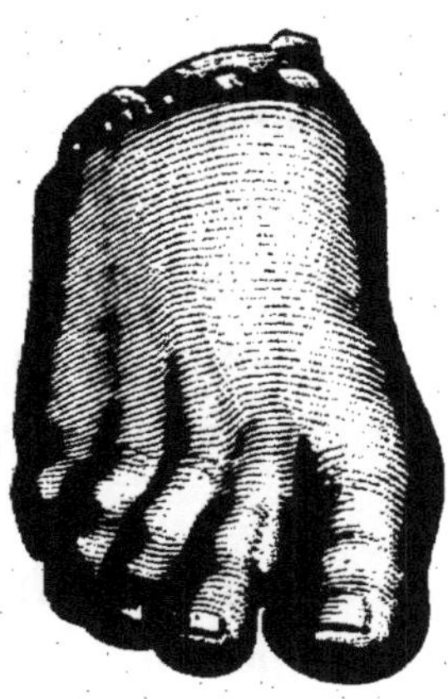

Fig. 263. — Désarticulation médio-tarsienne, procédé classique. — Direction et place de l'incision dorsale.

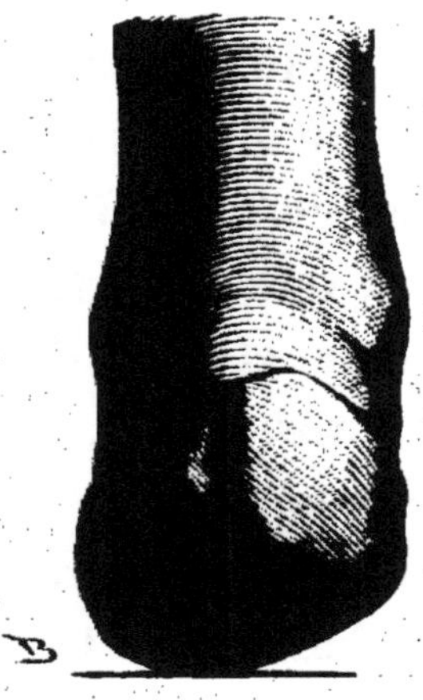

Fig. 264. — Moignon résultant d'une désarticulation médio-tarsienne, côté droit, vu de face. (Trélat.)

Désarticulation médio-tarsienne par le procédé à lambeau plantaire unique.

Vous placez votre malade de manière que sa jambe presque entière dépasse le bout du lit et se laisse fléchir facilement. L'aide principal embrasse d'une main la région sus-malléolaire pour soutenir et manœuvrer le pied ; du bord cubital de l'autre main, il rétractera les téguments antérieurs au moment de la désarticulation.

Vous déterminez approximativement le siège de l'interligne et le marquez d'un trait de teinture transversal, passant à un doigt derrière la tubérosité du cinquième métatarsien et aboutissant sur le tubercule du scaphoïde. Placé au bout du pied, vous avez à la main le couteau de Lisfranc et à votre portée une scie pour les cas exceptionnels d'ankylose ou d'ossification des ligaments.

De la main gauche en supination, embrassez la plante du pied étendu, mettant le pouce et l'index, l'un derrière la tubérosité du cinquième métatarsien, l'autre sur le tubercule scaphoïdien. Du bout de ces doigts que vous ramenez un peu vers les orteils, refoulez sous la plante les téguments de chacun des bords du pied, pour les mettre, comme vos doigts, à l'abri du couteau qui va traverser la face dorsale (a).

1° Attaquez le bord gauche du tarse à plein tranchant, la pointe basse, tirez le couteau sur la face dorsale, en abaissant le manche, et finissez sur le bord droit, la pointe haute. Votre incision aboutira en dedans, *sur* le tubercule scaphoïdien, pas derrière ni dessous ; et en dehors, à un petit travers de doigt derrière la tubérosité du cinquième métatarsien, sur la ligne de démarcation distincte des téguments dorsaux et des téguments plantaires, ceux-ci devant être attentivement ménagés. Elle présentera une

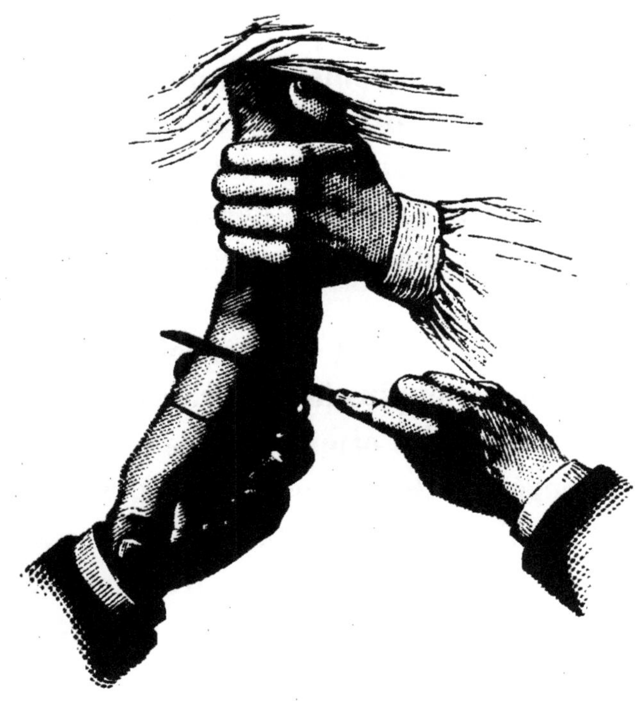

Fig. 265. — Désarticulation de Chopart, position de la main gauche pendant la section dorsale. Le trait noir oblique, marqué sur le dos du pied, rappelle le siège de l'articulation de Lisfranc.

convexité en avant ayant un doigt de flèche, ce qui rejettera son point proéminent à un doigt en avant de la tête de l'astragale, sur le milieu du cou-de-pied.

Vous venez d'inciser à la fois les téguments dorsaux et toutes les parties molles sous-jacentes.

2° Saisissez les orteils ou ce qui en reste, entre le pouce

gauche placé dessous et les doigts placés dessus ; relevez le bout du pied pour voir la plante, poussez-le à droite en élevant le coude pour apercevoir, sur le bord gauche du tarse, le commencement de votre incision dorsale. — Dans ce commencement, mettez la pointe ; d'arrière en avant tirez sur les os du tarse et du métatarse correspondants une incision d'abord longitudinale qui s'incline bientôt, divise le tégument plantaire obliquement, au niveau ou en avant des articulations métatarso-phalangiennes, et finalement rétrograde sur le métatarsien du bord droit du pied jusque dans la terminaison de l'incision dorsale que votre main gauche, manœuvrant le pied par les orteils, vous a amenée sous les yeux (b).

Votre lambeau complètement dessiné doit être plus large à la base qu'au sommet et plus long du côté interne que du côté externe. — Confiez les orteils à l'aide qui va les tenir simplement allongés. — Du bout des doigts gauches, accrochez le bord terminal du lambeau et, avec le tranchant, séparez-le des parties fibreuses sous-articulaires. Après vous être assuré, par le toucher, que votre dissection a dépassé, en dedans les os sésamoïdes, en dehors la tête du cinquième métatarsien, appliquez le plein du tranchant en arrière de ces saillies et le dirigeant d'abord vers la face inférieure du métatarse, puis vers le talon, entaillez jusqu'aux os les parties charnues et tendineuses de la plante du pied (voy. fig. 246, p. 437). Ne poussez pas la dissection plus loin. Venez à la désarticulation.

3° L'avant-pied abandonné par l'aide, retombe sous l'action de la pesanteur, et vous pouvez, sur la face dorsale, assurer par quelques coups de pointe le retrait des tégu-

ments, retrait qui va découvrir la jointure et que l'aide sollicite en agissant avec le bord cubital de la main. — Votre
main gauche a ressaisi le pied comme primitivement ; elle le
porte dans l'extension et l'adduction, le tord en varus. Votre
droite place le couteau en travers et à plat sur le versant
externe du pied, rasant la face dorsale des os antérieurs
du tarse, elle pousse vers la jambe le tranchant qui heurte
bientôt la tête de l'astragale, l'apophyse calcanéenne, et
entr'ouvre successivement ou simultanément les deux articulations (revoyez la figure 260, p. 462). Quelques coups de
pointe donnés suivant la courbe particulière de chaque interligne, divisent complétement et facilement les minces ligaments supérieurs et font voir le ligament en Y, c'est-à-dire
le bord supérieur et accessible de la cloison interosseuse.
— Attaquez perpendiculairement et en travers ce ligament
avec la pointe ; abaissez en même temps l'avant-pied : l'articulation s'ouvrira à mesure que le couteau divisera sous
vos yeux les fibres de plus en plus profondes du ligament
interosseux.

Tenez toujours l'avant-pied *fortement* abaissé et coupez
au côté externe de l'articulation béante, le tendon du long
péronier ; au côté interne, celui du jambier postérieur que
vous désinsérerez soigneusement, en contournant et serrant
de près le tubercule du scaphoïde. — Au fond de la jointure largement béante, le ligament plantaire est devenu accessible à la pointe du couteau qui, pour le détacher, va raser
à plusieurs reprises et de gauche à droite le bord inférieur
du scaphoïde et du cuboïde, jusqu'à ce que le milieu de la
lame puisse s'engager entre la face plantaire de ces os et la
base du lambeau. — Quand le couteau est ainsi engagé

en travers et par le milieu, l'avant-pied est relevé par les orteils, réarticulé; la lame continue de marcher d'arrière en avant, plus haute en dedans qu'en dehors, en raison de l'inégale élévation des bords du pied et afin de séparer des os, en dedans comme en dehors, toutes les chairs de la plante. En un instant, le tranchant vient sortir dans l'entaille préparatoire qui a divisé l'extrémité du lambeau (c).

L'opération terminée, liez les artères; excisez les tendons flottants et les nerfs, si vous les voyez. Relevez le lambeau, suturez les tendons et la peau, comme le représente la figure 262, page 463.

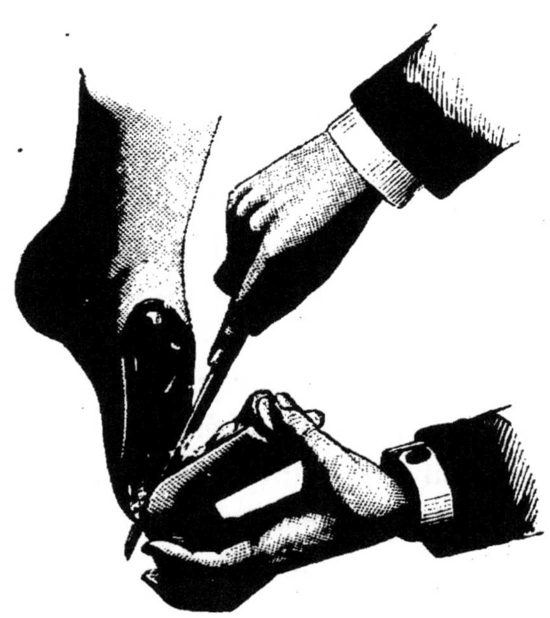

Fig. 266. — Désarticulation médio-tarsienne. Manière de terminer péniblement le lambeau plantaire quand on ne l'a pas entaillé au préalable.

Notes. — (a) Quelques opérateurs préfèrent empaumer le dessus de l'avant-pied au lieu de la plante. Peu importe, pourvu que leur main gauche s'efforce de refouler, sous les os qui bordent le pied, les téguments correspondants, afin de ménager au lambeau une base très large non entamée par les extrémités de l'incision dorsale.

(b) Cette manœuvre est celle qui a été décrite et figurée pour la désarticulation de Lisfranc, p. 436, fig. 245.

Je recommande formellement d'inciser le contour du lambeau *de gauche à droite*, et non de droite à gauche, car cette dernière manière oblige l'opérateur à se déplacer vers sa gauche pour terminer péniblement.

(c) Lorsque cette entaille n'a pas été faite, c'est-à-dire lorsque après avoir incisé le contour du lambeau on a négligé d'en disséquer l'extrémité jusqu'au delà des têtes métatarsiennes et d'entailler en ce point les parties charnues, il faut opérer péniblement comme le représente la figure 266.

Désarticulation médio-tarsienne par le procédé à deux lambeaux inégaux.

L'opération ne diffère du premier procédé que par le petit lambeau dorsal que l'on garde pour compenser la perte de substance qu'a pu subir la partie antérieure de la plante, couvrir sûrement la tête de l'astragale et faciliter l'union des tendons antérieurs avec les parties profondes du lambeau plantaire. La plupart des chirurgiens, surtout de l'étranger, ont adopté ce procédé. Parmi ses partisans, je citerai entre autres : Chopart, Walther et Günther, Blandin, Chélius, M. Duval, Chauvel, etc., etc. Chélius dit formellement : « l'expérience m'a plusieurs fois prouvé que, en formant un lambeau supérieur qui contient la peau et les tendons, ces derniers et surtout celui du tibial antérieur, contractent des adhérences qui contrebalancent jusqu'à un certain point l'action des muscles du mollet et empêchent que le moignon ne soit renversé en arrière..... »

Je conseille d'exécuter cet excellent procédé de la manière suivante.

D'abord, circonscrire le lambeau inférieur dans une incision en U dont les branches latérales suivent les bords du pied pour aboutir en dedans sur le tubercule scaphoïdien, en dehors à un doigt derrière la tubérosité du cinquième métatarsien. Ce lambeau doit avoir une longueur au moins égale à quatre travers de doigt. On en dissèque le bord libre et même, l'on entaille les chairs correspondantes si le lambeau atteint les os sésamoïdes (a).

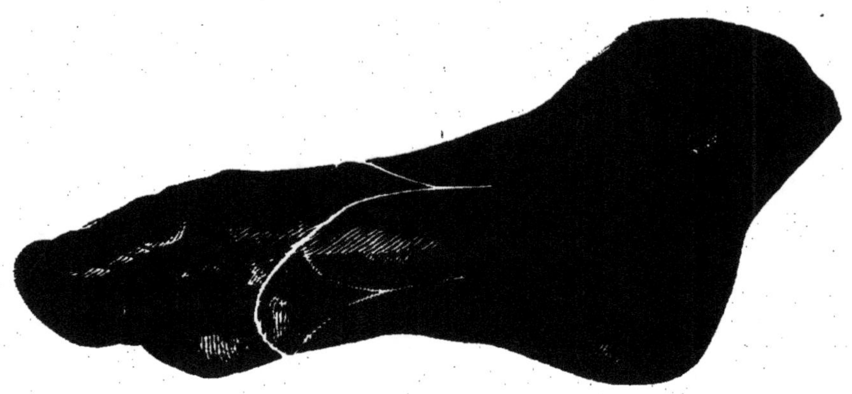

Fig. 207. — Désarticulation médio-tarsienne, procédé de Chopart, deux lambeaux, dorsal et plantaire, celui-ci le plus long.

Ensuite, faire à travers le dos du pied une incision profonde, convexe en avant, qui limite avec les incisions latérales déjà faites un lambeau dont les bords aient 2 centimètres et la partie moyenne 4. Ce lambeau auquel on peut aussi donner la forme arrondie d'une guêtre, doit être disséqué, relevé, et comprendre les tendons, le muscle pédieux, les nerfs et les vaisseaux (b).

L'articulation ainsi mise au jour est ouverte; et le couteau, engagé d'arrière en avant sous les os du tarse qu'il rase, termine, en sortant, la séparation du lambeau.

Notes. — (a) Je ne puis pas recommander de disséquer dans le premier temps le lambeau inférieur jusqu'au delà de l'articulation, car je ne reconnais aucun avantage à attaquer celle-ci par dessous et je pense qu'il est bien plus facile, en opérant suivant la méthode classique, mais avec soin, de serrer de près la face inférieure des os et de conserver, à la surface saignante de la base du lambeau, le plan fibreux calcanéo-cuboïdo-scaphoïdien.

(b) Il est bien évident qu'on intervertirait sans le moindre inconvénient l'ordre de la taille des lambeaux. En commençant par le lambeau dorsal, on peut, comme Chopart, lier immédiatement l'artère pédieuse ; et si l'on se borne à dessiner le lambeau plantaire, sans entailler profondément les chairs, on n'ouvre plus aucun vaisseau avant la fin de l'opération.

Désarticulation médio-tarsienne par le procédé à lambeau interne et plantaire (Sédillot).

Un lambeau inféro-interne se replie on ne peut mieux sur les surfaces osseuses qu'il s'agit de recouvrir ; il est praticable lorsque le bout du pied a été complètement broyé ou gangréné, pourvu que les téguments soient sains, en dedans jusqu'au milieu du premier métatarsien, en dehors jusqu'à la base du cinquième. Toute la longueur du tendon du jambier antérieur peut être conservée.

Voici comment il faut tailler les parties molles. La première incision part du bord externe du pied, entre l'articulation calcanéo-cuboïdienne et la tubérosité du cinquième métatarsien, monte parallèle et antérieure à l'interligne médio-tarsien jusqu'auprès du relief du tendon jambier antérieur. De ce point, la seconde incision, celle qui cerne le lambeau, se porte en avant et en bas, se recourbe sous le milieu du premier métatarsien et, suivant un trajet légèrement convexe en avant, rejoint derrière la tubérosité du cinquième métatarsien le commencement de l'incision dorsale.

Ce lambeau est entaillé en biseau jusqu'aux os et disséqué sur le bord interne du pied, assez loin pour découvrir le scaphoïde.

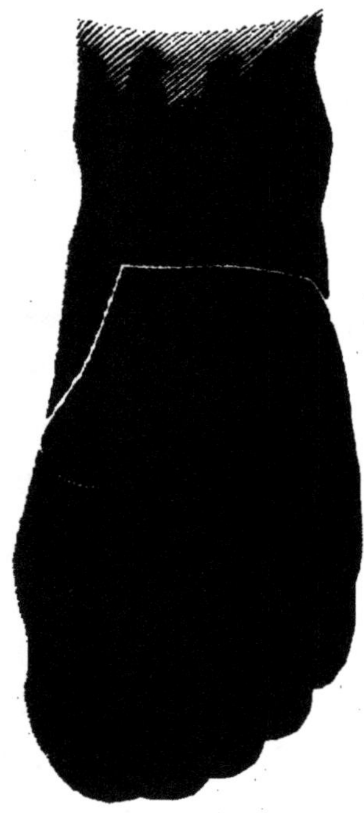

Fig. 268. — Désarticulation médio-tarsienne, lambeau interne et plantaire de Sédillot.

On attaque l'articulation par la face dorsale et l'on termine comme d'habitude.

Autres procédés.

D'autres procédés, *lambeau dorsal* (Baudens), deux *lambeaux latéraux* (Poullain, *Gaz. des hôp.*, 1844), *trois lambeaux* (Günther), *incision ovalaire* (Scoutetten), *incision lozangique* (Blasius), etc., ont été proposés ou pratiqués. Ce n'est pas la peine de recourir à ces procédés médiocres ou mauvais pour compromettre davantage l'opération de Chopart.

Sous le nom d'**amputations médio-tarsiennes** et **tarsiennes** on peut exécuter, comme cela a été fait depuis D. Larrey (*Clinique méd.*, III, 671) par un grand nombre de chirurgiens, volontairement ou accidentellement, un certain nombre d'opérations sur le type de celles de Lisfranc et de Chopart.

Tripier de Lyon vient de faire sur le cadavre des tentatives pour remplacer la désarticulation médio-tarsienne par une amputation intra-calcanéenne obtenue à l'aide d'un trait de scie *horizontal* passant immédiatement au-dessous de la petite apophyse du calcanéum. Mais ce n'est plus l'amputation de Chopart, ni comme procédé, ni comme résultat. Cela se rapproche bien plus de la désarticulation sous-astragalienne.

On peut scier à la fois les trois cunéiformes et le cuboïde ; on peut désarticuler les trois cunéiformes et scier le cuboïde au niveau du front du scaphoïde ; ou bien, conserver avec le scaphoïde, toute la longueur du cuboïde ; ou encore, scier à travers ces deux os ; ou enfin enlever l'un et laisser l'autre en totalité ou en partie, etc., etc.

Toutes choses égales, d'ailleurs, la meilleure amputation tarsienne paraît être celle qui conserve au moignon, la plus grande saillie, en avant des os de la jambe.

ARTICLE VII

DÉSARTICULATION SOUS-ASTRAGALIENNE (1)

Voici maintenant une opération tout à fait moderne. Proposée par de Lignerolles à Velpeau (*Méd. op.*, 2e édit., 1839), exécutée, en Allemagne par Textor père, en 1841, etc., en France par Malgaigne en 1845, en Angleterre par Simon en 1848, la désarticu-

(1) Vacquez, *Mémoire sur l'amputation de M. Malgaigne*, etc., thèse de Paris, 1859. — Chauvel, *Valeur relative des amputations sous-astragalienne, tibio-tarsienne et sus-malléolaire* (*Mém. Soc. de chir*, t. VII, 1873. — Hancock, loc. cit. — Wenzel von Linhart, loc. cit. — M. Perrin, *Bulletin de thérap.*, 1875, p. 237, et *Bulletin de l'Acad. de méd.*, 1875.

lation sous-astragalienne a dû sa vulgarisation au Mémoire publié par Malgaigne en 1846, à la pratique de Nélaton et à l'enseignement technique de Verneuil.

Je n'ai pas besoin de revenir sur les *indications et contre-indications* des amputations du pied, ni sur la fréquence des fusées purulentes jambières, ni sur la possibilité de l'inflammation de l'articulation voisine conservée (ici, la tibio-tarsienne). Ces amputations donnent souvent de mauvais moignons, spécialement lorsqu'on les pratique pour des ostéo-arthrites chroniques ou encore lorqu'on garde des lambeaux mal situés, trop minces ou trop courts. L'exercice de la marche, surtout lorsqu'il est prématuré, fatigue beaucoup les os et les téguments de la face plantaire du moignon qui, pour supporter tout le poids du corps, doit être large, matelassée et exempte de toute cicatrice.

La propagation de la suppuration le long des vaisseaux et nerfs tibiaux postérieurs, dans la région jambière postérieure et profonde, est très fréquente. On a longtemps dit : fusées dans les gaînes tendineuses ; Dolbeau disait : angioleucite profonde. Ce qui nous intéresse c'est de savoir que le pus n'est pas seulement à l'intérieur mais aussi à l'extérieur des gaînes ; qu'il remonte quelquefois bien au delà des limites des coulisses séreuses ; qu'il est sous l'aponévrose profonde ordinairement et que, pour lui donner issue, c'est le tissu cellulaire sous-aponévrotique profond qu'il faut ouvrir ou drainer.

L'opération consiste, une fois les parties molles divisées, à ouvrir les articulations astragalo-scaphoïdienne que l'on attaque par la face dorsale, et astragalo-calcanéenne dont le ligament interosseux ou vertical (la clef) ne peut être divisé qu'en introduisant la pointe du couteau en dehors, dans la partie large de la rainure sous-astragalienne où il est caché. On enlève d'un bloc tout le squelette du pied, excepté l'astragale qui reste enclavé dans la mortaise tibio-péronière. Cet os, après la guérison du moignon, appuiera sur le sol par sa face inférieure si, mobile ou ankylosé, il reste dans son attitude normale. Si, au contraire, l'astragale se renverse avec le lambeau sollicité incontestablement par le tendon d'Achille et les autres muscles postérieurs, ce sera la tête abaissée qui seule reposera sur le sol et transmettra le poids du corps (H. Larrey, *Bull. soc. de chir..* VII, p. 352. — Hancock, *loc. cit.*, p. 202. — Linhart, *loc. cit.*, — Maisonneuve, *Gaz. hôp.*, 1849 et 1853 p. 22).

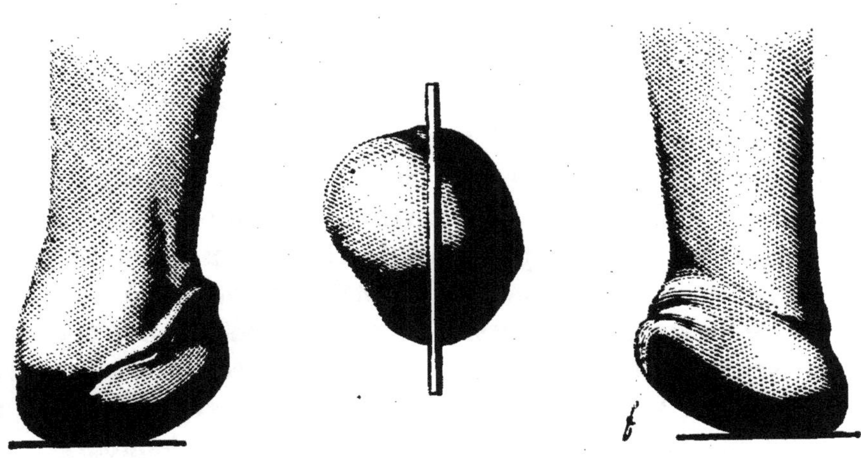

Fig. 269.   Fig. 270.   Fig. 271.

Moignon d'amputation sous-astragalienne, pied gauche, procédé ordinaire avec conservation totale de la coque talonnière maintenant exubérante, plissée, remontée derrière les os de la jambe et ne supportant pas le poids du corps.

Fig. 269. — Face externe, montre que le lambeau plantaire n'a pas été assez long pour fournir une cicatrice linéaire.

Fig. 270. — Le dessous du moignon avec une règle indiquant que la surface d'appui ne s'étend pas jusqu'en arrière.

Fig. 271. — Face interne : on y voit que le lambeau est à la fois entraîné en haut et déjeté en dedans.

Ce renversement fréquent a le mince avantage de diminuer le raccourcissement du membre et l'inconvénient quelquefois grave de rétrécir la surface d'appui et de faire supporter le poids du corps à la partie primitivement antérieure du moignon sur laquelle doit se trouver nécessairement ia cicatrice.

Hancock, en 1864, scia la tête de l'astragale afin de ne garder de cet os que la partie enclavée.

Baudens (*Gaz. des hôp.*, 1848, p. 90), dans une opération qui devint finalement une désarticulation totale du pied, avait d'abord porté la scie au-dessous de la pointe des malléoles et donné ainsi à la partie conservée de l'astragale, une face inférieure large et plane. Nous verrons plus loin que la nouvelle opération, dite de Hancock, consiste justement à souder à la face inférieure de l'astragale aplanie et avivée par un trait de scie un fragment de calcanéum conservé à la Pirogoff.

Après la désarticulation sous-astragalienne pure et simple, il est probable que le moignon n'a rien à craindre des faibles anfractuosités de la face inférieure de l'astragale. On peut donc ne pas imiter Baudens, à moins qu'il n'y ait ankylose calcanéo-astragalienne. Si l'on enlève une partie de l'astragale il faut s'appliquer à le faire sans ouvrir l'articulation du cou-de-pied.

Quant à la tête si proéminente chez certains sujets, il vaut mieux la réséquer que de la mal couvrir, ce à quoi on est exposé lorsque, par nécessité ou par inattention, des téguments suffisants n'ont pas été conservés. Pour réséquer la tête de l'astragale, on la saisit avec un davier à résection, du bout des dents et, appliquant sur le col la scie à chantourner, on dirige le trait en bas puis en arrière, en arrondissant. Si l'on veut simplement enlever le cartilage, la même scie peut encore faire la majeure partie de la besogne. Mais un grattoir manié avec patience n'a pas l'inconvénient d'ouvrir le tissu spongieux de l'os. Dolbeau m'a dit, il y a quelques années, et répété peu de jours avant sa mort : « J'ai fait six fois cette opération ; cinq fois n'ayant pas touché aux cartilages, j'ai vu une suppuration interminable ; une fois, les ayant grattés, j'ai obtenu la réunion par première intention. » Aujourd'hui, avec les nouveaux pansements, l'ablation des cartilages n'a plus la même importance.

Anatomie. — La première articulation qu'il faut ouvrir est facile à trouver pour celui qui sait tordre le pied en varus et faire saillir la tête de l'astragale au-dessus et en dehors du scaphoïde (voy. fig. 260, p. 462). La seconde, l'astragalo-calcanéenne, que je suppose connue dans ses parties essentielles (fig. 258, p. 460), présente pour le chirurgien trois ligaments : deux latéraux et un interosseux appelé encore vertical. A vrai dire, les deux premiers ne sont que les ligaments latéraux de l'articulation tibio-tarsienne : en dehors, le ligament restiforme péronéo-calcanéen (fig. 258, 11) ; en dedans, toute la portion longue, épaisse et large du ligament interne, qui du tibia descend au-dessous de l'astragale, pour s'attacher à la petite apophyse calcanéenne, au ligament glénoïdien et au scaphoïde (fig. 259, 1, 2 et 3, p. 461). Il est évident qu'on ne peut séparer le calcanéum de l'astragale sans diviser ces deux ligaments qui rattachent le calcanéum aux malléoles ; c'est pourquoi j'en ai parlé ici.

Le ligament interosseux est impossible à atteindre par le côté interne de la jointure. Du côté externe, au contraire, est le *défaut* de l'articulation ; la rainure sous-astragalienne y est assez évasée pour accepter le bout du doigt qui la cherche et la pointe du couteau qui, introduite à plat, peut diviser le ligament dans toute son étendue.

En examinant attentivement la figure 258, page 460, on peut constater que le ligament vertical interosseux calcanéo-astragalien est en réalité double : une haie de trousseaux fibreux s'élève d'un os à l'autre immédiatement devant l'articulation postérieure (fig. 258, 10) et une autre plus serrée et plus résistante, immédiatement derrière l'articulation antérieure (fig. 258, 9). En dedans, ces deux cloisons fibreuses se rapprochent, se touchent et se confondent ; en dehors elles restent écartées et distinctes. La pointe du couteau pour les couper d'un seul coup, ne devra pas être enfoncée dans leur intervalle mais bien insinuée à plat, entre les surfaces de l'articulation qui est à la gauche de l'opérateur, pour marcher ensuite jusque dans l'articulation qui est à sa droite. Enfoncée un peu au hasard, mais à plat et horizontalement, entre le calcanéum et l'astragale, la lame divise toujours assez de fibres interosseuses, pour rendre possible un écartement des os qui permet de couper le reste facilement.

Les *parties molles* qu'il faut employer pour former le lambeau destiné à s'appliquer sous l'astragale, sont évidemment celles de la face interne du talon où sont les vaisseaux, et celles de la plante du pied conformée pour supporter le poids du corps. Le lambeau n'est jamais trop épais. Les vaisseaux sont profonds et à peu de chose près, en contact avec la paroi osseuse du canal calcanéen : deux raisons qui obligent l'opérateur à dépouiller soigneusement les faces inférieure, postérieure et interne du calcanéum par crainte de la gangrène. Il ne faut, en effet, diviser les vaisseaux que sur les limites extrêmes du lambeau. Encore n'est-ce pas une garantie absolue.

Les chairs de la plante du pied, en arrière comme en avant, sont nourries par des artérioles détachées des artères plantaires et surtout de l'externe, la plus grosse comme on le sait. Ces artérioles fournissent également au calcanéum. Un grand nombre d'entre elles sont intéressées par la dissection du lambeau et saignent ensuite abondamment et longtemps. Peut-être des veinules prennent-elles part à l'hémorrhagie. Mais, certainement, beaucoup d'artérioles donnent des jets de sang et embarrassent fort le chirurgien qui n'en peut saisir l'extrémité rétractée dans les parties molles. Le lambeau contient dans son épaisseur le gros nerf tibial postérieur qu'il faut réséquer ; les tendons des muscles fléchisseurs des orteils, tendons à raccourcir ultérieurement mais qu'il faut ménager pendant la dissection, pour être plus sûr encore de ménager aussi les artères qu'ils protègent. Les extrémités postérieures des muscles plantaires font partie du lambeau : en les séparant du calcanéum, on doit raser les ligaments et le périoste ; mais ne pas décoller ce dernier, sous peine, dit-on, d'avoir ultérieurement de fâcheuses (?) productions osseuses dans le moignon.

Choix du procédé. — Les premiers opérateurs couvrirent l'astragale : avec deux lambeaux latéraux ; avec le grand lambeau dorsal de Baudens ; avec le lambeau postérieur de Syme, avec un lambeau de moyenne grandeur, externe ou interne. Aujourd'hui, en France, les dérivés du procédé de J. Roux sont les plus employés. On conserve un lambeau à la fois interne, postérieur et plantaire (fig. 282 et 284). On découvre le calcanéum par sa face externe ; mais il faut ensuite énucléer l'extrémité postérieure de cet os, sa face plantaire, sa face interne : c'est très difficile, car la coque talonnière est dure et inextensible. L'expansion fibreuse que le tendon d'Achille donne comme dou-

blure profonde au pannicule graisseux, est la cause principale de
cette inextensibilité qui nous intéressera davantage lorsque nous
étudierons la désarticulation totale du pied avec lambeau talonnier
de Syme.

Je vais, en premier lieu, décrire un procédé facile que l'on
appréciera certainement après l'avoir exécuté sur le cadavre. Il
consiste à tailler un lambeau interne et plantaire dont la vitalité
soit garantie par une très large base; dont la forme soit abso-

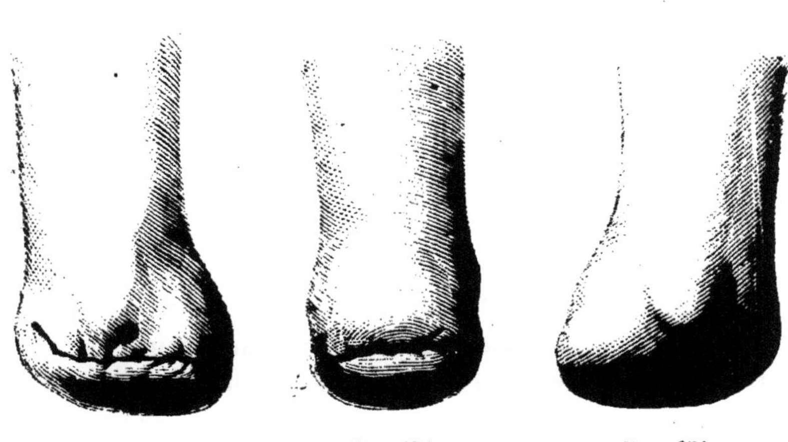

Fig. 272.   Fig. 273.   Fig. 274.

Moignon d'amputation sous-astragalienne, pied droit, procédé d'élection, grand
lambeau postéro-interne, avec sacrifice de la paroi externe de la coque calcanéenne.

Fig. 272. — Face externe : le tendon d'Achille a légèrement relevé l'extrémité
postérieure de la cicatrice.

Fig. 273. — Face antérieure : la cicatrice est linéaire, éloignée de la plante, ses
deux lèvres dorsale et plantaire ont été suffisantes et concourent également à
l'enveloppement de la tête astragalienne.

Fig. 274. — Face interne.

lument modelée sur celle de la surface à recouvrir. C'est le
lambeau de J. Roux considérablement allongé en avant, mais
privé en arrière et en dehors d'une certaine quantité de téguments inutiles dont le sacrifice facilite beaucoup et l'opération et
l'écoulement du liquide. Je me suis arrêté à ce procédé en
1871 et l'ai fait adopter à plusieurs jeunes chirurgiens qui

n'ont pas craint de l'exécuter dans les concours et n'ont pas eu toujours à le regretter. Aujourd'hui, plusieurs malades ont été ainsi opérés avec succès (voy. fig. 278 et 279, p. 488).

La saillie considérable de la tête de l'astragale pourrait être couverte et enveloppée par une guêtre de téguments dorsaux, s'ils étaient de nature à supporter le poids du corps dans les cas fréquents où la rétraction consécutive du tendon d'Achille détermine le renversement de l'astragale déjà signalé. En raison de la possibilité de ce renversement, l'opérateur a le devoir de chercher, en *allongeant en avant le lambeau plantaire*, à rejeter le plus haut possible la partie antérieure de la cicatrice. L'idéal, en effet, serait d'envelopper toute la surface articulaire de la tête astragalienne avec les chairs de la plante du pied.

La rétention du pus dans la coque talonnière a été, par tous les chirurgiens, accusée de favoriser les fusées purulentes. C'est donc un avantage sérieux pour un procédé, que de ne pas conserver entier ce véritable *réservoir à suppuration*. Le sacrifice partiel que je fais volontiers, est sans inconvénient pour la base de la sustentation. En effet, c'est sur la partie antérieure de la face plantaire du moignon que marche le malade; ce n'est pas sur la partie reculée de l'ancien talon, car, plus ou moins remontée en arrière, *elle ne porte plus sur le sol*.

Mais, je le répète, c'est exclusivement pour la facilité relative que je préfère ce procédé. N'est-ce pas à la face profonde du lambeau que sont les plus gros vaisseaux et que naissent par conséquent les principaux rameaux tégumentaires? Si vous scarifiez cette face profonde, vous aurez une hémorrhagie considérable, une pluie de sang et, après une hémostase longue et difficile, peut-être la gangrène. Or, plus vous serez à l'aise pour séparer les chairs du calcanéum, moins vous hacherez le lambeau, moins il saignera, mieux il sera nourri.

Exploration. — Avant de prendre le couteau, il faut de toute nécessité, regarder et palper le pied sur toutes ses faces, toucher le point où s'insère le tendon d'Achille derrière le calcanéum; la malléole externe et la tubérosité du cinquième métatarsien; toucher de même la malléole interne, la tubérosité du scaphoïde, celle plus vague du grand cunéiforme, afin de bien connaître la situation de l'articulation *scapho-cunéenne*. Celle-ci, du reste, se trouve sur la même ligne transversale que la tubérosité du cinquième métatarsien située elle-même au milieu du bord externe du pied. Ce n'est pas tout, il faut encore déterminer le trajet du tendon *extenseur propre* du gros orteil, soit en explorant son relief de l'œil et du doigt, soit, en cas de gonflement, en tirant une ligne droite du milieu de l'orteil au milieu de l'espace inter-malléolaire.

Tracé de l'incision. — Il s'agit de faire un lambeau interne dont la base, très large, comprenne au moins la moitié de la circonférence du membre, c'est-à-dire les téguments de la face postérieure du tendon d'Achille et de toute la face interne du cou-de-pied jusqu'au tendon extenseur propre du gros orteil. Par conséquent, les téguments externes de la région seront divisés dans toute l'étendue comprise entre ledit tendon extenseur propre et le tendon d'Achille (voy. fig. 278 et 279, p. 488).

L'incision passera, parallèle au bord externe du pied, à un grand doigt au-dessous de la pointe de la malléole péronière, s'avancera jusqu'au niveau commun à la tubérosité du cinquième métatarsien et à l'articulation scapho-cunéenne, se recourbera presque brusquement en dedans, plutôt en avant qu'en arrière de cette articulation, surtout si la peau ne peut être rétractée, et s'arrêtera sur le relief du tendon extenseur propre. La demi-guêtre presque angulaire ainsi obtenue a pour but de satisfaire à la grande rétractilité des téguments du cou-de-pied et de recouvrir la face supérieure du col et de la tête de l'astragale. En arrière, l'incision qui, je le répète, passe *horizontalement* à un doigt au-dessous de la malléole péronière, devra s'abaisser un peu pour aboutir sur l'insertion du tendon d'Achille.

L'incision qui cernera le lambeau continuera la première en partant du relief du tendon extenseur propre. Mais, pour descendre sur le bord interne du pied, elle se fera convexe en se portant en avant, afin de passer juste *sous le milieu de ce bord* et d'attaquer la moitié interne de la plante, en travers, à ce niveau. Arrivée au milieu de la plante, pas plus tôt, l'incision commencera à rétrograder en s'arrondissant ; elle atteindra le bord externe du pied derrière la tubérosité du cinquième métatarsien et suivra ce bord jusqu'à la tubérosité postérieure externe du

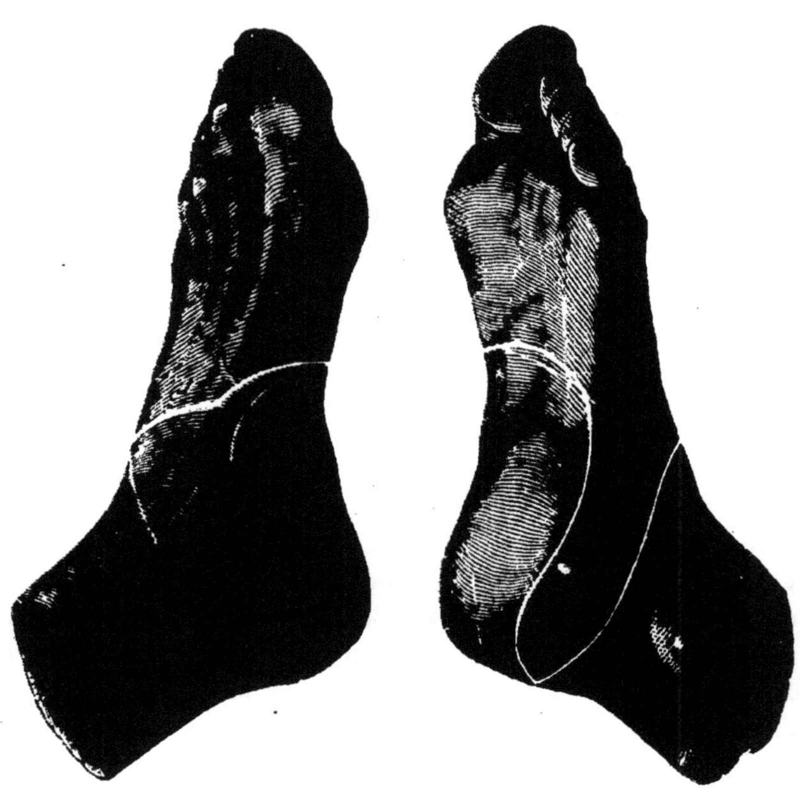

Fig. 275. — Désarticulation sous-astra-galienne, tracé des incisions, faces dorsale et interne.

Fig. 276. — Désarticulation sous-astra-galienne, tracé des incisions, faces externe et plantaire.

calcanéum pour remonter enfin derrière le talon, rejoindre l'extrémité de la première incision. De cette manière, les téguments de la face externe du calcanéum sont en grande partie sacrifiés (fig. 275 et 276).

Quand on s'est exercé, à plusieurs reprises, sur des pieds de morts ou de vivants, à marquer les points de repère et à dessiner, à la teinture, le trajet des incisions, on peut hardiment prendre le couteau et exécuter facilement l'opération suivante.

Désarticulation sous-astragalienne: large lambeau interne et plantaire.

Le tiers inférieur de la jambe malade dépasse le bout du lit. L'aide, chargé de relever les téguments et de supporter, quand il le faut, tout le poids du membre, etc., se tient en dehors.

Déterminez attentivement les points de repère et le trajet des incisions comme je viens de l'indiquer, et armez-vous du couteau à courte lame (*c*, fig. 50, p. 97).

A. *Pied gauche.* — 1° Vous tenez l'avant-pied de la main gauche, abaissé et incliné en dedans. Commencez l'*incision dorsale externe* sur le tendon extenseur propre, à quelques millimètres devant l'articulation scapho-cunéenne (a). Coupez à fond et marchez transversalement en dehors, dans la direction de la tubérosité du cinquième métatarsien; mais, après un parcours de $0^m,05$, dirigez-vous en arrière, parallèlement au bord plantaire, pour passer, à un doigt au-dessous de la malléole péronière, et gagner enfin, en abaissant un peu l'incision, l'insertion du bord externe du tendon d'Achille (b).

La jambe est soulevée par l'aide pour vous permettre d'inciser le *contour du lambeau*. Votre main gauche repousse maintenant l'avant-pied en dehors; votre coude et votre avant-bras correspondants sont fortement relevés, afin que, par dessous, vous aperceviez le bord interne du pied et le départ de l'incision dorsale. Remettez-y le bistouri, conduisez-le vers la plante suivant un trajet faiblement convexe en avant, qui l'amène sous l'articulation cunéo-métatarsienne. — A ce niveau, entamez la plante transversalement jusqu'en son milieu. Alors seulement, recourbez l'incision : menez-la, *tangente au bord externe du pied*, sous le cuboïde et en arrière : puis, sous la tubérosité postérieure externe du calcanéum ; puis enfin (après avoir fait élever le pied), derrière le talon, pour la reporter sur l'insertion du bord externe du tendon d'Achille, dans la terminaison de l'incision première. En traversant la plante, vous devrez secouer la main afin que la pointe agitée de mouvements de va-et-vient, coupe dans son premier passage toute l'épaisseur des parties molles. — Dussiez-vous ramener le couteau plusieurs fois dans le même chemin, il faut qu'à ce moment, toutes les chairs du lambeau soient coupées à fond, sur toute la longueur de l'incision.

2° Cela étant, l'aide fléchit la jambe à angle droit sur la cuisse : d'une main, il renverse complétement le genou en dedans ; de l'autre, il fixe la région sus-malléolaire appuyée sur le bord du lit, et rétracte les téguments dorsaux et externes. Il vous tient sous les yeux et à portée du couteau, la face externe du pied parfaitement horizontale afin que vous *désarticuliez facilement* (c).

Repassez le couteau de gauche à droite dans l'incision dorsale externe, pour diviser les tendons antérieurs, y compris celui du jambier, s'ils ont été jusqu'ici épargnés, le muscle pédieux, les tendons péroniers et le ligament latéral externe. Disséquez le très court lambeau dorsal externe en rasant les os et par conséquent, en détruisant les insertions calcanéennes du muscle pédieux.

Chaque coup de bistouri que vous allez donner maintenant, commencera à l'extrême gauche de l'incision, sur le bord interne du tarse et finira à l'extrême droite, y

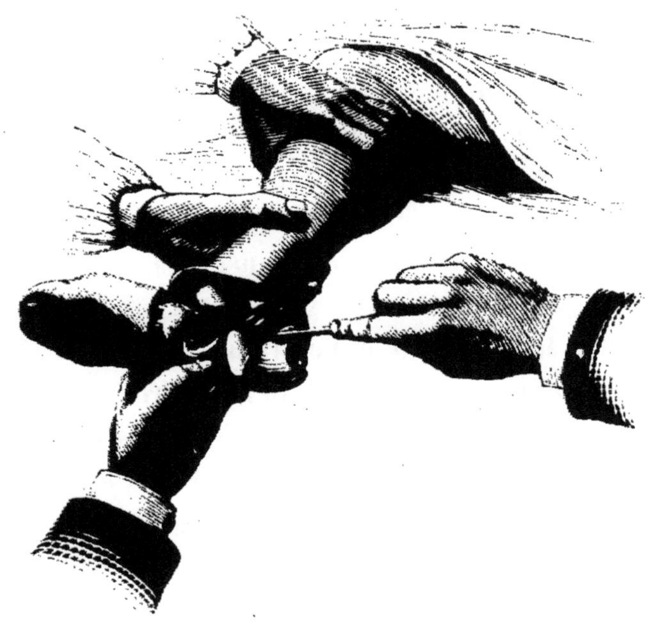

Fig. 277. — Désarticulation sous-astragalienne, pied gauche, dissection du lambeau, de l'intérieur vers l'extérieur. L'aide tient la jambe couchée sur sa face interne, fléchie au genou. La gauche de l'opérateur tord le pied de plus en plus en dehors, faisant saillir le calcanéum. La droite passe et repasse le couteau toujours tenu parallèle à l'axe du canal calcanéen.

entamant toujours de plus en plus les insertions du tendon d'Achille. — Le poids du pied suffit à faire saillir la tête de l'astragale, touchez-la néanmoins du bout du doigt, ainsi que l'excavation calcanéo-astragalienne. Ouvrez, par sa face dorsale, l'articulation astragalo-scaphoïdienne ; sans retirer la pointe, engagez-la à plat sous la tête astragalienne, le tranchant en arrière, et divisez le ligament interosseux, *la clef*. La simple pression du bout des doigts gauches sur la face externe du calcanéum, tournée en haut, vous aidera singulièrement. Aussitôt le ligament interosseux tranché, les articulations calcanéo-astragaliennes s'ouvriront largement : le calcanéum tournant sur son grand axe, vous présentera sa face supérieure ; votre couteau marchant en arrière, au sortir des articulations calcanéo-astragaliennes, détachera facilement le tissu adipeux sus-calcanéen et s'engagera enfin entre l'os et le tendon d'Achille, pour commencer et avancer la désinsertion de celui-ci.

Reportez le tranchant à l'extrême gauche de l'incision et parcourez-la de nouveau jusqu'à l'extrême droite, pour couper, chemin faisant, tout ce qui s'oppose encore au complet écartement des surfaces articulaires et achever de désinsérer le tendon d'Achille (1). Prenez bien garde de faire avec la pointe des échappades dans la base de votre lambeau qu'il s'agit maintenant de séparer de la surface irrégulière que présentent, en dedans, le scaphoïde et le calcanéum.

3° Souvenez-vous de la direction du canal calcanéen oblique en bas et en avant : il va falloir y conduire la lame, non pour couper, mais pour décoller les nerfs, vaisseaux et tendons qui y passent. — De la main gauche en supination, les doigts sous la plante, le pouce sur la grosse apophyse calcanéenne, exagérez la béance de la plaie, en renversant de plus en plus le pied directement en dedans. Ménagez vos forces et gardez-vous toujours d'abaisser l'avant-pied : vous vous rendriez la partie postérieure du calcanéum inaccessible. Dans cette attitude, attaquez avec l'extrême pointe l'insertion du jambier postérieur puis, d'avant en arrière, entamez les fibres du ligament latéral interne qui s'insèrent au scaphoïde, au ligament glénoïdien et à la petite apophyse calcanéenne. Repassez à plusieurs reprises l'extrême pointe, afin de couper toute l'épaisseur du ligament sans intéresser les chairs du lambeau. Cela fait, tenez le couteau très oblique, ainsi qu'est le trajet des vaisseaux plantaires, et le mettant dans l'extrême gauche de la plaie, le tranchant appliqué contre les os, comme pour l'y émoudre, incisez et décollez d'avant en arrière, jusque derrière le calcanéum. Dans ce trajet, tenez toujours le plat de la pointe du couteau appliqué aux os, afin que le taillant suive les accidents de la surface du canal calcanéen comme s'il s'agissait d'en décoller le périoste sans le trouer. Contournez de la même manière, avec les mêmes précautions, la tubérosité interne et la face postérieure du calcanéum. — Faites reprendre au couteau plusieurs fois le même chemin : chaque fois, au moment de dépasser la petite apophyse calcanéenne, songez à la profondeur du canal sous-jacent que vous devez évider de tous les tendons, nerfs et vaisseaux, en les touchant, mais sans les blesser. Enfin, continuez à promener le couteau de gauche à droite en détachant du calcanéum les muscles plantaires, jusqu'à ce que le pied, de plus en plus tordu par la main gauche dont le pouce a fini par accrocher la petite apophyse, soit complètement séparé du lambeau (voy. la fig. 277).

Parez le moignon. A la surface saignante du lambeau,

extirpez, si vous l'avez gardé, le bout deux fois coupé du tendon long péronier latéral ; excisez les tendons flottants des muscles fléchisseurs commun et propre. Cherchez le nerf tibial près de l'extrémité des tendons excisés, très haut par conséquent, saisissez-le avec une pince et, l'ayant dénudé avec grandes précautions, enlevez-en 2 centimètres d'un coup de ciseaux. — Liez le plus d'artérioles que vous pourrez afin de bien dessécher la plaie.

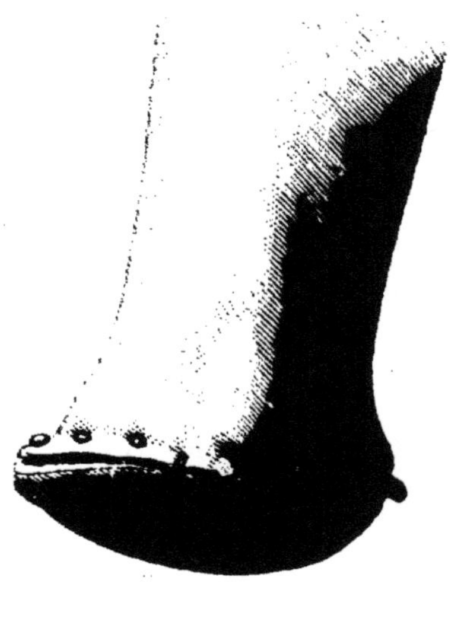

Fig. 278. — Désarticulation sous-astragalienne après la suture du lambeau (face externe, pied gauche).

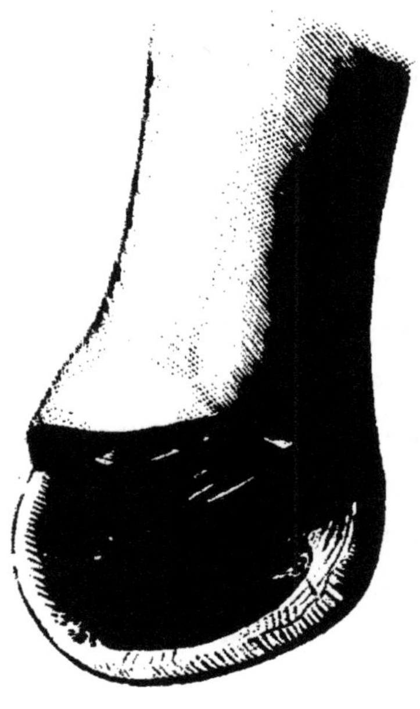

Fig. 279. — Désarticulation sous-astragalienne (face externe, pied gauche), lambeau d'élection flottant.

Essayez votre lambeau : s'il n'est pas trop court, conservez l'astragale en totalité. Dépouillez cet os de ses cartilages, si vous opérez dans un mauvais milieu et si vous ne pouvez employer un pansement antiseptique.

Je crois bon de suturer les tendons antérieurs au lambeau *ramené en avant* comme pour refaire l'avant-pied, à l'aide de sutures profondes ; de ménager une ouverture en arrière, d'immobiliser le lambeau, de comprimer mollement la jambe, de la fléchir et de la coucher sur sa face externe.

B. *Pied droit.* — 1° De la main gauche saisissez l'avant-pied pour l'abaisser et le porter à votre droite. Sur l'insertion du bord externe du tendon d'Achille, commencez une incision hardie et profonde qui marche d'abord en avant et un peu en haut, puis bientôt directement en avant, pour passer horizontalement à un doigt au-dessous du sommet de la malléole péronière, atteindre le niveau de l'articulation scapho-cunéenne et se recourber en dedans, à quelques millimètres devant cette articulation, jusqu'au tendon extenseur propre.

À ce moment vous portez le bout du pied à votre gauche, pour en amener sous vos yeux le bord interne. Continuant l'incision dorsale, faites-la descendre, légèrement convexe en avant, sous le milieu du bord interne du pied. Sans désemparer, mais après avoir relevé le métatarse, aidé par l'assistant qui soulève la jambe, conduisez l'incision à travers la plante jusqu'en son milieu. Alors seulement, recourbez-la en arrière, faites-la toucher le bord externe du pied, sous le cuboïde, et rétrogradez ensuite le long de ce bord, jusque sous la tubérosité postérieure externe du calcanéum. Toujours sans désemparer, mais après avoir commandé à l'aide d'élever davantage la jambe en l'air, conduisez votre incision derrière le talon et enfin sur l'insertion du tendon d'Achille, rejoindre à peu près à angle droit le départ de l'incision première. — Repassez le couteau une ou plusieurs fois afin de couper les parties molles jusqu'aux os spécialement sous et derrière le talon.

2° Vous avez alors à choisir entre deux partis : disséquer le lambeau avant de désarticuler (je vous le conseille, voy. p. 492) ou désarticuler d'abord pour disséquer ensuite le lambeau en renversant le pied droit comme vous avez appris à renverser le pied gauche. Un ambidextre, tenant le couteau de la main gauche, n'hésiterait pas à choisir ce dernier parti. Tout opérateur qui a un peu de souplesse dans le poignet peut en faire autant de la main droite. Voici comment :

L'aide fléchit la jambe à angle droit sur la cuisse ; d'une main, il renverse énergiquement le genou en dedans ; de l'autre, il fixe la région sus-malléolaire appuyée sur le bord du lit et rétracte les téguments dorsaux externes. Il vous tient sous les yeux et à portée du couteau, la face externe du pied parfaitement horizontale. Vous repassez le couteau dans l'incision externe et dorsale : aucun tendon, pas même celui du jambier antérieur, n'a dû être épargné. Vous disséquez suffisamment le petit lambeau correspondant, en rasant les os, pour détacher complètement le muscle pédieux et rendre tangibles et visibles le défaut ou creux astragalo-calcanéen et la saillie de la tête astragalienne que vous mettez à nu d'un coup de pointe.

Celle-ci s'engage facilement dans l'articulation astragalo-calcanéenne postérieure et, d'arrière en avant, coupe les premiers, puis les seconds faisceaux du ligament interosseux, aidée par la main gauche qui appuie légèrement sur le calcanéum pour entrebâiller l'articulation. S'il est nécessaire, un second coup de pointe donné plus profondément achève la section du ligament afin que l'articulation s'ouvre largement.

3° Il faut maintenant exécuter, comme pour le pied gau-

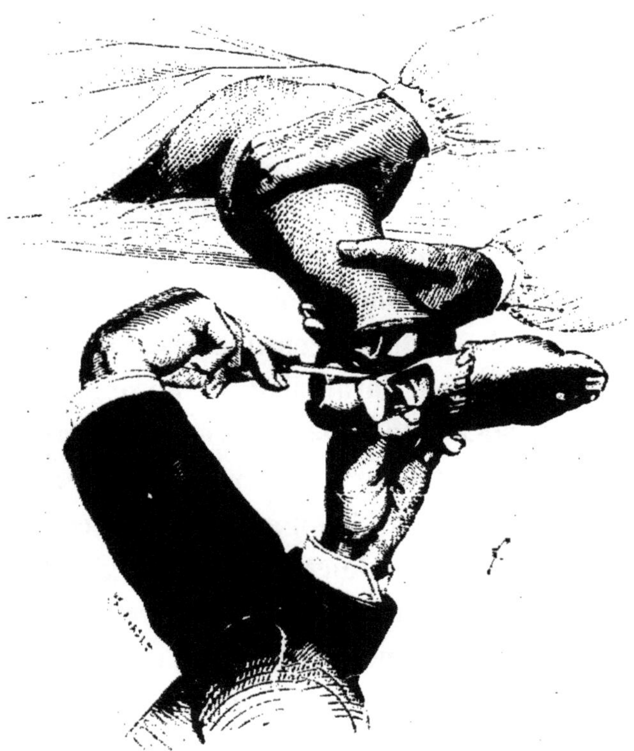

Fig. 290. — Désarticulation sous-astragalienne, pied droit, dissection du lambeau de l'intérieur vers l'extérieur. La droite de l'opérateur est obligée de se jeter en dehors de la gauche pour diriger la lame dans l'axe du canal calcanéen. Jambe fléchie à angle droit et couchée sur sa face interne.

che, une série d'incisions superposées dans la même voie, de l'extrême gauche à l'extrême droite de la plaie, c'est-à-dire, sur le pied droit, du talon où vous attaquerez le tendon d'Achille en entrant, jusqu'au scaphoïde dont vous séparerez le jambier postérieur en sortant. Chemin faisant, il faudra d'abord détacher le tissu adipeux sus-calcanéen et, plus tard, couper le ligament interne. Vous devrez ensuite évider le canal calcanéen, en tenant bien entendu le couteau dans sa direction, comme pour le sonder. Par conséquent la main droite, armée du couteau, fléchie et en pronation forcée, devra croiser la main gauche comme le représente la figure 280 (e).

Si vous voulez *disséquer le lambeau* avant de désarticuler, vous le pouvez grâce au sacrifice que vous avez fait des téguments de la face externe du talon. A cet effet, aussitôt le contour du lambeau incisé, sans plier la jambe sur la cuisse, vous le détacherez en dessous et en avant dans l'étendue de quelques centimètres ; vous disséquerez également, comme à l'ordinaire, la lèvre supérieure de l'incision externe. — Puis, faisant renverser fortement les orteils en dehors et tordre le pied pour relâcher les chairs, surtout pour rendre le talon visible et accessible, vous accrocherez du bout des doigts de la main gauche la partie postérieure du lambeau et la détacherez, avec le tendon d'Achille, de la face postérieure du calcanéum, de ses tubérosités et de sa face inférieure. Vous relèverez de plus en plus la partie talonnière du lambeau vers la malléole tibiale, à mesure que le couteau parallèle aux tendons et coupant exceptionnellement de droite à gauche, évidera le canal calcanéen (1).

Lorsque le lambeau sera suffisamment disséqué et le

calcanéum dénudé sur toutes ses faces, postérieure, inférieure, interne et supérieure, vous irez attaquer l'articu-

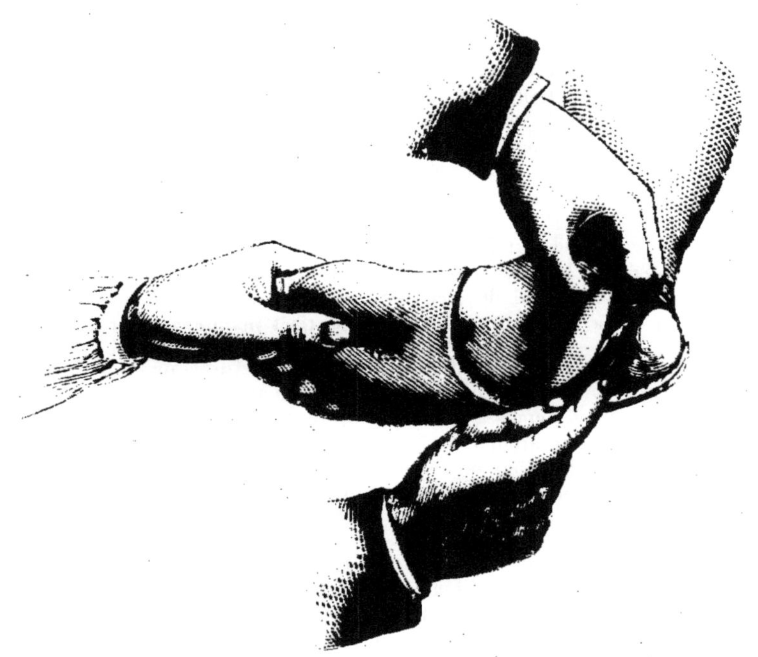

Fig. 281. — Désarticulation sous-astragalienne, dissection du lambeau du pied
droit : action de l'aide sur le pied, la jambe restant étendue. Travail des deux
mains de l'opérateur, la gauche s'efforçant de décoller le lambeau pour faire
place au couteau qui évide le canal calcanéen et que la droite tient parallèle à
l'axe de ce canal.

lation par son côté externe, après avoir ramené la pointe
du pied en dedans.

Notes. — (a) C'est à l'opérateur, quand il se prépare à couper sur le dos du
pied, à apprécier la proéminence de l'astragale, la mobilité et l'élasticité des téguments, toutes choses variables. Le pied est-il long, la peau mobile et tendue,
il vaut mieux garder plus que moins et inciser, non à quelques millimètres, mais
à un travers de doigt en avant de l'articulation scapho-cunéenne.

(b) Cette insertion se fait sur une crête horizontale qui divise en deux étages à peu près égaux la face postérieure du calcanéum. Les avis sont partagés sur l'opportunité de la conservation des adhérences du tendon d'Achille à la partie postérieure du lambeau.

En prolongeant l'incision externe jusqu'au bord interne du tendon que l'on divise en travers, juste au-dessus de son insertion, *le résultat est plus beau, plus facilement obtenu et primitivement meilleur :* l'adaptation des lèvres de la partie postérieure de la plaie se fait mieux ; le tendon d'Achille ne peut plus empêcher de maintenir en avant la masse du lambeau pour y faire une espèce d'avant-pied ; les contractions des muscles du mollet sont sans action sur la cicatrisation, etc. Reste à savoir si le tendon d'Achille recouvre plus tard des adhérences suffisantes pour agir utilement sur le coussinet du moignon, et si l'entamure pratiquée à la partie postérieure de la base du lambeau n'augmente pas notablement les chances de gangrène.

(c) L'attitude conseillée ici facilite considérablement la désarticulation. Si le malade est couché sur le côté sain, la besogne de l'aide, relative à la flexion de la jambe et au renversement du genou en dedans, est un jeu. L'opérateur qui était au bout du lit, a fait un pas à droite et se tient maintenant sur le côté.

(d) Aussitôt qu'on le peut, il faut se débarrasser des insertions tendineuses facilement accessibles. Ainsi, le tendon jambier antérieur, si souvent oublié par les élèves, a dû être coupé depuis longtemps, et le tendon d'Achille complétement détaché, lorsque la pointe attaque le ligament interne de l'articulation. Tout est plus facile lorsque, dès le début de l'opération, on a prolongé la partie reculée de l'incision externe suffisamment en dedans pour trancher complétement le tendon d'Achille.

(e) Après que l'articulation est ouverte, on arrive encore autrement à séparer le pied droit du lambeau. Mais il faut le concours d'un deuxième aide chargé de tenir l'avant-pied pendant que l'opérateur, sa main gauche l'aidant, détache d'abord d'avant en arrière la graisse sus-calcanéenne et le tendon d'Achille. Une fois celui-ci complétement désinséré, l'opérateur coupe le ligament interne, reprend l'avant-pied, le tord et l'abaisse un peu, pour entailler d'avant en arrière, décoller la partie antérieure du lambeau et engager la lame dans le canal calcanéen qu'elle évide avec facilité. La main du deuxième aide intervient utilement pour relever le lambeau à mesure que l'opérateur le détache.

(f) On arrive à disséquer d'une manière analogue le lambeau du pied gauche. Pendant cette dissection, un aide tient la jambe allongée, élevée et fortement tordue vers la droite de l'opérateur. Cette torsion ou ce renversement du pied gauche en dehors, expose le talon que l'opérateur peut décortiquer en tenant la main droite en pronation forcée, pour commencer tous les traits du couteau derrière le talon et les conduire dans le canal calcanéen.

Remarques. — En laissant pendre le lambeau qui vient d'être décrit, on voit que la surface saignante totale ressemble à un cœur asymétrique à base antérieure non échancrée. Le lambeau, en effet, reproduit en grand la forme semi-cordée de la surface à recouvrir ; la partie la plus étoffée est l'antérieure, celle qui supportera le poids du corps. Après l'application, la béance utile de la plaie, en arrière et en dehors, existe naturellement (fig. 278 et 279).

Quel que soit le jugement à porter sur la valeur clinique de ce procédé, certainement supérieure à celle du petit et étroit lambeau interne qui pourtant a donné de bons résultats (Malgaigne, Volkmann, etc., etc.), j'engage les élèves à le pratiquer sur le cadavre jusqu'à ce qu'ils soient sûrs de pouvoir désarticuler et évider le canal calcanéen sans blesser les vaisseaux. Alors seulement ils pourront s'exercer à la pratique du procédé en raquette, dérivé des procédés de J. Roux et Verneuil et qui ne diffère essentiellement de celui qui vient d'être décrit que par le trajet de l'incision plantaire externe et l'extrême difficulté que l'on rencontre pour énucléer le calcanéum.

Le procédé de J. Roux, tel qu'il l'exécuta devant Nélaton et le décrivit (*Gaz. des hôp.*, 1848), avait été inventé pour pratiquer la désarticulation tibio-tarsienne, en 1846. C'est Nélaton qui l'appliqua à l'amputation sous-astragalienne.

Je crois que Nélaton opérait ainsi : de l'extrémité postérieure de la face externe du calcanéum, une incision vient en avant

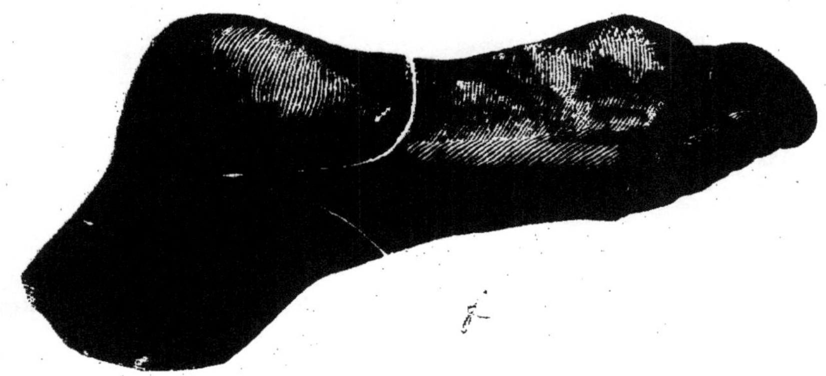

Fig. 282. — Désarticulation sous-astragalienne, incision de A. Nélaton.

passer à un doigt au-dessous de la malléole péronière, se recourbe en dedans sur le dos du scaphoïde, rétrograde vers le tubercule de cet os et de là revenant en avant, forme une encoche obtuse, pour descendre légèrement convexe, couper la plante en travers au niveau de la tubérosité du cinquième métatarsien et, arrivée sur le bord externe du pied, remonter obliquement au point de départ.

La première opération de Nélaton avait été précédée des recherches de Verneuil sur l'adaptation du procédé J. Roux à l'amputation sous-astragalienne.

Verneuil, armé d'un couteau à lame courte et solide, faisait partir l'incision du tubercule externe du calcanéum (à 2 ou 3 centimètres au-dessous de la malléole péronière), l'amenait en avant jusqu'à 2 centimètres en arrière et en dedans de la tubérosité du cinquième métatarsien; la recourbait en guêtre sur le dos du pied pour la conduire sur le milieu du premier cunéiforme, puis sous la plante du pied, mais très obliquement, afin de rejoindre le point de départ.

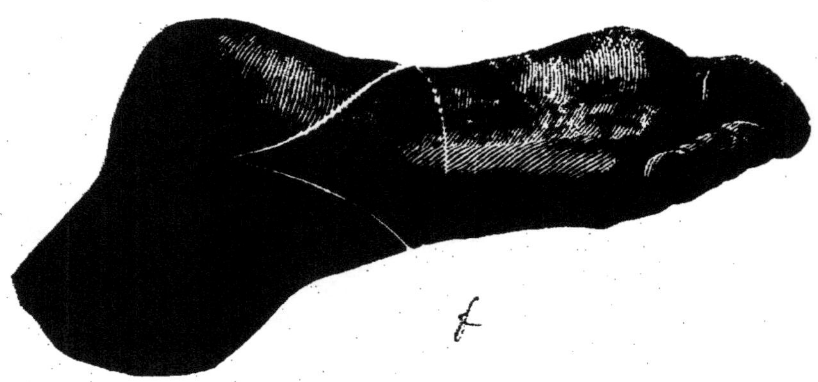

Fig. 283. — Désarticulation sous-astragalienne, adaptation du procédé de J. Roux par Verneuil.

Enfin, j'arrive à un dérivé qui semble accepté par l'École du Val-de-Grâce (MM. Perrin et Chauvel) et qui a perdu son nom de procédé à lambeau pour s'appeler procédé en raquette. Comme moi, M. Perrin se propose de « donner assez d'ampleur

au lambeau pour que la tête de l'astragale soit facilement recouverte en avant, non plus par les parties molles de la région
dorsale, mais bien par la peau de la plante du pied..... Le procédé ainsi modifié diffère de celui qui a été décrit par M. Verneuil par les dimensions en quelque sorte exagérées qu'il donne
au lambeau plantaire de façon à obtenir, comme résultat opératoire, un véritable pied d'éléphant. »

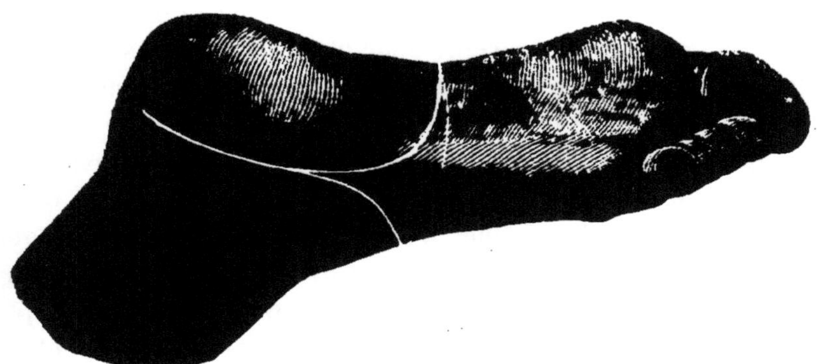

FIG. 284. — Désarticulation sous-astragalienne, incision en raquette. M. Perrin.

A partir du côté externe de l'insertion du tendon d'Achille,
l'incision de M. Perrin marche en avant, passe à 0ᵐ,03 de la
pointe péronière, atteint l'extrémité postérieure du cinquième
métatarsien se recourbe en dedans sur le dos du pied, croise le
bord interne au niveau de l'articulation cunéo-métatarsienne et
traverse la plante pour rejoindre l'incision externe, à 0ᵐ,02 en
arrière du cinquième métatarsien.

En fait, j'ai vu M. Perrin prolonger son incision en arrière
jusque sur le bord interne du tendon d'Achille qu'il coupe en
travers, dans l'espoir, dit-il, de supprimer pour le présent et
l'avenir l'action du triceps sural sur le coussinet plantaire.

En tenant l'incision externe près du bord plantaire et en la
prolongeant assez loin derrière le talon pour couper le tendon d'Achille immédiatement au-dessus de son insertion, on ne
rencontre pas de grandes difficultés. Mais il faut ensuite et tout

d'abord, bien détacher la lèvre inférieure de la queue de la raquette afin de dépouiller le dessous du cuboïde, du calcanéum et surtout de la tubérosité postérieure externe de cet os.

Le reste devient alors facile et s'exécute à l'ordinaire sur le pied gauche.

Sur le pied droit, après avoir disséqué dans la mesure du possible, en premier lieu la lèvre inféro-externe, en second lieu le lambeau supéro-externe, l'articulation sera ouverte. Pour évider le canal calcanéen sans péril, il faudra ici le concours d'un aide armé d'un grand écarteur pour attirer en dedans la partie interne du cercle de la raquette, pendant que le chirurgien abaisse le pied et le tord en dehors afin de faire place au couteau qui par une succession de traits va pénétrer d'avant en arrière et de dessus en dessous, au delà du scaphoïde et de la petite apophyse calcanéenne. Quand il ne reste plus à dégager que la tubérosité postérieure interne du calcanéum, l'intervention de l'aide qui écarte les chairs reste précieuse, pendant que la gauche de l'opérateur exagère la torsion et l'abaissement ou plutôt le renversement du pied.

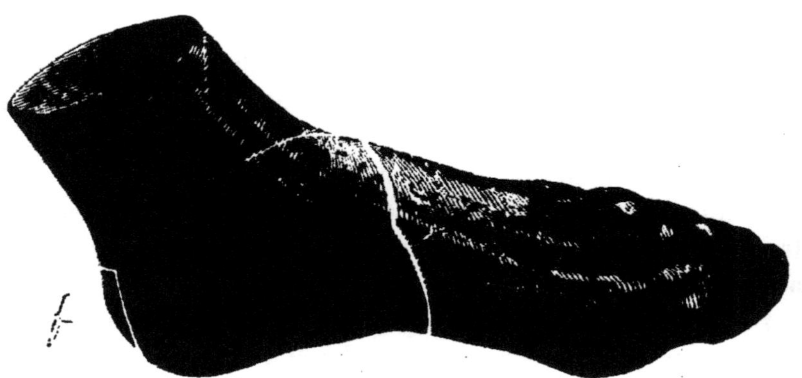

Fig. 285. — Désarticulation sous-astragalienne, lambeau réduit au strict nécessaire.

Je veux bien que, dans les cas rares où le chirurgien a des parties molles à discrétion, il fasse pour le pied des moignons très étoffés; je le lui conseille même formellement. Mais je lui conseille aussi d'apprendre à se contenter du strict nécessaire.

Pour la désarticulation sous-astragalienne, quel est le strict nécessaire ? C'est un lambeau interne analogue à celui que j'ai longuement décrit, comprenant au moins la moitié interne de la plante du pied et s'étendant en largeur depuis le bord interne du tendon d'Achille jusqu'à l'articulation cunéo-métatarsienne. On s'est contenté de moins, je crois que l'on risquait beaucoup ; mieux eût valu désarticuler le pied en totalité. En opérant ainsi, on peut *très facilement* disséquer le lambeau de dehors en dedans. Pour peu que la tête de l'astragale soit à l'étroit dans son enveloppe, il faudrait l'exciser avec la scie à chantourner.

Malgaigne restait donc en deçà de l'indispensable, lorsqu'il opérait d'après le tracé de la figure 286. Après avoir tranché le

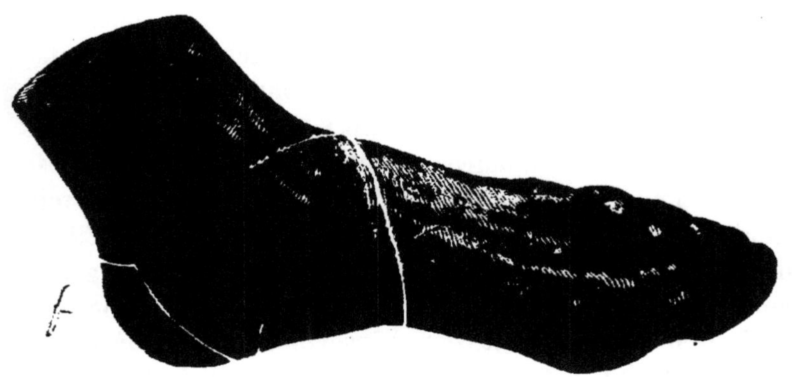

Fig. 286. — Désarticulation sous-astragalienne, lambeau interne de Malgaigne.

tendon d'Achille et coupé les téguments postérieurs, externes et dorsaux (ceux-ci à 3 centimètres devant l'articulation de Chopart), Malgaigne entaillait au même niveau le bord interne et la plante du pied, au moins jusqu'au milieu. Puis, remettant le couteau dans le commencement de l'incision postérieure, derrière la malléole interne, il descendait obliquement vers la plante du pied, sous un angle d'environ 45 degrés, et rejoignait la fin de la première incision, en découpant ainsi un lambeau arrondi, large de 8 à 10 centimètres à la base et de 4 à 6 au sommet.

On a aussi, spécialement en Angleterre, gardé maintes fois un lambeau postérieur, la cupule calcanéenne de Syme, pour couvrir la face inférieure de l'astragale. C'est un mauvais procédé qui place la cicatrice justement sur le point du moignon qui fatigue le plus, sous la tête de l'astragale.

ARTICLE VIII

AMPUTATION TOTALE DU PIED OU DÉSARTICULATION TIBIO-TARSIENNE (1).

La désarticulation totale du pied, pratiquée plusieurs fois à de grands intervalles, était abandonnée et méprisée de la plupart des chirurgiens lorsque Baudens fit sa première opération en 1839. Imbu de cette idée théorique que les lambeaux antérieurs doivent toujours être préférés parce que dans le décubitus dorsal, ils s'adaptent d'eux-mêmes sous l'action de la pesanteur et ne forment pas clapier, Baudens choisit un mauvais procédé. C'est pourquoi notre compatriote a dû partager l'honneur d'avoir réhabilité la désarticulation tibio-tarsienne avec Syme, d'Édimbourg. Celui-ci, à partir de 1842, fit en Angleterre un très grand nombre de désarticulations du pied, réussit à donner son nom à l'opération et trouva l'occasion d'enseigner son procédé à Chélius fils et par lui, à toute l'Allemagne (1846). Il faut pourtant rendre justice à Baudens et ne pas oublier non plus que l'invention du procédé de J. Roux a eu l'influence la plus heureuse sur la vulgarisation, en France, des amputations tibio-tarsienne

---

(1) Baudens, *Gaz. des hôp.*, 1841, 1848, 1849. — Syme, cinq mémoires, reproduits en substance in *Contributions to the pathology and practice of Surgery*. London, 1848, analysé in *brittisch and foreign med. chir. Review*, 1848, II, — J. Roux, *Annales de thérap.*, 1846, et *Gaz. des hôp.*, 1848. — Sédillot, *Contributions*, II. — Gross, *loc. cit.* — Chauvel, *loc. cit.* — Hancock, *loc., cit.* — Linhart, *loc. cit.* — Flamain, *Etude sur les procédés opératoires applicables à l'amputation tibio-tarsienne*, thèse de Paris, 1871. — J. Bell, *Manuel of operations of Surgery*. Edinburgh, 1874.

et sous-astragalienne. Cela dit, je dois ajouter que le procédé de Syme est beaucoup trop négligé chez nous, puisqu'il paraît donner, avec bien moins d'étoffe, des résultats aussi bons sinon meilleurs, que ceux du procédé de J. Roux.

Les *indications* de cette opération sont les mêmes que celles des autres amputations partielles du pied. C'est dire que l'état des parties molles ne permettra pas toujours au chirurgien de choisir son procédé. Dans les circonstances défavorables, où les meilleurs téguments, ceux du talon et de la face interne du cou-de-pied, sont détruits, faut-il néanmoins désarticuler, plutôt que d'amputer dans la région sus-malléolaire ? Non.

Le grand avantage de la désarticulation, c'est de permettre la marche sur le bout du moignon. Il n'y faut plus compter, si l'état des téguments ne permet pas de confectionner des lambeaux bien étoffés qui rejettent la cicatrice en bon lieu. Car le désarticulé se trouverait alors dans les conditions d'un homme amputé au-dessus des malléoles par un procédé médiocre : il devrait porter un appareil de riche prenant son point d'appui sur l'ischion. Je crois qu'au point de vue de la marche, une amputation intra ou même sus-malléolaire qui, avec un lambeau long, large et épais, permet au mutilé de s'appuyer directement sur le bout du moignon, vaut mieux que la désarticulation du pied faite par un procédé de nécessité. S'il y avait entre les deux opérations une différence de gravité *notable*, il faudrait, c'est évident, opter pour la moins grave. Et encore, je ne comprends guère la sensiblerie de quelques chirurgiens militaires qui veulent avant tout et quand même, donner à leur amputé toutes les chances de survivre, même au prix d'une infirmité. Car, tout moignon de jambe ou mauvais ou médiocre, réduit le salaire du mutilé qui garde le lit de temps en temps, court des risques de phlegmon, d'ostéite, d'érysipèle, de résection ou d'amputation secondaire ; bref, une telle infirmité empoisonne et abrége la vie.

L'amputation sus-malléolaire est, dit-on, plus grave que la désarticulation du pied ; c'est pourquoi il faut pratiquer cette dernière de préférence, toutes les fois qu'on le peut. Je ne conteste pas cette préférence à donner toujours à la désarticulation, quand on a à sa disposition des téguments de choix. Je discute seulement les cas où le chirurgien hésite entre une désarticulation par un procédé de nécessité et une amputation sus-malléolaire par un procédé d'élection. La statistique ne nous a rien appris sur la gravité relative de ces deux opérations faites *dans ces conditions*. L'écart est déjà si faible entre la mortalité des désarticulations tibio-tarsiennes prises en bloc et celle des amputations sus-malléolaires, que je soupçonne fort qu'un malade dont le pied serait assez altéré pour imposer au chirurgien un procédé de désarticulation médiocre, ne perdrait aucune chance de survivre, en se faisant amputer au-dessus des malléoles par le procédé d'élection.

Je dis tout cela pour arriver une fois de plus à répéter : si vous amputez dans le pied ou dans le bas de la jambe, faites un moignon sur lequel le mutilé puisse marcher.

Choix des procédés. — Un tel moignon, après la désarticulation qui nous occupe, doit avoir pour coussinet les téguments de la plante du pied habitués à supporter le poids du corps ; la cicatrice doit être rejetée sur la périphérie, au-dessus de la surface d'appui. C'est donc par un lambeau que nous couvrirons l'extrémité du squelette de la jambe. Ce lambeau, nous ne le prendrons ni en avant, parce qu'il doit comprendre une partie de la semelle plantaire, ni en dehors, parce qu'il doit contenir les vaisseaux dans son épaisseur ; mais plutôt en arrière, ou en dedans, ou à la fois en dedans et en arrière.

Autant que possible nous garderons un *large* lambeau et chercherons à lui conserver sa mobilité sur le bout des os, par une réunion rapide et par la conservation ou la reproduction des adhérences tendineuses. Car il me semble démontré que la marche est plus facile lorsque le coussinet charnu se meut à la volonté du malade.

Avant de décrire l'amputation sous-astragalienne, j'ai dit le nécessaire sur les téguments du talon et les vaisseaux qui les nourrissent. Je rappellerai seulement ici que la coque talonnière est très épaisse et très résistante en bas, très mince, au contraire, en haut sur les côtés du tendon d'Achille. Nous retrouverons une minceur pareille au niveau des malléoles où le fascia pellucida est à l'état de séreuse imparfaite.

L'articulation tibio-tarsienne est facile à trouver et facile à ouvrir. Mais, après la désarticulation, la mortaise tibio-péronière avec ses deux malléoles inégales est évidemment fort mal disposée pour fournir un bon moignon : il faut l'aplanir, soit avec la scie, soit avec les cisailles. Quelques chirurgiens recommandent de scier franchement à 1 centimètre au-dessus de l'interligne ; d'autres d'enlever seulement avec les malléoles les bords antérieur et postérieur (celui-ci plus saillant) de la surface articulaire du tibia ; d'autres de couper simplement les deux malléoles ou seulement l'externe. On peut même ne rien enlever du tout et réussir ; mais c'est une mauvaise pratique, surtout chez l'adulte, quand on veut, ce qui est l'ordinaire, faire marcher l'amputé sur le bout du moignon (1). La maladie des surfaces articulaires peut forcer le chirurgien à enlever successivement et par tranches, 2 ou 3 centimètres des os de la jambe.

Lorsque l'articulation est saine, je crois qu'il faut scier les deux malléoles isolément et un peu obliquement pour donner à la surface terminale du squelette des bords latéraux légèrement obtus. Je crois aussi que si le moignon doit suppurer, une minute employée à gratter le cartilage sans perforer la lame compacte sous-jacente, contribuera à assurer la guérison rapide. Sans cette précaution, si la réunion immédiate fait défaut, le cartilage s'exfolie rarement, mais il s'exfolie quelquefois.

Quatre procédés pourraient être donnés comme bons et décrits longuement les uns et les autres : le lambeau interne pur, le lambeau interne amélioré comprenant le tendon d'Achille, le lambeau interne et postérieur de J. Roux, enfin, le lambeau pos-

____

(1) Blandin ne croyait pas qu'il fût possible d'obtenir un pareil résultat. En conséquence, il conservait les malléoles qu'il couvrait avec deux lambeaux latéraux. Ainsi avait été opérée la jolie modiste pour laquelle Martin fit sa première jambe artificielle, si parfaite, que l'amputée pouvait danser dans les bals publics, fort bien, sans doute, puisque le jour du mardi-gras, étant masquée, elle trompa l'interne qui l'avait soignée, le lutina et dansa avec lui une partie de la nuit : « Ce ne fut qu'à la sortie du bal..., lorsque le masque dut se déchausser.... que le jeune homme la reconnut. » (Gaz. des hôp., 1846, p. 562).

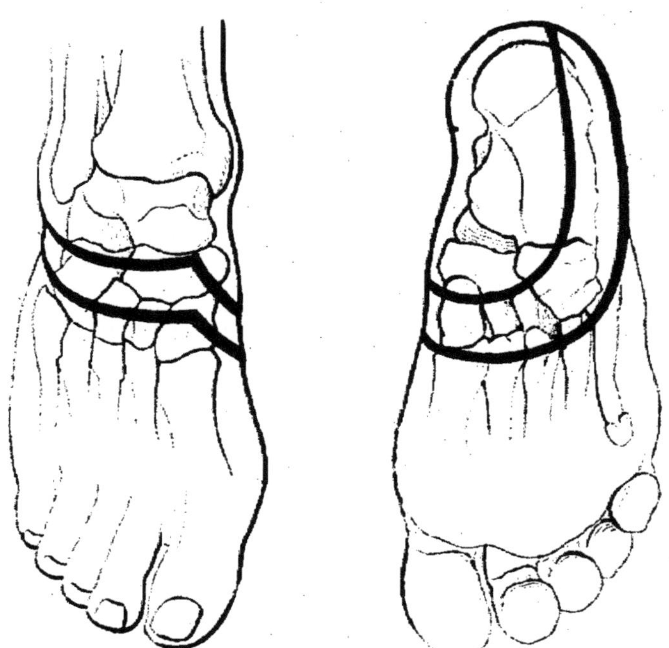

Fig. 287 et 288. — Tracés comparatifs pour l'amputation sous-astragalienne et désarticulation tibio-tarsienne, par le procédé à lambeau interne amélioré.

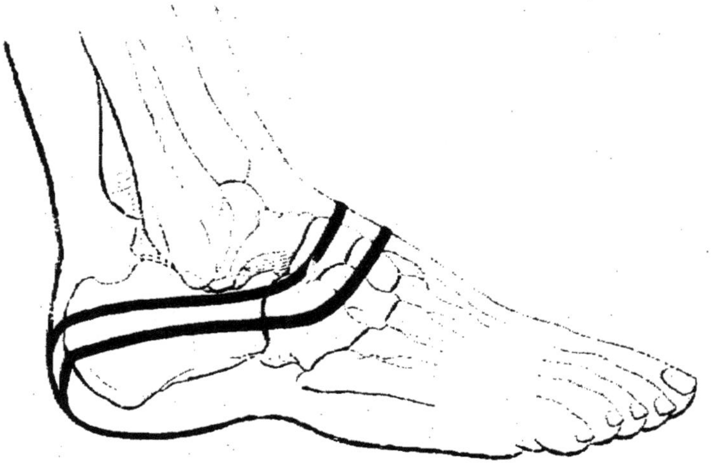

Fig. 289. — Désarticulations sous-astragalienne et tibio-tarsienne, lambeau interne amélioré, tracés comparatifs de l'incision dorsale externe.

térieur de Syme. Les deux premiers ne comprennent pas la coque talonnière ; ils se ressemblent comme exécution et ne sont que la reproduction, en plus petit, du lambeau du procédé facile décrit pour l'amputation sous-astragalienne.

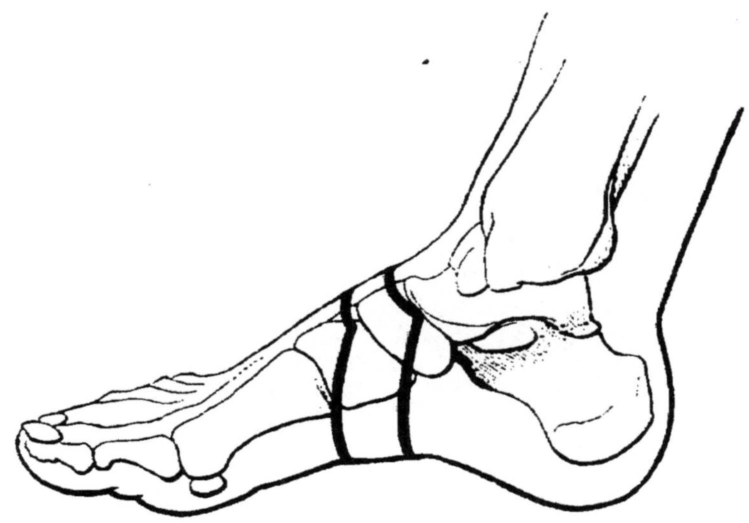

Fig. 290. — Désarticulations sous-astragalienne et tibio-tarsienne, lambeau interne amélioré, tracés comparatifs.

Je m'attacherai à bien exposer la manière d'exécuter le procédé de Syme d'après les ouvrages anglais, spécialement d'après le manuel de J. Bell d'Édimbourg et aussi d'après mes propres remarques.

Je le ferai en dernier lieu parce que les premiers procédés sont les mêmes que ceux de l'amputation sous-astragalienne qui vient d'être décrite.

Désarticulation du pied.

Lambeau interne (Soupart, Sédillot, A. Guérin, etc.).

Ce procédé est de tous ceux qu'il est permis d'appliquer sur le vivant, le plus facile à exécuter. Il a l'inconvénient de détruire tout à fait les adhérences du tendon d'Achille au futur coussinet du moignon, adhérences qui peuvent, il est vrai, se rétablir. On a réussi, sur le vivant, à faire un bon moignon, avec une très petite quantité de parties molles, mais je ne me permettrais pas de rester en deçà du

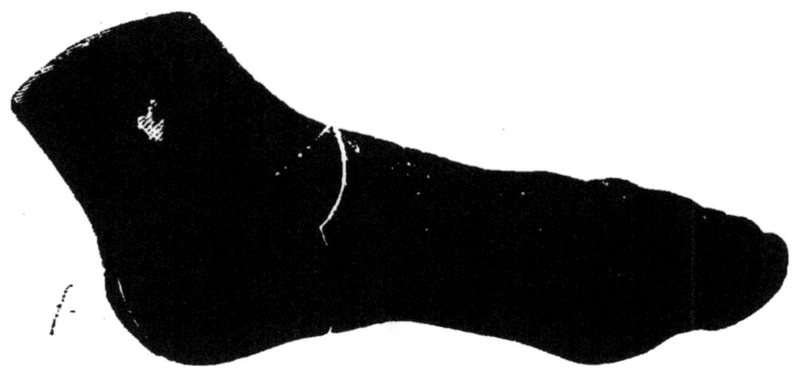

Fig. 291. — Amputation totale du pied, désarticulation tibio-tarsienne. Lambeau interne.

minimum suivant : lambeau étendu en largeur depuis le bord interne du tendon d'Achille jusque sur le scaphoïde, et en longueur, jusqu'au milieu de la plante du pied, section des téguments externes au niveau de la pointe du péroné.

Le lambeau peut être disséqué facilement avant la désarticulation. C'est un avantage énorme que nous retrouvons dans le procédé suivant. Cela permet, sur l'un et l'autre pied, de faire si l'on veut l'amputation *intra-malléolaire* sans désarticuler.

Désarticulation du pied.

Lambeau interne amélioré.

Ce procédé se recommande par les arguments que j'ai donnés à propos de l'amputation sous-astragalienne (voy. p. 479). Ce n'est, en effet, que le procédé facile que j'ai conseillé pour cette opération, avec environ un doigt de peau en moins dans tous les sens. Le lambeau est étoffé, épais, bien vascularisé, adhérent au tendon d'Achille, et beaucoup plus facile à séparer du canal calcanéen, que les lambeaux de J. Roux et de Syme. Il fournit aux os de la jambe une semelle aussi large que l'on veut. Dans ma description, je vais supposer, comme d'habitude, que l'état des parties molles ne laisse disponible que le minimum indispensable.

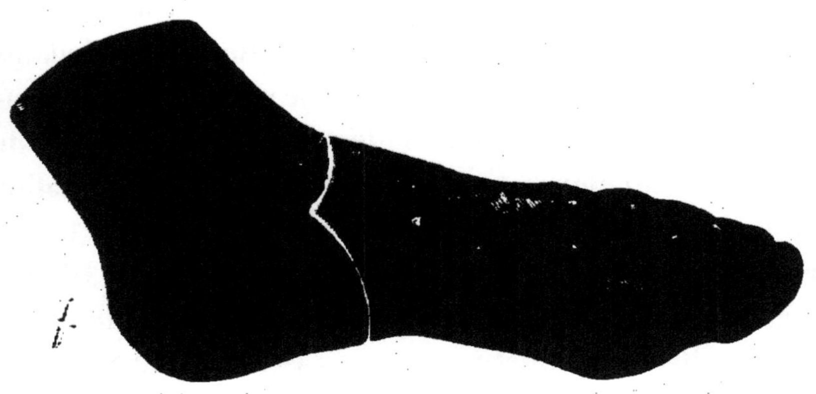

Fig. 292. — Amputation totale du pied. Désarticulation tibio-tarsienne. Lambeau interne amélioré.

Pour la coupe des parties molles, je n'ai qu'à reproduire mot à mot la description de l'amputation sous-

astragalienne. Néanmoins, cette reproduction me paraît
nécessaire car on ne me comprendrait pas à demi-mot. Il
est si difficile, comme dit Paré, « de mettre clairement
et entièrement par escrit la Chirurgie manuelle »!

Opération. — Le tiers inférieur de la jambe malade
dépasse le bout du lit. L'aide chargé de relever les téguments et de supporter, quand il le faut, tout le poids du
membre, etc., se tient en dehors. S'il est très habile, il
peut assurer l'hémostase en comprimant les artères pédieuse et tibiale postérieure. Mais il vaut mieux faire agir
un appareil ou un aide sur la fémorale.

Vous avez examiné le pied attentivement, vous savez
notamment où passent les tendons extenseur propre et
jambier antérieur, où se trouve l'articulation astragalo-
scaphoïdienne, etc.

A. *Pied gauche.* — 1° Abaissant d'abord l'avant-pied de
la main gauche qui tout à l'heure l'inclinera en dedans,
commencez l'*incision dorsale externe* sur le tendon extenseur propre ou en dedans, entre ce tendon et celui du
jambier, à quelques millimètres devant l'articulation
astragalo-scaphoïdienne; coupez à fond, marchez transversalement en dehors et, après un trajet de 0^m,04, rétrogradez parallèlement au bord du pied, vers la pointe
de la malléole péronière que vous raserez, pour viser ensuite et atteindre le bord externe du tendon d'Achille au
voisinage de son insertion.

Pour inciser le *contour du lambeau*, votre main gauche
repousse l'avant-pied en dehors; le coude et l'avant-bras
correspondants sont fortement relevés : par-dessous vous

apercevez le bord interne du pied et le départ de l'incision dorsale. Remettez-y le bistouri, conduisez-le vers la plante suivant un trajet faiblement convexe en avant, qui l'amène sous l'articulation scapho-cunéenne. A ce niveau, entamez hardiment et en travers le tiers interne de la plante. Alors seulement, recourbez l'incision et menez-la arciforme et tangente à la ligne médiane plantaire, menez-la, dis-je, convexe en dehors, sous la partie interne de la pointe du talon, puis derrière, puis en dehors vers la terminaison de l'incision externe que vous rejoignez, après avoir fait élever le pied par votre aide. Repassez le couteau une ou plusieurs fois jusqu'à ce que toutes les parties molles du lambeau soient coupées à fond et un peu en biseau.

2° A ce moment, l'aide fléchit la jambe à angle droit sur la cuisse. D'une main (la droite) il renverse complètement le genou en dedans; de l'autre (la gauche) il fixe la région sus-malléolaire appuyée sur le bord du lit et rétracte les téguments dorsaux et externes : il vous tient sous les yeux et à portée du couteau, la face externe du cou-de-pied parfaitement horizontale pour que vous *désarticuliez* facilement. Repassez le couteau de gauche à droite dans l'incision dorsale externe et mobilisez suffisamment la lèvre supérieure des téguments, en avant et sur le côté, pour rendre la malléole péronière visible et l'articulation accessible. — Touchez la pointe malléolaire : au-dessous, entrez à plein tranchant en insinuant la lame à plat entre la malléole et l'astragale. La simple pesanteur aidée d'une pression légère des doigts de la main gauche commencera le renversement du pied en dedans; l'articulation s'ouvrira et votre pointe coupera, en avant et en arrière, les faibles ligaments; elle dégagera, sans le blesser, le tendon long fléchisseur propre de sa coulisse rétro-astragalienne, détachera la graisse sus-calcanéenne et, toujours rasant l'os, désinsérera le tendon d'Achille en s'y reprenant à plusieurs fois, s'insinuant chaque fois plus profondément, à plat entre l'os et le tendon. Le pied se renversera alors davantage sous l'action modérée de la main gauche agissant sur le calcanéum (voy. fig. 277 relative à la désarticulation sous-astragalienne, p. 485).

Portez la pointe du couteau dans la gauche de l'incision et attaquez-y le tendon jambier postérieur, puis les divers plans du ligament latéral interne; repassez prudemment le couteau plusieurs fois sur ces tissus fibreux, dans la même voie. Puis, tenant le couteau oblique comme les tendons, c'est-à-dire comme le canal calcanéen, rasez successivement de l'extrême gauche à l'extrême droite de la plaie, la face inférieure du tubercule scaphoïdien, de la petite apophyse, de l'excavation, de la tubérosité interne et de la face postérieure du calcanéum. Au moment de dépasser la petite apophyse calcanéenne, songez à la profonde gouttière sous-jacente et faites tourner la lame sur son axe pour qu'elle s'y engage et en déloge, sans l'entailler, le tendon du fléchisseur propre. Dans toute la longueur de la plaie, repassez le couteau plusieurs fois dans la même voie, la lame marchant à plat sur la surface dure dont elle suit les irrégularités, afin que jamais le tranchant ni la pointe ne s'écartent du périoste.

Bientôt le pied, de plus en plus tordu par la main

gauche dont le pouce s'est avancé jusque dans la gouttière calcanéenne, se trouve complétement séparé. Le calcanéum présente une surface absolument nue, la face profonde du lambeau n'a pas reçu le moindre coup d'estoc.

3° Dès à présent, on peut lier les vaisseaux et ensuite
exciser les deux tendons flottants pour apercevoir le nerf
dont il faut toujours détruire la continuité près de la base
du lambeau, sur une longueur de deux centimètres.

Il faut maintenant réséquer les malléoles et d'abord
les dépouiller. Dans ce but, vous ramènerez la jambe

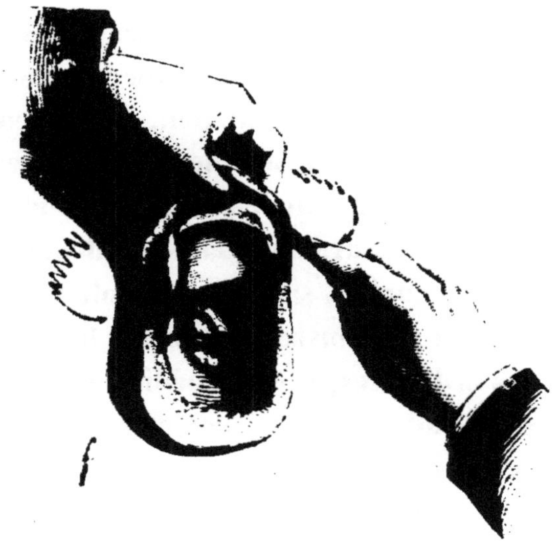

Fig. 293. — Après la désarticulation du pied, dénudation et toilette des malléoles
qu'il va falloir scier. Le lambeau ici représenté est celui de Syme et non le
lambeau interne amélioré. Les flèches indiquent la marche du couteau et ses
mouvements de va et vient.

dans la rectitude. — De la main gauche, vous saisirez le bord des téguments pour le relever et, avec la
pointe introduite à plat entre la peau et les os, vous con-

tournerez successivement chaque malléole, en faisant marcher le taillant d'avant en arrière où vous devez, de chaque côté, inciser les gaines des tendons, pour que ceux-ci puissent être relevés hors de la portée des dents de la scie ou de la cisaille.

Si vous êtes obligé d'enlever, avec ces malléoles, un plateau tibial de 0^m,01, par exemple, vous dépouillerez les faces antérieure et postérieure du squelette comme les malléoles. Le trait de scie devant être perpendiculaire aux os, il faudra dénuder un peu plus haut en arrière qu'en avant, parce que le bord postérieur de la mortaise descend plus bas que l'antérieur.

Quand, par suite d'altération manifeste des surfaces articulaires, on est contraint de substituer une amputation intra-malléolaire à la désarticulation, il faut envelopper les chairs dans une compresse à deux chefs et en confier la rétraction à l'aide qui tient le tout solidement embrassé à deux mains. Le chirurgien, placé en dehors (il s'agit toujours du pied gauche), saisit la malléole la plus solide avec un davier et manœuvre la scie de la main droite.

Dans les cas ordinaires, il est expéditif et élégant d'enlever d'un seul trait les deux malléoles, en effleurant le bord antérieur et en intéressant un peu davantage le bord postérieur de la mortaise dont la partie moyenne serait ensuite facilement dépouillée de son cartilage.

Mais on peut se borner à scier ou à couper isolément chaque malléole comme je l'ai déjà indiqué. On gratte ensuite le cartilage par excès de précaution, afin de mettre le malade dans les meilleures conditions pour avoir une guérison rapide.

B. *Pied droit.* — De la main gauche, saisissez l'avant-pied pour l'abaisser et le porter à votre droite. A partir du bord externe du tendon d'Achille, près de son insertion, tirez une incision qui, d'abord légèrement ascendante, marche hardie et profonde, parallèlement au bord externe du pied, au ras du sommet de la malléole péronière, jusqu'au niveau de l'articulation de Chopart; qui se recourbe ensuite en dedans pour traverser le dos du pied, à quelques millimètres devant cette articulation, et s'arrêter sur le relief du tendon extenseur propre du gros orteil, ou même un peu en dedans.

A ce moment, vous rejetez le bout du pied à votre gauche et vous avez sous les yeux le bord interne du tarse et la fin de votre incision dorsale où vous remettez la pointe si vous l'en avez retirée. — Incisez le bord interne du pied suivant un trajet légèrement convexe en avant qui vous conduise sous l'articulation scapho-cunéenne. Entamez transversalement le tiers interne de la plante. Alors seulement, rétrogradez suivant une courbe arciforme tangente à la ligne médiane plantaire. Cette courbe convexe en dehors vous ramènera sous la partie interne de la pointe du talon d'où, après avoir fait élever le membre, vous rejoindrez en arrière et en dehors le point de départ de l'incision externe. Repassez le couteau une ou plusieurs fois dans la même voie, jusqu'à ce que toutes les parties molles du lambeau soient coupées à fond et un peu en biseau.

De même que pour la désarticulation sous-astragalienne, vous avez maintenant à choisir entre deux manières de terminer l'opération.

29.

Ou bien, faisant tenir la jambe horizontale et fléchie à angle droit le genou renversé en dedans, attaquer l'articulation en dehors et l'ouvrir, détacher le tendon d'Achille et la graisse sus-calcanéenne, couper le ligament interne et le tendon jambier postérieur; puis, à plusieurs reprises dans la même voie, repasser le couteau en croisant les mains pour évider le canal calcanéen, etc. (voy. fig. 280, p. 491).

Ou mieux, laisser la jambe étendue, couchée sur sa face externe, le bout du pied renversé en dehors par un aide, et tordu en varus pour exposer et relâcher les chairs de la face interne du cou-de-pied. Le membre étant ainsi, accrochez du bout des doigts gauches la partie talonnière de votre lambeau et, avec la pointe du couteau, coupant exceptionnellement de droite à gauche, désinsérez le tendon d'Achille, décortiquez l'extrémité postérieure du calcanéum, détachez les muscles insérés à la tubérosité interne et postérieure, enfin, évidez le canal calcanéen. Que les doigts de votre main gauche, qui relèvent le lambeau sur la malléole tibiale, ne craignent pas de précéder toujours le couteau dans le fond de la plaie, opposant les ongles au tranchant pour se garer de toute blessure et protéger efficacement l'artère et les tendons (fig. 281, p. 493).

Quand vous aurez disséqué votre lambeau sur toute sa largeur jusqu'à la pointe du tibia que vous pouvez sentir, faites ramener le bout du pied en dedans, ou mieux encore faites fléchir la jambe et renverser le genou en dedans pour attaquer l'articulation en dehors et traiter successivement les malléoles, le cartilage, les tendons, le nerf, etc., comme du côté gauche.

Vous pouvez aussi vous dispenser de désarticuler. Pourvu que la dissection du lambeau ait été prolongée assez haut et accompagnée de la section du tendon jambier postérieur, le squelette de la jambe est facile à dénuder sur toute sa périphérie, et à scier, soit au niveau de l'interligne, soit au-dessus (15 ou 20 millimètres). Dans ce dernier cas, on fait ce qu'on a appelé une *amputation intra-malléolaire*, qui peut être précédée ou non de la désarticulation.

Désarticulation du pied.

Lambeau interne et postérieur (J. Roux).

Voici d'abord le tracé de l'incision des parties molles, d'après le texte un peu vague de J. Roux.

« Du bord externe du tendon d'Achille, ou si on l'aime
» mieux, de l'extrémité postérieure de la face externe du
» calcanéum, part une incision qui passe au-dessous de la
» malléole externe, à 1 centimètre au-devant de l'articu-
» lation tibio-tarsienne, et aboutit à quelques millimètres
» au-devant de la malléole interne ; de ce point elle des-
» cend transversalement au-dessous du pied, parvient à la
» face externe du calcanéum et remonte obliquement jus-
» qu'au point de départ. Cette incision ovalaire, ou en ra-
» quette, doit partout diviser les parties molles jusqu'aux
» os... »

Le procédé, décrit par quelques auteurs sous le nom de Morel, ressemble tellement au précédent, que la question de priorité a été posée devant les Sociétés savantes en 1849.

Tous les documents témoignent en faveur de J. Roux.

Actuellement, en raison de la tendance à exagérer les dimensions des lambeaux, et de l'habitude prise sur le cadavre de tailler en plein.drap, on pratique le procédé de Roux en suivant plutôt le tracé de la figure 294 que le tracé primitif.

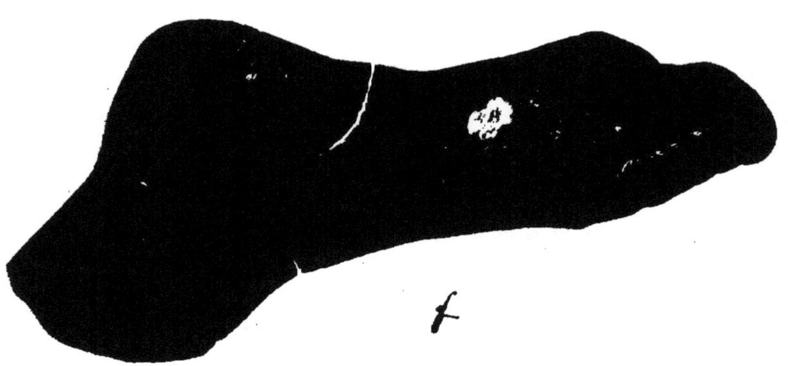

Fig. 294. — Désarticulation tibio-tarsienne, procédé de J. Roux, avec plus d'ampleur donnée au lambeau et, par suite, une encoche interne un peu plus marquée.

L'incision part d'un point reculé de la face externe du calcanéum, vient passer sur le scaphoïde et même plus en avant, traverse le bord interne et la plante du pied ; elle remonte ensuite derrière la tubérosité du cinquième métatarsien, en rétrogradant à peine, pour fermer le cercle de la raquette en rejoignant la queue.

Quel que soit le tracé primitif ou modifié que l'on adopte, le procédé de J. Roux s'exécute de la même manière qui est la suivante.

Opération. — L'incision en raquette, commencée en

arrière, est faite d'un seul coup de couteau, sans reprise ; ou, au contraire, en deux temps, comme pour le lambeau interne. Chaque opérateur choisit l'attitude qui lui convient, peu importe. J. Roux fait d'abord l'incision externe et dorsale, puis descend sous le bord interne et la plante du pied. Morel, au contraire, conduit l'incision externe sous la plante d'abord et remonte ensuite sur le bord interne et le dos du pied. La main gauche qui tient le métatarse manœuvre de manière à amener successivement sous les yeux de l'opérateur les diverses régions que doit traverser le couteau.

Lorsque l'incision des parties molles est faite et parfaite il faut en saisir les lèvres successivement et les disséquer : la supérieure jusqu'à l'articulation, l'inférieure le plus loin possible. C'est spécialement en détachant du calcanéum la semelle plantaire, qu'il faut se servir vigoureusement du pouce et l'enfoncer profondément pour faire la voie du couteau et protéger les chairs. Il ne faut pas espérer décoller complètement le lambeau de dehors en dedans. Quand on a fait le possible, sans chercher imprudemment à évider le canal calcanéen, on attaque l'articulation en avant et en dehors ; ensuite l'on tord le pied en dedans. A ce moment, le concours d'un aide armé de deux crochets mousses destinés à écarter les chairs, devient presque indispensable pour permettre à l'opérateur : d'abord de désinsérer le tendon d'Achille en contournant et serrant de près la face postérieure du calcanéum encore enfouie dans la coque talonnière ; ensuite, pour couper le ligament interne et déloger les tendons et les vaisseaux de la profonde gouttière osseuse où ils sont logés. Si le

chirurgien préfère écarter les parties molles lui-même
avec les doigts de la main gauche, il est obligé de confier
le pied à un aide qui le renverse, le tord, l'abaisse, l'incline, etc., suivant les besoins.

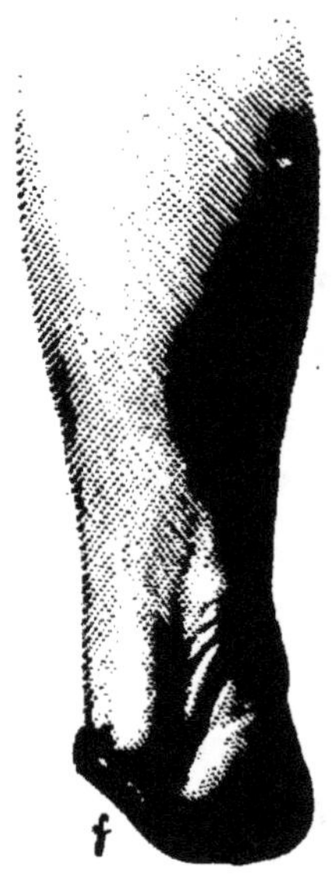

Fig. 295. — Moignon de désarticulation totale du pied gauche,
procédé de J. Roux, vu en arrière. Ce dessin montre l'action
du tendon d'Achille qui fronce
et invagine les téguments. Dans
ce cas, les malléoles n'avaient pas
été sciées, par oubli, je pense. Le
malade marchait bien.

Dans la pratique, si l'on rencontrait quelque difficulté
à couper le tendon d'Achille avec le couteau, on devrait
comme Foucher, se servir de ciseaux (*Gaz. des hôp.*, 1860,
p. 215).

Désarticulation du pied.

Lambeau talonnier (Syme).

Le procédé primitif de Syme n'a subi que des modifications insignifiantes entre ses mains ou celles de ses élèves.

D'autres chirurgiens l'ont véritablement altéré en proposant : les uns d'allonger le lambeau en avant, aux dépens

de la plante, pour avoir une plus large base de sustentation ; les autres de débrider en dehors la coque talonnière
pour faciliter l'opération, etc. Le lambeau de Syme se
gangrène s'il est trop long, si au lieu d'une large base

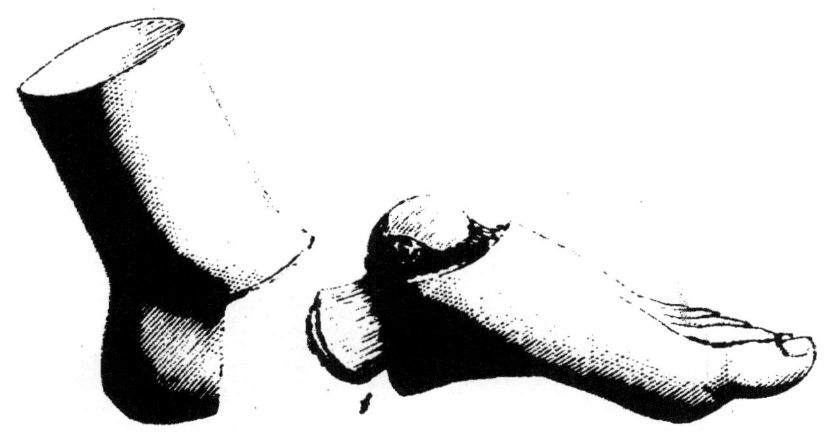

Fig. 296 et 297. — Désarticulation tibio-tarsienne, procédé de Syme,
lambeau talonnier.

on lui donne un étroit pédicule, si sa face profonde a été
tailladée. Il y a en Angleterre, disent les Anglais, des chirurgiens habitués à voir le lambeau de Syme se gangréner entre leurs mains. Cela tient-il à leur maladresse ?
N'est-ce pas plutôt qu'en voulant garder trop d'étoffe, ils
exagèrent les difficultés de l'opération et maltraitent le
lambeau ? Ces chirurgiens seuls peuvent être tentés de tailler, à tout événement, une guêtre, un lambeau dorsal complémentaire que l'on peut accuser de favoriser la descente
de la cicatrice sur la surface d'appui. Or, pour qu'un
amputé des deux pieds, par le procédé d'Édimbourg,
puisse danser, courir et sauter sans chaussures, sur le

pavé, comme cela s'est vu, il faut que la cicatrice reste en avant, à une certaine hauteur.

L'incision en sous-pied commence au-dessous de la malléole externe, dans l'axe de cette malléole ; elle descend en ligne droite, en bas et même un peu en arrière, parallèle au profil du talon, traverse la plante et remonte *symé-*

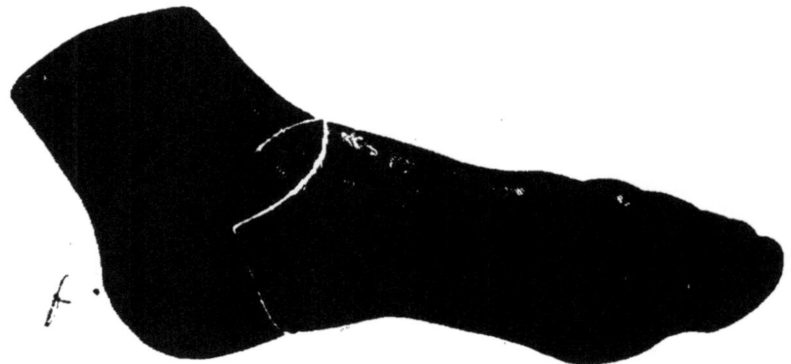

Fig. 298. — Désarticulation totale du pied, tracé des incisions de Syme. On peut juger du lieu où seront coupées les artères plantaires et de l'importance du rôle des rameaux de l'externe dans la nutrition du lambeau.

triquement vers la malléole interne *à un doigt* de laquelle elle s'arrête. La deuxième incision bride le cou-de-pied et réunit les deux extrémités de la première par le plus court chemin. Avec ce tracé, l'artère est coupée à un doigt environ au-dessous de sa bifurcation. Sa branche plantaire externe a donc pu déjà fournir la plupart des rameaux presque récurrents qu'elle donne aux parties molles du talon.

Opération. — 1° L'aide tient d'une main le bas de la jambe, de l'autre le bout du pied qu'il relève de manière à vous présenter la plante à une certaine hauteur, si vous l'êtes pas assis. Empaumez le derrière du talon dans la main gauche, pour sentir avec le pouce la malléole qui est à gauche, et avec l'index celle qui est à droite. Incisez en sous-pied et à fond, de gauche à droite, suivant le trait décrit et figuré ci-dessus (a).

Du bout du pouce accrochez fortement le bord du lambeau talonnier et, les autres doigts prenant un point d'appui derrière le talon, agissez comme pour décortiquer le calcanéum : l'ongle doit arriver au contact de l'os et accompagner constamment la pointe du bistouri qui travaille à désinsérer les muscles attachés aux tubérosités calcanéennes (b). — Ne cherchez pas à voir ce que vous faites, et ne vous obstinez pas à vouloir détacher le lambeau d'avant en arrière (c). Décollez ses bords dans la mesure du possible et partout assurez-vous que les tendons, même les plus profonds, sont coupés.

Cela fait, prenez l'avant-pied de la main gauche, abaissez-le et faites, de gauche à droite et à fond, l'incision dorsale qui passe sur ou devant la tête de l'astragale.

Ouvrez la partie antérieure de l'articulation, puis introduisez la pointe, le tranchant en bas, successivement entre chaque malléole et la face astragalienne correspondante, pour couper de l'intérieur vers l'extérieur chacun des ligaments latéraux. L'articulation s'ouvrira largement par l'abaissement et l'attraction du pied : vous diviserez le ligament postérieur et commencerez à séparer, de la face supérieure du calcanéum et de ses limites latérales, le tissu graisseux, les tendons et les vaisseaux. La main gauche, à ce moment de l'opération, tire sur le pied en même temps qu'elle le renverse fortement en arrière ; de plus, elle le tord à droite quand le couteau travaille sur le flanc gauche de l'os du talon, et le tord à gauche quand le couteau travaille sur le flanc droit. Vous vous trouverez bien de faire écarter les bords latéraux du lambeau par un aide armé d'un crochet mousse.

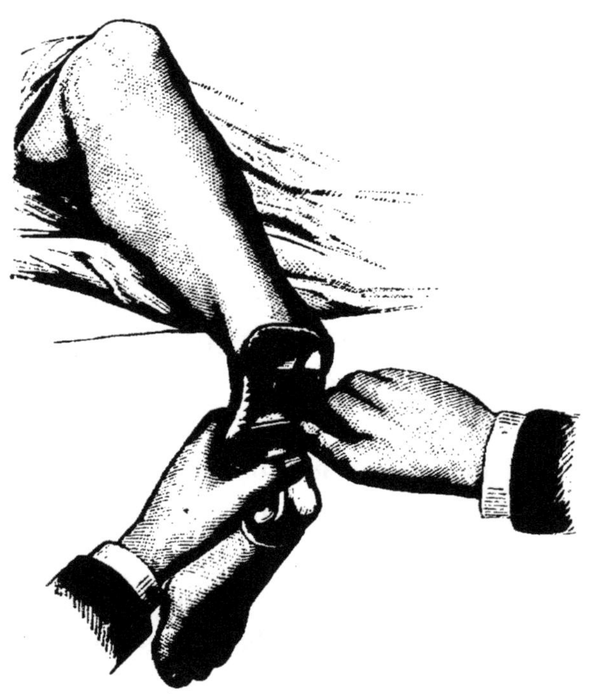

Fig. 299. — Désarticulation tibio-tarsienne, décortication de l'extrémité postérieure du calcanéum.

Bientôt le pied sera presque replié derrière la jambe ; l'insertion du tendon d'Achille ainsi exposée, pourra être détruite assez facilement. Ici encore, pour terminer l'opération, il faut que la pointe basse contourne de gauche à droite la face postérieure du calcanéum, appliquée à plat sur la surface osseuse et agitée de petits mouvements de va et vient comme s'il s'agissait de l'y émoudre.

3° Le pied étant détaché, l'on dénude les malléoles, le bord postérieur du tibia et l'on scie à quelques millimètres au-dessus de l'articulation. Les tendons sont trop courts pour qu'il faille les exciser. Je crois, au contraire, qu'il est bon de réséquer le nerf, comme d'habitude.

Après avoir lié tous les vaisseaux, il y en a quelquefois douze, Syme faisait en arrière, à la coque talonnière, une ouverture dans laquelle il engageait les fils.

Il est important de ne pas mettre le lambeau en place avant d'avoir arrêté complétement l'hémorrhagie. On peut être obligé, par précaution, d'attendre plusieurs heures avant de fermer la plaie. Dans cette occurrence, il faut passer les fils de la suture pendant que le sommeil artifi-ciel dure encore, mais ne pas les nouer. Au bout d'un cer-tain temps, on évacue les caillots qui se sont formés et l'on ferme la plaie dans laquelle on peut laisser encore un drain pendant quelques jours. En pratiquant la suture, il faut chercher à y comprendre les tendons du jambier an-térieur et des extenseurs des orteils (d).

Notes. — (a) Plusieurs chirurgiens recommandent de commencer par l'inci-sion dorsale. Cela paraît, *a priori*, indifférent, mais songez combien serait com-promise la vitalité de votre lambeau si, par malheur, cette première incision se prolongeait trop en arrière au-dessous de la malléole interne.

(b) Il est plus facile de ne pas comprendre les muscles dans le lambeau dont la face profonde présente alors la toile fibreuse qui vient du tendon d'Achille et qui avec la peau, fait un véritable matelas dont le pannicule graisseux représente la laine. En incisant cette toile fibreuse en long, lorsque l'opération est terminée, la coque talonnière s'étale plus facilement et s'adapte mieux au bout des os. Je recommande de garder les muscles et de ne rien inciser, l'ennemi à craindre étant la gangrène. Ollier m'a dit qu'il gardait même le périoste.

(c) Je voudrais bien voir les élèves de Syme décortiquer le calcanéum en disséquant le lambeau d'avant en arrière jusque derrière le talon ! Cette décortication est impraticable dans l'immense majorité des cas, si l'on tient à l'intégrité du lambeau.

(d) C'est pour faciliter cette suture que je ne conseille pas de couper en deux temps les parties molles du cou-de-pied. Sur le cadavre, quelques opérateurs divisent successivement et non simultanément la peau et les tendons. C'est plus propre mais c'est une habitude qui pourrait être préjudiciable au malade.

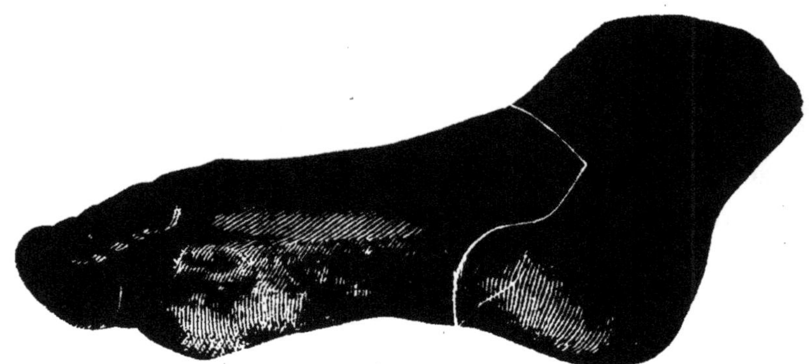

Fig. 300. — Désarticulation tibio-tarsienne, modification de l'incision plantaire de Syme (Hancock, Ollier, Panas).

Autres procédés.

Un très grand nombre de procédés, dont l'énumération serait longue et certainement incomplète, ont été imaginés et conseillés autrefois pour désarticuler le pied : incision circulaire (Brasdor, Sabatier, Velpeau, Günther), deux lambeaux latéraux (Rossi, Blandin), lambeau antérieur (Kluge, Baudens), lambeau antéro-interne (Jobert, Leroy), lambeau externe (Baudens et Soupart).

Aucune de ces manières d'opérer n'est bonne ; mais les deux dernières sont les moins mauvaises et pourraient à la rigueur être employées comme procédé de nécessité.

Lambeau dorsal (Baudens). — Un énorme lambeau dorsal comprenant le muscle pédieux, etc., dans son épaisseur, est dessiné, disséqué et relevé — la scie traverse l'articulation d'avant en arrière — le pied est abaissé et les parties molles postérieures coupées avec le tendon d'Achille.

Lambeau externe (Baudens). — Il s'étendait en largeur de la tubérosité du cinquième métatarsien à la pointe du talon, en longueur jusqu'au bord interne du pied — l'opérateur s'était proposé de scier l'astragale juste au-dessous des malléoles, voilà pourquoi il a tant gardé de peau.

Ce chirurgien avait indiqué également le procédé à lambeau interne.

ARTICLE IX

AMPUTATIONS OSTÉO-PLASTIQUES INTRA-CALCANÉENNES.
(Pirogoff, Pasquier-Le Fort, Hancock, etc.) (1).

Depuis que Pirogoff a fait publier (congrès de Tubingue, 1853) l'idée de conserver la partie postérieure du calcanéum dans le lambeau de Syme, pour en obtenir la soudure rapide ou tardive, à l'extrémité des os de la jambe avivés par un trait de scie, le procédé primitif a engendré plusieurs dérivés, notamment ceux de Hancock et de Pasquier-Le Fort.

Je ne crois pas devoir insister sur *l'opération de Hancock* que mes essais cadavériques me font juger impraticable. Elle consisterait, après avoir décapité l'astragale, à le scier horizontalement au-dessous des malléoles et à ramener sous cet os avivé,

---

(1) V. Pasquier, *Mém. de méd. chir. et pharm. militaires*, 1875, XXXI, p. 107. *Sur l'amputation tibio-tarsienne par le procédé de Pirogoff*, historique, bibliographie, tableaux, etc.

On peut lire la traduction du mémoire de Pirogoff in Sédillot, *Contributions à la chirurgie*, II, p. 194. Il faut être prévenu qu'à plusieurs reprises le traducteur y dit tête au lieu de poulie de l'astragale.

la surface de section à peu près verticale du calcanéum. Une telle adaptation est rendue impossible par le tendon d'Achille et les téguments postérieurs qui refusent de s'allonger pour s'enrouler jusque sous le moignon. Quand même on viendrait à la réaliser par la force, comment pourrait-on la maintenir ? Par de solides sutures profondes ? Je vois d'ici, dans un grand nombre de cas, les boutons les mieux agencés perforer les téguments, les os même si la suture les intéressait, et le fragment calcanéen, remonter derrière la jambe. Ceci n'arrive que trop souvent lorsqu'on opère comme Pirogoff, c'est-à-dire lorsque l'on raccourcit le squelette des 3 ou 4 centimètres que prétend conserver Hancock.

Dans l'observation que rapporte le chirurgien anglais (*Operative Surgery on the foot and ankle-joint*, 1873, p. 209) il n'est nullement question d'une adaptation du calcanéum sous l'astragale. Très vraisemblablement, cet os-ci reposait devant cet os-là, sur la grande semelle plantaire que Hancock avait heureusement conservée.

Quant au procédé Pasquier-Le Fort, je le décrirai avec autant de soin que celui de Pirogoff, car, quoique difficile il est possible, et j'en ai vu de bons, d'excellents résultats.

J'associe avec intention les noms de Pasquier et de Le Fort, comme j'associerais volontiers ceux de Lignerolles et de Malgaigne pour la désarticulation sous-astragalienne. Si Pasquier (thèse, 1871), a sinon proposé le premier, du moins décrit et figuré la section horizontale du calcanéum, le professeur Le Fort, poursuivant de son côté la même idée, a pratiqué et vulgarisé l'opération; il en a bien montré les avantages, en faisant ressortir que les mutilés marcheraient sur la surface d'appui naturelle du talon, etc., etc., et qu'au moment de l'opération, ils seraient exempts de l'abondante hémorrhagie veineuse et artérielle qui suit l'énucléation partielle ou totale du calcanéum.

De quelque manière que soit faite la section calcanéenne, les os de la jambe sont allongés de toute l'épaisseur de l'os conservé. Malgré le titre de son mémoire, Pirogoff n'attachait qu'une importance secondaire à cet *allongement ostéo-plastique.* Il voulait éviter les inconvénients du lambeau de Syme, lambeau si difficile à décortiquer, si mince à la base, si peu vivace et si mal conformé pour l'évacuation des liquides.

Quoi qu'en ait dit Weber de Bonn et quoi qu'on ait pu voir exceptionnellement, les amputations ostéo-plastiques tibio-calcanéennes exigent que les os conservés soient absolument sains. Elles ne conviennent donc pas dans les ostéo-arthrites fongueuses, bien que l'extrémité postérieure du calcanéum y paraisse souvent en bon état.

Procédé de Pirogoff.

Au début, le chirurgien russe sciait les os et le calcanéum à peu près perpendiculairement à leur axe. De là une certaine diffi-

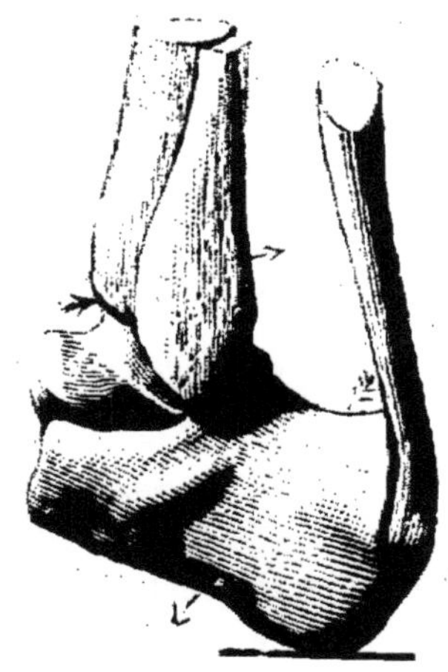

FIG. 301. — Squelette du talon dans l'attitude normale. Les flèches indiquent l'obliquité des sections osseuses.

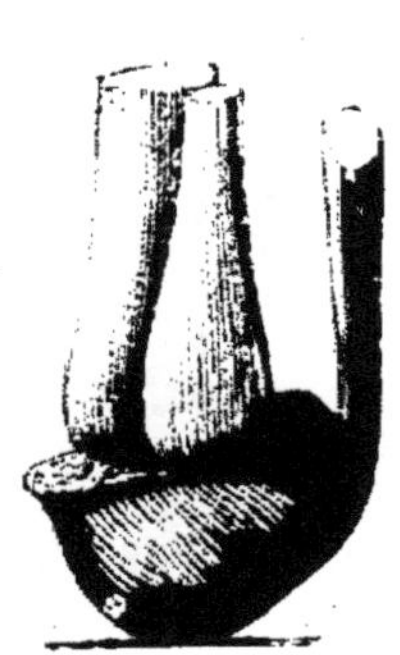

FIG. 302. — Le squelette du moignon après l'amputation ostéo-plastique tibio-calcanéenne de Pirogoff.

ulté dans l'affrontement, difficulté qui porta Michaelis, Sédillot, Günther, etc., à pratiquer ou à recommander les sections obliques aux dépens de la face postérieure du tibia et de la face supérieure du calcanéum. Ce que je vais décrire, avec ces améliorations, n'en reste pas moins le procédé de Pirogoff. Il donne un raccourcissement de 3 à 4 centimètres, juste ce qu'il faut pour permettre de loger un coussinet dans la chaussure. Les moignons réussis sont les plus beaux qu'on puisse voir, disent les Anglais, grands partisans de cette amélioration de l'opération nationale de Syme. On cite cependant quelques échecs par névralgie, renversement, gangrène, nécrose et surtout par ostéite. Je ne me lasse pas de répéter que le moindre doute sur l'intégrité des os est une contre-indication aux opérations ostéo-plastiques. Quant au renversement et à l'ascension du fragment calcanéen, c'est par la fixation, l'immobilisation absolue qu'il faut les prévenir. Cela est de la plus grande importance.

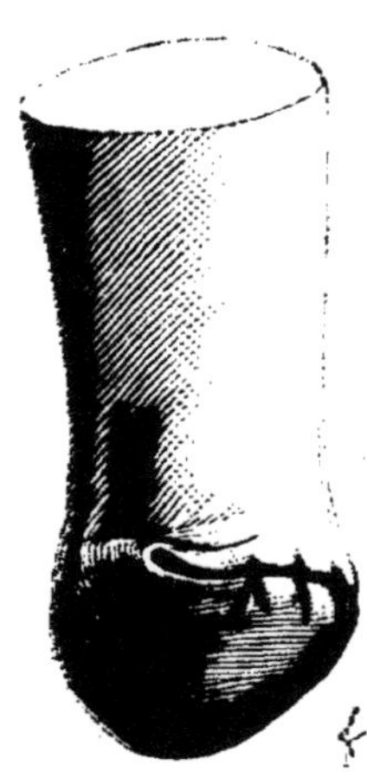

Fig. 303. — Opération de Pirogoff, moignon suturé. Grâce à l'obliquité des sections osseuses, la marche ne se fera pas sur le mince tégument rétro-calcanéen. Les oreilles latérales, très saillantes immédiatement après l'opération, disparaissent dans la suite.

Je ne pense pas qu'il y ait lieu de rejeter les sections obliques, si recommandables à tous les autres points de vue, par l'unique raison qu'elles favorisent l'action nocive du tendon d'Achille. Je ne ferai donc que citer l'opinion de Legouest qui, voulant s'en tenir aux sections perpendiculaires de Pirogoff, préconisait la ténotomie immédiate afin de rendre possible l'adaptation.

Avec les sections obliques, la marche a lieu non pas sur les minces téguments postérieurs du talon, comme dans le procédé primitif, mais sur la partie postérieure de l'excellent coussinet sous-jacent aux tubérosités du calcanéum.

Quelle qu'en soit la direction, les sections osseuses ne s'adaptent jamais bien, car celle du calcanéum est beaucoup plus étroite dans le sens transversal et beaucoup plus longue d'avant en arrière que celle des os de la jambe.

Opération. — 1° Le pied dépassant le bout du lit, faites d'abord les incisions de Syme, à savoir : incision en sous-pied et incision en bride sur le cou-de-pied, divisant tout jusqu'aux os (a).

2° Les téguments antérieurs, les tendons, etc., étant bien rétractés, tâtez l'articulation et ouvrez-la en avant, d'un trait transversal. Alors, divisez, de l'intérieur vers l'extérieur et de haut en bas, les ligaments latéraux, en insinuant la pointe successivement entre chaque malléole et la face astragalienne correspondante. — En manœuvrant le couteau de la même manière, décollez la naissance de chaque bord latéral du lambeau que vous faites rétracter par le crochet d'un aide. Que votre gauche attire et abaisse le pied, tout en le tordant légèrement quand il le faut, pour faire place au tranchant de la pointe qui travaille sur les côtés d'abord, et ensuite en arrière de l'astragale, sur le dessus de l'os du talon.

3° Quand les flancs du squelette sont libérés, ainsi que la partie rétro-astragalienne de la face supérieure du calcanéum, attaquez cette face avec la scie, à un travers de doigt derrière l'astragale, afin de l'entamer obliquement de haut en bas et d'arrière en avant (b). — La réussite dépend et de votre main gauche qui doit abaisser et attirer fortement le pied tout en le tenant solidement, et de l'aide qui, armé de deux crochets, rétracte les bords latéraux du lambeau.

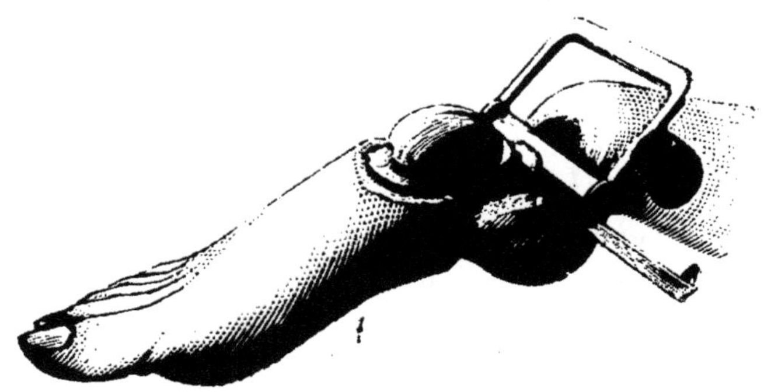

Fig. 304. — Opération de Pirogoff. Section du calcanéum. La gauche de l'opérateur devrait être représentée, luxant le pied et le projetant hors de la plaie. Deux crochets réclinent la base des bords du lambeau. La scie entame très en arrière et va marcher obliquement en bas et en avant.

Lorsque le calcanéum est scié et par suite le pied détaché, vous dénudez les malléoles, vous délogez les tendons postérieurs de leurs gaînes et, la jambe étant élevée, vous dépouillez la face postérieure des os dans l'étendue de 2 centimètres.

L'aide chargé du membre ayant ramené la jambe dans la situation horizontale et tenant le lambeau, calcanéum y compris, fortement relevé vers le mollet, vous saisissez l'une des malléoles dans le davier tenu de la main gauche : sciez le squelette jambier en commençant en avant, à quelques millimètres de l'articulation, pour finir en arrière, à un travers de doigt plus haut (a).

de manière à le faire passer sous l'articulation médio-tarsienne. L'incision étant faite à la hauteur ordinaire sur le cou-de-pied, il en résulte un lambeau antérieur carré de 2 ou 3 centimètres de long.

Je dois ajouter que dans les pays où l'amputation ostéo-plastique tibio-calcanéenne est couramment pratiquée, les chirurgiens ne se sont pas gênés pour modifier les incisions, les uns en prolongeant très haut les têtes du sous-pied, les autres en détruisant la symétrie des branches et plaçant l'interne devant la malléole tibiale, l'externe derrière la malléole péronière, etc.

(b) Il faut employer une lame assez large (0m,02) afin d'être sûr de faire une section plane. La scie à dos mobile convient bien, de même la scie à arbre, pourvu que la lame de celle-ci soit tournante et puisse être inclinée, sans quoi l'arbre serait gêné par le bout de la jambe. — Bruns a essayé de chantourner et le calcanéum et les os de la jambe, pour donner à celui-là une surface concave, à ceux-ci une surface convexe.

(c) Primitivement, Pirogoff divisait le calcanéum avec la scie à chaîne. Pour les os de la jambe il usait d'une scie ordinaire. Dans sa première opération seulement, il n'enleva que les malléoles, laissant une partie du cartilage de la mortaise tibiale. — Il est arrivé assez souvent que pour rapprocher les os, on a dû enlever successivement plusieurs tranches du squelette jambier.

Remarques opératoires. — Pirogoff a indiqué lui-même qu'il était possible de *scier le calcanéum de bas en haut,* sans désarticuler. Pour le bien faire, c'est-à-dire pour scier le calcanéum obliquement, il est nécessaire de disséquer d'abord les bords latéraux du lambeau et ensuite de les faire rétracter. Dans ce but, l'aide tient de chaque main un crochet et s'appuie du bout des pouces derrière le calcanéum qu'il tend à expulser hors de sa coque tégumentaire.

Après la section du calcanéum, le squelette jambier est facilement dépouillé, cerné et divisé.

Dans cette variante l'articulation n'est pas ouverte.

Il en est de même lorsqu'on imite Pélikan et que l'on scie d'abord les os de la jambe, puis le calcanéum de haut en bas, derrière l'astragale, à la première manière de Pirogoff. Cette modification exige que l'on découvre bien le squelette jambier, que l'on déloge les tendons postérieurs et qu'entre eux et les os, on passe une sonde ou une lamelle protectrice. Tout cela ne se peut faire avec l'incision de Syme. Il faut prolonger les branches latérales du sous-pied à plusieurs centimètres au-dessus de l'incision antérieure qui bride le cou-de-pied. Cela crée un lambeau carré pré-osseux.

Procédé Pasquier-Le Fort.

Je vais décrire ce procédé, beaucoup moins d'après les textes et les dessins jusqu'ici publiés, que d'après mon expérience d'amphithéâtre et les leçons techniques du professeur Le Fort qui a bien voulu opérer devant moi.

L'opération ressemble à la désarticulation sous-astragalienne avec les incisions J. Roux-Nélaton. Mais, l'incision externe doit être prolongée en arrière jusqu'à l'insertion du tendon d'Achille, de manière que le pied, étant désarticulé, puisse être renversé et luxé en dehors en totalité. Il faut en effet que le feuillet de la scie morde la face interne du calcanéum et divise cet os horizontalement juste au-dessous de la petite apophyse.

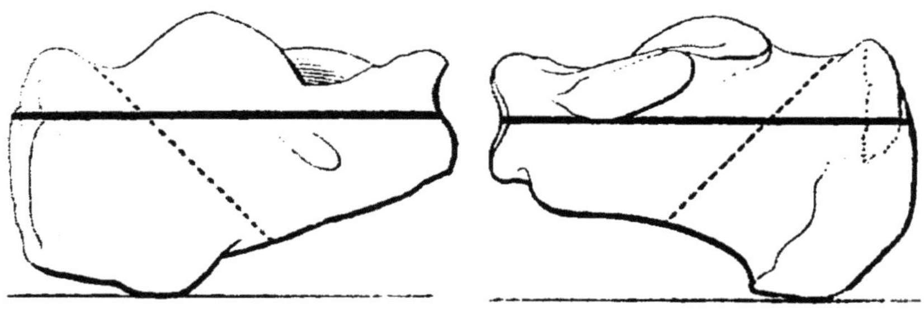

Fig. 305.   Fig. 306.

Faces externe et interne du calcanéum, attitude normale. — Tracés comparatifs des sections osseuses que l'on doit se proposer de réaliser dans les opérations de Pirogoff (lignes pointillées), et de Pasquier-Le Fort (lignes pleines).

Il n'est pas facile de scier horizontalement parce que la partie postérieure du calcanéum luxé reste peu accessible. Heureusement, une section légèrement oblique est sans inconvénient, même sur le vivant. Pour bien faire, le trait de scie doit passer en avant, très près et au-dessous de la petite apophyse ; en arrière, immédiatement au-dessus de l'insertion tendineuse, c'est-à-dire dans le sinus inférieur de la petite cavité séreuse rétro-calcanéenne.

Les os de la jambe sont ensuite divisés transversalement et leur surface de section n'a qu'à descendre s'appliquer à celle du calcanéum, sans que cet os ait à subir la moindre modification dans son attitude normale.

La surface calcanéenne créée par la scie, est une fois plus étendue d'avant en arrière que la section tibio-péronière. Aussi, je ne me ferais aucun scrupule de rogner le bec de la grande apophyse, si le lambeau plantaire manquait d'ampleur.

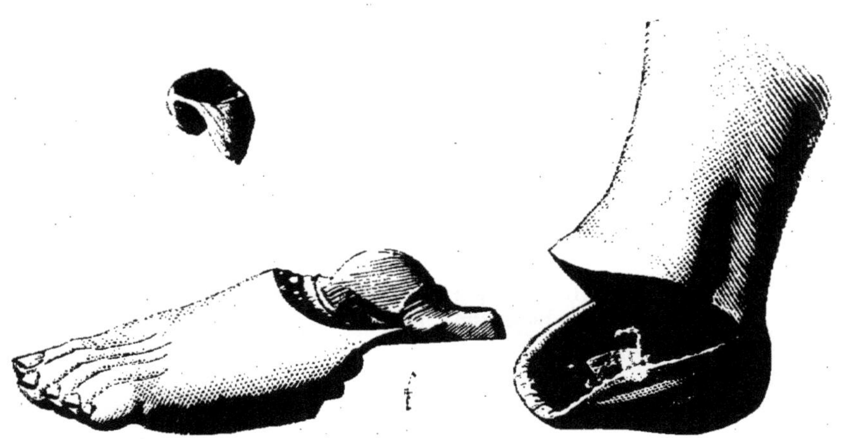

Fig. 307, 308 et 309. — Amputation ostéo-plastique tibio-calcanéenne à section horizontale; face externe, pied gauche. Au-dessus de l'avant-pied est représentée l'extrémité du squelette jambier qui a été excisée.

Voici d'abord le tracé des incisions.

La guêtre dorsale et la semelle plantaire s'avancent au même niveau, l'une sur et l'autre sous *l'articulation scapho-cunéenne* qu'il faut tout d'abord déterminer et marquer. En dedans, les incisions dorsale et plantaire, toutes deux convexes, se rencontrent sur le tubercule scaphoïdien. En dehors, elles se rejoignent en un point à peu près symétrique au précédent, pour devenir une incision unique horizontale qui passe à 1 centi-

mètre au-dessous de la pointe péronière et rétrograde jusque
sur l'insertion même du bord externe du tendon d'Achille.

Si l'on négligeait l'échancrure interne, on reproduirait la
raquette à queue externe recommandée à l'école du Val-de-
Grâce pour la désarticulation totale du pied.

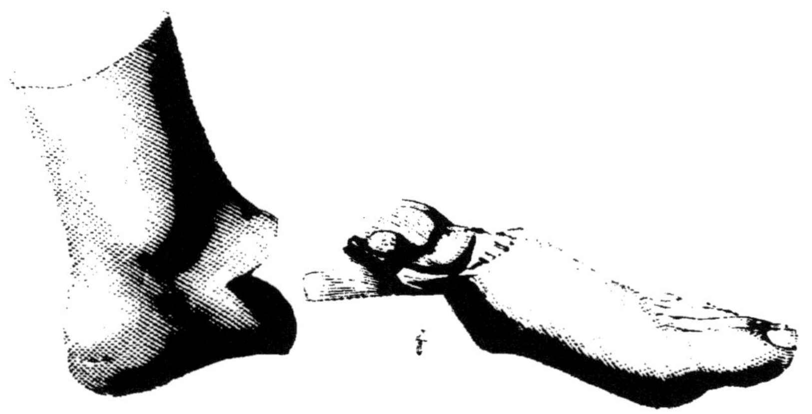

Fig. 310 et 311. — Amputation ostéo-plastique tibio-calcanéenne
à section horizontale ; face interne, pied gauche.

Il importe de bien placer l'incision externe, la queue de la
raquette, à quelques millimètres à peine au-dessus du plan de
la future section osseuse. Car, lorsque le pied étant désarticulé,
tordu et luxé en dehors, la scie aura mordu la face interne du
calcanéum, c'est au niveau même de la lèvre inférieure de la
queue de la raquette que le feuillet denté devra se dégager.

Quelle que soit la scie qu'on emploie, mon davier à double
articulation rend les plus grands services. Aussitôt que la désarticulation est accomplie et la luxation opérée, ce davier est appliqué sur les flancs de l'astragale comme l'étaient les malléoles,
mais plus profondément ; il est ensuite renversé et tenu ferme
par la main gauche, dans la position horizontale. Après cette
manœuvre, le bord externe du pied regarde en bas, et la face interne du calcanéum en haut (voy. fig. 312, p. 537). Il suffit à la main

gauche de tirer sur le davier pour faire saillir, en dehors du bout de la jambe et du bord externe du tendon d'Achille, non seulement l'astragale en totalité, mais encore le plateau supérieur du calcanéum sur toute sa longueur ; et par conséquent, pour permettre à la scie agissant directement de haut en bas, perpendiculairement au corps du davier, de s'engager sous la petite apophyse et d'enlever en arrière presque toute l'épaisseur de l'os située au-dessus de l'insertion du tendon d'Achille.

Opération. — Le bas de la jambe, solidement fixé dans les mains d'un aide, dépasse le bout du lit. Vous avez à votre disposition un petit couteau à lame courte et trapue, un davier à double articulation et une scie. Vous avez marqué l'interligne scapho-cunéen.

1° *Incisions*. — Du côté *droit*, votre main gauche abaisse l'avant-pied et l'incline en dedans pour vous montrer le côté externe de la face postérieure du talon où vous mettez le couteau. Commencez là une incision qui, parallèle au bord externe du pied, passe à 1 centimètre au-dessous de la malléole péronière, forme guêtre sur l'articulation scapho-cunéenne et — le pied étant rejeté en dehors — rétrograde jusqu'au tubercule du scaphoïde où elle s'arrête. Ayant relevé l'avant-pied, pour en voir la plante, faites dessous, de gauche à droite ou de droite à gauche, une incision profonde, convexe en avant, correspondant au niveau de l'articulation scapho-cunéenne et rejoignant la première : en dedans, sur le tubercule scaphoïdien ; en dehors, à une très faible distance au-dessus et en arrière de la tubérosité du cinquième métatarsien.

Sur le *pied gauche*, vous commenceriez sur le tubercule scaphoïdien pour venir devant cet os et retourner en arrière, à 0^m.01 au-dessous de la malléole péronière, jus-qu'au bord externe de l'insertion du tendon d'Achille. Puis, ayant relevé le pied, vous inciseriez semblablement la plante, rasant en dehors la tubérosité du cinquième mé-tatarsien avant de rétrograder pour rejoindre l'incision externe.

Les incisions terminées, il y faut repasser le couteau pour diviser les muscles, les tendons, etc., jusqu'aux os ; il faut disséquer la lèvre supérieure de l'incision externe et la guêtre jusqu'à l'articulation tibio-tarsienne ; il faut détacher, très peu profondément mais sur toute sa lon-gueur, la lèvre inférieure de l'incision externe et la partie proéminente ou convexe de la semelle plantaire, jusqu'à ce que l'articulation calcanéo-cuboïdienne soit accessible.

2° Tout cela fait avec soin, l'articulation est attaquée en dehors. Le couteau y pénètre de bas en haut, entre la malléole externe et l'astragale. Bientôt, la main gauche aidant, la pointe a coupé les ligaments antérieur et postérieur, détaché la graisse sus-calcanéenne ; elle atta-que maintenant et divise le ligament interne et le tendon jambier postérieur : la petite apophyse devient libre et les os du tarse semblent ne plus tenir à la jambe que par le tendon d'Achille. C'est de ce côté qu'il vous faut travail-ler un instant, afin d'ouvrir la petite séreuse et de bien libérer l'étage supérieur de la face postérieure du calca-néum que tout à l'heure il faudra faire saillir hors de la plaie (a).

3° Maintenant, saisissez à pleins mors du davier les deux faces latérales de l'astragale et renversez le tout, en dehors, jusqu'à ce que le davier soit horizontal. Tirez sur l'instrument de manière que tout le plateau supérieur du calcanéum, en arrière comme en avant, saille hors de la plaie. Débridez au besoin en arrière, le long du bord externe du tendon d'Achille, ou contentez-vous d'y placer un

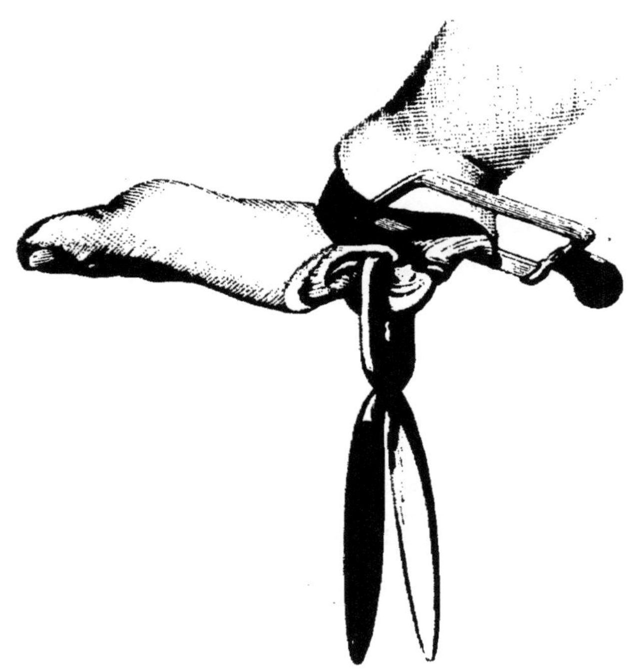

Fig. 312. — Amputation ostéo-plastique tibio-calcanéenne à section horizontale. Le pied, c'est le gauche, est renversé horizontalement sur son bord externe et tenu ferme par le davier. La scie attaque en dedans et en arrière, dans un plan vertical comme est devenu celui de la plante du pied.

érarteur (b). — Que le tarse soit tenu comme si le calcanéum était couché horizontalement sur sa face externe. Cela étant, portez la scie, manœuvrée dans un plan vertical, sur la face interne de l'os, pour en enlever un doigt d'épaisseur en arrière et raser en avant, le dessous de la petite apophyse. Un aide essaye de soutenir la plante du talon pendant le sciage, mais c'est le davier, et par conséquent votre main gauche, qui fixe sérieusement. Comme, en réalité, vous sciez de dedans en dehors et d'arrière en avant, méfiez-vous en approchant du cuboïde : la grosse apophyse éclate souvent avant d'être complètement dédoublée. Pour terminer, vous n'avez plus qu'à diviser les fibres calcanéo-cuboïdiennes latérales et inférieures.

Après l'hémostase, rapprochez les surfaces osseuses, drainez, suturez et immobilisez.

Notes. — (a) A ce moment, il est commode de se débarrasser de l'avant-pied en exécutant la désarticulation médio-tarsienne ou de Chopart. Le reste de l'opération en est beaucoup facilité. Mais peut-être trouverait-on cela mauvais dans les concours où l'on est en droit de demander aux candidats de faire preuve d'une adresse supérieure à celle qui suffit dans la pratique.

(b) Ce débridement a des avantages de commodité et peu d'inconvénients ; il a été figuré et par Pasquier et par Le Fort. On le pratiquerait en incisant le long du bord externe du tendon d'Achille dans une étendue de quelques centimètres.

ARTICLE X

AMPUTATIONS PARTIELLES DE LA JAMBE.

Avec les progrès qu'a faits l'art de la prothèse, d'une part, et la technique opératoire, d'autre part, je suis tenté d'écrire que de la jambe comme du bras, il faut ôter le moins possible. Dans les siècles derniers et même dans la moitié de ce siècle-ci, un malade amputé près des chevilles, devait presque nécessairement marcher le genou plié et appuyé sur un pilon; il était en peine, dit Paré, « de porter trois jambes au lieu de deux ». Aujourd'hui, nous savons faire, avec des précautions minutieuses. il est vrai, d'excellents moignons de jambe, ordinairement capables le porter tout ou partie du poids du corps et, dans les plus mauvais cas, de mouvoir un membre artificiel articulé, à point d'appui ischiatique.

Il est admis, en outre, que plus on coupe la jambe près du pied, moins l'opération est grave. Le danger de l'amputation sus-malléolaire, qu'on ne l'oublie jamais, c'est la *conicité*, la conicité secondaire, précoce ou tardive; fort heureusement, il dépend de l'opérateur de l'éviter.

Nous aurons donc à apprendre, dans la suite de cet article, à couper la jambe à une hauteur quelconque, depuis les malléoles jusque près de la tubérosité tibiale antérieure. Ravaton se demandait déjà pourquoi l'on rendait la jambe entière victime des maladies du pied. Et Chassaignac, tout en reconnaissant dans le lieu *d'élection* des anciens, un lieu de *nécessité*, allait néanmoins jusqu'à l'appeler lieu *d'exclusion*.

Anatomie. — Les téguments de la jambe ont une telle *prédisposition à la gangrène* qu'il n'est pas permis de faire des lambeaux cutanés un peu longs, encore moins de les comprimer, si peu que ce soit, sur les os sous-jacents.

Les muscles des régions antérieure et externe, emprisonnés et isolés dans une gaine ostéo-fibreuse, se rétractent assez peu et dans leur rétraction, n'entraînent pas les téguments. Il est impossible de comprendre toute leur épaisseur dans un lambeau taillé par transfixion.

Au contraire, les muscles superficiels de la région postérieure de la jambe, les jumeaux surtout, se rétractent énormément, et attirent avec eux la cicatrice et les téguments, surtout lorsque l'amputation a lieu dans la région du tendon d'Achille.

La jambe n'a qu'un gros nerf, le tibial postérieur; chaque fois qu'il sera compris dans un lambeau, il faudra le réséquer.

Les artères de la jambe ont toujours passé pour difficiles à lier. Certes, quand on ampute très haut, il n'est pas facile, après avoir saisi, soit la tibiale antérieure, soit le tronc tibio-péronier, à cheval sur le ligament interosseux, de les faire saillir notablement, car ces artères sont retenues par l'orifice fibreux du ligament et par leurs collatérales qui desservent le pourtour et l'intérieur du genou. En outre, lorsque la scie a porté sur l'ancien lieu d'élection, l'artère nourricière du tibia peut jeter du sang et se dérober, soit dans la gouttière qui précède le trou, soit dans le canal même qui parcourt plusieurs centimètres dans le tissu compacte. On pourrait introduire et tasser dans cet étroit orifice, un petit fragment de catgut ou de tissu fibreux emprunté au moignon lui-même. Dans un cas de friabilité exceptionnelle, Verneuil fut obligé de fendre la partie interne du mollet pour lier la poplitée. *Gaz. des Hôp.* 1859, p. 352)

Usage des moignons. — Les anciens chirurgiens qui amputaient toujours au lieu dit d'élection, cinq doigts au-dessous de l'articulation, se proposaient pour but de faire marcher le malade sur le genou fléchi, sur la tubérosité tibiale antérieure, la rotule et les condyles. Le moignon proprement dit ne servait absolument à rien. Pourvu qu'il fût indolent, c'était bien ; pourvu qu'il fût court, c'était commode et beau. La cicatrice pouvait donc être terminale ou latérale, suivant la préférence de l'opérateur pour tel ou tel procédé, ou suivant les exigences du traumatisme.

Aujourd'hui, pour peu que le moignon ait au moins 0ᵐ,10 de longueur, on doit désirer qu'il puisse communiquer à une jambe articulée les mouvements normaux de flexion et d'extension. Ce serait trop demander que d'exiger qu'il soit en outre capable de supporter le poids du corps. Donc, pour nous borner au nécessaire, nous chercherons, en amputant à la partie supérieure de la jambe, à chasser la cicatrice des faces antérieure et postérieure, à conserver une enveloppe large et bien matelassée et nous ne craindrons pas trop les cicatrices terminales.

Quand le moignon est plus long, il a plus de facilité à mouvoir la jambe artificielle et l'on peut lui demander de supporter une notable partie, sinon la totalité du poids du corps. Il en est généralement capable lorsque la cicatrice est bien placée pour échapper à la pression du coussinet qui remplit le vide de la jambe artificielle.

Abstraction faite, pour un instant, de l'usage ultérieur du moignon, ce que nous savons de la faible vitalité des téguments de la jambe, nous fait hésiter à recommander l'emploi des lambeaux cutanés, et même celui de la méthode circulaire pure, qui donne, en avant et en dedans, une longue manchette cutanée peu vivace et fatiguée par l'os sous-jacent. D'autre part, la situation des masses charnues, en dehors et surtout en arrière, semble nous inviter à prendre là des lambeaux, ou tout au moins à diriger dans ce sens la partie basse des incisions elliptiques.

L'expérience a démontré qu'il n'était plus permis, à moins d'avoir la main forcée, d'amputer une jambe dans la région sus-malléolaire, autrement que par un procédé donnant en définitive un lambeau postérieur.

A. AMPUTATION SUS-MALLÉOLAIRE.

Dans la partie inférieure de la jambe, le tibia arrondi a perdu sa crête ; les deux os se sont rapprochés en reprenant du volume, l'espace interosseux n'existe plus. Autour des os : la peau, les vaisseaux, les nerfs et de nombreux tendons, dont quelques-uns seulement, celui du long fléchisseur propre du gros orteil en particulier, sont encore garnis d'une quantité notable de fibres musculaires.

Le tendon d'Achille, très large à son origine et doublé en avant des dernières fibres du soléaire, forme une couche bien distincte, excessivement rétractile, adhérente à l'aponévrose superficielle qui l'engaine et le rattache immédiatement aux téguments.

L'opérateur doit employer le tendon d'Achille pour garnir le moignon ; il doit tout faire pour en obtenir la cicatrisation rapide, la fixation immédiate et définitive sur la surface de la section osseuse. Alanson l'avait déjà compris et c'est pour empêcher la contraction des muscles du mollet d'entraîner cette fixation immédiate qu'après avoir constaté l'insuffisance des sutures superficielles (opération d'avril 1781), il mit (opération d'octobre de la même année) un point de *suture profonde* (*through the whole substance of the flap*), sur le milieu de son lambeau.

Dans l'amputation sus-malléolaire type pratiquée sur un adulte, on scie les os au moins à trois centimètres ou deux doigts au-dessus de l'articulation.

Toute amputation de jambe faite plus bas doit être dite intra-malléolaire et exécutée par les procédés de la désarticulation tibio-tarsienne, c'est-à-dire avec le lambeau talonnier de Syme ou un lambeau postéro-interne imité de celui de J. Roux (voy. plus haut DÉSARTICULATION TOTALE DU PIED).

L'histoire de l'amputation sus-malléolaire est intéressante à établir. Il fallait *concevoir l'opération*, trouver le *procédé convenable* et réaliser un *appareil prothétique* utilisable.

L'opération a été conçue par les Hollandais van Solingen et Verduin, dans la seconde moitié du dix-septième siècle ; assez bien exécutée par les Anglais Ch. White et Alanson, dans la seconde moitié du dix-huitième ; et enfin, perfectionnée (par les Français Marcellin Duval et F. Guyon dans la seconde moitié du dix-neuvième (1).

Les jambes de Solingen, Brünninghausen, etc., le pilon de Bigg et toutes les bottines modernes qui ne fournissent d'appui réel qu'à l'extrémité du moignon exigent de celui-ci une conformation parfaite et une tolérance absolue. Ces conditions ne se rencontrent pas toujours, tant s'en faut. Aussi, Mille d'Aix (1835), en faisant remonter son appareil articulé jusqu'à l'ischion, pour y fournir un point d'appui et décharger le bout du moignon, a-t-il rendu un véritable service. L'appareil de Mille,

<hr>

(1) En 1740, Bromfield après avoir vu des amputations sus-malléolaires spontanées par gangrène, projette d'imiter la nature à l'occasion. Mais il ne revient à son idée pour la mettre en pratique, qu'en 1754, après avoir appris que Wright a réussi trois fois.

En 1756, O'Halleran conseille l'emploi de la méthode à lambeau. Il est lu par Ch. White. Celui-ci, abandonnant immédiatement la méthode circulaire jusque-là usitée pour cette opération, fait, en 1766, 1768 et 1769, huit amputations sus-malléolaires à lambeau postérieur de trois pouces, entaillé de bas en haut *à partir de l'insertion du tendon d'Achille*. Alanson, en 1780, avant d'en venir à la transfixion pure, taille un lambeau postérieur semblable ; toutefois il coupe d'abord la peau ; ce n'est qu'après avoir ainsi dessiné le contour du lambeau qu'il sectionne les tendons et les muscles.

lourd, dispendieux, fort gênant en été, doit être réservé aux moignons impotents ; le simple pilon de Bigg, aux moignons parfaits, capables de supporter constamment la totalité du poids du corps. Pour les moignons de valeur moyenne et ordinaire, c'est une jambe imitée de celles de Ravaton, Mori, Salémi, etc., qu'il faut employer. Cette mécanique, étroitement appliquée à la jambe mutilée, recevra le poids du corps, partie par le bout du moignon, partie par les saillies des condyles tibiaux et de la rotule. Elle sera fixée à un cuissard très court, articulé excentriquement avec la jambière, suivant le mode inventé par F. Martin.

C'est à l'excellente méthode de White et d'Alanson (*lambeau postérieur*), trop longtemps dédaignée en France, que se rattachent les procédés elliptiques actuellement en usage et que je décrirai longuement : celui de M. Duval (*elliptique peu oblique*) et celui de F. Guyon (*elliptique très oblique*).

Je dois commencer par ce dernier procédé, car il permet de scier les os très bas, sans ouvrir les canaux médullaires : on l'a même souvent qualifié *intramalléolaire*, à tort, il est vrai, puisque l'on doit scier à trois centimètres au-dessus de l'articulation, c'est-à-dire à douze centimètres du sol, sur un grand sujet.

Amputation sus-malléolaire

Procédé Guyon (elliptique très oblique).

Ce procédé, décrit par un rédacteur anonyme de la *Gazette des hôpitaux*, 1868, p. 514, a subi quelques petites modifications que l'aimable professeur a bien voulu m'enseigner ou accepter.

Le point culminant de l'ellipse est antérieur et répond au niveau même de l'interligne ou à quelques millimètres au-dessus. Le point infime est situé au sommet de l'arc qui dessine le profil du talon, plutôt dessous que derrière. Si l'on se borne à unir par le plus court chemin les deux extrémités de l'ellipse,

on obtient un mauvais résultat à cause du rétrécissement élastique que subit la base du lambeau ainsi formé. Mieux vaut un
lambeau vivace et à large base, qui donne momentanément des
oreilles latérales après adaptation, qu'une étroite languette pré-
disposée à la gangrène et insuffisante pour l'enveloppement
des os.

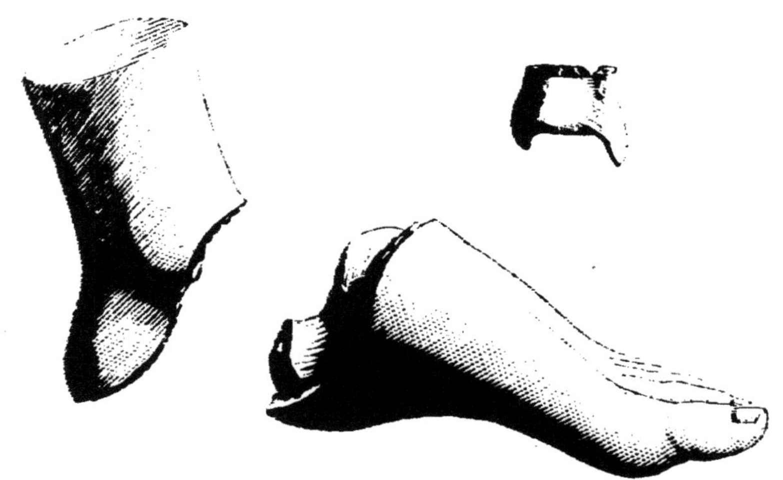

Fig. 313. 314. 315. — Amputation sus-malléolaire, procédé de F. Guyon. — La
forme curviligne de l'incision a été conservée au lambeau pour la graver dans
la mémoire. Cela n'est pas conforme à la vérité, car le lambeau se rétrécit et les
malléoles se recouvrent aussitôt que les incisions sont accomplies. — Au-dessus
du pied, on voit représentée la longueur du squelette jambier qu'il faut enlever.

Donc, l'incision que je supposerai partir du point culminant,
devant et sur l'articulation, se portera d'abord en arrière et en
bas, puis directement en bas, en sous-pied, jusqu'à mi-chemin
de la distance qui sépare du sol les pointes malléolaires ; puis
enfin, en arrière, pour aller former fer à cheval derrière et sous
le talon.

Les parties latérales ou descendantes doivent se trouver, pour
être symétriques : l'interne, dans l'axe même de la malléole ;
l'externe, un peu en avant, car le péroné est plus rapproché du
tendon d'Achille que le tibia.

Opération. — Le pied du malade déborde le bout du lit. Un aide est placé en dehors de la jambe, qu'il devra dresser en l'air à un moment donné.

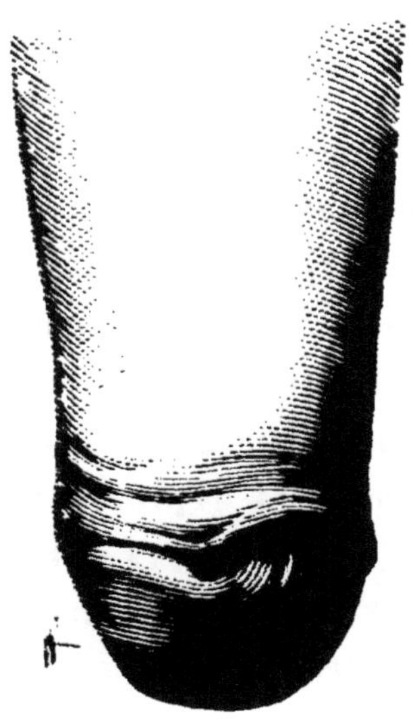

Fig. 316. — Moignon d'amputation sus-malléolaire de F. Guyon, jambe droite vue en dehors.

Fig. 317. — Même moignon, face interne. Sur les deux figures, la cicatrice se montre bien placée, linéaire, protégée.

Tenez-vous au bout du membre et, de la main gauche en pronation, saisissez la pointe du pied ; renversez-la fortement à votre droite pour rendre visible et abordable la partie postérieure du talon.

1° Avec une lame courte et forte, tenue la pointe basse, attaquez hardiment, derrière et sous le calcanéum, entamant le plus loin possible la face latérale du talon qui regarde le sol. Tirant le couteau, divisez les téguments (a), suivant le tracé indiqué ; remontez sur le cou-de-pied, la main gauche ramenant les orteils en avant pour les renverser bientôt à gauche, afin que vous puissiez faire redescendre votre incision à son point de départ. Au besoin, repassez le couteau une seconde fois, afin de bien mobiliser la peau (b).

2° Confiez l'avant-pied à l'aide, qui va le renverser fortement en dedans, le tenir fléchi à angle droit et vous permettre de détacher en premier lieu, le bord externe du lambeau. — Dans ce but, pincez et relevez la peau, du bout des doigts gauches; avec la pointe du couteau, dénudez la malléole péronière, fendez en long la gaine des tendons péroniers, pour les y couper courts et les en dégager; dépouillez la face externe du calcanéum et sa tubérosité correspondante. Que le couteau s'y reprenne à plusieurs fois, toujours de la base du lambeau vers son extrémité, et serre le calcanéum de très près. Vous détacherez ainsi et le tissu graisseux sus-calcanéen et le tendon d'Achille lui-même (c).

Cela fait, l'aide, renversant le pied fortement en dehors, vous présente maintenant la partie interne de l'incision. Repassez-y le couteau une ou plusieurs fois pour diviser à fond : tendons, muscle, nerfs et vaisseaux. En vous aidant de la main gauche, dépouillez le bord postérieur de la malléole tibiale; incisez en long la gaine des tendons pour les y couper courts et les en dégager ensuite; séparez les chairs de l'excavation calcanéenne et de la tubérosité interne, jusqu'à ce que le lambeau flotte complétement détaché du talon (d).

Faites dresser la jambe en l'air. De la main gauche, rabattez le lambeau vers le mollet, pour bien dépouiller la face postérieure de l'articulation et des os de la jambe en les rasant, les râclant même, dans une étendue de deux travers de doigt.

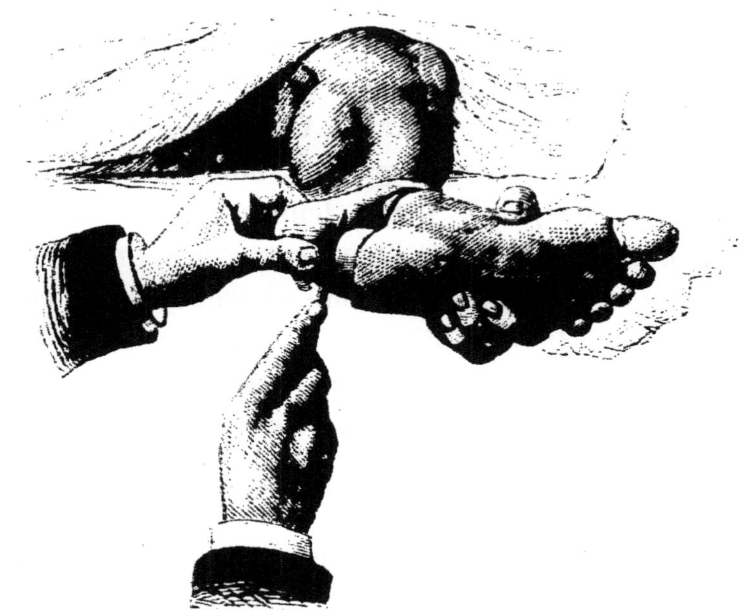

Fig. 318. — Amputation sus-malléolaire. — Dissection du lambeau postérieur talonnier de Guyon. — Attitude de la jambe, action de l'aide sur le pied, travail des deux mains de l'opérateur pour finir la désinsertion du tendon d'Achille quand on ne veut pas dresser la jambe en l'air.

Le moment est venu de ramener la jambe dans la position horizontale pour diviser les tendons extenseurs. A cet effet, ayant relevé le plus possible la peau pour découvrir les bords antérieurs des os, fendez de haut en bas l'aponévrose sur ces bords. Puis, entre le pouce et l'index gauches, pincez et soulevez tout le paquet tendineux pour le couper en travers, en petit lambeau carré de deux centimètres, dans lequel vous saisirez facilement l'artère quand vous voudrez.

3° Après vous être assuré que les os sont dénudés à la même hauteur sur toute la périphérie, placez une compresse à deux chefs, le péroné dans la commissure. — Sciez de manière que le rebord antérieur de la section tibiale ne soit pas anguleux. Employez la scie à chantourner si vous en avez une bonne ; sinon, abattez d'avance ce rebord de la façon suivante. Un peu au-dessus du point où vous devez diviser le squelette, faites mordre la scie, guidée par l'ongle du pouce, lentement et à longs traits (e). Aussitôt qu'un léger sillon sera tracé, inclinez l'instrument et entamez le tibia obliquement en bas et en arrière. Arrivé au tiers de l'épaisseur de l'os, dégagez le feuillet et reportez-le à quelques millimètres au-dessous du premier trait pour diviser, cette fois-ci complètement, les deux os en travers.

Liez les vaisseaux, réséquez le nerf tibial postérieur, parez, drainez et suturez le moignon. Par-dessus les points superficiels, passez un ou deux fils profonds qui fixent le lambeau aux tendons antérieurs. Les lèvres du moignon suturé doivent faire en avant une moue très accentuée.

Notes. — (a) Dans ce premier temps, il faut couper toute l'épaisseur des téguments (peau et tissu cellulaire). Cette épaisseur est considérable sous la pointe du talon. Mais ce serait une faute de diviser prématurément et tout à fait inutilement, les vaisseaux qui passent dans la concavité du calcanéum.

(b) On peut maintenant faire dresser immédiatement la jambe en l'air pour détacher le lambeau de la pointe à la base. Cette attitude sera préférée par plusieurs, bien qu'assez fatigante pour l'aide et l'opérateur.

(c) Il importe beaucoup pour disséquer facilement ensuite la partie interne du lambeau, que le tendon d'Achille soit d'abord désinséré complètement ou presque complètement. Cela n'est pas difficile quand l'aide tient le pied fortement renversé en dedans et bien fléchi à angle droit, pourvu que l'extrémité du lambeau ne soit pas retenue par quelques adhérences plantaires oubliées lors du second passage du couteau dans l'incision cutanée elliptique.

(d) A ce moment, le pied n'étant plus retenu, cède à l'impulsion de l'aide et se porte dans la flexion forcée. Le calcanéum paraît absolument dénudé, car la racine du muscle adducteur du gros orteil, les tendons, nerfs et vaisseaux, le tissu graisseux sus-calcanéen, tout doit faire partie du lambeau.

(e) Quand on veut scier obliquement, il est bon, afin que la scie morde sans échappade ni déraillement, d'attaquer perpendiculairement pour creuser un léger sillon ; mais il faut se garder de donner à ce dernier une profondeur notable parce qu'il empêcherait ensuite d'incliner l'instrument.

Amputation sus-malléolaire.

Procédé oblique elliptique (d'après Marcellin Duval, 1849).

Ce procédé convient à l'amputation dans le *tiers inférieur* de la jambe, plus ou moins près des malléoles ; c'est pour cela qu'il a été créé (voy. Marcellin Duval, *Atlas général d'anatomie*, etc., pl. A, fig. 17 et 22 et légende générale, p. 9). Je sais que, depuis la publication du procédé de Guyon, M. Duval et ses élèves ont plaidé l'identité des deux procédés. Tous deux appartiennent en effet à la méthode elliptique ; mais Guyon, dans le but spécial de diviser les os toujours très près de l'article, a indiqué un procédé que personne n'avait précisé avant lui. Et, pour plaider l'identité, il avait fallu prendre, non le procédé primitif de M. Duval, mais ses plus récents perfectionnements.

L'opérateur n'oubliera jamais l'excessive rétractilité secondaire des chairs postérieures de la jambe. Il en gardera un lambeau *conservant*, après la rétraction immédiate, une longueur au moins *égale au diamètre antéro-postérieur* du membre mesuré au niveau de la future section osseuse. Cela ne serait point une garantie suffisante contre la conicité : la partie antérieure de la manchette devra rester capable de couvrir la moitié de la surface de la coupe, c'est-à-dire rester égale en longueur au *demi-diamètre* ou rayon du membre.

J'estime qu'il est bon et commode, si l'on opère sur une jambe bien développée, ayant par exemple 8 centimètres de diamètre antéro-postérieur au niveau de la future section osseuse, de couper en arrière à 12 centimètres au-dessous et, en avant, à 6 seulement.

Cette incision recommandée, un peu plus oblique que celle de M. Duval (fig. 320), resterait inclinée à moins de 45 degrés sur l'horizon. Je n'hésite pas à conseiller de la faire encore plus oblique dans le cas où, en raison de la réplétion des téguments, l'on prévoirait de la difficulté à relever la manchette.

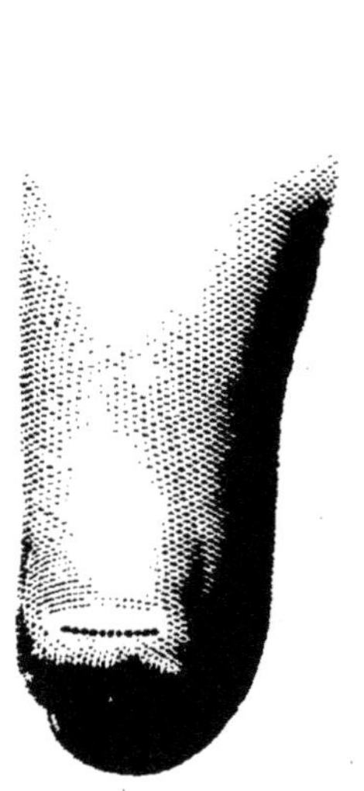 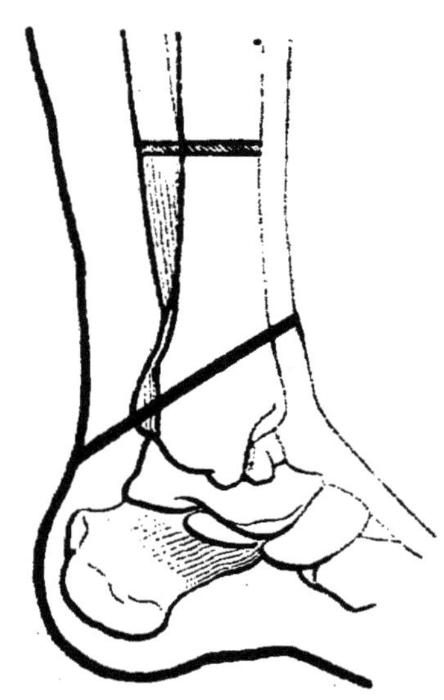

Fig. 319. — Moignon d'amputatation sus-malléolaire elliptique de M. Duval.   Fig. 320. — Amputation sus-malléolaire elliptique de M. Duval.

Opération. — La jambe dépasse le bout du lit, qui ne saurait être trop haut. Un aide se tient prêt à la tourner dans tous les sens et même à la dresser en l'air. L'opérateur se place au bout du membre et garde de l'espace pour évoluer librement.

1° Ayant saisi de la main gauche l'avant-pied, renversezle à votre droite : par-dessus le membre portez le couteau, la pointe basse, derrière le tendon d'Achille, de manière à attaquer le plus loin possible. Tirez une incision qui remonte sur le côté, oblique à 45 degrés, croise le devant de la jambe et, le pied maintenant renversé à gauche, redescende à son point de départ (a). — Mobilisez lestement la peau. — Coupez le tendon d'Achille et séparez-le de la couche musculaire profonde en détruisant, avec précaution, le tissu cellulaire lâche qui l'y unit. — Appliquez-vous maintenant à bien décoller les téguments des parties latérales (b) et antérieure, vous aidant de la main gauche et les relevant en manchette si vous pouvez.

2° Avec un doigt gauche glissant de bas en haut devant la crête du tibia, refoulez le bord de la manchette pour, avec la pointe insinuée le plus haut possible sous la peau, fendre de haut en bas l'aponévrose, le long et en dehors de la crête osseuse. Faites de même devant le bord sensible du péroné. Alors, soulevant entre le pouce et l'index tout le faisceau charnu antérieur, divisez-le en travers, au-dessous de vos doigts; décollez et relevez ce court lambeau, dans lequel vous lierez facilement l'artère tibiale antérieure et qui jamais ne débordera la peau.

Taillez de même un lambeau postérieur profond plus grand, après avoir fendu en long l'aponévrose derrière le bord interne du tibia, et détaché, derrière le péroné, les fibres du muscle court péronier (c). Faites élever la jambe en l'air si vous voulez avoir vos aises pour achever de détacher les adhérences de la face profonde du lambeau; et dépouillez les os en arrière aussi bien qu'ils l'ont été en avant.

3° Placez la compresse qui doit protéger et relever les chairs pendant que vous scierez.

Liez les artères. Réséquez le nerf tibial postérieur. Rapprochez les chairs d'arrière en avant ; laissez béants les angles latéraux de la plaie et ne vous inquiétez pas des oreilles saillantes, qui disparaîtront dans la suite. Je crois que la suture profonde à travers le tendon d'Achille et ceux des muscles antérieurs est indiquée.

Notes. — (a) Quelques-uns préféreront attaquer le membre en dessous, comme on fait pour l'incision circulaire. Ils devront alors faire une reprise par dessus pour compléter la section des téguments.

(b) Pour obtenir la mobilité de la peau et rendre possible le retroussement de la manchette, il faut, en s'aidant de la main gauche, qui pince le bord cutané et le refoule, porter la pointe du couteau en dehors vers le péroné, comme aussi derrière et sur le bord interne du tibia, où se trouvent de solides adhérences aponévrotiques.

(c) L'opérateur ne rencontre aucune difficulté à séparer les chairs de la face tibiale postérieure, à laquelle elles n'adhèrent pas ; mais il n'en est pas de même en dehors, du côté du péroné. Pour rendre possible cette partie importante de l'opération, il est bon que l'opérateur soit placé en dehors et que la jambe soit tordue en dedans, ce qui devient facile si, le malade étant couché sur le côté sain, le membre opéré est légèrement fléchi à l'aine et au genou.

Amputation sus-malléolaire.

Deux lambeaux inégaux, le postérieur très long.

L'amputation elliptique de la partie inférieure de la jambe n'est pas facile quand les téguments ont perdu leur souplesse et leur mobilité. Dans un cas pareil, il vaut mieux, pour être sûr de diviser le squelette assez haut, fendre la peau de chaque côté ou plutôt pratiquer l'excellent procédé à lambeaux inégaux, un postérieur très long et un antérieur très court.

En 1840 (*Gaz. méd.*), Tavignot emploie ce procédé et le recommande. En 1843, Jobert fait quelque chose d'analogue et dit :

« mon procédé. » (*De la réunion en chirurgie*, p. 627.) Enfin, Lucien Boyer, en 1848 (*Gaz. des hôp.*, p. 556), opère à peu près de

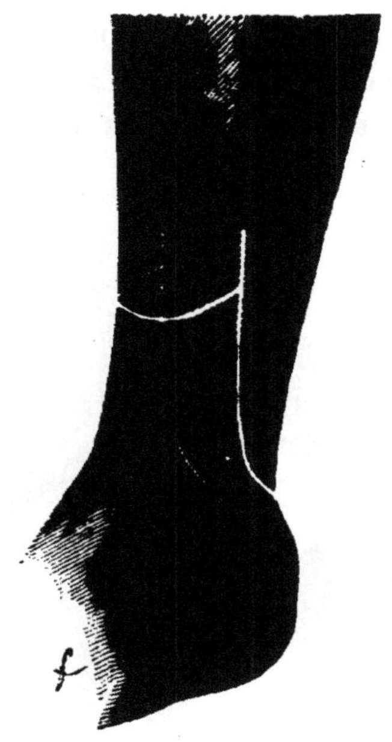

Fig. 321. — Amputation sus-malléolaire. — Tracés des deux lambeaux inégaux, le postérieur très long. Face antéro-externe de la jambe gauche.

Fig. 322. — Amputation sus-malléolaire. Face postéro-interne de la jambe gauche. Tracés des deux lambeaux inégaux, le postérieur très long.

la même manière. Mais Tavignot donnait au lambeau antérieur, cutané, les deux tiers de la longueur du lambeau charnu postérieur, tandis que Jobert et surtout Boyer le faisaient beaucoup plus court. Cette dernière pratique me paraît mériter la préférence. Mais je crois qu'il faut renoncer à la transfixion, quoiqu'elle soit bien séduisante par sa rapidité et sa facilité, je dirai même par la beauté des résultats primitifs..... sur des jambes fines, peu musclées et grasses.

Le lambeau postérieur, musculo-cutané, légèrement rejeté en dedans, doit être plus large dans ses téguments que la demi-circonférence du membre. Son bord interne descendra de-

vant le bord interne du tibia; l'externe, immédiatement derrière
le péroné. Les muscles péroniers seront coupés en travers comme
les muscles antérieurs, plutôt que conservés en languette. Le
lambeau antérieur cutané et carré devant être court (2 ou 3 centimètres), le postérieur sera taillé assez long pour qu'après
avoir perdu, par rétraction immédiate, un tiers de sa longueur,
il conserve encore une étendue au moins égale au diamètre du
membre.

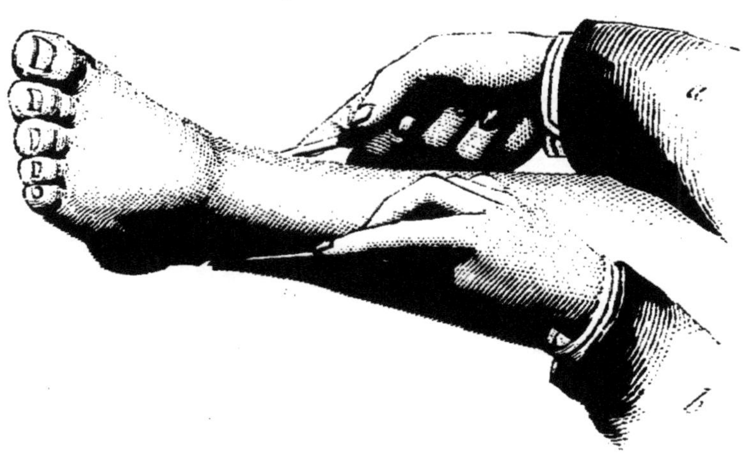

Fig. 323. — Manière de circonscrire un lambeau postérieur en deux temps.
L'opérateur, placé en dehors de la jambe gauche, d'abord en rotation externe,
attaque derrière le tendon d'Achille et remonte devant le bord interne du tibia,
main a. Ensuite, il provoque la rotation interne, reprend son incision derrière
le tendon d'Achille et remonte le long du péroné, main b.

La partie difficile de l'opération est l'incision du contour du
lambeau postérieur; car, une fois la peau divisée, la coupe des
chairs musculaires peut se faire absolument comme dans le procédé elliptique précédemment décrit.

L'examen des figures 323 et 324 montrera comment on peut
en un ou deux temps, à volonté, dessiner un lambeau postérieur
avec le couteau.

Quant au résultat, il est représenté fig. 334, p. 562.

Opération. — La jambe est tenue par les mains d'un aide et dépasse entièrement le bout du lit. L'opérateur se tient d'abord à l'extrémité du membre, il évolue ensuite à gauche et se rapproche du genou.

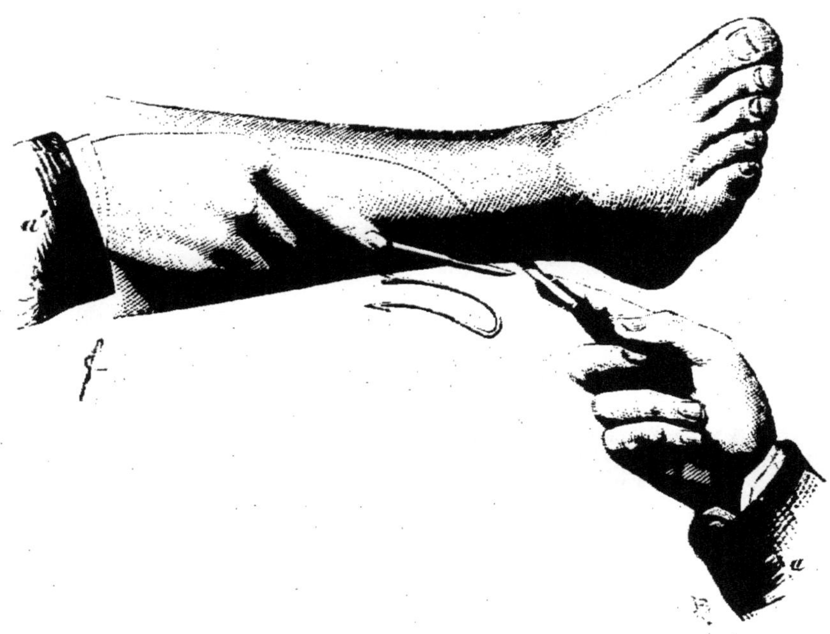

Fig. 325. — Manière de circonscrire d'un trait un lambeau postérieur. L'opérateur, placé d'abord au bout de la jambe droite, a attaqué devant le bord interne du tibia pour descendre croiser le tendon d'Achille, main *a*. Sans désemparer, mais après s'être placé en dehors du membre, il remonte le long du péroné, main *a'*.

Donc, placé auprès du pied, dont vous tenez le bout de la main gauche, vous portez la pointe tranchante sur le côté droit (c'est-à-dire à votre droite), et vous abaissez une incision longitudinale devant le bord interne du tibia ou derrière le péroné. Au moment d'arrondir pour passer sous le tendon d'Achille, vous faites un premier petit déplacement à gauche. Un second pas dans le même sens vous rapproche du genou et vous permet de conduire sans désemparer la deuxième branche de l'U derrière le péroné ou devant le bord interne du tibia, jusqu'au niveau de la tête de la première. — Divisez maintenant les téguments antérieurs en travers, à 3 centimètres des têtes de l'U (a). — Partout mobilisez bien la peau.

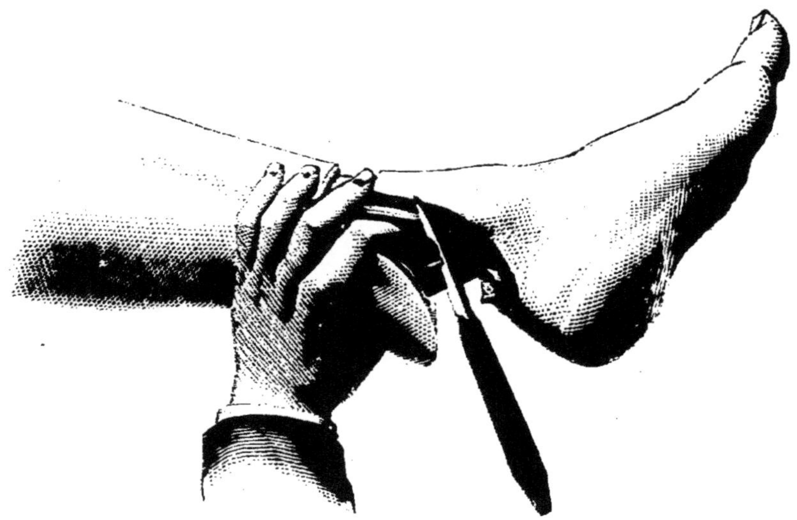

Fig. 325. — Manière de pincer et de soulever les chairs profondes postérieures pour les couper après les avoir décollées de chaque côté.

Ayant pincé et soulevé le tendon d'Achille entre le pouce et l'index gauches, coupez-le à plein tranchant, sans atteindre les vaisseaux tibiaux postérieurs. — De chaque côté, incisez en long l'aponévrose profonde ou les muscles, d'abord derrière l'os le plus rapproché de vous, puis derrière l'os éloigné, ne cherchant pas à garder les péroniers dans le lambeau. Ensuite, empaumant et pinçant entre le pouce et l'index introduits dans les fentes latérales, toute l'épaisseur du lambeau postérieur, aidez-vous du couteau pour dépouiller absolument bien la face postérieure du squelette jambier, et finalement, divisez soit de dehors en dedans, par entaille, soit de-dedans en dehors, la couche charnue profonde que vous venez de détacher avec tant de soin (b).

Au niveau de la peau antérieure rétractée, coupez en travers les chairs antéro-externes ; détachez-les des os sur une faible hauteur, après avoir débridé l'aponévrose le long et en dehors de la crête du tibia.

Quand le squelette sera également bien dépouillé sur toute sa périphérie, vous placerez la compresse et scierez en travers.

Le nerf tibial postérieur ayant été réséqué, les sutures superficielles et profondes seront convenablement faites, de manière à produire une moue antérieure qui disparaîtra assez tôt par la suite.

Notes. — (a) Le lambeau antérieur peut être légèrement convexe comme il peut mesurer un peu plus de trois centimètres.

(b) Rien ne s'oppose à ce que l'opérateur fasse dresser le pied en l'air pour détacher des os, les chairs profondes du lambeau postérieur. Les ongles de la main gauche jouent efficacement le double rôle d'écarteur et de grattoir.

Autres procédés.

L'amputation sus-malléolaire peut être pratiquée dans de bonnes conditions de succès, avec un unique, mais très grand lambeau postérieur, soit en employant la méthode elliptique très oblique, soit en découpant un très long lambeau postérieur arrondi, par entaille ou par transfixion, avant de diviser les téguments antérieurs, en travers, juste au niveau de la base du lambeau.

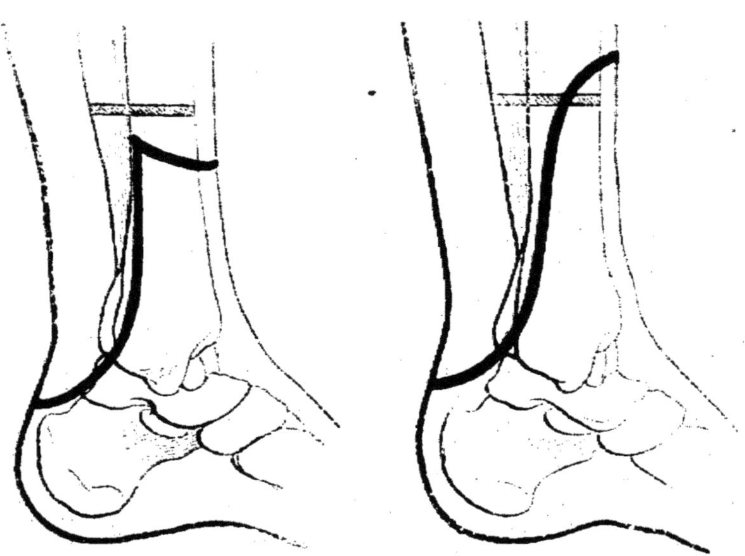

Fig. 326. — Amputation sus-malléolaire, lambeau unique postérieur. — Sa base est au-dessous de la section osseuse.

Fig. 327. — Amputation sus-malléolaire, elliptique très oblique : remontant au-dessus de la section osseuse,

Lambeau postérieur unique (1). — Il aurait une longueur de un diamètre et demi ; de plus, la section osseuse serait pratiquée notablement au-dessus de la base du lambeau. Vous commenceriez par inciser le contour du lambeau et diviser les téguments antérieurs suivant une ligne légèrement convexe en bas (fig. 326). La peau ayant été bien mobilisée, vous tailleriez les muscles en arrière et en avant comme il a été dit. Enfin, vous vous efforceriez, avant de scier, de dépouiller les os en faisant rétracter les chairs le plus haut possible. Le nerf serait réséqué, etc.

(1) C'était le procédé de Ch. White et d'Alanson, dont les modernes ont fait honneur à Voillemier. Celui-ci faisait la transfixion sans inciser d'abord le contour du lambeau.

Elliptique très oblique. — Après avoir eu sous les yeux un opéré de Laharie dont la cicatrice primitivement antérieure s'était abaissée considérablement, j'avais imaginé de recommander une incision très oblique dont le point culminant antérieur surmonterait de plusieurs centimètres la section osseuse (fig. 327). La crête du tibia, devant laquelle je crois bon de garder le tissu cellulaire sous-cutané, serait couverte, dans ce procédé, par l'extrémité même du grand lambeau. Le résultat, quand on ampute dans la région sus-malléolaire, est assez flatteur. Son principal mérite tient à ce que, comme dans tous les procédés précédents, l'opérateur garde un grand lambeau postérieur.

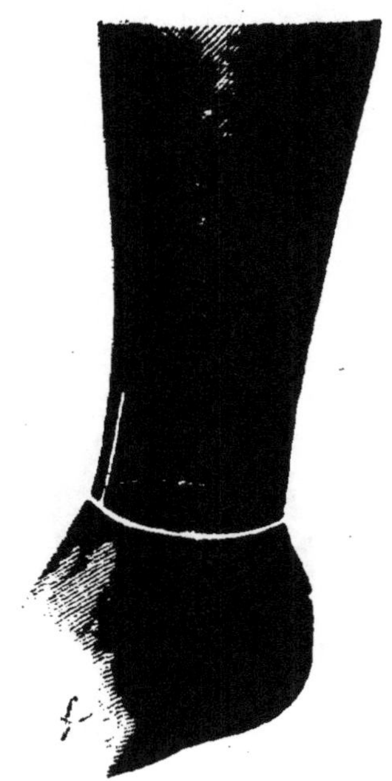

Fig. 328. — Amputation sus-malléolaire, circulaire à fente antéro-interne (Lenoir).

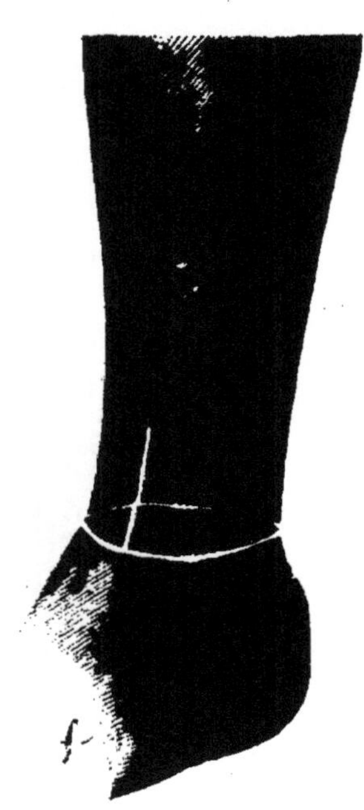

Fig. 329. — Amputation sus-malléolaire, circulaire à fente antérieure ou antéro-externe.

Amputation circulaire. Procédé de Lenoir. — Voici enfin, au dernier rang, le procédé le plus souvent mis en usage en raison de sa facilité. Depuis des années, je lutte pour faire bannir des amphithéâtres l'amputation circulaire du bas de la jambe, dont les résultats restent déplorables malgré les améliorations considérables dues à Lenoir (*Archives gén. de méd.*, juillet 1840). Ces améliorations avaient surtout pour but d'éviter la fréquente gangrène de la manchette cutanée et les fusées purulentes. Elles ne visaient guère la conformation définitive du moignon, tout en l'améliorant quelque peu.

Pourquoi donc les chirurgiens du commencement de ce siècle avaient-ils laissé perdre l'expérience des siècles derniers ?

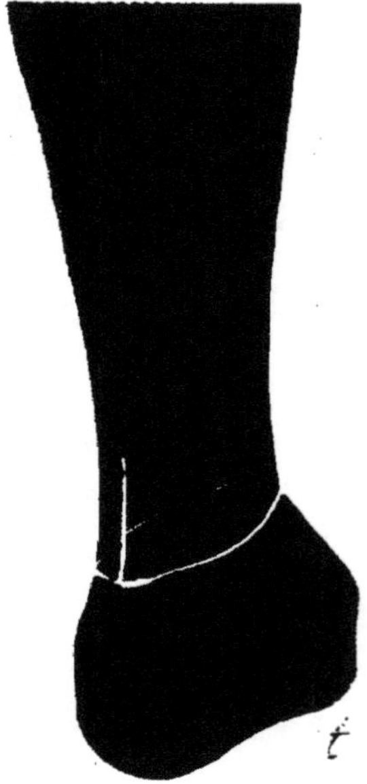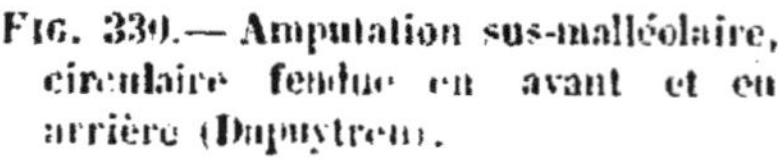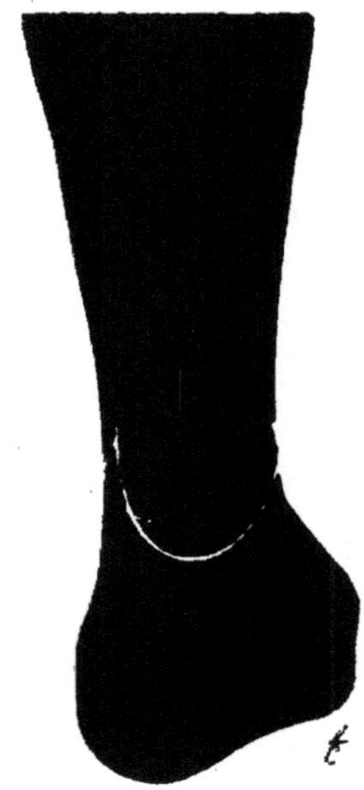

Fig. 330.— Amputation sus-malléolaire, circulaire fendue en avant et en arrière (Dupuytren).

Fig. 331. — Amputation sus-malléolaire, deux lambeaux latéraux égaux (Vermale, Roux).

Quoi qu'il en soit, Lenoir faisait à un pouce et demi (0^m,04) au-dessous du passage de la scie une incision circulaire aux téguments. Il fendait la peau le long et en dedans de la crête du tibia (fig. 328), disséquait et relevait les deux angles antérieurs ainsi formés, ce qui donnait à la plaie la forme ovalaire. D'un coup oblique, il divisait les chairs superficielles, principalement les postérieures, le tendon d'Achille. Le tout étant relevé, Lenoir coupait circulairement les chairs profondes et sciait.

J'ai vu procéder autrement : fendre la peau en dehors de la crête du tibia plutôt qu'en dedans (fig. 329) et tailler les muscles postérieurs par transfixion.

De quelque manière qu'on s'y prenne pour pratiquer l'opération circulaire du bas de la jambe; que l'on fende la peau en avant; en avant et en arrière, comme Dupuytren (fig. 330); ou bien encore de chaque côté, comme Ravaton, on a une cicatrice terminale et l'on fait courir au mutilé le risque de ne pas pouvoir s'appuyer du tout sur le bout de son moignon. C'est ce qui arriva au fameux cavalier du régiment de Schomberg opéré par Ravaton, en 1755.— J'ai lu dans la thèse de Mathé, Paris, 1872, qu'un chirurgien, préoccupé de loger la cicatrice terminale antéropostérieure dans un sillon osseux, a eu l'idée de faire un moignon fourchu, en enlevant à la scie un petit coin d'os pris aux dépens de la face externe du bout du tibia.

Je le répète : pour amputer le bas de la jambe, employez le procédé que vous voudrez, pourvu qu'en définitive il vous donne un *grand lambeau postérieur* dont vous réséquerez le nerf, à moins que vous ne vouliez imiter les élèves de Teale, qui, avec un énorme lambeau antérieur, obtiennent, dit-on, d'excellents résultats.

Procédé de Teale. — Les lambeaux sont taillés à la Ravaton (voy. GÉNÉRALITÉS, p. 81). Reste à préciser leurs dimensions.

Les fentes latérales partent d'un point situé un peu audessus de la future section osseuse; l'externe remonte plus haut que l'interne. Celle-ci longe le bord postérieur du tibia; celle-là suit une ligne diamétralement opposée; elles passent sur les malléoles et gagnent le cou-de-pied, où une incision transversale convexe les réunit, quand le lambeau est jugé assez long. Or, le lambeau antérieur doit avoir presque deux fois le diamètre du membre, tandis que le postérieur n'a besoin que d'un demi-diamètre à peine. Prenons une jambe ordinaire, ayant au niveau

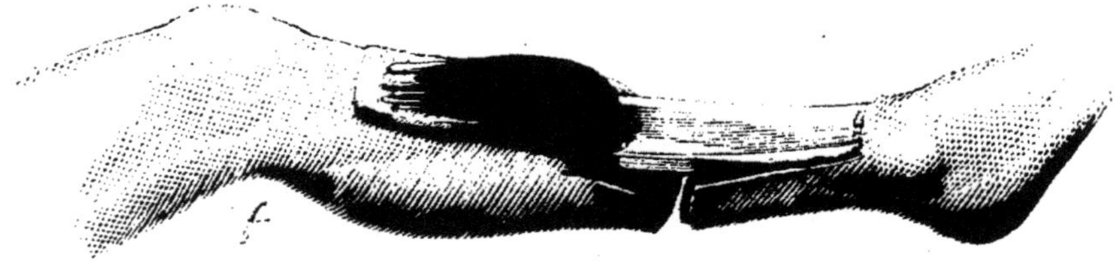

FIG. 332. — Lambeau de Teale pour l'amputation de la moitié inférieure
de la jambe.

de la section osseuse projetée, à 10 centimètres au-dessus de

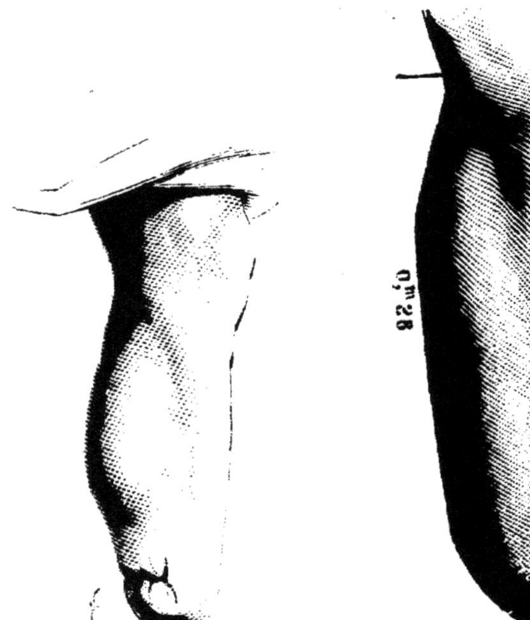

FIG. 333. — Moignon de jambe, grand
lambeau antérieur prédominant, procédé de Teale. Cicatrice transversale
postérieure.

FIG. 334. — Moignon de jambe, grand
lambeau postérieur prédominant.
Cicatrice transversale antéro-infé-
rieure.

l'articulation, une circonférence de 24 centimètres. La longueur totale des deux lambeaux devra égaler les deux tiers de cette circonférence, soit 16 centimètres, et se partager de manière que le lambeau antérieur soit quatre fois plus long que le postérieur : celui-ci ayant 32 millimètres, celui-là 128.

Donc, pour scier les os à 0ᵐ,10 de l'articulation tibio-tarsienne, le lambeau antérieur de Teale se prolongera jusqu'à l'articulation de Chopart. Et, pour scier au lieu d'élection de Teale, au-dessous du mollet, à l'union du tiers moyen avec le tiers inférieur de la jambe, le lambeau devra descendre au niveau de la pointe de la malléole tibiale.

Le résultat est analogue à celui du lambeau postérieur prédominant, quoique les cicatrices soient diamétralement opposées, ainsi que le montrent les figures 333 et 334.

B. AMPUTATION DE LA JAMBE EN SON MILIEU.

« Tant plus long on laissera le tronc, tant mieux et tant plus ferme on pourra lui appliquer la jambe artificielle. » Cette phrase de Verduin (traduction Vergniol 1697) est restée longtemps lettre-morte, à cause des insuccès de l'amputation susmalléolaire, compromise par des chirurgiens obstinés à n'employer que de faciles et mauvais procédés à cicatrice terminale. Il est évident que si l'on veut faire marcher l'amputé le genou fléchi sur un pilon, il est inutile de lui laisser une demi-jambe qui serait fort embarrassante. Mais si le mutilé doit faire usage d'un membre articulé, il marchera d'autant mieux que son moignon sera plus long. Le malade dont la jambe est représentée fig. 334, marchait très bien sur le bout du moignon avec un simple pilon de Bigg.

Il ne faut donc plus, tant s'en faut, rejeter systématiquement l'amputation de la jambe au voisinage de son milieu.

Cela dit, quels procédés convient-il d'appliquer à cette opération qui, au dire des orthopédistes anglais, donne le moignon le plus facile à chausser.

Hey, qui la pratiquait aussi souvent qu'il le pouvait, taillait un

grand lambeau postérieur et un petit antérieur après avoir
tracé des lignes et fait des mensurations méthodiques.

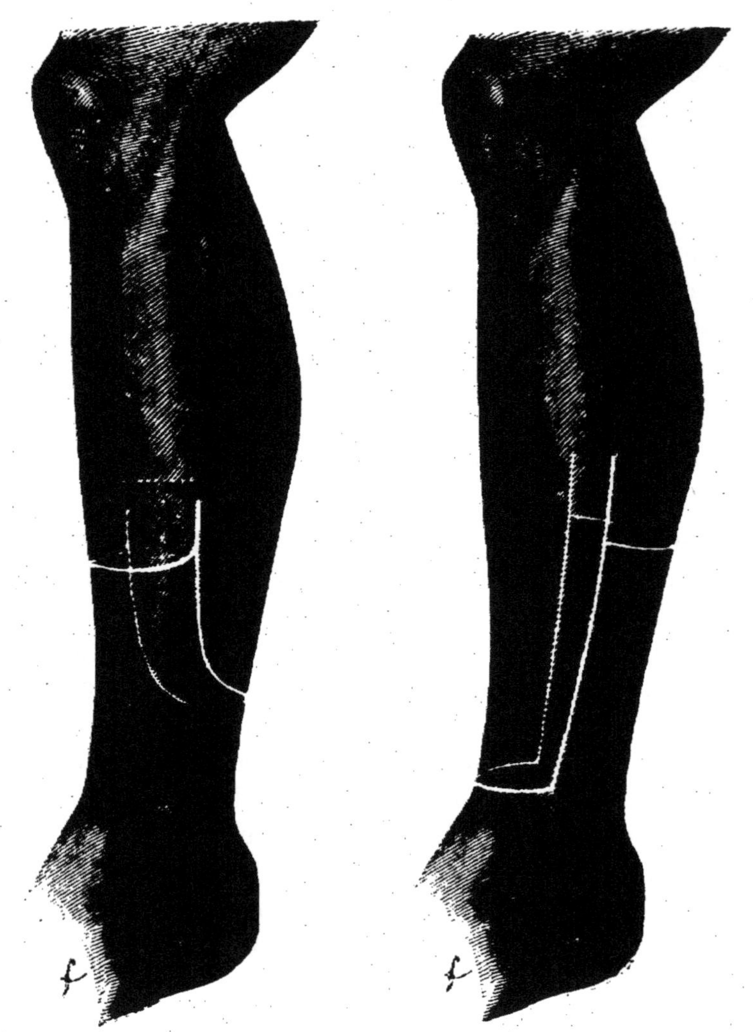

Fig. 335. — Lambeaux imités de Hey pour
amputer la jambe en son milieu, trait
de scie pointillé.

Fig. 336. — Tracés des lambeaux de
Teale pour l'amputation à la partie
moyenne de la jambe.

Teale, au contraire, a préconisé un énorme lambeau antérieur destiné à se replier jusque derrière les os pour s'unir à un très court lambeau postérieur. Les auteurs anglais rapportent de nombreux succès dus à ce procédé.

Nul doute qu'on ne puisse amputer la jambe dans le tiers moyen à l'aide de tout autre procédé. Mais qu'on ne l'oublie pas : si l'on compte utiliser le bout du moignon pour supporter tout ou partie du poids du corps, les procédés capables de donner des résultats analogues à ceux des procédés de Hey et de Teale sont seuls recommandables, parce que la cicatrice qui en est la suite n'est pas terminale. Les deux lambeaux sensiblement égaux ou devant le devenir par la rétraction secondaire, les lambeaux exclusivement cutanés, la méthode circulaire ne me paraissent pas devoir être employés. La transfixion des muscles doit être rejetée et remplacée par le désossement à la Ravaton. C'est la meilleure manière de bien matelasser le bout des os et, en ménageant les vaisseaux, d'éviter la gangrène et les hémorrhagies secondaires.

Si vous prenez parti pour le procédé de Hey, amélioré suivant les préceptes de Marcellin Duval, je vous conseille d'opérer de la manière suivante, avec un petit couteau à pointe large et convexe.

Amputation de la jambe en son milieu.

Grand lambeau postérieur, petit antérieur

Le malade sera couché de telle façon que la jambe et le genou dépassent le bout du lit. Ayant l'un des aides en face de vous, placez-vous de préférence en dehors de la jambe droite et en dedans de la jambe gauche, afin de pouvoir relever vous-même, de votre main gauche, les lambeaux que le couteau détachera des os, à la Ravaton.

Marquez d'un point le lieu où passera la scie. Estimez,

à ce niveau, le diamètre antéro-postérieur du membre. S'il a dix centimètres, faites un lambeau postérieur de dix centimètres et un antérieur trois fois moins long. Mais prenez la précaution de commencer ces lambeaux à un grand doigt au-dessous de la future section osseuse. Après l'incision et la mobilisation des téguments, vous atteindrez facilement, pour la taille des lambeaux charnus, le point où les os doivent être sciés, et vous aurez des parties molles en quantité suffisante.

1° D'abord, tenez vous-même l'avant-pied de la main gauche pour suspendre le membre et laisser libre le talon sous lequel va évoluer votre avant-bras droit. — En effet, armée du couteau, votre droite, passée sous la jambe, tire une incision descendant derrière l'os éloigné, péroné ou tibia (a), croisant ensuite la face postérieure de la jambe, remontant enfin derrière l'os rapproché. — Alors, par un trait légèrement convexe en bas, incisez devant la jambe pour découper le lambeau antérieur. — Mobilisez bien les téguments, en arrière comme en avant ; disséquez même quelque peu le bord terminal du lambeau cutané postérieur, afin que plus tard il déborde toujours les muscles que vous allez inciser.

2° Faites fléchir la jambe sur la cuisse, rejeter le genou en dehors et fléchir le pied (b). Après avoir pincé, entre le pouce et l'index gauches, les muscles gastro-cnémiens, tranchez-les au niveau de la peau rétractée (c). — Quand ils se seront retirés, incisez en long et de haut en bas, immédiatement derrière le bord interne du tibia et derrière le muscle long péronier (d). Dans ces fentes latérales, mettez le bout du pouce et les bouts des doigts pour soulever les chairs profondes postérieures (voy. fig. 325, p. 550) : coupez celles-ci en travers, assez haut ; enfin, détachez-les des os et du ligament interosseux à l'aide du plat de la pointe du couteau que vous tenez couché en long derrière le bas de la jambe et le talon. Évidez ainsi la gouttière interosseuse jusqu'au niveau du point où les os seront sciés, en faisant dresser la jambe en l'air si vous voulez. — Taillez de même et décollez un court lambeau antérieur musculo-vasculaire après avoir fendu en long l'aponévrose en dehors de la crête du tibia.

3° Vous garderez, si vous voulez, le périoste de la face interne du tibia, mais vous en dénuderez toujours la crête, de manière à l'abattre d'un trait de scie oblique commençant à 2 centimètres au-dessus de la section transversale définitive (fig. 338, p. 571). Pour accomplir cette section, il importe peu que vous soyez en dedans ou en dehors du membre. Il est de règle de prendre voie sur le tibia, puis d'attaquer tôt et de terminer d'abord la section du mince péroné. Vous scierez donc la main basse, si vous êtes placé en dehors de la jambe droite, et la main haute si vous opérez en dedans de jambe gauche. Dans les deux cas, vous vous souviendrez que le péroné, flexible comme une baguette de bois vert, doit être fixé par votre main gauche, dont le pouce et les doigts feront coin entre les deux os en avant et en arrière, de manière que le péroné, empêché de s'écarter en dehors par le ligament inter-osseux, ne puisse, refoulé par vos doigts, se rapprocher en dedans.

Les ligatures sont faciles dans les lambeaux. Il faut

chercher la tibiale antérieure près du ligament interosseux, à la face profonde du lambeau antérieur, entre le muscle jambier et l'origine de l'extenseur propre. La péronière se voit à la surface même du lambeau postérieur, dans ou devant le fléchisseur propre ; la tibiale postérieure est située en dedans du nerf, entre le soléaire et les muscles profonds correspondants.

Notes. — (a) Les deux branches de l'U doivent être rectilignes et situées, l'une derrière le bord postérieur du tibia, l'autre derrière les muscles péroniers.

(b) Sur la jambe droite il faudra vous approcher beaucoup du membre par-dessus lequel vous êtes obligé de tailler les chairs du lambeau postérieur.

(c) Le travail des doigts gauches a la plus haute importance, car il permet de diviser les gastro-cnémiens sans blesser les vaisseaux tibiaux postérieurs. Il est bon de couper ces muscles pendant que l'aide, par la flexion du pied, attire en bas le tendon d'Achille.

(d) Quand on opère sur la jambe gauche, en dedans de laquelle on est placé, il est avantageux de commencer par le lambeau musculo-vasculaire antérieur. Il n'est pas défendu de faire de même lorsqu'on opère sur la jambe droite. La seule partie un peu difficile est la séparation des muscles péroniers, qui doivent rester dans le lambeau antérieur. Un long coup de bistouri commençant très haut et descendant très bas facilite bien des choses. Pour le donner, il est permis de ramener momentanément la jambe dans l'extension et la rotation en dedans.

C. Amputation de la jambe au lieu dit d'élection.

A cinq doigts au-dessous de l'articulation, c'est là qu'il faut, non pas commencer les incisions, mais scier les os quand on se propose de faire marcher l'amputé, le moignon fléchi, à genou sur un pilon. Il faudra donc se méfier d'une ankylose dans la rectitude ou dans la semi-rectitude. Il faudra craindre aussi la rigidité dans la flexion, car il est des malades qui tiennent à porter une jambe artificielle complète offrant appui à l'ischion. Un petit tronçon de jambe, pourvu qu'il ait au moins 0^m,10, peut même contribuer à donner quelques mouvements de flexion à l'appareil.

Comme il n'y a pas à chercher ici à faire marcher l'amputé

sur le bout du moignon, les méthodes à réunion terminale sont permises. En fait, on a souvent appliqué au lieu d'élection de la jambe l'incision circulaire, les deux lambeaux antérieur et postérieur ou latéraux, égaux ou inégaux, souvent aussi le lambeau postérieur de Verduin et, dans notre siècle, le lambeau externe de B. Bell et Sédillot.

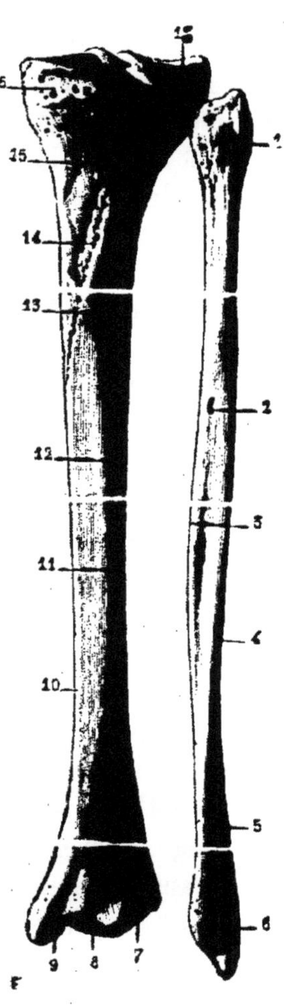

FIG. 337. — Face postérieure du squelette de la jambe droite scié en trois points.

1° Au lieu dit d'élection, entre les chiffres 13 et 14. Le chiffre 13 indique le trou nourricier du tibia.

2° A la partie moyenne, entre les chiffres 11 et 12.

3° A la partie inférieure, à 3 centimètres au-dessus de l'articulation (amputation sus-malléolaire).

Le moignon travaillera par sa face antérieure ; il y faut donc des téguments intacts assez étoffés pour rester largement suffisants même après que la rétraction secondaire aura entraîné la cicatrice vers le jarret. Or, les téguments antérieurs ne peuvent être taillés en long et mince lambeau sans courir des risques de gangrène fort sérieux.

D. Larrey comprimait le moignon latéralement pour obtenir la soudure du péroné au tibia. Le même chirurgien nous dit que « les artères doivent être comprises autant que possible dans la section des muscles libres ou superficiels, pour qu'elles soient accessibles à la ligature ». Ce précepte général se recommande ici d'une manière particulière ; car la difficulté de lier les artères jambières et la fréquence des hémorrhagies secondaires commandent de tailler les chairs avec des précautions spéciales, autant que possible sans user de l'aveugle transfixion souvent fatale à la vitalité des lambeaux.

Les artérioles musculaires de la région antéro-externe de la jambe, prise comme exemple, sont très nombreuses ; mais, de ce qu'elles se détachent perpendiculairement de la tibiale antérieure, il résulte qu'un lambeau antéro-externe ponctionné reçoit très peu de sang, parce que le couteau chemine presque fatalement devant le tronc de l'artère tibiale. J'y reviendrai plus loin.

L'amputation de jambe au lieu d'élection est très difficile à bien faire, particulièrement sur le mort, dont les muscles ne se rétractent pas et manquent de fermeté. Pour éviter la saillie des jumeaux du cadavre, saillie que la rétractilité physiologique ferait disparaître, on prend la mauvaise habitude de couper ces muscles beaucoup plus haut qu'il ne convient de le faire sur le vivant si l'on veut ne pas avoir un moignon conique de forme, comme celui que représente la figure 341, p. 572.

L'opérateur doit s'efforcer de ne couper qu'une fois les artères, de détacher ensuite les chairs profondes de la surface des os dans l'étendue d'un travers de doigt, afin de faciliter les ligatures, le sciage, l'enveloppement des os et la fixation cicatricielle des muscles aux extrémités du squelette.

Si l'on réunit les parties molles suivant une ligne antéro-postérieure, ce qui est excellent, il faut scier le péroné obliquement et plus haut que le tibia. Quant à celui-ci, qui sera toujours en conflit avec les téguments, puisqu'il est sous-cutané, l'idéal serait d'en abattre tous les angles, sauf l'externe, et de couvrir sa coupe d'un lambeau périostique. Ceux qui tiennent pour la réunion en fente transversale doivent abattre l'angle antérieur, petite amélioration que Béclard a vulgarisée (fig. 338); ceux qui préfèrent la fente antéro-postérieure, après avoir scié le péroné haut et obliquement, imitent Sanson et biseautent toute la face interne du tibia (fig. 339).

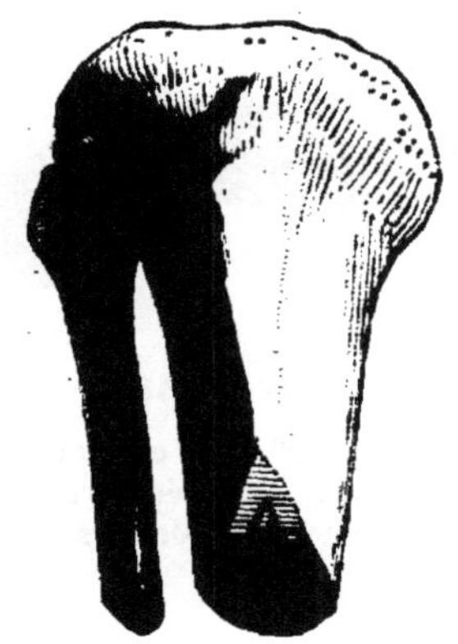

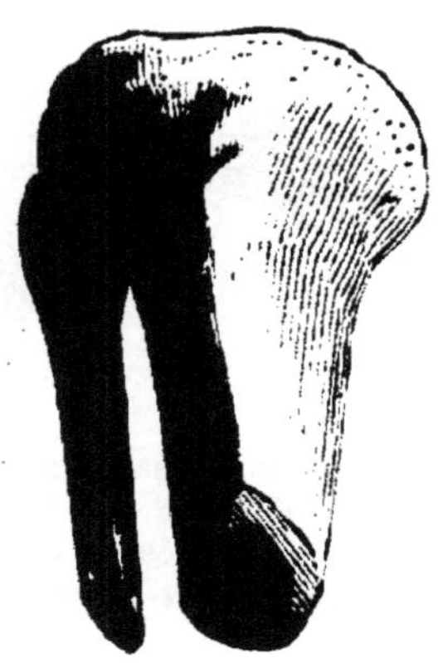

FIG. 338. — Manière de scier le squelette jambier en abattant l'angle tibial antérieur pour la réunion en fente transversale.

FIG. 339. — Manière de scier en biseautant le tibia en dedans, le péroné en dehors, pour la réunion en fente antéro-postérieure.

De quelque côté que se tienne le chirurgien, il sera toujours gêné pour exécuter un ou plusieurs des temps de l'opération. L'ancienne règle voulait que l'opérateur se plaçât toujours en dedans de la jambe, dans le but de scier, la main haute, les deux os à la fois. Aujourd'hui, la taille des parties molles, que nous avons le temps et qu'il est utile de bien faire, a pris une importance prédominante; l'on est d'accord pour reconnaître qu'il faut souvent scier les os séparément et que, voulût-on les diviser simultanément et au même niveau, on y arrive facilement, quelle que soit la position du chirurgien.

Je me range donc à l'avis de ceux qui se placent de manière à confier à leur main gauche le relèvement des téguments ou des lambeaux, c'est-à-dire qui se mettent en dedans de la jambe gauche et en dehors de la jambe droite. Mais cette règle générale pourra sans inconvénient, parfois même avec avantage, souffrir des exceptions que j'aurai soin d'indiquer.

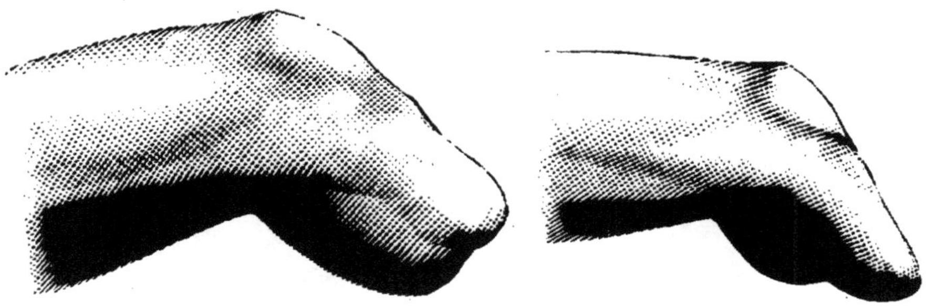

Fig. 340.   Fig. 341.

Moignons d'amputation de jambe au lieu d'élection : fig. 340, bon et beau ; fig 341, médiocre et laid, parce que les chairs postérieures, coupées trop haut, se sont rétractées énormément et ont forcé les téguments antérieurs à se tendre sur le bout des os pour les coiffer.

Je vais décrire avec quelques détails deux procédés de choix, l'amputation circulaire et l'amputation à lambeau externe. J'indiquerai brièvement les autres procédés et je dirai quelques mots ensuite de l'opération de Larrey.

Amputation de jambe au lieu d'élection.
Méthode circulaire.

Le malade sera couché de manière que le bout du lit corresponde au milieu des cuisses. Un assistant écartera le membre sain qu'il pourra tenir fléchi à l'aine et au genou, le pied ramené et appuyé sur l'extrémité du lit.

Un aide exercé, placé en face du chirurgien, manœuvrera le pied malade.

L'opérateur se tient en dehors de la jambe droite, en dedans de la jambe gauche. Il a à sa disposition, outre les instruments indispensables : pinces, scie, etc., des écarteurs et un grattoir refoulant, par exemple, ma rugine courbe sur le plat et à front rectiligne. Il emploie une lame de 12 centimètres ou un simple bistouri à pointe large et obtuse.

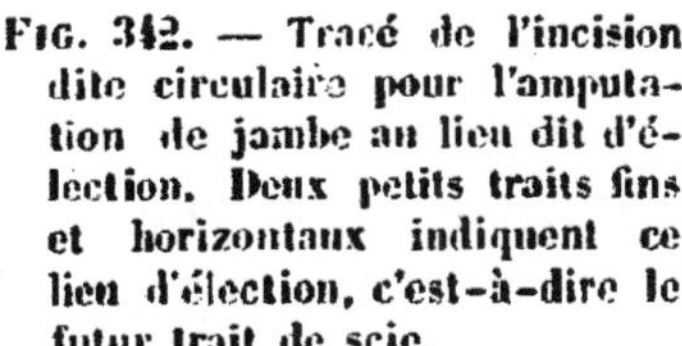
FIG. 342. — Tracé de l'incision dite circulaire pour l'amputation de jambe au lieu dit d'élection. Deux petits traits fins et horizontaux indiquent ce lieu d'élection, c'est-à-dire le futur trait de scie.

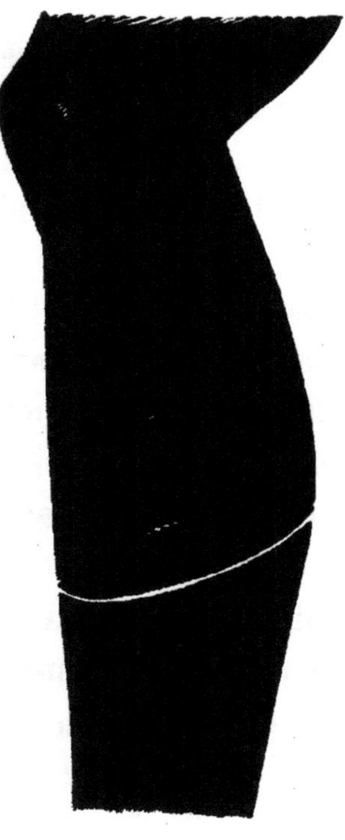

Vous allez : 1° diviser la peau et la retrousser en avant seulement ; 2° couper les deux jumeaux, ce qui permettra de rétracter le tégument à la même hauteur, sur toute la périphérie de la jambe ; 3° sectionner les chairs adhérentes aux os, puis les en détacher sur une étendue d'un travers de doigt.

Pour couper la peau en bon lieu, marquez d'abord, à cinq

doigts environ au-dessous de l'interligne fémoro-tibial sensible de chaque côté du tendon rotulien le point où vous scierez les os. Estimez à ce niveau le rayon ou demi-diamètre du mollet. La manchette, vous le savez, doit conserver, après dissection, une longueur égale au rayon, pour que les lèvres cutanées puissent s'affronter sans traction.

Si le rayon est de 6 centimètres, il suffit que vous incisiez la peau à 8 centimètres de la future section osseuse, pour parer à la rétraction, qui, à la partie antéro-supérieure de la jambe, n'excède guère un travers de doigt.

Mais, comme, en coupant tout à fait circulairement, vous pourriez avoir de la peine à rétracter suffisamment les chairs sans fendre la manchette, il vous est permis, si le gras du mollet est situé au-dessus de l'incision cutanée, de faire passer celle-ci un doigt plus haut en arrière qu'en avant (a).

1° La jambe étant étendue et votre gauche s'y appuyant, passez le couteau sous le membre et, toujours tirant, sciant au besoin, attaquez-en la face éloignée, la pointe haute, puis la face qui regarde le sol, puis la face rapprochée. Faisant alors une reprise par-dessus le membre, reportez le tranchant, la pointe basse, dans la partie initiale de la première incision, dont vous devez unir les extrémités (b). — Mobilisez parfaitement le tégument avec l'extrémité du couteau. Coupez donc les brides celluleuses qui, sur tous les points de la périphérie et spécialement sur les côtés, s'opposent à la rétraction sollicitée par votre main gauche. — Pincez maintenant la partie antérieure de la peau, détachez-la du tibia et de l'aponévrose et faites-en un retroussis de deux doigts, moins considérable sur les côtés et tout à fait nul en arrière.

2° A ce moment, faites renverser en dehors et fléchir un peu le genou. Soulevez les deux jumeaux entre le pouce et l'index gauches pour les détacher de la couche profonde, afin de pouvoir les diviser au niveau de la peau rétractée, sans atteindre les vaisseaux (c).

La jambe étant remise dans l'extension, les parties molles, obéissant à l'aide, se relèvent également sur tout le pourtour du membre, sans que cependant le niveau de la section osseuse soit encore atteint. Il vous reste à diviser et à détacher les chairs adhérentes, d'abord en avant, ensuite en arrière. — En avant : commencez par introduire la pointe de champ sous la manchette pour inciser, de très haut en bas, la forte aponévrose le long et en dehors de la crête du tibia. Cela vous permettra de soulever, entre les doigts, tous les muscles antéro-externes et de les couper facilement en travers. Vous les décollerez ensuite de bas en haut avec les nerfs et vaisseaux y compris, dans l'étendue d'un travers de doigt (d). — En arrière : après avoir passé le couteau sous le membre, divisez d'abord les muscles et les vaisseaux au niveau du trait transversal antérieur. Puis faites tordre la jambe en dehors ou, mieux encore, faites élever le pied pour voir derrière la jambe et décoller facilement les muscles profonds, avec les ongles gauches et le couteau ou le grattoir. Il faut dénuder la face postérieure du squelette ostéo-fibreux, comme l'a été la face antérieure, sur une étendue d'un travers de doigt, c'est-à-dire en arrière comme en avant, jusqu'au niveau du point où la scie va passer (e).

Par ce procédé, très recommandable et recommandé par plusieurs chirurgiens, il n'y a pas, à proprement parler, de 8 de chiffre à faire. On perce le ligament interosseux d'un coup de pointe et, du bout de l'index, l'on éraille et l'on refoule la lèvre supérieure de la petite boutonnière. — Reste à refouler le périoste tibial, primitivement incisé en travers au même niveau que les muscles profonds, de manière à en former, adhérent à la face profonde du tégument, un lambeau à base oblique, mesurant un doigt sur la face interne du tibia, mais atteignant deux doigts devant la crête que la scie doit attaquer plus haut, pour la biseauter.

3° La compresse à trois chefs est placée ; un écarteur contribue à bien découvrir la crête tibiale que la scie mord à un travers de doigt au-dessus du prochain trait transversal. L'instrument attaque d'abord perpendiculairement, prend voie, mais, avant qu'elle soit profonde, s'incline pour entamer très obliquement et très profondément le tibia. — Enfin, la scie, dégagée et reportée plus bas, au lieu d'élection, prend voie de nouveau sur le tibia, puis sur le péroné et, celui-ci étant maintenu écarté par un aide ou par l'opérateur, divise les deux os en travers en terminant naturellement la section du péroné en premier lieu, puisque cet os est le moins épais et aussi le moins solidement articulé (f).

Cherchez l'artère tibiale antérieure devant le côté interne du péroné, les artères postérieures (tibiale postérieure et péronière ou tronc tibio-péronier) assez loin

des coupes osseuses, entre les muscles profonds et le soléaire. Liez aussi les jumelles et obturez la nourricière du
tibia, si elle saigne et si, déjà engagée dans l'os, elle est
insaisissable.

De quelque manière que vous fassiez le pansement, évitez toute compression sur les téguments du tibia.

Notes. — (a) On voit qu'ici, relativement à la quantité de téguments à garder,
nous sommes au-dessous des exigences de la règle générale. Avec un rayon
de 0m,06, il faudrait, en effet, 0m 09 de distance entre la section cutanée et la
section osseuse. Mais, d'une part, le tégument antérieur se rétracte peu ; d'autre
part, le volume des chairs du mollet condamnées à l'amaigrissement et à l'atrophie
est considérable relativement au volume des os.

(b) Il est tout aussi bon d'inciser d'abord devant la jambe et de compléter
ensuite la circulaire en faisant une reprise sous le mollet. Chacun fera à sa fantaisie ou à son habitude.

(c) Cette section des jumeaux est facilitée par deux incisions aponévrotiques le
long de leurs bords ; les doigts peuvent alors soulever facilement les muscles que
le bistouri divise ensuite avec prudence. Sur le membre droit, l'opérateur agit
par-dessus la jambe, facilement. Sur le membre gauche, il faut forcer l'abduction
du genou, élever la jambe ; encore est-on obligé de se baisser un peu.

(d) Le nerf musculo-cutané caché dans la concavité de la face externe du
péroné ne doit pas échapper au couteau, car il est au moins inutile de l'exposer
aux dilacérations de la scie.

(e) Si ce n'était pas très difficile, je conseillerais, non pas de détacher les
chairs profondes du périoste, mais de les détacher avec le périoste, à l'aide de la
rugine courbe que j'ai recommandé d'avoir dans l'appareil instrumental. Je me
borne à conseiller formellement de conserver le périoste épais qui recouvre la
face interne et la crête du tibia. C'est une précieuse doublure pour la peau. Tout le
monde semble convenir aujourd'hui qu'il faut garder une manchette ou des lambeaux de périoste quand on le peut (voy. Houzé de l'Aulnoit. *Etude historique
et clinique sur les amputations sous-périostées*, Paris. 1873).

(f) Avec la scie à chantourner, on n'a qu'une voie à prendre, sur la crête de
l'os, et l'on peut, en terminant, arrondir aussi l'angle interne.

Il est bien entendu que si l'on voulait rapprocher les chairs, d'un côté à l'autre,
on scierait les os séparément, biseautant le tibia aux dépens de sa face interne
et le péroné aux dépens de sa face externe. En terminant par ce dernier os, on
arrive à le diviser plus haut que le tibia, sans le briser, sans même ébranler son
articulation supérieure, pourvu que le pied et la jambe soient bien soutenus.

Amputation de la jambe au lieu d'élection.

Lambeau externe (B. Bell, Sédillot).

Après avoir vu bon nombre de lambeaux externes se gangrener en totalité ou en partie, j'en suis venu à croire le procédé de B. Bell (t. VI, p. 243, 1796) et de Sédillot, même légèrement amélioré, moins recommandable que la méthode circulaire.

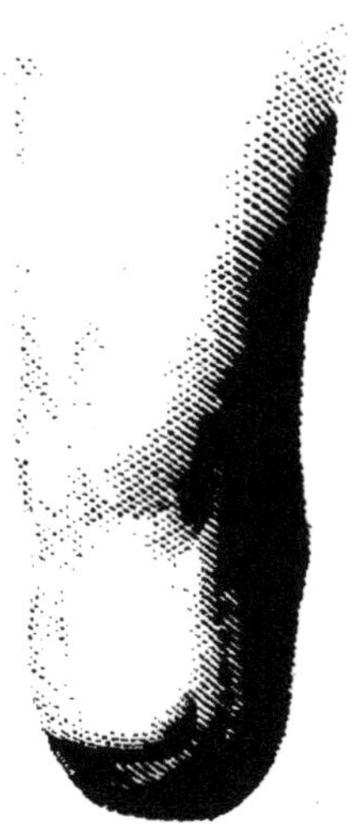 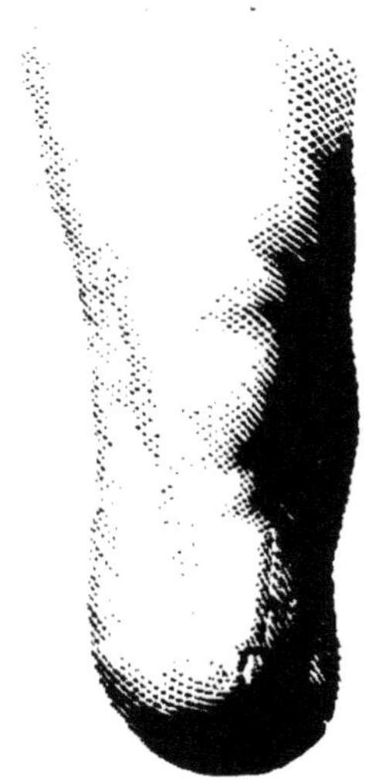

Fig. 343.   Fig. 344.

Moignons d'amputation de jambe au lieu d'élection à lambeau externe. — Fig. 343. Moignon gauche, cicatrice linéaire, le tégument interne suffisant coiffe le tibia. — Fig. 344. Moignon droit; le tégument interne ayant été insuffisant, c'est une surface cicatricielle qui revêt le bout du tibia.

Dans plusieurs cas, après mortification des téguments ou des chairs du lambeau, la plaie ne s'est fermée que grâce au petit lambeau cutané complémentaire que j'ai toujours conseillé formellement de garder en dedans du tibia. En cela, j'étais et je reste d'accord avec Sédillot et Pingaud.

Mais je crois la transfixion aussi désastreuse que facile. Guyon,

Duplay, etc., etc., semblent avoir renoncé définitivement à tailler ainsi les lambeaux. Voici les raisons anatomiques qui me portent à penser que, toutes choses égales d'ailleurs, les lambeaux, désossés à la Ravaton, se gangréneront moins souvent que les lambeaux ponctionnés. Ceux-ci, en effet, ne peuvent jamais comprendre l'artère tibiale antérieure et, par conséquent, ne reçoivent que peu ou pas de sang dans les deux tiers antérieurs de leur largeur. On me pardonnera de le démontrer en faisant connaître le résultat d'injections un peu fines des vaisseaux jambiers.

L'artère tibiale antérieure, profondément couchée au contact du ligament interosseux, ressemble un peu à l'aorte fournissant les intercostales; elle donne, en effet, deux séries de collatérales séparées par la veine antérieure et qui se portent en avant, l'une en dedans, l'autre en dehors. Il y a, de chaque côté, autant d'artérioles que de centimètres, sinon plus. Les rameaux de la série interne se distribuent spécialement au muscle jambier antérieur; quelques-uns passent entre ce muscle et le tibia pour perforer l'aponévrose et aborder la peau. Les rameaux de la série externe nourrissent les deux muscles extenseurs et la moitié voisine des péroniers. Ceux-ci reçoivent, en outre, du sang de l'artère péronière. Les artères que leur envoie la tibiale antérieure sont peu nombreuses, mais volumineuses : on les voit perforer la cloison fibreuse intermusculaire pour contourner le bord antérieur du péroné et se diriger ensuite principalement de haut en bas, direction indispensable pour l'irrigation sanguine d'un lambeau. Cette direction n'existe pour aucun des trois muscles de la région antérieure. Car leurs artères sont très nombreuses et *perpendiculaires* au tronc mère, de sorte qu'à un centimètre au-dessous de la section et de la ligature de ce tronc, ces muscles ne reçoivent plus d'autre sang que celui qui peut leur venir par les anastomoses capillaires.

La conclusion logique de ces faits, c'est la nécessité de garder l'artère tibiale antérieure dans le lambeau et, par conséquent, le rejet de la transfixion pour la taille des chairs antérieures. Je dis antérieures, car, pour les muscles péroniers et gastro-cnémiens, l'obliquité descendante de leurs artérioles indique l'admissibilité de la transfixion.

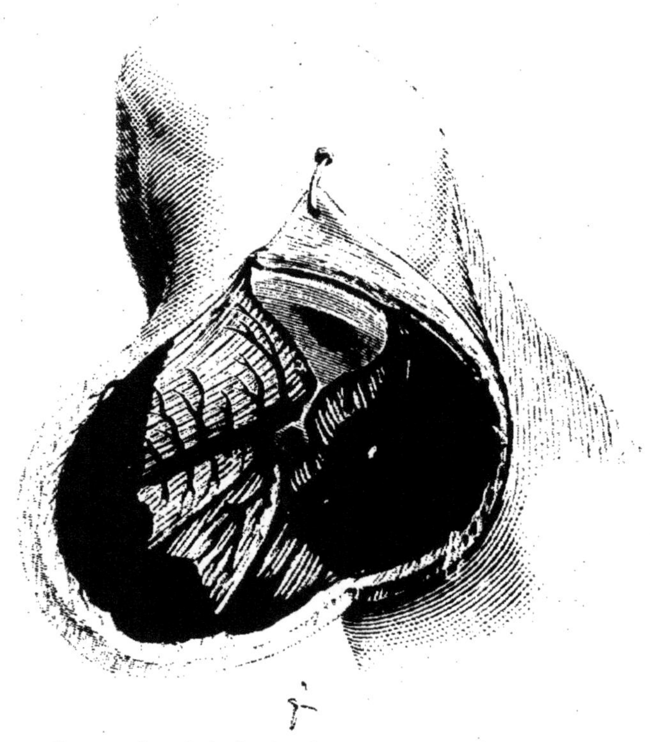

Fig. 315. — Amputation de la jambe droite au lieu d'élection, lambeau externe musculo-cutané disséqué pour conserver l'artère tibiale, dont on voit les branches nombreuses et perpendiculaires, sauf celles des péroniers. Court lambeau interne tégumentaire ou doublé de périoste tibial. Les muscles postérieurs sont représentés coupés à un doigt au-dessus du trait de scie.

J'ai coupé des jambes par centaines avant de m'arrêter aux détails du procédé suivant, qui me paraît actuellement ce qu'il y a de mieux, étant supposé que le procédé de Sédillot doive être préféré à la méthode circulaire.— Inciser les contours du lambeau et les mobiliser ; diviser en travers les téguments internes et les mobiliser ; fendre l'aponévrose près de la crête tibiale pour évider la gouttière interosseuse en détachant, à la Ravaton, les muscles antérieurs, les vaisseaux y compris, et tailler ensuite, par ponction, les chairs postérieures du lambeau ; couper enfin les parties molles situées derrière les os et les en détacher sur une faible hauteur : tels sont les principaux actes successifs qui constituent ce procédé. Régularité, largeur, bonne irrigation, brièveté compensée par quelques centimètres de téguments internes, tels sont les avantages du lambeau externe taillé comme je vais l'indiquer.

Le malade est couché, le siége au bout du lit, de manière que le membre à amputer soit libre dans toute sa longueur. Un assistant tient le membre sain fléchi à l'aine et au genou, le pied ramené près de la fesse et appuyé sur l'extrémité du matelas.

Un aide exercé se place en face du chirurgien pour manœuvrer le pied malade. J'emploie, indifféremment, une lame de 12 ou de 15 centimètres.

Déterminez le point où vous scierez les os, le lieu d'élection, et la longueur du lambeau, un diamètre.

Comme pour l'incision circulaire, l'opérateur se tient en dehors de la jambe droite et en dedans de la jambe gauche, afin de pouvoir relever les chairs lui-même de la main gauche. Mais, quand on opère sur le membre gauche, il faut commencer par se tenir au bout et en dehors pour inciser le contour du lambeau en manœuvrant comme j'aurai soin de l'indiquer.

1° *Incision du contour du lambeau.* — A. *Jambe droite.* Vous êtes en dehors de la jambe prête à subir la rotation en dedans ; votre gauche repose devant la partie supérieure pour fixer les téguments. A partir du lieu d'élection, incisez en descendant le long et en dedans de la crête tibiale ; recourbez ensuite en dehors le trait de votre couteau ; commandez de fléchir un peu la jambe et de la tordre en dedans pour en apercevoir la face postérieure, y conduire votre incision et la faire remonter enfin, diamétralement opposée à ce qu'elle était au départ,

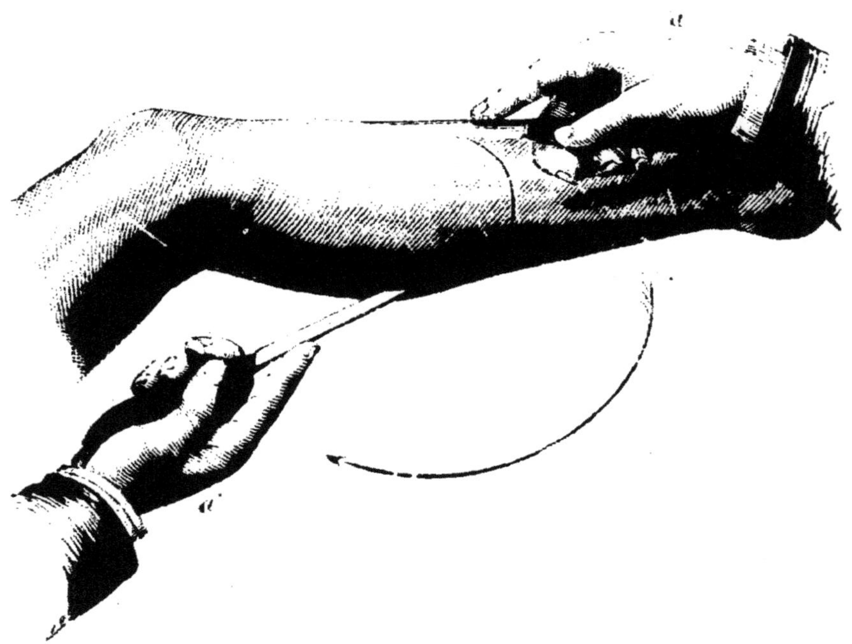

Fig. 348. — Incision du contour du lambeau externe pour amputer la jambe droite au lieu d'élection. Attitude initiale *a* et terminale *a'* de la main droite.

sans atteindre tout à fait le niveau de ce départ. Mobilisez les téguments avec soin. — B. *Jambe gauche*. Placé au bout et en dehors du pied, vous le tenez de la main gauche. Commencez l'incision au lieu d'élection, descendez le long et en dedans de la crête tibiale ; dirigez ensuite le couteau en dehors et, à mesure que votre gauche élèvera le membre pour vous en présenter le dessous, gagnez la face postérieure du mollet, et faites la branche postérieure ou ascendante de l'U, diamétralement opposée à l'antérieure, mais un peu moins longue (a). Repassez le couteau une seconde fois dans la plaie pour bien mobiliser le tégument. Donnez la jambe à tenir et, faisant un pas à votre gauche, placez-vous définitivement au côté interne du membre.

Le contour du lambeau est incisé ; vous êtes en dehors de la jambe droite ou en dedans de la gauche. Divisez en travers les téguments internes en réunissant la tête postérieure de l'U à un point situé à deux doigts au-dessous de la tête antérieure (b). Repassez le couteau dans la plaie afin de permettre à ce petit lambeau triangulaire de bien se rétracter. Ne vous laissez jamais tenter de sacrifier l'angle de ce lambeau pour l'arrondir.

2° *Taille des chairs.* — Insinuez la pointe au sommet de l'incision antérieure, sous la peau, et fendez l'aponévrose de très haut en bas, d'abord immédiatement en dehors de la crête, puis obliquement en dehors suivant le contour de la peau du lambeau que votre main gauche réussit à faire glisser en dehors à mesure que le tranchant divise la toile fibreuse (c). — Le muscle jambier antérieur est largement exposé et comme hernié, divisez-le obliquement de haut en bas et en dehors, d'abord en le décollant du tibia, puis en l'incisant obliquement, le long de la peau du lambeau. Continuez cette profonde incision en dehors et en arrière pour sectionner, en travers, l'artère, les muscles extenseurs et entamer les péroniers. A l'aide du pouce ou des doigts gauches, écartez et soulevez les muscles antéro-externes, pendant que le couteau les détache du fond de la gouttière interosseuse s'appliquant à respecter les vaisseaux. — Quand les chairs antérieures du lambeau, l'artère y comprise, seront bien décollées jusqu'au-delà du bord antérieur du péroné et jusqu'à la

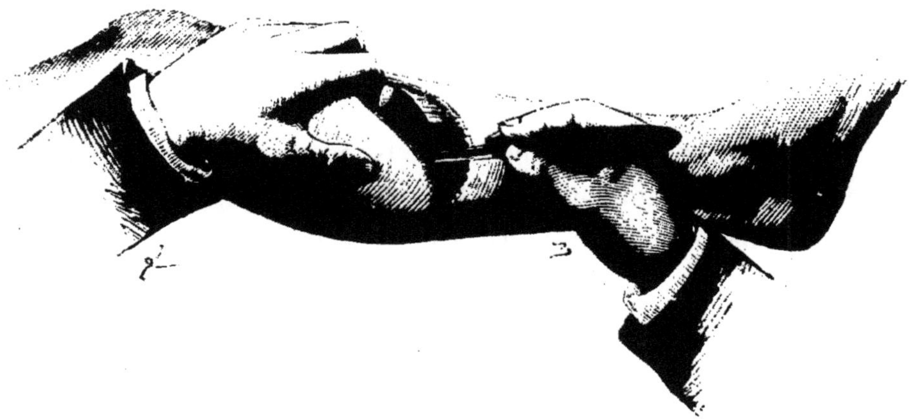

Fig. 347. — Manière d'entailler par dissection les chairs du lambeau externe dans l'amputation de jambe au lieu d'élection.

hauteur du lieu d'élection, vous pourrez commodément ponctionner d'avant en arrière, en dehors du péroné, les muscles qui doivent garnir la partie postérieure du lambeau. La pointe, ainsi engagée, ressortira le plus haut possible, dans la tête postérieure de l'U, que la main gauche relèvera du bout du doigt, tout en attirant en dehors la masse du mollet, relâché par une flexion légère.

Le lambeau étant relevé, jugé assez long, c'est-à-dire suffisamment détaché des os, est confié à l'aide : il faut maintenant couper les chairs postérieures (d), au niveau de la peau rétractée, c'est-à-dire à un doigt au-dessous du lieu d'élection. Dans ce trait, la pointe perfore prudemment le ligament interosseux et se montre dans la gouttière interosseuse au-dessous de la base coudée du lambeau. Dans ce même trait, le périoste de la face interne du tibia est divisé afin que l'opérateur puisse le garder comme doublure à la peau de la grève.

Cela fait, refoulez par le grattage le périoste de la crête de la face interne et du bord interne du tibia, jusqu'au-dessus du lieu d'élection, car vous devrez scier obliquement aux dépens de la face interne. Décollez et refoulez de même avec les ongles, la pointe ou la rugine courbe, les muscles profonds postérieurs que votre aide rend abordables en fléchissant un peu la jambe et rejettant le genou en dehors.

3° *Sciage.* — Avant de passer le chef médian de la compresse dans la boutonnière du ligament interosseux, la lèvre supérieure sera détachée du tibia et du péroné dans une étendue suffisante, soit par la pointe, soit par la simple pression du doigt.

La réunion devant se faire en fente antéro-postérieure, il faut biseauter la face interne du tibia à la Sanson, scier le péroné à 1 centimètre au-dessus du tibia, ce qui n'est pas facile, et biseauter sa face externe. Il est utile de faire agir des crochets rétracteurs pardessus la compresse fendue. — *A gauche*, on scie le péroné en premier lieu, la main haute, d'un trait oblique de haut en bas, de dehors en dedans et d'avant en arrière, pendant que la jambe est tordue en dedans. Puis on dégage la scie, l'on fait tordre la jambe en dehors de manière à pouvoir, après avoir mordu obliquement la face interne du tibia, reprendre transversalement, à quelques millimètres au-dessous de l'entaille première. — *A droite*, si l'on veut scier dans le même ordre, le péroné d'abord, on réussira bien en attaquant ce petit os de dessous en dessus, la scie ayant les dents en l'air. On peut encore, de l'avis de Malgaigne, Verneuil, Le Fort, etc., scier le péroné en dernier lieu, après le tibia (e).

Notes. — (a) Il est moins commode, mais possible, de tracer le lambeau en se plaçant en dedans dès le début de l'opération. Pour ce faire, vous attaqueriez par-dessus la jambe, derrière le mollet, descendriez croiser la face externe et, sans désemparer, remonteriez devant le tibia, jusqu'au lieu d'élection. Ou bien, après avoir tracé derrière et en dehors la branche postérieure et la courbe de l'U, vous viendriez attaquer au lieu d'élection pour descendre joindre la courbe du contour du lambeau (voy. fig. 34, p. 77).

(b) L'incision demi-circulaire interne peut être faite de dessous en dessus ou de dessus en dessous. Dans les deux cas, la main gauche de l'opérateur doit attirer fortement le mollet pour rendre visible l'incision longitudinale postérieure. Il est permis de faire aboutir la coupe demi-circulaire un peu au-dessous de la tête de cette incision. — Je dirai plus : si l'on veut être à l'aise pour scier le péroné plus haut que le tibia, il faut faire remonter la branche postérieure de l'U du lambeau aussi haut que l'antérieure et, conséquemment, conduire la coupe demi-circulaire interne à un ou deux doigts au-dessous de la tête de cette branche. De la sorte, on obtient un vrai lambeau interne carré, un peu plus long en avant qu'en arrière.

(c) Fendre l'aponévrose de très haut en bas veut dire qu'il faut insinuer la pointe sous la peau à 2 centimètres au-dessus de la future section osseuse. Cette boutonnière est destinée à permettre l'écartement du lambeau avant et surtout pendant le sciage. Si elle permet au jambier antérieur de faire hernie, celle-ci ne peut que soulever la peau voisine et l'empêcher d'entrer en conflit avec l'angle du tronçon tibial.

La pointe fendant l'aponévrose longe d'abord la crête du tibia, mais bientôt elle doit s'incliner en dehors. Cela n'est possible qu'avec le concours de la main gauche s'appliquant à faire glisser en dehors et en arrière la peau du lambeau. Du reste, à mesure que la pointe divise la toile fibreuse, les téguments se laissent récliner de plus en plus facilement.

(d) Il serait bon, sans doute, de couper les jumeaux d'abord, à cause de leur grande rétractilité ; on les pincerait entre le pouce et l'index gauches, pour les soulever et permettre au couteau de les diviser sans entamer trop profondément les muscles sous-jacents, destinés à être sectionnés un peu plus haut et en même temps que les vaisseaux, après rétraction des jumeaux.

(e) A l'amphithéâtre, j'ai bien souvent scié en faisant dresser la jambe en l'air, verticalement. Dans cette attitude, les chairs, obéissant à la pesanteur, s'écartent d'elles-mêmes de l'instrument.

Autres procédés.

Lambeau externe ponctionné. — A l'amphithéâtre, sur un sujet un peu gras, on obtient un beau résultat en taillant le lambeau externe par transfixion, soit d'emblée, soit après avoir incisé les téguments. Dans les deux cas, il faut craindre de faire un lambeau trop étroit, cela arrive nécessairement si l'on ponc-

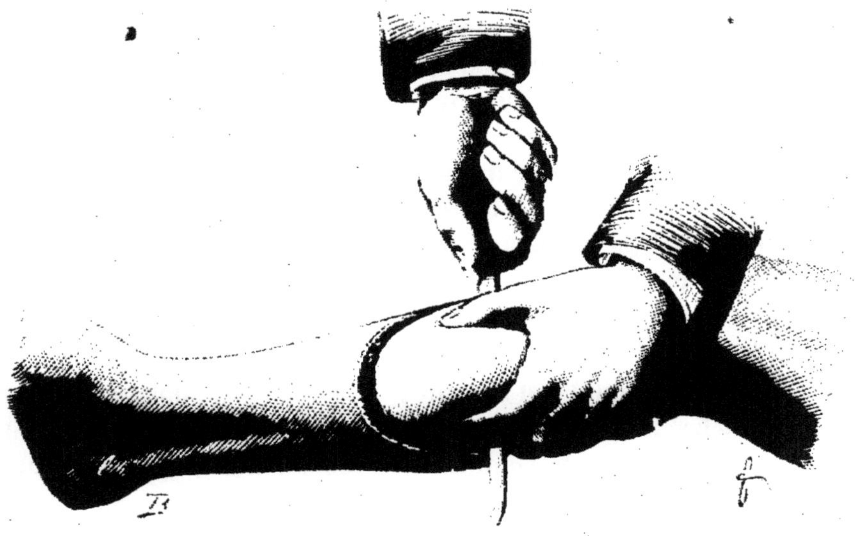

FIG. 348. — Amputation de la jambe gauche, ponction du lambeau externe, dont le contour a été préalablement incisé. — L'opérateur est placé en dedans ; ses derniers doigts gauches amènent en dehors le mollet, relâché par la flexion du genou ; le pouce et l'index de la même main rétrécissent et rétractent les téguments du lambeau afin que le couteau divise les chairs plus étroites et plus courtes que la peau.

tionne trop près de la crête du tibia ou encore si l'on oublie, au moment où la pointe va se dégager, d'attirer le mollet en dehors, ce qui n'est possible qu'avec une légère *flexion* de la jambe. Je supposerai une transfixion d'emblée. La jambe est légèrement fléchie et dans la rotation interne, la face externe regarde donc en haut. L'opérateur, placé en dedans, embrasse de la main gauche le haut du mollet, qu'il soulève et attire en masse, pendant que son pouce fait glisser en dehors les téguments du tibia. La ponction est faite à un doigt en dehors de la crête et la contre-ponction en un point diamétralement opposé. Chemin faisant, la pointe heurte et contourne le péroné. A mesure que la lame descendant fait son office, la main gauche rétrécit et raccourcit les téguments du lambeau afin qu'ultérieurement ils soient plus larges et plus longs que les muscles. — Une coupe transversale divise alors les téguments internes un peu au-dessous du lieu de la ponction ; puis, les muscles antérieurs et postérieurs, avec les vaisseaux, au niveau même de la ponction (voy. la manière de couper les chairs interosseuses, p. 268 et 269).

Quand on ne veut user de la transfixion qu'après avoir incisé et mobilisé le contour du lambeau, l'un de ces deux actes peut devenir difficile si le chirurgien manque de souplesse ou répugne à changer de position. — Du côté droit, l'opérateur, placé en dehors, dessine facilement son lambeau d'un trait ; facilement aussi il fait la ponction d'avant en arrière et la taille des chairs, pourvu qu'il ait fait un pas vers le pied malade. — Du côté gauche, le chirurgien est également mieux en dehors qu'en dedans pour inciser le contour du lambeau, mais il serait mieux en dedans pour le reste de l'opération. Cependant, sans bouger, il ponctionnerait facilement d'arrière en avant ; mais plus difficilement d'avant en arrière, et seulement après s'être rapproché du siége du malade.

En résumé, le chirurgien, pour la ponction d'emblée et d'avant en arrière, se tient de préférence *en dedans ;* pour la ponction après incision des téguments, il est mieux placé *en dehors,* au moins pour commencer l'opération.

Lambeau externe par incision elliptique. — Guyon, préoccupé sans doute de garder les vaisseaux du lambeau, a pratiqué sur la jambe l'incision elliptique à point infime externe et à point culminant interne, ce dernier correspondant au lieu d'élection.

La distance entre les deux extrémités de l'ellipse doit être d'un diamètre et demi (fig. 349). La partie antérieure de la courbe descend sur la face interne du tibia, le long et à 0^m,01 en dedans de la crête. Les muscles sont entaillés et détachés des os avec les précautions nécessaires pour conserver les vaisseaux tibiaux antérieurs.

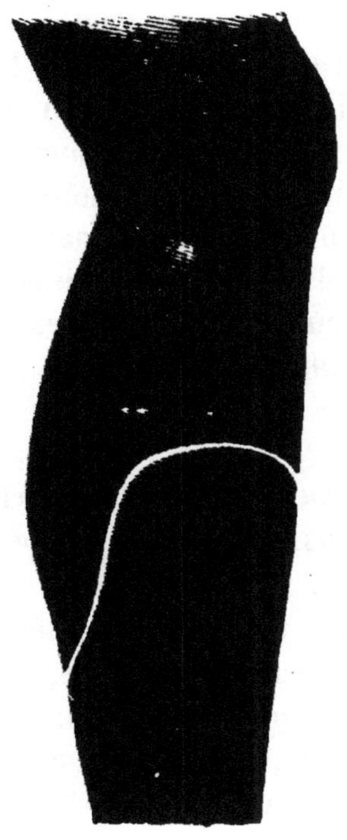

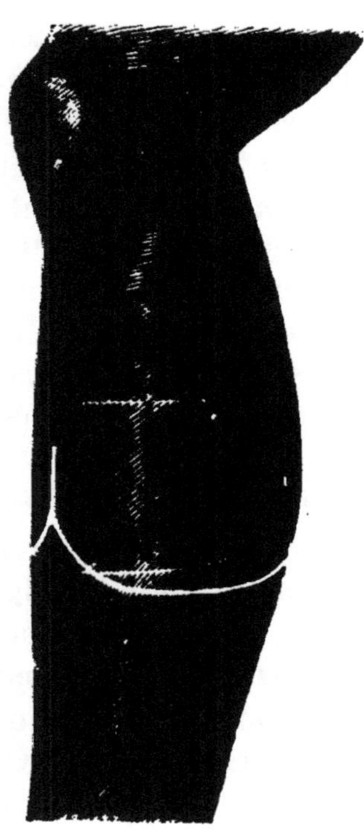

Fig. 349. — Vue postéro-interne de la jambe gauche, tracé de l'incision elliptique pour l'amputation au lieu d'élection. Le résultat est un lambeau externe.

Fig. 350. — Vue antéro-externe de la jambe gauche. Tracé des lambeaux latéraux. Comme sur la fig. 349, le trait de scie est indiqué par deux traits fins horizontaux.

Deux lambeaux latéraux arrondis (fig. 350). — En même temps qu'un lambeau externe dessiné, puis entaillé, ou simplement ponctionné, on a quelquefois taillé un lambeau interne tégumentaire de forme et de dimensions pareilles.

A l'étranger, les *lambeaux cutanés latéraux* égaux et arrondis sont très recommandés et fréquemment employés. Où doit se trouver la commissure antérieure des lambeaux? Sur la crête du tibia? En dedans, ou en dehors? Je préférerais la placer à un centimètre en dehors et je garderais comme doublure au lambeau interne, l'insertion de l'aponévrose à la crête, le périoste de cette crête et celui de la face interne du tibia.

Avec des lambeaux cutanés semi-lunaires, il y aurait béance des commissures, ce qui serait fâcheux, surtout pour l'antérieure, par laquelle le tibia tend à sortir. C'est pour cela que les lambeaux en U doivent être préférés. Leur longueur sera telle qu'après leur rétraction d'un tiers, ils aient encore au moins un demi-diamètre. Si la jambe a 12 centimètres de diamètre, on taille des lambeaux de 9 au moins, afin qu'après rétraction ils conservent 6 au moins. Les lambeaux étant dessinés, disséqués et relevés, il faut couper les chairs circulairement avec les précautions indiquées plus haut et *notablement au-dessous* du point où les os doivent être sciés.

Deux lambeaux antérieur et postérieur. — J'ai vu un certain nombre de moignons, et pas tous bons, résultant de diverses variantes de ce procédé (fig. 351 et 352).

Tantôt, l'opérateur dessine et dissèque un lambeau antérieur assez court, cutané, semi-lunaire ou carré à angles arrondis, en U; tantôt il double ce lambeau d'une couche musculaire empruntée, par transfixion ou mieux par dissection, à la région antéro-externe de la jambe. Je crois qu'il faut faire charnu et vasculaire le lambeau antérieur comme le postérieur. Celui-ci, en raison de sa grande rétractilité, doit être taillé très long, car il est bon qu'il reste proéminent.

Amputation de D. Larrey.

D. Larrey a pratiqué souvent, par nécessité, pendant les campagnes du premier empire, l'amputation de la jambe à deux doigts de l'interligne, immédiatement au-dessous de l'insertion du tendon rotulien. Pour avoir un moignon plus régulier et plus tolérant, il ne craignait même pas d'extirper la tête du péroné détruisant ainsi l'attache du muscle biceps fémoral.

A cette époque, on coupait la jambe ou la cuisse aux lieux

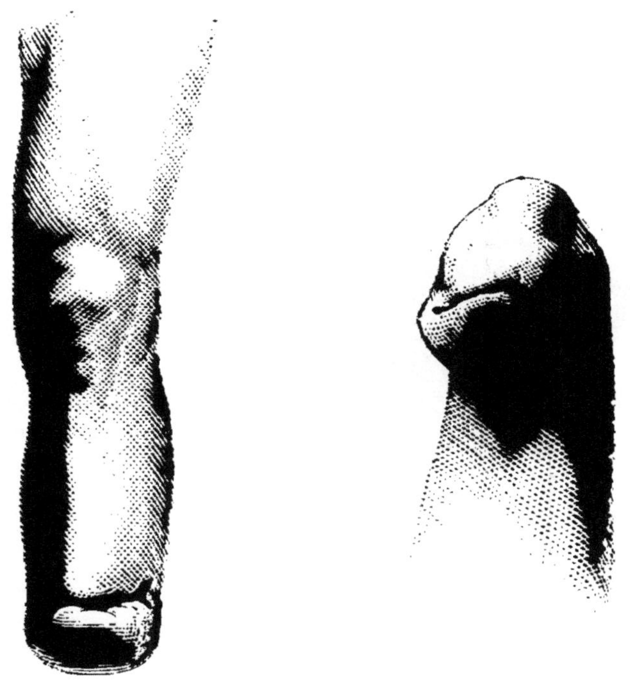

Fig. 351.   Fig. 352.

Bons moignons de jambe résultant du procédé à grand lambeau postérieur complété par un court lambeau antérieur. — Fig. 351, amputation à la partie moyenne. — Fig. 352, amputation au lieu d'élection exécutée par un chirurgien anglais, en 1871.

d'élection, aucune opération intermédiaire n'avait cours. Or, c'était pour éviter l'amputation de la cuisse, fort grave, que D. Larrey pratiquait l'amputation de la jambe au voisinage du genou. Il n'était pas fâché non plus de diviser l'os tibial dans une région spongieuse et de laisser au mutilé un moignon bien plus utile que celui qui résulte de l'amputation de la cuisse.

D. Larrey fendait la peau en avant au niveau de l'angle tibial pour en éviter, dit-il, la perforation. Il agissait de même quand il opérait plus bas et débridait même en arrière pour l'écoulement du pus et le passage des fils.

Il ne faut pas se dissimuler que l'on peut être amené assez fréquemment à amputer assez près de la tubérosité tibiale antérieure, c'est-à-dire notablement au-dessus du lieu d'élection. Les téguments bien vascularisés des environs du genou suffiront

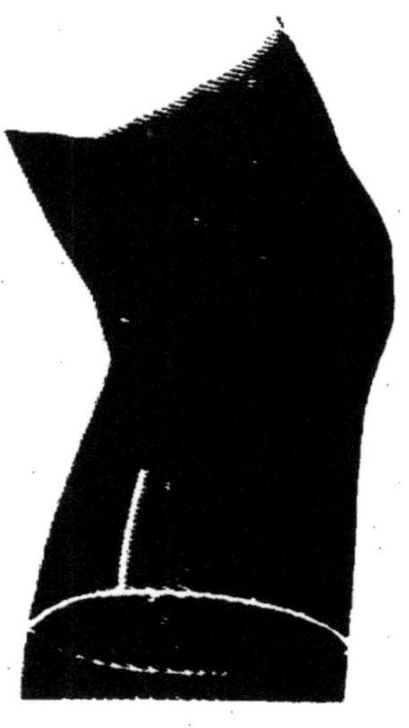

Fig. 353. — Amputation de jambe au-dessus du lieu d'élection. Incision circulaire avec fente postérieure.

à couvrir le moignon sans qu'il soit nécessaire d'essayer de conserver des lambeaux charnus. On couperait donc les muscles transversalement, les jumeaux à quelques centimètres au-dessous du trait de scie. On ne devrait pas hésiter à fendre en arrière la manchette cutanée pour permettre à l'aide de rétracter suffisamment les téguments. De cette manière, on imiterait Stephen Smith (voy. *Désarticulation du genou*).

ARTICLE XI

AMPUTATION TOTALE DE LA JAMBE. — DÉSARTICULATION DU GENOU (1).

Je crois devoir décrire, dans cet article, et la simple désarticulation, et l'amputation dite condylienne, intra ou sus-condylienne dans laquelle on se borne à raccourcir l'os, après avoir pratiqué la désarticulation par l'un des procédés habituels. Dans la désarticulation comme dans l'amputation sus-condylienne, on peut sacrifier la rotule ou au contraire la garder, soit pour la laisser en place devant l'os, abandonnée aux tractions du triceps, soit pour la souder, après avivement, à la surface de section du fémur. De là un certain nombre de procédés qu'il convient néanmoins de réunir dans le même article parce qu'ils reposent sur les mêmes données anatomiques et se ressemblent beaucoup, au double point de vue de l'exécution et du résultat définitif.

Quoi qu'en aient dit Hamilton et Stephen Smith (2), je pense qu'il ne saurait être question d'opposer sérieusement l'amputation totale de la jambe aux diverses amputations partielles qui se pratiquent de nos jours. Au contraire, il y a lieu de se demander si la désarticulation du genou et l'amputation de l'épiphyse fémorale inférieure sont préférables à la véritable amputation de cuisse et si, par conséquent, elles méritent des études d'amphithéâtre.

Relativement à la mortalité, si grande et si redoutée avant la vulgarisation de la méthode antiseptique, je ne puis rien décider. Voici des chiffres trop vieux et trop discordants : statistique défavorable de Panas (GENOU. *Dict. de méd. et chir. prat.*), 33 succès sur 137 cas ; statistique favorable de Brinton (*Améric.*

(1) Brasdor et Hoin, *Mém. d'ac. de chir.*, V. — Velpeau, *Archiv. de méd.*, 1830 et *Médecine opératoire*, II, 510. — Baudens, *Bull. de l'Ac. de méd.*, I.
(2) Mac Cormac, *Dublin quarterly Journal*, n° XVIII, 1870.

Journal, 1876), 111 succès sur 164 cas dont 117 opérés en Amérique.

Au point de vue de l'utilisation du moignon, deux cas se présentent. Tantôt l'on veut faire marcher le mutilé sur l'ischion, comme après une amputation ordinaire de la cuisse : la désarticulation du genou conserve un plus long bras de levier, pour mouvoir l'appareil, et un muscle puissant, le droit antérieur, pour projeter le tout en avant. C'est un avantage qui persiste même quand on enlève et la rotule et les condyles.

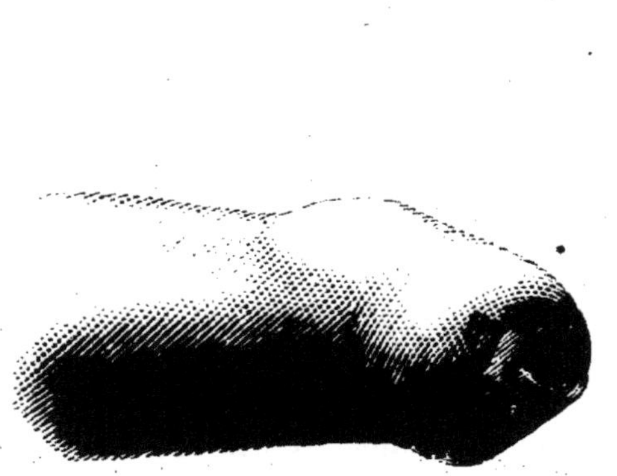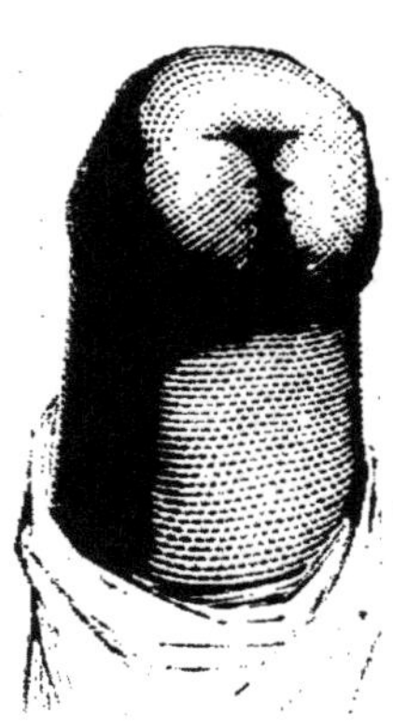

Fig. 354.

Fig. 355.

Fig. 354. — Désarticulation du genou, moignon conique dans le sens pathologique du mot, impotent, douloureux, ulcéré, ayant nécessité l'admission du malade à l'asile de Bicêtre.

Fig. 355. — Désarticulation du genou. Bon moignon, relevé, vu en dessous, pour montrer la place et la forme de la cicatrice, après l'incision de Stephen Smith (d'après Bryant).

Tantôt l'on désire que le bout du moignon puisse transmettre directement le poids du corps. Cela n'est jamais possible, que je sache, après l'amputation dans la diaphyse fémorale et cela se voit certainement quelquefois après la désarticulation du genou. Je dis quelquefois et n'ose pas dire souvent, parce que les moignons que j'ai vus avaient fini tous trois par refuser le service. Ils étaient devenus coniques dans le sens pathologique du mot, sans qu'il y eût atrophie de l'extrémité fémorale, comme cela a déjà été observé.

Tout en admettant avec Skey contre Liston (*Brislish and foreign med. chir. Review*, 1851, VII, p. 292) qu'un moignon est d'autant plus utile et puissant qu'il est plus long, il faut reconnaitre que la conservation totale du fémur a quelques petits inconvénients. La difformité consécutive à l'amputation totale de la jambe est difficile à cacher quand on veut faire marcher le blessé sur le bout du moignon. Car on est obligé d'adapter à celui-ci un coussin épais qui l'allonge très-notablement. Cet allongement, dissimulé dans la station debout, saille désagréablement en avant lorsque la jambe artificielle est fléchie. On la croirait luxée en arrière, pendant la station assise. L'on peut bien éviter cet inconvénient en abaissant la fausse articulation du genou ; mais cela raccourcit la jambe et allonge la cuisse, ce qui devient encore disgracieux lorsque le membre artificiel est plié.

La désarticulation du genou, au point de vue de la rétractilité secondaire des parties molles du jarret, a les inconvénients des amputations faites à l'extrémité périphérique d'un segment de membre. Aucune adhérence normale ne peut entraver la rétraction des muscles biceps, demi-tendineux, droit interne et couturier. Le muscle demi-membraneux conserve son tendon réfléchi. Les muscles vastes interne et externe deviennent inutiles. Au contraire, le droit antérieur, grâce à son attache pelvienne, reste actif et précieux pour projeter en avant le moignon, de concert avec le psoas et le tenseur du fascia lata. Quand on conserve la rotule, il faut ménager aussi ses ligaments latéraux, par l'intermédiaire desquels le muscle agira sur le fémur. De même, quand on enlève la rotule, on doit serrer cet os de près et respecter attentivement les mêmes expansions latérales qui rattachent aux condyles les muscles vastes et le tendon droit lui-même. Autrement, le muscle libre se retirerait ; il pourrait même entrainer la rotule à une grande hauteur devant le fémur. Il faut noter ici qu'après une désarticulation comme celle du genou, dans laquelle on ne garde guère que des téguments, il peut se former au bout de l'os un foyer médulaire qui soude et fixe solidement les extrémités peu ou pas saillantes des tendons et muscles divisés.

On l'a dit il y a longtemps déjà, les téguments de la partie antérieure du genou, habitués à la fatigue et à la distension, se replient naturellement sous les condyles du fémur après la désarticulation. On préfère les employer sous forme de lambeau ou de manchette plutôt que de tailler, aux dépens du mollet, un énorme lambeau postérieur difficile à couder, très rétractile, et exposé à la gangrène partielle, si l'on garde la tête du soléaire. La face disséquée des téguments antérieurs est presque naturelle, tant sont rares ses relations vasculaires avec les parties sous-jacentes : condition jugée autrefois défavorable à l'infection purulente. La peau qui avoisine le genou est épaisse et vivace ; néanmoins, taillée en lambeau trop long ou trop étroit, elle peut se gangrener, surtout si elle a été préalablement altérée par la contusion.

Étant donnés les usages présumés et désirés du futur moignon, on est amené à penser que le procédé d'élection doit donner une cicatrice placée en arrière et, si c'est possible, dans l'échancrure des condyles. C'est indiquer : 1° l'*incision elliptique* à point culminant postérieur (Baudens) ; 2° le *lambeau antérieur* unique, ou prédominant sur un très court lambeau postérieur complémentaire.

Il y a quelques années, la réunion immédiate n'était pas à tenter. Tout le monde, en prévision d'une vaste et longue suppuration, s'évertuait à ouvrir préventivement ou à extirper les sinus de la synoviale, à enlever les cartilages des condyles et à emporter la rotule elle-même, pour éviter les inconvénients que J.-L. Petit a si bien signalés. Tout en sachant que, malgré l'ablation de la rotule, le contact restait parfois irréalisable, à cause de l'épaisseur du tendon du triceps, je conseillais alors de relever les téguments antérieurs jusqu'au-dessus de la rotule, pour enlever cet os en même temps que la jambe malade. Cela m'avait fait reconnaître les difficultés d'un retroussis suffisamment étendu, spécialement chez les femmes grasses, dont le côté interne du genou est garni d'un épais coussinet adipeux. Je m'étais donc arrêté à tailler un grand lambeau antérieur complété par un petit postérieur, ayant appris, du reste, que cette coupe des parties molles avait été ordinairement employée dans les nombreuses désarticulations du genou pratiquées en Amérique. Mais aujourd'hui que la conservation de la rotule est possible et conseillée par beaucoup de praticiens, je crois préférable l'incision elliptique simple, c'est-à-dire l'incision ovalaire de Baudens.

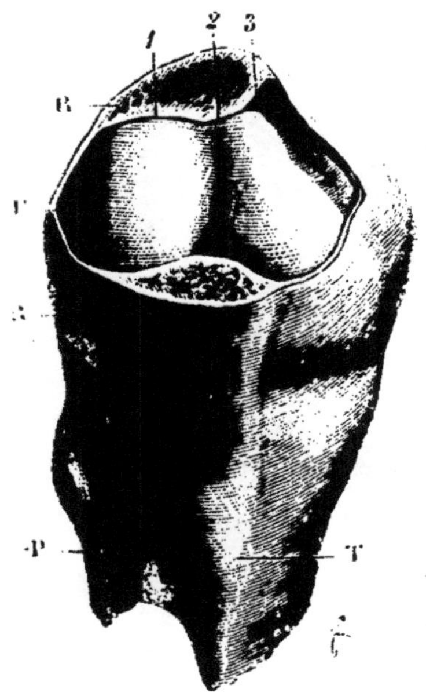

Fig. 356. — Coupe transversale de la rotule et de ses ligaments latéraux. Le genou a été fléchi ensuite. Le fragment supérieur de la rotule resté dans l'extension soulève la capsule par son épais bord interne (3) et forme là un espace tout préparé pour faire un clapier.

L'interligne articulaire du genou est très facile à sentir de chaque côté du ligament rotulien, surtout si l'on imprime, pendant l'exploration, quelques mouvements de rotation à la jambe. Quand les téguments seront relevés, il faudra toucher de nouveau l'interligne, pour l'attaquer en avant, à plein tranchant. Cette attaque devra se faire non pas comme pour traverser la jointure, mais comme s'il s'agissait de fendre le fémur de bas en haut. C'est le moyen sûr de passer au-dessus du ligament adipeux et des ménisques que l'on recommande d'enlever avec le tibia. Aussitôt que le couteau a touché les bords de la trochlée fémorale, il doit se porter successivement et à gauche et à droite, le plus loin possible en arrière, en coupant, juste sur le rebord cartilagineux condylien, les ligaments latéraux, au-dessous de leur insertion osseuse, au-dessus de leur adhérence aux ménisques.

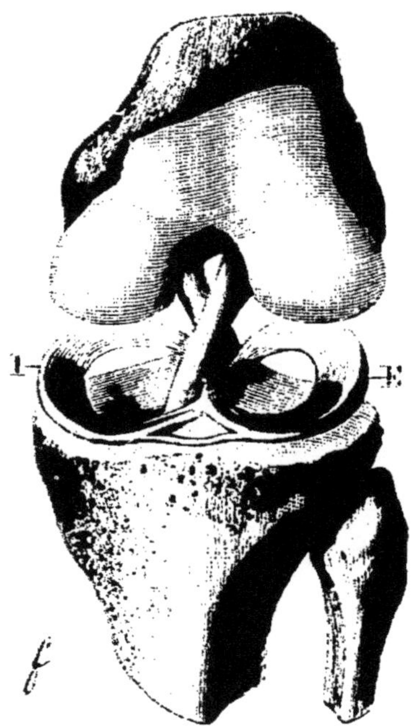

Fig. 357. — Squelette et ligaments intérieurs du genou
(Richelot, musée Orfila).

Le ligament croisé antérieur, rendu accessible par la flexion de la jambe, est coupé près de l'épine tibiale. Le ligament croisé postérieur et le ligament postérieur proprement dit sont ensuite désinsérés du tibia, toujours avec la précaution d'enlever les ménisques et de ne pas en laisser des copeaux dans la cavité du moignon.

Désarticulation du genou.

Incision elliptique.

Le malade a le siège au bout du lit ; le membre sain est fléchi et écarté par un assistant. Un autre assistant soutient le pied et la jambe à amputer. Ayant en face l'aide rétracteur, vous vous placez sur le côté du membre malade, de manière que la jambe à enlever soit à votre gauche. Vous êtes donc en dehors de la jambe gauche ou en dedans de la jambe droite, prêt à saisir une lame de 12 à 15 centimètres.

Cherchez l'interligne articulaire, de chaque côté du tendon rotulien ; estimez l'épaisseur ou diamètre antéro-

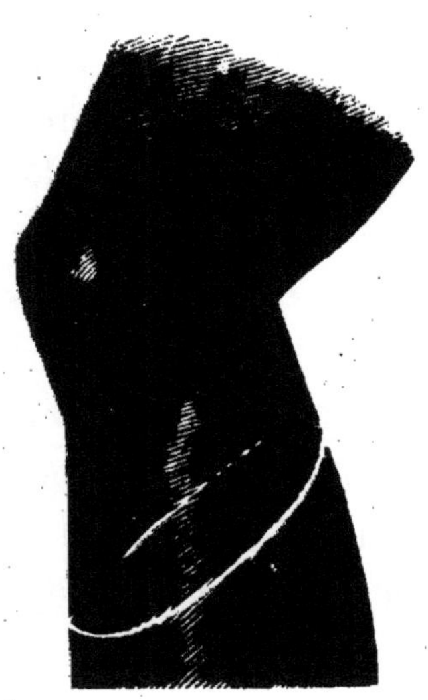

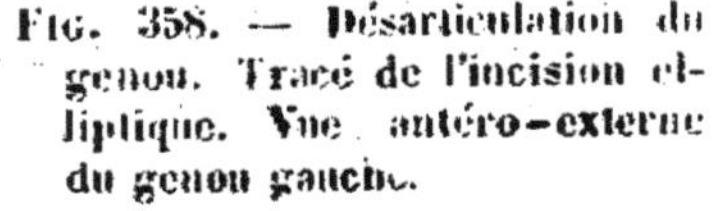

Fig. 358. — Désarticulation du genou. Tracé de l'incision elliptique. Vue antéro-externe du genou gauche.

postérieur du jarret, et marquez, en avant de la crête du tibia, le point infime de l'ellipse, à un diamètre au-dessous de l'articulation. Marquez de même le point culminant derrière le mollet, à un demi-diamètre au-dessous de l'interligne, c'est-à-dire à égale distance de cet interligne et du point infime. Enfin, tracez l'ellipse à la teinture et remarquez bien qu'elle est inclinée à 30 degrés seulement sur le plan supposé d'une coupe circulaire (a).

1° Tenant la jambe à pleine main gauche et la tordant à droite, vous attaquez sa face gauche, c'est-à-dire à votre gauche, avec le milieu du tranchant dirigé, la pointe basse, suivant l'obliquité de 30 degrés. Venez au point infime, devant la crête tibiale, et remontez symétriquement sur la face droite, pendant que la jambe est amenée dans la rotation à gauche. Vous avez fait ainsi, d'un trait, les trois quarts antéro-inférieurs de l'ellipse. — Immédiatement, passez le couteau sous le jarret, afin de le remettre dans la partie initiale de la première incision et, tenant toujours l'instrument dans le plan oblique indiqué, complétez, en tirant et sciant au besoin, la section elliptique (b).

2° Abandonnez complètement la jambe à l'assistant qui la soutient. Occupez-vous de bien couper les adhérences celluleuses des téguments sur toute la périphérie, spécialement en arrière où la peau doit être rétractée par glissement et non par renversement. — Ensuite, retroussez la partie antérieure de la manchette. Saisissez-en donc le bord entre le pouce et les doigts gauches ; disséquez-le avec le plat de la pointe, qui doit mordre au besoin l'aponévrose et le périoste, plutôt que de ne pas laisser au tégument toute l'épaisseur de sa doublure celluleuse. Ne vous arrêtez, dans ce retroussis, que lorsque la pointe de la rotule sera accessible. Pour arriver assez haut, ne craignez pas d'entailler les lames fibreuses qui sont de chaque côté et en arrière des condyles (c).

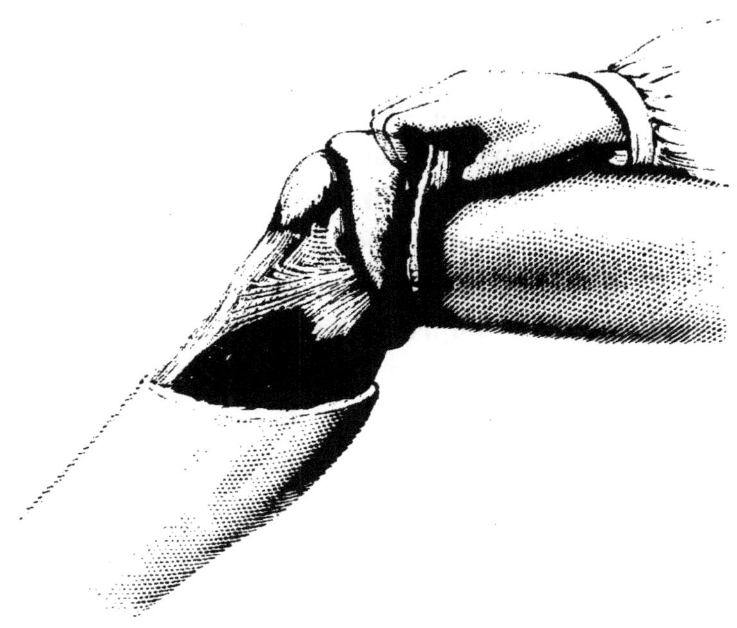

Fig. 359. — Désarticulation du genou. Incision elliptique. Manière, pour l'aide, de relever le lambeau, même jusqu'au-dessus de la rotule si l'on veut enlever cet os.

3° Enfin, confiez à l'aide rétracteur la peau relevée devant la rotule. De la main gauche, redevenue libre, reprenez la jambe et tenez-la modérément fléchie. — Détachez l'index droit à la recherche de l'interligne, en dehors du ligament rotulien que vous attaquerez à plein tranchant et en travers, près de la pointe rotulienne, en dirigeant le taillant à ras du revers des téguments, vers les lèvres de la trochlée, qui vous arrêteront bientôt. Sans désemparer, poussez le couteau en levant le manche et sciant, afin de diviser le ligament latéral gauche et la capsule juste sur le rebord cartilagineux du condyle, rebord qui apparaît dans la plaie et que vous suivez de l'œil pour le suivre du tranchant. Incisez ainsi jusqu'en arrière. Puis, ramenez le couteau en avant; abaissez le manche en tirant et divisez le ligament latéral droit, toujours en sciant sur le rebord cartilagineux du condyle correspondant jusqu'en arrière. — Un coup de pointe ayant achevé de détacher le ligament adipeux, le ligament croisé antérieur apparaît, grâce à la flexion et à la propulsion que votre main gauche imprime à la partie supérieure de la jambe. Du bout du couteau, désinsérez le ligament croisé antérieur de l'épine tibiale, puis le ligament croisé postérieur. Aussitôt après, engagez le plein de la lame sur le ligament postérieur, juste au-dessus des ménisques; faites mordre pour raser la face postérieure du tibia et bientôt, après que la jambe aura été relevée, pour sortir carrément à travers les jumeaux, dans la partie culminante et postérieure de l'incision elliptique, à quelques centimètres au-dessous des condyles (d).

Là se borne la désarticulation du genou réduite à sa plus grande simplicité. Il n'y a plus qu'à lier les vaisseaux, l'artère poplitée et quelquefois un grand nombre d'artérioles.

Les lèvres de la plaie seront rapprochées d'avant en arrière, de manière à produire une cicatrice transversale postérieure qui se raccourcira singulièrement dans la suite. Un drainage très soigné me paraît indispensable. Peut-être devrait-on passer un tube transversal sous le tendon du triceps, dans le cul-de-sac synovial sus-rotulien. Je rappelle seulement qu'autrefois l'on extirpait les parois synoviales, les cartilages, la rotule entière. Avec les pansements antiseptiques, ces précautions ne sont plus nécessaires.

Au contraire, je pense qu'au genou comme ailleurs, quel que soit le pansement, si l'on veut obtenir une réunion rapide et la fixation sur place des parties profondes, il faut immobiliser le moignon extérieurement et intérieurement, c'est-à-dire, par la compression modérée, mais générale, entraver les contractions des muscles.

Notes. — (a) Si vous n'osez pas employer la teinture devant les juges d'un concours, tenez le bout du doigt gauche sur le point le plus bas de l'ellipse et, en attaquant avec le tranchant sur le côté gauche du membre, souvenez-vous de l'inclinaison à 30 degrés, pas davantage, que doit avoir l'ellipse. La tendance générale des débutants est de donner trop d'obliquité à l'incision, ce qui les conduit ensuite beaucoup trop haut dans le creux du jarret.

En disant que la partie basse de l'ellipse doit être à un diamètre au-dessous de l'interligne, je parle en général, pour les sujets de tout âge et de toute taille. Sur un adulte ordinaire, un diamètre équivaut à environ cinq travers de doigt. La pointe rotulienne se trouve à un doigt au-dessus de l'interligne, et la tubérosité antérieure du tibia à un doigt au-dessous. C'est donc à six doigts de la rotule, à cinq de l'interligne et à quatre de la tubérosité antérieure qu'il faut couper la peau devant la crête tibiale, sur un sujet moyen.

(b) Quelques-uns préféreront renverser l'ordre des deux temps de l'incision tégumentaire et commencer sous le membre, comme on le fait ordinairement dans la méthode circulaire. Peu importe, pourvu que le couteau soit tenu dans l'obliquité convenable.

(c) On peut notamment détacher avec la peau antéro-interne les lames de la patte d'oie.

Il ne faudrait pas hésiter à fendre la peau en arrière, si l'on ne pouvait obtenir autrement une rétraction suffisante de la manchette. Le plus souvent, la lèvre postérieure se trouve suffisamment refoulée par la flexion même dans laquelle on place la jambe pour désarticuler.

(d) Après que le couteau est engagé, il est possible de faire comprimer immédiatement les vaisseaux poplités par un aide qui saisit, entre le pouce et les doigts, toute l'épaisseur du petit lambeau musculaire taillé aux dépens des jumeaux.

Désarticulation du genou avec ablation des condyles, etc.

Grand lambeau antérieur, petit postérieur.

Cette opération consiste à tailler un grand lambeau antérieur cutané, arrondi, destiné à se replier sous la surface de section du fémur et à s'unir en arrière, avec un lambeau postérieur complémentaire, charnu, court et à peu près carré. Les deux courtes fentes latérales qui séparent les lambeaux sont destinées à permettre de relever suffisamment les téguments antérieurs pour enlever la rotule en désarticulant, et à faciliter le sciage de l'épiphyse fémorale. C'est le procédé de Carden (1846, *On amputation by single flap*) dans ce qu'il a d'essentiel : section du fémur sans ouverture du canal médullaire, ablation de la rotule et conservation des téguments antérieurs pour servir d'appui.

Les adhérences aux faces latérales des condyles que conservaient la rotule et le tendon tricipital après la simple désarticulation vont être sacrifiées et par conséquent les dangers de la rétraction primitive et secondaire du droit antérieur vont augmenter. J'estime qu'il faut garder un doigt de peau en avant spécialement pour parer à cet accroissement de rétractilité.

Donc, au lieu de donner au lambeau antérieur un diamètre de long au-dessous de la section osseuse, nous y ajouterons un travers de doigt. Nous avons vu que, sur un sujet moyen, le diamètre en question était d'environ cinq travers de doigt. En conséquence, le contour de notre lambeau antérieur croisera la crête tibiale, à un diamètre plus un doigt, soit six doigts au-dessous de la future section osseuse : le tégument postérieur sera divisé en travers, à mi-distance de cette même section. Telle sera la longueur *réelle* des lambeaux. Leur longueur *apparente* pourra varier singulièrement selon que les fentes latérales remonteront plus ou moins haut. Comme, à mon avis, elles ne doivent guère excéder le niveau de l'interligne situé à deux doigts du trait de scie, il arrivera que les lambeaux seront réduits *en apparence*, l'antérieur à quatre doigts, le postérieur à un seul, sans avoir rien perdu de leur longueur utile et réelle. L'antérieur n'en sera que moins exposé à la gangrène, surtout si l'opérateur lui a donné une largeur prédominante, comme il convient.. — En ne faisant pas remonter les fentes latérales sensiblement au-dessus de l'interligne, l'opération est un peu moins facile, mais l'enveloppement des angles latéraux de la section osseuse est assuré.

Le lambeau antérieur doit s'étendre en largeur jusque derrière les condyles, c'est dire que les fentes latérales doivent descendre : l'externe sur le péroné ; l'interne, comme pour venir longer à distance, à deux doigts en arrière, le bord interne du corps du tibia. Ces deux fentes ne sont donc pas diamétralement opposées : chacune d'elles est à un travers de doigt en arrière des extrémités de la demi-circonférence antérieure du membre, extrémités qu'il est bon de marquer après les avoir déterminées à l'aide d'un ruban.

Voici les divers temps de l'opération, dans l'ordre où ils se succèdent :

1° Incision du contour du lambeau antérieur ; section transversale des téguments du jarret ; dissection et relèvement du lambeau antérieur. 2° Désarticulation par-dessus la rotule et, en sortant en arrière, section des muscles jumeaux et des vaisseaux. 3° Toilette de l'épiphyse fémorale et sciage.

Si c'est un aide qui comprime la fémorale, il faut lier les vaisseaux avant de scier le fémur.

Opération. — Le malade, les aides, le chirurgien se placent comme pour la désarticulation simple.

Tenez-vous donc sur le côté, de manière que la jambe malade soit à votre gauche. Explorez l'articulation, les bords postérieurs des condyles, l'interligne articulaire. A deux doigts plus haut passera la scie ; mesurez le diamètre antéro-postérieur et marquez l'extrémité du lambeau devant la crête tibiale, à un diamètre plus un doigt de la future section osseuse, c'est-à-dire, sur un adulte ordinaire, à six travers de doigt.

Vous êtes placé en dedans du membre droit ou en dehors du membre gauche, armé d'une lame de 12 ou 15 centimètres.

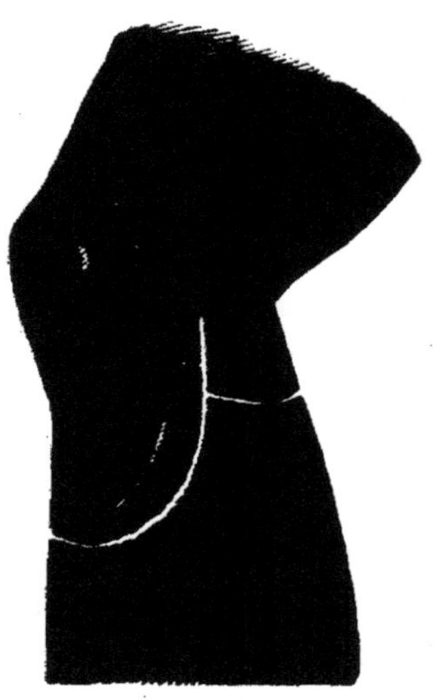

Fig. 360. — Désarticulation du genou suivie de l'ablation des condyles. Tracé d'un grand lambeau antérieur complété par un petit postérieur. Un trait pointillé et fin indique le niveau de la section osseuse.

1° Tenant la jambe à peu près étendue, à pleine main gauche, et la tordant à droite pour découvrir le côté gauche du genou, attaquez derrière le condyle, à peine audessus de l'interligne. Descendez longitudinalement, presque jusqu'au niveau de la limite du lambeau. Recourbez votre incision à mesure que votre gauche, aidée de l'assistant qui soutient le pied, substitue à la rotation droite la rotation gauche, qui vous permet de remonter derrière le condyle droit, à la hauteur voulue. — Immédiatement, passez le couteau sous le jarret et coupez les téguments en travers, à mi-distance entre le trait de scie et l'extrémité du lambeau antérieur (a).

Abandonnez complétement la jambe à l'assistant qui déjà la soutient et, après avoir soigneusement détruit les adhérences cellulo-fibreuses des téguments, dans toute la longueur des incisions, occupez-vous de disséquer et de relever le lambeau antérieur. Saisissez-en donc le bord du bout des doigts gauches, en y comprenant, si vous voulez, les lames de la patte d'oie; décollez avec la pointe tranchante la face profonde du lambeau des parties ostéo-fibreuses sous-jacentes, afin de découvrir complétement la rotule. Avant d'y parvenir, vous apercevrez sans doute que sur les côtés et en arrière, dans les fentes latérales, quelques bribes fibreuses retiennent encore la peau pré-rotulienne; vous devrez trancher ces obstacles hardiment. Pour amener la rotule au jour, vous confierez le lambeau à la main gauche de l'aide rétracteur dont la main droite retire par glissement les téguments du jarret. Vous fléchirez vous-même la jambe et, après quelques coups de pointe, la désarticulation sera rendue possible.

2° Vous tenez donc la jambe fléchie et pendante; vous pouvez, d'un trait saccadé, mais sans reprise, ouvrir l'articulation en passant par-dessus la rotule (b). Attaquez la capsule à gauche, le plus en arrière possible, juste sur le rebord cartilagineux du condyle et, tout en secouant la main et marchant à mesure que vous apercevez le cartilage dans la plaie, venez en avant vers le bord latéral correspondant de la rotule; rasez ce bord en remontant pour attaquer et trancher le tendon tricipital, en secouant toujours le couteau avec vigueur. Sans désemparer, descendez à droite de la rotule sur le rebord du condyle droit et incisez la capsule sur ce rebord, jusqu'en arrière (c).

Terminez la désarticulation à l'ordinaire, divisant le ligament adipeux, le croisé antérieur devant l'épine tibiale; puis, après propulsion de l'extrémité supérieure du tibia, le croisé postérieur; enfin, à plein tranchant, le postérieur proprement dit, pour raser un instant les os et sortir carrément à travers les jumeaux, au niveau de la section cutanée postérieure.

Si le mode hémostatique employé ne vous inspire pas une confiance absolue, liez les vaisseaux.

3° Procédez alors à la toilette de l'épiphyse fémorale. Sur les côtés seulement, existent encore des adhérences fibreuses très solides qui relient au fémur le muscle triceps. Au lieu de les couper haut et de provoquer ainsi une rétraction excessive, détachez-les des faces latérales des condyles en serrant l'os de près (d).

Si vous êtes obligé de scier un tant soit peu au-dessus des condyles, il vous faudra dresser la cuisse et prendre le grattoir pour décoller, dans l'étendue nécessaire, les insertions supérieures du ligament postérieur (e).

Où et comment faut-il scier le fémur? Chez les jeunes sujets, autant que possible au-dessous du cartilage de conjugaison et, par conséquent, dans les condyles; il convient ensuite d'abraser les saillies que forment encore en arrière, ces éminences restées saillantes de chaque côté de l'échancrure, et même de râcler le cartilage du bord supérieur épargné de la trochlée. Chez les adultes, je crois que le mieux est de scier à quelques millimètres au-dessus des condyles. Tout étant prêt, les lambeaux enveloppés, relevés et solidement embrassés dans les mains de l'aide qui doivent aussi fixer le corps du fémur horizontal, vous saisirez l'un des condyles dans les mors du davier à double articulation, tenu de la main gauche. Alors, vous attaquerez la face antérieure de l'os, notablement au-dessus de la trochlée, à la hauteur nécessaire pour que le trait, mené perpendiculairement au fémur dans le sens antéro-postérieur, mais parallèlement à l'interligne dans le sens transversal, vienne aboutir juste au-dessus des condyles (b).

A plusieurs points de vue, il est avantageux de chantourner. Si donc vous avez à votre disposition une bonne lame étroite, vous pourrez la faire mordre juste au-dessus de la trochlée, entamer l'os obliquement en bas, puis recourber le trait en arrière et en haut, afin de sortir sur les limites des condyles, après avoir créé une surface de section cylindroïde convexe en bas et dont la génératrice dentée soit, dans son mouvement, toujours restée parallèle à l'interligne. Cette manière de scier me paraît surtout recommandable quand, sur les jeunes sujets, en veut à la fois ménager le cartilage de conjugaison et abraser à la scie le cartilage d'encroûtement.

Le pansement sera le même que celui de la désarticulation du genou : immobilisation et drainage. Les fusées dans la cuisse étaient autrefois redoutables par leur fréquence et leur étendue.

Notes. — (a) Quand le lambeau antérieur a été commencé au niveau de l'interligne, le lambeau postérieur n'a qu'un doigt de longueur apparente. Plusieurs opérateurs seront tentés de le supprimer tout à fait; d'autres, tout en conservant ses angles latéraux, d'en faire le bord terminal légèrement convexe. Cela n'est pas indiqué si l'on veut faire marcher le mutilé sur le moignon, car dans ce cas il faut tout faire pour que la cicatrice soit tirée en arrière du bout du fémur.

(b) L'incision des ligaments prend la forme d'un oméga majuscule Ω, c'est-à-dire qu'elle se compose de deux longs tirets latéraux réunis en avant par un arc saillant en haut qui embrasse la rotule dans sa concavité.

(c) Il est moins élégant d'opérer autrement, savoir : trancher d'abord le tendon du triceps d'une entaille transversale, saisir la rotule de la main gauche, et à mesure qu'on la rabat devant le tibia, diviser à gauche et à droite les ligaments latéraux. Ce qui importe, c'est de couper ceux-ci sans hésiter sur le rebord condylien, entre leurs insertions fémorales et leurs adhérences aux ménisques.

(d). En prenant la précaution de garder ainsi de longs bouts des tendons, lames tendineuses et aponévroses qui environnent le genou, on rend possible leur réinsertion à l'extrémité de l'os scié. Si cette fixation se produit solide et rapide, c'est, entre autres avantages, une garantie sérieuse contre la conicité secondaire si fréquente et si redoutable.

(e) A aucun prix vous ne devez trouer ce ligament qui sépare si heureusement le vaste espace poplité du foyer opératoire. Le même instrument, le grattoir, est sans doute ce qu'il y a de mieux pour traiter les parties fibreuses des faces latérales des condyles.

(f) On pourrait scier encore plus haut sans ouvrir le canal médullaire. L'on resterait par conséquent dans le tissu spongieux, renommé pour s'exfolier plus rarement et se modeler plus vite. La surface d'appui serait encore assez large.

Amputation ostéoplastique fémoro-rotulienne.

Avant d'indiquer les diverses manières de tailler les parties molles aujourd'hui généralement abandonnées, je dois dire quelques mots de l'*amputation sus-condylienne ostéoplastique* de Gritti.

Le chirurgien de Milan s'est proposé de conserver la rotule dans le lambeau et, après l'avoir dédoublée à la scie, dans le sens de l'épaisseur, pour enlever le cartilage et aviver l'os, de la souder à la surface de section du fémur. La partie sous-périostique de la rotule ainsi conservée n'a perdu aucun vaisseau ; elle est donc dans de meilleures conditions de vitalité que le fragment calcanéen de Pirogoff. Pour la souder au fémur, il faut d'abord la mettre, puis la maintenir en contact avec la surface du trait de scie, c'est-à-dire lutter contre l'action continue du triceps.

Pour établir le contact, c'est-à-dire pour replier la rotule sous le fémur, il faut avoir scié environ six centimètres de cet os. Le maintien de cette adaptation sera d'autant plus difficile

que le triceps sera plus distendu et plus libre de se rétracter.
Les précautions les plus méticuleuses pour immobiliser le moignon, neutraliser les contractions du muscle et éviter l'amaigrissement ne sont pas à dédaigner.

Les Anglais et les Allemands ont pratiqué un assez grand
nombre d'opérations de Gritti et les avis restent partagés.

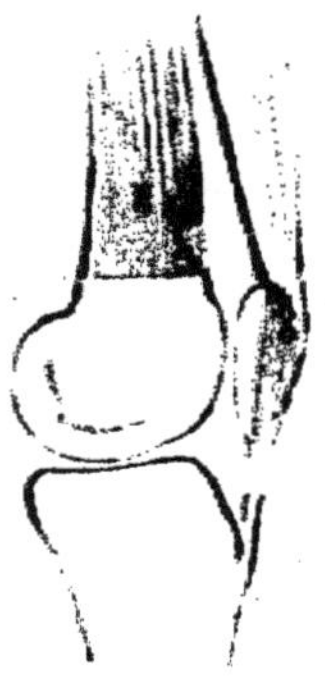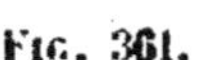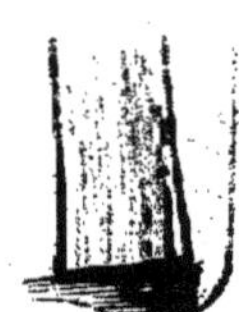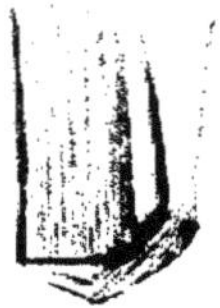

Fig. 361.　　　　Fig. 362.　　　　Fig. 363.

Amputation ostéo-plastique fémoro-rotulienne de Gritti.

Fig. 361. — Indique quelles parties (les blanches) du fémur et de la rotule on
enlève.
Fig. 362. — Montre comment doit être appliqué le fragment rotulien sous le
fémur.
Fig. 363. — Montre ce que j'ai vu, c'est-à-dire la rotule soudée obliquement
et, par la saillie de son bec, rendant le moignon intolérant.

Comme le professeur Le Fort, je doute que, même la réussite
opératoire étant parfaite, les mutilés puissent ordinairement marcher sur la rotule. Le moignon que j'ai vu ne prouve rien à cet
égard, puisque la rotule, au lieu de se souder horizontalement au
bout du fémur, s'était fixée obliquement et de sa pointe formait
une saillie intolérante. L'opération avait été faite, en 1871, à
Nancy, par un chirurgien allemand, sur un soldat français. Le
moignon était beau, la cicatrice complétement postérieure, mais
la saillie du sommet rotulien s'était toujours refusée à servir
d'appui. Il m'a paru que le fémur n'avait perdu que ses condyles
et, par conséquent, n'avait peut-être pas été assez raccourci.

Si l'on croyait devoir pratiquer cette opération ostéo-plastique, on taillerait de préférence les téguments comme dans l'amputation sus-condylienne, mais on aurait soin de garder la rotule, un bout de son tendon et les toiles fibreuses latérales dans le lambeau antérieur. La désarticulation terminée, l'on dédoublerait la rotule de la manière suivante. Après l'avoir renversée devant la cuisse, le cartilage en l'air, on embrasserait les angles latéraux dans les mors du davier couché à plat et suffisamment enfoncé dans les parties molles pour laisser excéder le plateau cartilagineux et permettre à la scie de passer sans rencontrer le fer de l'instrument fixateur.

Autres procédés.

Les procédés de choix, longuement décrits plus haut, sont incontestablement les meilleurs quand on veut faire marcher le blessé sur le bout du moignon. Mais la forme extérieure et l'étendue du traumatisme peuvent contraindre l'opérateur à recourir à d'autres manières de tailler les parties molles. Comme la plupart de ces procédés de nécessité donnent une cicatrice terminale, ils exigent ensuite ordinairement l'emploi d'un cuissard à point d'appui sous-ischiatique.

Velpeau, qui fit beaucoup pour réhabiliter la désarticulation du genou, préconisait l'*incision circulaire* à trois ou quatre doigts au-dessous de la rotule. Cornuau et Blasius recommandaient la même méthode, mais celui-ci conseillait de réunir en fente antéro-postérieure pour placer la cicatrice entre les condyles comme avec deux lambeaux latéraux.

La difficulté d'atteindre et d'ouvrir l'articulation, après l'incision circulaire, a porté plusieurs chirurgiens à *fendre la manchette*, soit en dehors (Lacauchie), soit de chaque côté (Günther), soit même en arrière et en avant. Lorsque cette espèce de débridement est double, c'est la méthode à deux lambeaux égaux et carrés; quand il est simple, le résultat est celui de la raquette primitive : cicatrice termino-uni-latérale. Je pense

que si un débridement longitudinal est jugé utile, il faut le faire
en arrière, où la cicatrice peut se prolonger sans inconvénient.

Stephen Smith (*Amer. Journal of med. sc.*, janvier 1870),
est également de cet avis, car pour le genou, comme pour la
jambe et pour la cuisse, il conseille une espèce de raquette
améliorée, c'est-à-dire à branches convexes et arrondies, dont la
queue remonte sur la ligne médiane postérieure. Ce procédé,
dont se loue Bryant, donne deux lambeaux cutanés latéraux
séparés en arrière, mais confondus en avant (fig. 364).

A côté de la méthode circulaire il faut, considérant le résultat
définitif, placer le procédé à *deux lambeaux* sensiblement
égaux.

Faire ces lambeaux antérieur et postérieur, c'est chercher une
cicatrice transversale et terminale, probablement la pire de
toutes. Il est vrai que le lambeau postérieur pourra être raccourci et l'antérieur allongé par la rétraction; ou plutôt, que la
cicatrice primitivement placée au bout du moignon, se trouvera
consécutivement attirée en arrière. Mais, pour que cette déformation favorable se produise, il faut que le lambeau antérieur
ait et conserve une longueur suffisante.

Faire deux *lambeaux* égaux, mais *latéraux* (Rossi, Turin
1806) est beaucoup moins déraisonnable quand il s'agit de la
désarticulation simple. Il paraît même que plusieurs blessés
ainsi opérés ont pu marcher sur leur moignon, la cicatrice, dirigée
d'avant en arrière, se trouvant cachée dans la trochlée et
l'échancrure condylienne comme la commissure d'un pied fourchu. Il ne faut pas oublier toutefois que les condyles du
fémur peuvent s'atrophier et une telle cicatrice devenir exposée.

Si le traumatisme avait détruit, fendu la peau en avant de la
crête du tibia, la méthode à lambeaux latéraux s'imposerait. On
devrait les tailler courts, non pas en négligeant de les faire descendre assez bas, mais en tenant leurs commissures au-dessous
du niveau de l'interligne et comptant sur la possibilité de faire
glisser les téguments pour atteindre l'articulation. L'on pourrait
commencer les deux anses latérales ou contours des lambeaux,

sur la tubérosité tibiale antérieure et remonter en arrière au même niveau, après être descendu à trois ou quatre doigts plus bas.

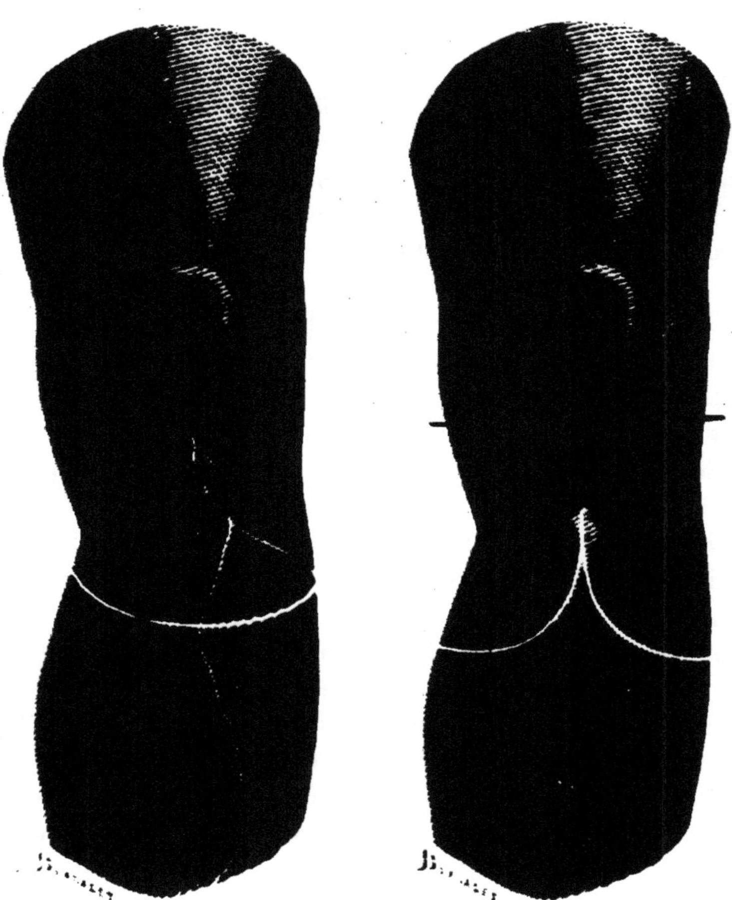

Fig. 364. — Tracé de l'incision de Stephen Smith pour la désarticulation du genou. Vue antérieure. C'est une raquette à queue postérieure qui remonte jusqu'au niveau de l'interligne.

Fig. 365. — Tracés des deux lambeaux latéraux arrondis pour la désarticulation du genou. Vue antérieure du genou gauche. Les deux tirets noirs indiquent le niveau de l'interligne.

L'amputation dans le genou, faite par ce procédé, est incommode, car l'attitude qui convient pour inciser les téguments ne convient plus pour la désarticulation. Si l'opérateur ne craint pas de changer de place, il se mettra, pour tailler les lambeaux, en dehors de la jambe droite, en dedans de la jambe gauche ; il se placera de l'autre côté du membre pour désarticuler. Je pense qu'il vaut mieux d'emblée prendre cette dernière attitude, qui met la jambe à la gauche et dans la main gauche de l'opérateur. Cela étant, le dessin du contour des lambeaux reste pénible ; néanmoins, l'on parvient à bien faire en commandant à l'aide d'imprimer au genou et à la jambe des mouvements de flexion et de rotation ou d'élévation. La dissection des lambeaux cutanés doit être soignée ; il est bon de leur conserver une doublure épaisse, peut-être même d'y comprendre les plans fibreux de la patte d'oie. Aussitôt que les lambeaux relevés sont dans les mains de l'aide rétracteur et que l'interligne est accessible, le chirurgien saisit et fléchit la jambe pour désarticuler à l'ordinaire.

Le plus souvent, le genou a été, avec raison, désarticulé par la méthode à cicatrice non terminale rejetée vers le côté postérieur, à l'aide d'un lambeau antérieur unique ou simplement proéminent. Tantôt les opérateurs dessinèrent un véritable lambeau, tantôt ils atteignirent le même but par l'incision elliptique. Mais, pendant longtemps, la méthode à *lambeau postérieur* (ou son équivalent, l'incision elliptique ou ovalaire, à point infime postérieur) a trouvé des partisans : Hoin, Brasdor, Blandin, Syme.

Supposant que la peau antérieure doive être forcément coupée à peu près au niveau de l'interligne ou de la section osseuse, je crois que le lambeau postérieur devrait descendre à deux diamètres plus bas, et sa largeur s'étendre de chaque côté, à plusieurs centimètres en avant des bords latéraux des jumeaux. Quand la peau serait incisée et rétractée, il conviendrait de couper les jumeaux au-dessus de leur fusion avec le soléaire et de les décoller de la face postérieure de ce muscle. Ce serait après la désarticulation que, rasant la face postérieure du muscle poplité, l'on couperait les vaisseaux et nerfs au moment où ils s'engagent dans l'anneau du soléaire.

On comprend l'importance que doivent avoir la suture et le drainage après une telle opération.

ARTICLE XII

AMPUTATIONS PARTIELLES DE LA CUISSE.

L'occasion de couper la cuisse se présente souvent, dans la pratique civile, pour des traumatismes, des néoplasmes, des arthrites fongueuses du genou, etc.

On ne marche pas sur le bout d'un moignon de cuisse autre que celui qui peut résulter de l'amputation sus-condylienne déjà décrite. Mais un long moignon, bien mobile dans tous les sens, est utile pour mouvoir la jambe artificielle. En outre, la mortalité est d'autant moindre qu'on ampute plus près du genou.

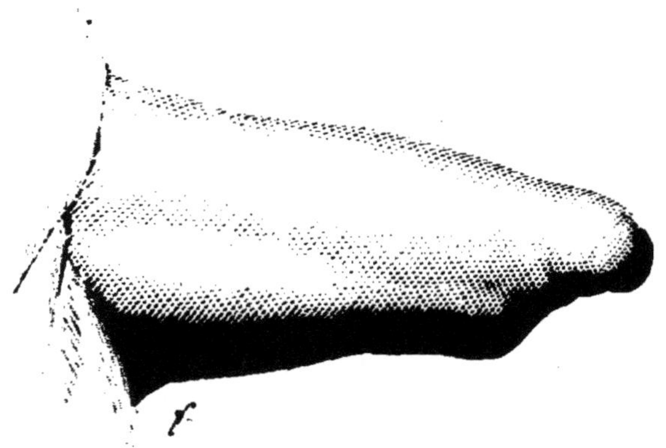

Fig. 396. — Face interne d'un moignon de cuisse gauche amputée par la méthode circulaire non améliorée, c'est-à-dire sans qu'on ait gardé plus de parties molles en arrière qu'en avant.

L'os unique est entouré complétement par des masses musculaires. Celles-ci sont formées de muscles superficiels longs et libres qui se rétractent beaucoup, et de muscles profonds adhérents qui se rétractent peu. C'est pour remédier à la conicité des moignons de cuisse que tant de mémoires ont été écrits sur l'amputation circulaire (voy. p. 56 et suiv.)

L'inégale rétraction, tant primitive que secondaire, des chairs et par suite des téguments, tend à porter la cicatrice *en arrière et en dedans*.

Si donc l'on ampute circulairement et que l'on prétende obtenir une cicatrice terminale à peu près centrale, il faut, à l'exemple de Sédillot, Ph. Boyer, M. Duval, etc., couper les téguments et les chairs très obliquement ; faire passer l'incision beaucoup plus bas en arrière et en dedans qu'en dehors et en avant. De même, dans les amputations à lambeaux, il faut compter fort peu sur l'effet utile définitif des lambeaux postérieurs ou postéro-internes, à moins qu'ils n'aient été taillés d'une longueur primitivement excessive. Il est à peine besoin de dire que les muscles les plus rétractiles sont ceux qui, s'insérant aux os de la jambe, deviennent complètement libres après la section : le demi-membraneux, le demi-tendineux, etc.

La forme conique de la partie supérieure de la cuisse rend difficile et peu étendu le retrait de la gaine tégumentaire à la suite des incisions circulaires faites au-dessus du tiers inférieur, chaque fois que le sujet est gras ou bien musclé, c'est-à-dire chaque fois qu'il a des chairs plein la peau. Dans ces conditions, la rétraction des muscles, restés courts, est également fort peu marquée. C'est pourquoi je déconseille l'emploi de la méthode circulaire pourtant si naturelle, comme disait St Laugier, quand le fémur doit être scié au-dessus de son milieu. Car avant tout, il faut éviter la conicité d'emblée, conicité si fréquente dans les amputations rapprochées de la racine des membres.

Au contraire, la peau et les muscles dont presque toute la longueur est conservée, quand ils sont divisés près du genou, se retirent facilement et beaucoup, tant primitivement que consécutivement. De là un danger de conicité secondaire. De là aussi, comme une invitation à employer la méthode circulaire, quelle que soit l'énorme quantité de parties molles que l'on croie devoir garder.

Je conclurai à peu près comme pour le bras : les procédés à lambeaux sont applicables à toute hauteur ; mais ils ne sont indispensables que lorsqu'on scie l'os au-dessus du milieu ; la méthode circulaire ne convient qu'à la partie inférieure du membre, à moins qu'on ne la transforme par des fentes longitudinales ou qu'on ait affaire à une cuisse exceptionnellement flasque et amaigrie.

Comment faut-il traiter le fémur ? Doit-on le dépouiller de son périoste, le scier carrément, etc. ? Je regarde comme un excellent précepte celui de désinsérer les muscles qui s'attachent à la ligne âpre, même au-delà du passage de la scie, afin d'être sûr de diviser le fémur assez haut. C'est donc une occasion presque unique d'appliquer opportunément le précepte de Bell. En outre, n'oubliant pas que maintes fois le fémur a percé même toute l'épaisseur d'un lambeau antérieur charnu, je suis d'avis

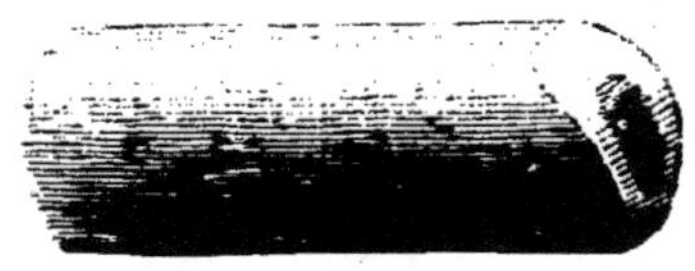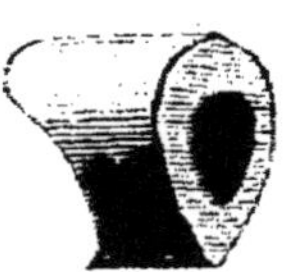

Fig. 367. — Le fémur chantourné aux dépens de sa face antérieure et de son bord postérieur.

Fig. 368. — Morceau de fémur scié carrément d'un côté, et de l'autre détaché avec la scie à chantourner.

d'écouter Assalini, Gensoul, Sédillot, Malgaigne, etc., et de scier l'os obliquement ou mieux de le chantourner en se servant d'une lame étroite de la scie représentée (fig. 55, p. 114). La conservation d'un lambeau ou d'une manchette de périoste est également une bonne précaution.

Si l'on ampute un enfant, on doit toujours songer que la simple rétraction de l'aide peut décoller trop haut et très haut la membrane nourricière de l'os.

Amputation de la cuisse au dessous du milieu.
Méthode circulaire.

Cette opération a servi de type à la description générale de l'amputation circulaire infundibuliforme (p. 56, fig. 22 et suiv.).

Après avoir décidé que vous scierez le fémur à telle hauteur, vous calculez immédiatement la quantité de parties molles à garder. Refaites donc mentalement le raisonnement suivant. Après rétraction complète, il faut que chaque lèvre conserve une longueur minima égale au rayon ou demi-diamètre du membre. Or, nous savons que la rétraction enlève aux chairs, en moyenne, le tiers de leur longueur primitive; c'est donc à un rayon et demi au-dessous du futur trait de scie qu'il faut couper la peau. Pratiquement, un rayon et demi, c'est le quart de la circonférence, puisque celle-ci vaut six rayons ou trois diamètres.

C'est pourquoi, en présence de la cuisse à amputer, vous en mesurerez la circonférence avec un fil ou un ruban que vous plierez en quatre pour avoir la longueur des parties molles, c'est-à-dire la distance entre la section osseuse et la section tégumentaire. Cette distance sera presque toujours supérieure à 10 centimètres. Vous devrez, en outre, l'augmenter de près de moitié en arrière et en dedans pour parer à l'excès de rétraction, qui se produit en ce sens.

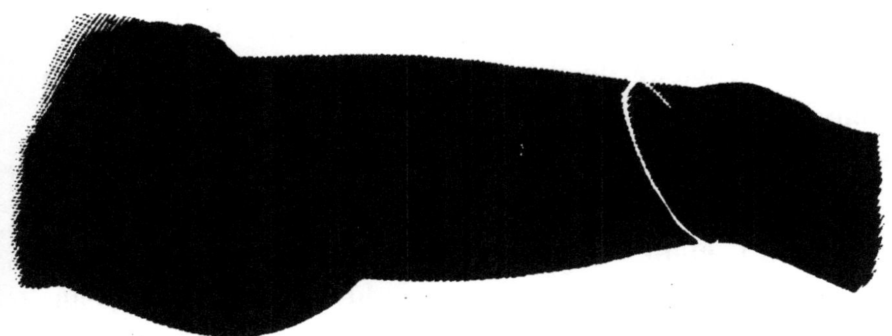

Fig. 369. — Amputation de la cuisse, partie inférieure. Tracé oblique de l'incision dite circulaire. Un trait fin indique le niveau de la section osseuse

Si la cuisse appartient à un sujet petit et grêle, elle peut n'avoir que 36 centimètres de circonférence, c'est-à-dire un diamètre de 12, un rayon de 6, ce qui donne pour le rayon et demi, 9, le quart de la circonférence. Sur cette cuisse, que j'ai supposée petite pour avoir des chiffres favorables au calcul mental, il faudrait donc garder 9 centimètres, cinq travers de doigt de peau en avant et sept doigts en arrière et en dedans.

Mettez-vous, par ces précautions, en garde contre la conicité du moignon, et sachez bien que la quantité de parties molles que je vous conseille de garder est au-dessous de celle qu'exigent d'autres auteurs.

De toutes les amputations dans la moitié inférieure de la cuisse, que j'ai vu pratiquer dans les hôpitaux de Paris, par diverses méthodes, bien peu avaient des parties molles suffisantes : le plus souvent, la cicatrisation fut très lente et suivie de larges bandes inodulaires ; enfin, j'ai vu rescier le fémur plusieurs fois et, plusieurs fois aussi, le chirurgien attendre le raccourcissement de l'os par nécrose.

Opération. — Le malade étant couché le siège au bout du lit, la jambe saine repliée, l'hémostase assurée, la jambe malade soutenue par un assistant, le chirurgien, armé d'un long couteau, se place en dehors de la cuisse. L'aide rétracteur ne devient utile qu'au moment de la coupe des muscles ; il se tient en dehors du membre, à la droite de l'opérateur pour la cuisse gauche, en dedans du membre, en face de l'opérateur, pour la cuisse droite.

1° Tout étant calculé et ordonné, votre main gauche s'appuyant sur le devant du membre pour fixer la peau, passez le grand couteau sous le jarret et, en tirant et sciant, divisez successivement les téguments internes, inférieurs et externes. — Pour compléter cette incision circulaire *oblique*, alors aux trois quarts accomplie, faites, par-dessus le membre, une reprise qui divise les téguments antérieurs (a).

2° À ce moment, l'aide peut commencer à rétracter la peau. Vous même y contribuez de la main gauche, peudant que l'extrémité de votre taillant détruit les adhérences cellulo-fibreuses, de manière à libérer le tégument, bien et également sur toute la périphérie, et à permettre, entre les lèvres de l'incision, un écartement de trois travers de doigt au moins, dussiez-vous faire un retroussis (b).

3° L'aide, s'appliquant à former de ses mains un cercle parfait, rétracte fortement, sans détruire l'obliquité de la lèvre cutanée. A ras de cette lèvre, après avoir engagé de nouveau le couteau sous le jarret, divisez les chairs jusqu'à l'os, et faites une reprise pour couper devant le fémur (c).

4° La besogne de l'aide qui rétracte devient de plus en plus difficile et importante. Il doit vous faciliter la recoupe des muscles profonds plus ou moins saillants autour de l'os (d). Attaquez cette espèce de cône le plus haut possible, pour creuser le moignon régulièrement. En secouant vivement le couteau, incisez dans l'ordre ordinaire, en dedans, en dessous et en dehors, l'aide rétracteur concentrant ses efforts successivement sur chaque région, pour que les effets de son action précèdent le tranchant dans sa marche. Pour couper devant le fémur, faites une reprise du couteau et fixez vous-même, entre le pouce et l'index, ce qui reste du cône charnu (voy. fig. 27, p. 65).

Pendant que vos doigts gauches sont encore dans la plaie, explorez le pourtour de l'os pour vous assurer qu'il est absolument à nu. En outre, avec la pointe ou le talon de la lame, incisez par pression les insertions qui se font à la ligne âpre, sur une certaine hauteur. Si vous voulez garder un manchon périostique, usez du grattoir pour le refouler prudemment après une incision nette. Gardez-vous, en tout cas, de dépouiller l'os plus haut que vous ne pourrez le scier.

Appliquez la compresse fendue ou le rétracteur métallique.

5° Guidée par l'ongle du pouce gauche, que la forte scie à dos mobile morde la face antérieure du fémur le plus haut possible, qu'elle marche à longs traits, le manche assez élevé pour terminer sur la face externe et non sur la ligne âpre, qui éclaterait facilement. Ou mieux, que la fine et étroite lame d'une scie à chantourner entame obliquement et très haut la face antérieure du fémur, que son trait devienne bientôt transversal, puis enfin ascendant pour terminer en biseautant la ligne âpre.

L'artère fémorale sera liée après avoir été bien isolée des nerfs satellites. Le sciatique sera raccourci afin que son extrémité se cicatrise loin du bout de l'os et de la masse médullaire.

Les avis sont partagés sur la forme immédiate à donner au moignon. Souvent j'ai vu réunir en fente transversale. Mais on peut aussi rapprocher les chairs d'un côté à l'autre ou encore diriger la cicatrice obliquement d'avant en arrière et de dehors en dedans, suivant le plus grand diamètre du membre. Pour les moignons de cuisse, plus encore que pour les autres, je regarde, avec Houzé de l'Aulnoit, l'immobilisation comme précieuse.

Notes. — (a) Si je recommande de faire oblique l'incision circulaire, c'est dans le but d'obtenir une cicatrice à peu près terminale. Mais, à vrai dire, ce n'est pas un grand mal de voir la cicatrice se porter en arrière pourvu que les téguments soient suffisants. Si donc vous ne voulez pas garder deux doigts de peau en plus du côté postérieur, vous économiserez un doigt en ce sens et vous l'ajouterez en avant. Vous ne serez pas étonné d'avoir ensuite un moignon en gueule de requin.

(b) Le retrait de la peau, simple retrait ou retroussis, doit être égal sur tous les points, afin de conserver l'obliquité de la première incision. C'est, en effet, dans le même plan oblique, c'est-à-dire plus bas en arrière et en dedans qu'en avant et en dehors qu'il faut entailler les muscles.

(c) Je dis d'inciser jusqu'à l'os, parce que beaucoup de débutants, surtout ceux à qui l'on a enseigné de tâcher d'épargner l'artère, entament simplement les chairs sans même diviser complètement les muscles libres superficiels, ce qui est une faute grave. Mais il ne faut pas s'attacher à émousser le tranchant sur l'os pour être plus sûr de le bien atteindre, puisqu'il va falloir recouper plus haut les muscles profonds adhérents.

Il est plus anatomique de diviser les muscles un à un, en commençant par les plus rétractiles, c'est-à-dire par les postéro-internes non adhérents. C'est le seul moyen qui permette d'éviter sûrement de couper l'artère prématurément, et même de la lier avant de terminer l'opération.

(d) J'ai déjà dit qu'au lieu de recouper ce cône, M. Sée le fendait de chaque côté pour en faire deux lambeaux garnis de périoste à leur face profonde.

Amputation de la cuisse.

Grand lambeau antérieur, petit postérieur.

Lorsqu'on est obligé de scier le fémur au milieu, il est prudent de recourir à la méthode à lambeau pour être sûr d'éviter la conicité. Dans le temps où les plaies d'amputation s'enflammaient et suppuraient presque nécessairement, j'ai vu de très mauvais résultats de cette méthode. Mais les opérateurs y étaient pour beaucoup. Ils avaient conservé un lambeau antérieur insuffisant et unique, double faute.

Car, si le lambeau antérieur est unique, comptez qu'il devra rester assez long pour se replier derrière le fémur, à la manière des lambeaux de Teale, en raison du retrait considérable immédiat et consécutif des chairs postérieures. Pour que le lambeau antérieur n'ait autre chose à faire qu'à se couder à angle droit, son extrémité doit rencontrer, pour s'y réunir, un court lambeau postérieur, court au moment où la cicatrice se produit, mais d'une longueur primitive égale au demi-diamètre du membre.

Quelle longueur faut-il donc donner au lambeau antérieur ? La réponse est facile, sachant que ce lambeau devra couvrir le diamètre entier, toute l'épaisseur du membre, et que sa rétractilité le raccourcira d'un tiers.

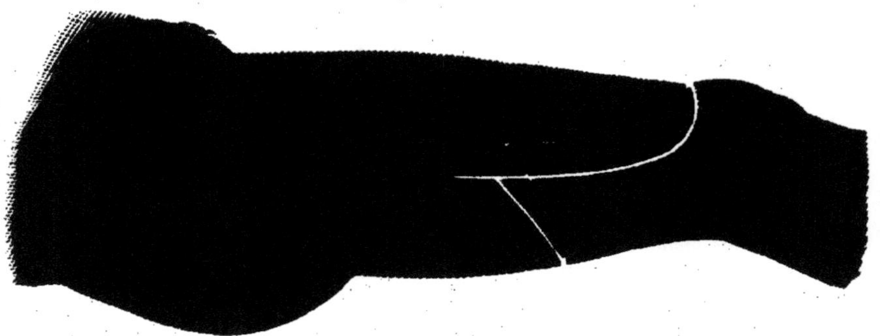

Fig. 370. — Amputation de cuisse. Tracé du grand lambeau antérieur et du petit postérieur complémentaire, à partir du niveau du trait de scie.

C'est en effet à un diamètre et demi environ du futur trait de scie que doit se trouver l'extrémité du tracé du lambeau. Autrement, si vous voulez scier le fémur juste au milieu, que votre lambeau descende jusqu'à toucher la rotule. Si cela vous paraît excessif sur le cadavre, songez que vous devez opérer pour le vivant comme sur le vivant, et ne négligez pas le petit lambeau postérieur compensateur.

Mais le lambeau antérieur peut être plus court, en apparence, le lambeau postérieur manquer, en apparence, et le résultat se montrer excellent, pourvu que, dans ces conditions, après avoir taillé le lambeau et coupé les chairs postérieures, l'on dépouille l'os des parties molles environnantes afin d'arriver à le scier à bonne hauteur, à plusieurs travers de doigt au-dessus de la base du trop court lambeau. Cette manière de faire rentre dans ce qu'on appelle la méthode mixte et peut être recommandée, surtout lorsque les chairs flasques paraissent devoir obéir aux mains de l'aide rétracteur (fig. 371).

L'artère doit-elle être comprise dans le lambeau ? Non, si l'on ampute très bas ; oui, si l'on scie l'os dans le tiers supérieur. Pour le milieu, il suffit de rejeter le lambeau un peu en dehors, pour éviter d'y comprendre l'artère. Le grand lambeau pouvant être directement antérieur (Heanen) ou légèrement rejeté en dehors (Chassaignac), cela permet d'en placer le bord interne à volonté en dehors ou en dedans du trajet du vaisseau.

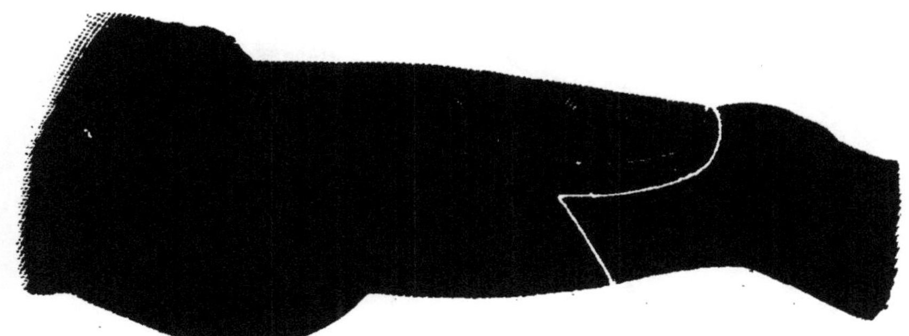

Fig. 371. — Amputation de cuisse. Tracé du court lambeau antérieur et de l'incision demi-circulaire postérieure, dans la méthode mixte. Un trait blanc indique le niveau de la section osseuse à un demi-diamètre environ au-dessus de la base du lambeau.

Dans tous les cas, il faut mesurer la circonférence du membre avec un ruban que l'on applique, plié en deux, devant la cuisse, pour marquer la largeur de la base du lambeau, largeur qui devra excéder d'un grand travers de pouce et de chaque côté, la demi-circonférence ainsi déterminée. Enfin, il est bon que la branche interne de l'U remonte un peu moins haut que l'externe.

Opération. — Placez-vous de préférence en dehors du membre, quel qu'il soit, pour tracer d'un coup le lambeau, en commençant toujours par la branche interne de l'U. Votre aide rétracteur se tiendra en face de vous.

Marquez devant la cuisse : 1° le niveau du futur trait de scie (a) ; 2° le point extrême du lambeau, à un dia-

mètre et demi plus bas : 3° les bords latéraux diamétralement opposés de la cuisse ; 4° le niveau de la section des
téguments postérieurs, à un demi-diamètre de la section
osseuse.

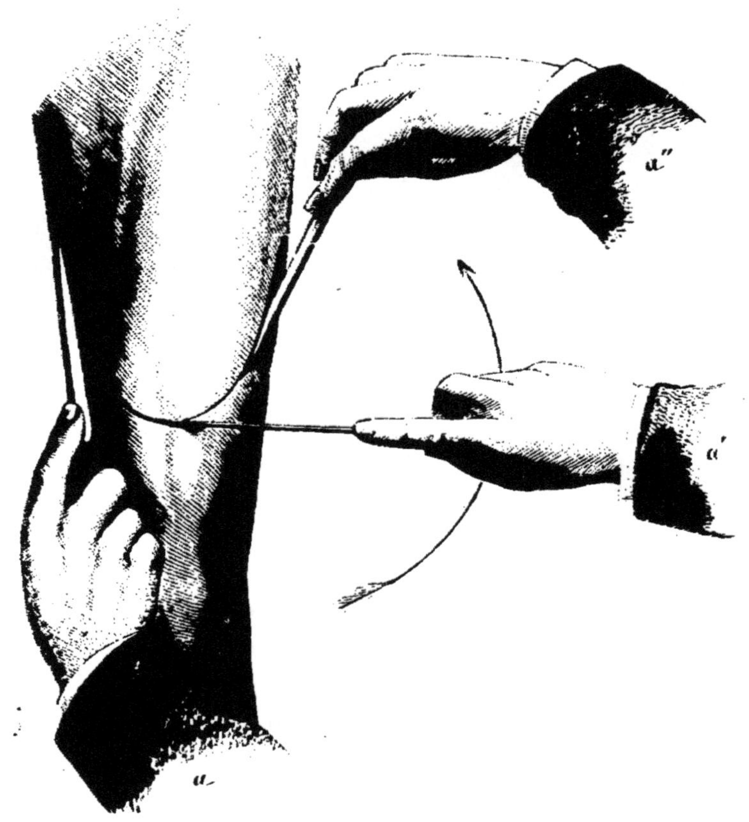

Fig. 372. — Amputation de la cuisse gauche. Incision du contour d'un lambeau
antérieur, d'un trait. La main droite de l'opérateur est représentée dans ses trois
attitudes successives a, a′, a″.

1° Cela fait, prenez le couteau et, pendant que la cuisse
est primitivement tordue en dehors, attaquez-en le flanc
interne devenu antérieur pour descendre, traverser, et

remonter sur le flanc externe, après que la cuisse a été
tordue en dedans. Faites que le lambeau soit arrondi plutôt que carré du bout et que les têtes de l'U, surtout l'interne, n'atteignent pas le niveau du point où l'os sera
divisé (b).

Après avoir mobilisé le bord du lambeau, passez le
couteau sous le membre pour inciser les téguments postérieurs, un peu au-dessous des têtes de l'U et en demi-
lune, de manière que la peau soit coupée, en arrière du

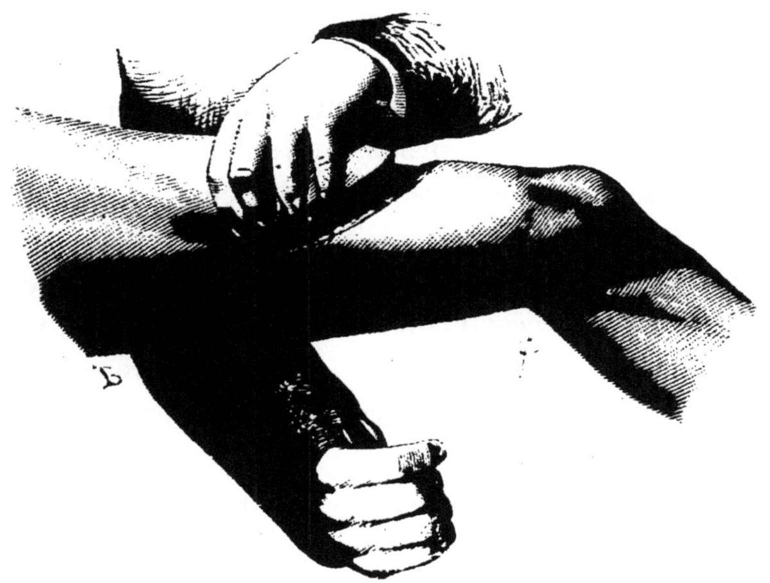

Fig. 373. — Amputation de cuisse. Le lambeau antérieur ayant été circonscrit,
la main gauche en rétrécit les téguments pour permettre au couteau engagé
sous le membre, d'inciser la peau du lambeau postérieur.

demi-membraneux, à un demi-diamètre de la section osseuse. Divisez soigneusement toutes les adhérences qui
peuvent retenir la peau avant de songer à entamer les
chairs.

2° Usez à volonté de l'entaille ou de la transfixion pour diviser les chairs du lambeau antérieur, mais rasez la face antérieure du fémur, ne pourfendez pas l'artère et faites que la masse musculaire soit plus courte que la peau (c).

Aussitôt que le lambeau aura été relevé, passez le couteau sous la cuisse et entaillez à plein tranchant les muscles de la demi-circonférence postérieure, à peu près en travers, mais en creusant, c'est-à-dire en dirigeant le taillant vers la racine du membre.

3° Dénudez le fémur. Comme vous êtes obligé de redonner un coup d'entaille sous la base du lambeau antérieur, vous pouvez découper un petit lambeau périostique adhérent à sa face profonde. Vous délivrerez ensuite la ligne âpre des attaches des adducteurs, du vaste externe, etc.

Que l'on garde ou non un lambeau périostique, je n'hésite pas à recommander de chantourner le fémur en attaquant sa face antérieure à un centimètre au-dessus de la partie transversale du trait et biseautant le bord postérieur (d).

L'artère, le nerf doivent être traités comme dans la méthode circulaire.

Notes. — (a) A mesure que les parties tégumentaires et musculaires seront divisées, ce point se déplacera en remontant. C'est au niveau de sa position première qu'il faut scier ; par conséquent, à quelques centimètres au-dessous de sa situation acquise du fait de la rétraction.

(b) Sur une cuisse ordinaire, la tête interne de l'U peut se tenir hardiment à quatre centimètres du trait de scie et l'externe à deux. Cela n'empêche pas d'atteindre l'os assez haut et facilement.

(c) Si l'on divise les muscles par transfixion, on peut n'en donner aux lambeaux qu'une mince couche : il en reste alors, notamment de chaque côté de l'os, une certaine quantité à sectionner circulairement. C'est la méthode mixte. L'artère, dans cette manière de faire, n'est jamais comprise dans le lambeau ; on la coupe en travers avec les adducteurs.

(b) Le sciage du fémur est bien plus facile lorsque les chairs ont été taillées en lambeaux que lorsqu'on les a coupées circulairement. Cependant, le lambeau antérieur ne se laisse pas toujours relever, et c'est ce qui arrive quand il est induré ou bien quand on a voulu le faire court et creuser ensuite le moignon. Avec la scie à chantourner, sans relever le lambeau, on engage le mince feuillet dessous ; l'aide, qui se borne à agir sur le lambeau postérieur enveloppé d'une compresse, met un doigt de chaque côté dans les têtes de l'U et les attire assez haut pour le libre jeu de l'instrument.

Amputation de la cuisse.

Deux lambeaux égaux, antérieur et postérieur.

Pour que ces lambeaux deviennent et restent sensiblement égaux, le postérieur doit être primitivement plus long

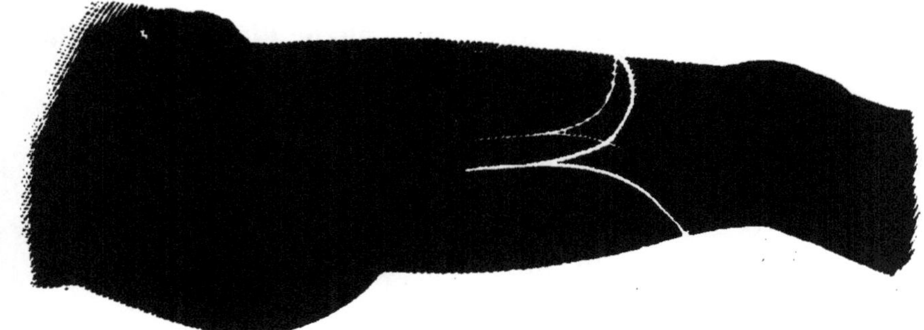

Fig. 371. — Amputation de cuisse. Tracés inégaux de deux lambeaux, antérieur et postérieur, destinés à devenir et rester égaux.

de deux travers de doigt : il doit égaler le diamètre entier, et l'antérieur les trois quarts. Supposons une cuisse mesurant, au niveau du trait de scie, 16 centimètres d'épaisseur, c'est-à-dire de diamètre : le lambeau postérieur mesurera primitivement 16 centimètres et l'antérieur 12 seulement.

Tous deux auront, comme largeur, la demi-circonférence du membre ; comme forme, celle d'un U.

L'opérateur, placé en dehors, attaque par-dessus la cuisse le côté interne du membre tordu en dehors. L'incision tégumentaire descend d'abord longitudinale, puis elle se recourbe en dehors et, la cuisse étant tordue en dedans, redevient longitudinale en remontant sur la face externe. D'un seul trait l'U antérieur est terminé ; il ne reste à faire que la courbe du postérieur. On peut l'exécuter en un temps par-dessous le membre, en commençant la pointe haute : c'est le mieux pour le côté droit. Au contraire du côté gauche, il est commode de porter d'abord le couteau par-dessus la cuisse, la pointe basse, pour faire de bas en haut la partie interne de la courbe de l'U postérieur. Ensuite, le couteau reprend, en dehors et en dessous, la première partie de cette courbe et la réunit à la branche externe commune aux deux U.

Quand la peau est complétement incisée et bien mobilisée, les muscles sont divisés par ponction ou par entaille. Il faut seulement s'appliquer à ne pas pourfendre l'artère et à la comprendre nettement dans l'un ou dans l'autre des lambeaux.

L'os, étant cerné, sera scié en travers ou chantourné.

Autres procédés.

Bien que les chirurgiens emploient de plus en plus rarement le procédé à *lambeaux latéraux* de Vermale, il faut cependant convenir qu'il est indiqué quelquefois par la forme du traumatisme, par exemple lorsqu'une balle a perforé la cuisse d'avant en arrière et aussi lorsque le fémur rachitique est fortement aplati d'un côté à l'autre. Ce procédé, comme tous ceux de la même méthode, permet d'explorer très bien l'étendue des lésions osseuses. De ce que j'ai vu l'os sortir par la commissure antérieure de lambeaux latéraux, je ne ne conclurai pas au rejet de ce procédé. Il est bien facile, en effet, de ne pas faire remonter cette commissure jusqu'au niveau du trait de scie et surtout de soutenir les chairs par un pansement bien fait et surveillé.

On donne aux lambeaux même largeur et à peu près même longueur, l'interne dépassant primitivement un peu l'externe. Leurs sommets doivent descendre à près d'un diamètre de la section osseuse. Pour obtenir un beau résultat, l'on inciserait les contours des lambeaux avant de ponctionner ou d'entailler les muscles.

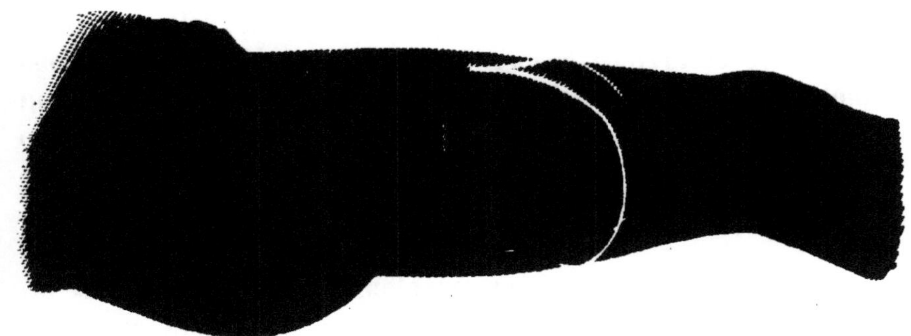

Fig. 375. — Amputation de cuisse. Tracés de deux lambeaux latéraux courts, parce que le moignon doit être creusé suivant la méthode mixte pour atteindre l'os à la hauteur marquée, notamment au-dessus de la base des lambeaux afin d'éviter l'issue du fémur par la commissure antérieure.

Il est facile de dessiner le lambeau externe en commençant devant la cuisse pour descendre, passer en dehors et remonter en arrière pendant que le membre est élevé. Mais pour le lambeau interne ce n'est pas commode, à moins que l'opérateur ne se mette un instant en dedans du membre, pour commencer par ce lambeau.

Les téguments incisés et mobilisés, les muscles sont entaillés ou ponctionnés. L'os cerné est scié en travers, car ce serait une faute de le chantourner d'avant en arrière, puisque les chairs sont rapprochées d'un côté à l'autre.

On recherchera avec soin la réunion rapide superficielle et profonde de toute la partie antérieure de la plaie et l'on soutiendra les chairs pendant fort longtemps, afin d'éviter que le bout du fémur ne rouvre la cicatrice en avant.

Les lambeaux, quelle que soit la position qu'on leur donne, peuvent être taillés à la Ravaton ; ils sont alors carrés et aussi épais au bord libre qu'au bord adhérent. L'énorme lambeau antérieur de Teale n'est pas fait autrement.

Parmi les procédés de nécessité, on peut citer ceux qui consistent à garder un lambeau unique, soit en dedans, soit en dehors, soit même en arrière. Syme, on le sait, dans l'amputation sus-condylienne, se servait des chairs du mollet pour couvrir le bout de l'os. Mais un lambeau postérieur unique trop lourd, trop difficile à fixer, trop rétractile, rejette la cicatrice dans le lieu le plus exposé aux chocs.

Au lieu de conserver pour envelopper l'os un entonnoir ou des lambeaux charnus, plusieurs chirurgiens se sont contentés et se contentent de garder soit une manchette cutanée, soit des lambeaux cutanés semi-lunaires.

Ceux-ci, qu'on appelle souvent lambeaux cutanés de Brünninghausen, paraissent avoir repris une assez grande faveur à l'étranger.

ARTICLE XIII

AMPUTATION TOTALE DU MEMBRE INFÉRIEUR, OU DÉSARTICULATION DE LA HANCHE.

C'est la plus grave de toutes les amputations. Dans la pratique civile, on est obligé d'y recourir assez souvent, pour des néoplasmes, des affections inflammatoires, des échecs d'amputation sous-trochantérienne, des traumatismes, etc. On le fait généralement trop tard, tant cette opération effraye à juste titre les chirurgiens. La mort en est la suite ordinaire ; très souvent elle arrive peu d'heures après l'action chirurgicale. Cette mort rapide peut avoir d'autres causes, mais elle est fréquemment déterminée, en apparence du moins, par la perte de sang. La plupart des blessés qui subissent cette mutilation ont déjà tant saigné qu'ils n'ont plus les moyens de subir une hémorrhagie, fût-elle modérée.

Avant les guerres de la République et de l'Empire, le fémur n'avait été désarticulé que cinq ou six fois pour des cas pathologiques, gangrène ou carie articulaire. Cependant cette opération occupait les chirurgiens depuis 1739, date du travail de Puthod et Wohler, inspirés par Morand.

L'Académie de chirurgie avait mis la question au concours en 1751, reçu finalement 34 mémoires sur ce sujet et couronné celui de Barbet en 1759. La même année, Moublet avait publié son grand travail dans le journal de Vandermonde. Lalouette avait donné son procédé en 1748. Quant à Ravaton, il aurait eu appliqué sa méthode sur le vivant dès 1743 s'il avait pu triompher de l'opposition de ses confrères consultants.

Ce fut D. Larrey qui, par un excellent procédé, pratiqua probablement la première désarticulation traumatique ; c'était à l'armée du Rhin en 1793. A. Blandin en fit autant à Nieder-Loustadt le 14 fructidor an III. Dans les années suivantes, d'autres opérateurs civils et militaires, français et étrangers, notamment Baffos à l'hôpital des enfants de Paris en 1812, exécutèrent la même opération. Les revers restaient en proportion effrayante ; cependant, un désarticulé vivant et marchant cessait d'être une rareté.

Aujourd'hui, Lüning nous apprend qu'il ne meurt plus que les deux tiers des opérés, mais aussi que cette amélioration ne tient pas aux cas traumatiques opérés avant la fièvre, dont la mortalité reste considérable à cause sans doute de la multiplicité des blessures et des hémorrhagies préopératoires.

La perte de sang tue en effet rapidement un grand nombre d'opérés. Telle est la raison impérieuse qui va nous obliger à rechercher et à adopter un procédé hémostatique. (V. Lüning, *Uber die Blutung bei der Exarticulation der Oberschenkels und deren Vermeidung. Zurich*, 1877. — *Id.* anal. par Berger dans *Revue des Sc. med.* 1878, XI, p. 682.).

Moignon. — Les mutilés guéris marchent sur l'ischion; c'est dire que la cicatrice doit en être éloignée et qu'il faut garder, pour couvrir largement cette éminence, une quantité suffisante des téguments de la partie interne de la racine du membre.

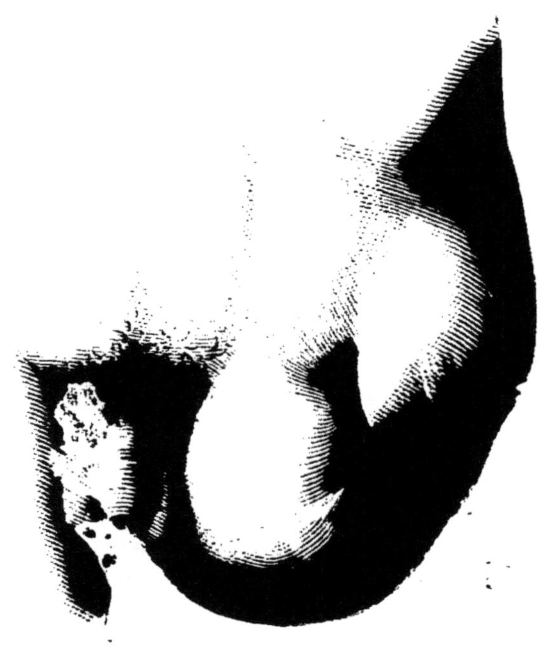

Fig. 376. — Moignon résultant de l'amputation totale du membre inférieur (Verneuil, méthode ovalaire antérieure).

Qu'on n'oublie pas que ces téguments, comme ceux de la partie antérieure voisine, sont excessivement rétractiles.

Par son voisinage de l'ischion, le tronçon du nerf sciatique a pu gêner la marche : il est bon de le raccourcir, mais il faut se méfier de l'hémorrhagie de son artère.

Anatomie. — Pour former l'articulation énarthrodiale de la hanche, une tête sphérique supportée par un col oblique est enfoncée dans un cotyle au fond duquel elle est rattachée par le ligament rond interarticulaire, ligament gras et vasculaire, long et faible, quoique gros. Une capsule en forme de manchon, insérée d'une part au bord ou sourcil cotyloïdien se porte en dehors vers la base du col, dont elle atteint les rugosités pour s'y fixer en avant, en dessus et en dessous, mais pas en arrière. Car la capsule, plus courte en ce dernier sens, s'insère sur une anse ou cravate fibreuse, la zone orbiculaire, qui embrasse la face postérieure du col et n'adhère solidement qu'en dessus et en dessous. De sorte qu'en avant, la capsule vient jusqu'à la ligne intertrochantérienne, tandis qu'en arrière elle s'arrête à un doigt du bord postérieur du trochanter et laisse passage au tendon enroulé de l'obturateur externe, qui glisse sur le col et vient s'insérer dans la cavité digitale.

Plusieurs autres *muscles* ont des rapports étroits avec l'articulation qu'ils couvrent en venant s'insérer aux trochanters. Ce sont, en arrière : le pyramidal, l'obturateur interne et les jumeaux, insérés au bord supérieur du trochanter ; le carré crural et le grand fessier, insérés au bord postérieur et plus bas ; en-dessus : le petit fessier, attaché par un énorme tendon devant le grand trochanter ; le moyen fessier, dont le tendon plat se fixe à la diagonale de la face externe de la même éminence, et le tenseur du fascia lata ; en avant : le psoas-iliaque, étroitement appliqué sur la capsule, jusqu'à son insertion au petit trochanter, le droit antérieur et le couturier ; en dedans et en bas : le pectiné et l'obturateur externe déjà nommé, sans parler des muscles adducteurs ni de ceux qui s'attachent à l'ischion. Le tissu cellulaire qui sépare tous ces muscles est plus ou moins largement ouvert suivant les procédés employés ; il n'est que trop souvent ravagé par des fusées purulentes.

L'articulation coxo-fémorale est donc profondément située dans l'épaisseur de masses musculaires énormes.

Cela ne serait rien sans les vaisseaux nombreux et volumineux qui semblent en défendre l'approche.

En avant, l'artère fémorale primitive couvre elle-même la partie interne de l'articulation et se bifurque à quelques centimètres ou seulement à quelques millimètres au-dessous du ligament de Poupart. Les branches des *artères fémorales primitive, superficielle* et *profonde* s'étendent de chaque côté comme pour rendre l'articulation tout à fait inaccessible par la partie antérieure. Ce sont, en dehors : la *petite musculaire* en haut, la *circonflexe antérieure* plus bas, et plus bas encore la *grande musculaire* ; en dedans : les *honteuses externes* et quelques rameaux de la *circonflexe postérieure*, qui passe sous le col fémoral, derrière la base duquel elle forme une arcade avec des anastomoses venues de la fessière et de l'ischiatique.

De cette distribution des branches de la fémorale il résulte qu'un fil jeté sur cette artère immédiatement au-dessous de l'arcade crurale ischémie approximativement toute la partie antérieure de la racine du membre, à une profondeur suffisante pour que l'articulation puisse être découverte sans trop verser de sang.

C'est l'*obturatrice* qui, par sa branche interne ou antérieure, se distribue à la racine des muscles adducteurs ; on peut la considérer comme épuisée ou tout au moins réduite en ramuscules insignifiants à 0^m 10 au-dessous du périnée.

L'artère *ischiatique* nourrit les muscles profonds situés derrière le col fémoral et la partie inférieure du grand fessier, au-dessous duquel elle n'est plus représentée que par les rameaux du nerf sciatique.

La *fessière* enfin n'a de rapports avec l'articulation que par le rameau de sa branche profonde, qui descend se distribuer au petit fessier, au voisinage de son insertion trochantérienne.

En résumé, si l'on porte hardiment le couteau en avant, au-dessus et surtout en arrière du grand trochanter, on ouvre des artères d'un certain volume appartenant : en avant, à la circonflexe antérieure ; au-dessus, à la fessière ; en arrière, à l'ischiatique.

Si, au lieu de circonscrire le trochanter hardiment, on cherche à énucléer cette éminence, après l'avoir abordée à l'aide d'une fente longitudinale externe, on réussit péniblement à désinsérer tous les muscles sans ouvrir d'autres vaisseaux que ceux qui pénètrent dans l'os. Que l'on n'oublie pas qu'une arcade artérielle contourne le col à la manière du tendon obturateur externe et que, formée principalement par la circonflexe postérieure, elle reçoit des anastomoses, en bas, de l'ischiatique et de la branche postéro-externe de l'obturatrice ; en haut, de la fessière.

On le devine, il ne suffit pas de lier l'artère fémorale primitive pour pouvoir attaquer l'articulation en avant sans perte de sang. Pendant qu'on taille les chairs antérieures, un grand nombre de branches de cette artère sont coupées. Elles ne jettent pas fort, c'est le principal ; mais elles peuvent donner chacune un peu de sang par les deux bouts à cause des anastomoses.

Il faut savoir que la veine fémorale primitive, continuation de l'iliaque externe dépourvue ordinairement de valvules suffisantes, saignerait beaucoup par regorgement si on osait la couper sans la lier. Les faits cliniques et les expériences cadavériques sont là pour le prouver. Les bouts périphériques des rameaux veineux coupés donnent quelquefois du sang qu'ils reçoivent évidemment des anastomoses des vaisseaux fessiers.

« Décidément, dans cette amputation, le plus sûr est de commencer par lier l'artère et la veine au niveau du ligament de Poupart. »

Je suis absolument de cet avis, exprimé par la grande majorité des chirurgiens qui se sont occupés de la question. Il faut aussi lier la veine fémorale et ce n'est point encore suffisant pour éviter une notable perte de sang dans la suite de l'opération.

Que se passe-t-il, en effet, après la ligature des deux gros vaisseaux fémoraux primitifs ? Je vais le dire *de visu*, car j'ai expérimenté sur le cadavre et pris part à deux désarticulations sur le vivant.

Non-seulement la veine, mais encore l'artère restent pleines de sang au-dessous des ligatures, que l'on ait coupé ou non ces vaisseaux entre deux fils. C'est que de nombreuses voies anastomotiques unissent l'obturatrice, l'ischiatique et la fessière aux collatérales fémorales sous-jacentes à la ligature, circonflexes, musculaires, etc.

La ligature préalable des gros troncs ne fait donc autre chose que parer au plus grand danger. C'est déjà beaucoup. Mais quand tout à l'heure le couteau atteindra forcément les vaisseaux au-dessous de la ligature, le sang coulera, ne formant il est vrai qu'un jet nul ou très faible, mais en quantité variable suivant le volume du vaisseau coupé, la largeur des anastomoses et le temps employé à terminer l'opération. Les voies anastomotiques ne sont pas égales chez tous les sujets, et se développent vraisemblablement en de certains cas pathologiques.

Les artères qui viennent de l'hypogastrique dans la cuisse suffisent à remplir en peu de temps tout le système vasculaire du membre inférieur. C'est pourquoi la bande d'Esmarch, quand elle est applicable, doit rester en permanence et remonter le plus près possible du champ opératoire. Sans cela, les veines sous-cutanées et profondes saignent lorsqu'on sectionne les téguments d'abord, les muscles ensuite. Jeter des fils sur les bouts périphériques des veines coupées lorsqu'on n'a pas appliqué la bande élastique, c'est s'opposer à l'écoulement du sang, mais ce n'est pas économiser ce liquide d'une façon notable, puisque ce n'est pas l'empêcher d'aller s'accumuler dans le membre qui tout à l'heure sera jeté.

Donc, après avoir lié les gros vaisseaux fémoraux primitifs, il faut encore laisser la bande d'Esmarch à demeure, lier ou pincer les veines sous-cutanées qui donnent du sang, et avancer l'opération le plus possible sans toucher aux gros vaisseaux, ni même à leurs branches, malheureusement fort exposées dans le champ où manœuvre le bistouri. Je suis sûr, d'après ce que j'ai lu, qu'un bon compresseur aortique, dans les cas où la souplesse du ventre en permettrait l'application, serait souvent d'une grande utilité pour empêcher l'abord du sang dans l'hypogastrique et, par conséquent, la réplétion du système sanguin de la cuisse. Après la ligature préalable des vaisseaux fémoraux primitifs, on peut, à la manière de Verneuil, couper les deux adducteurs superficiels pour découvrir la branche antéro-interne de l'artère obturatrice et la lier à son tour. Ce n'est pas difficile, d'autant plus que le mieux est d'embrasser avec une aiguille tout le paquet artério-veineux. On supprime ainsi une demi-voie anastomotique; mais il reste toujours celles des artères de la fesse et de la branche postéro-externe de l'obturatrice.

Ce sont les artères de la fesse qu'il faut ménager à tout prix. Par leur multiplicité, elles sont autrement redoutables que la fémorale elle-même, quand elles ont été imprudemment et prématurément coupées en plusieurs points. Avec les anciens procédés rapides, sans ligature préalable, c'était sur elles que le chirurgien, aidé de plusieurs mains nues ou armées de tampons, d'éponges et de pinces, devait se précipiter d'abord, avant de songer à l'artère fémorale, confiée à un aide éprouvé.

L'articulation coxo-fémorale, quand elle est exposée, n'est pas difficile à ouvrir, surtout en avant et en dedans, pendant la rotation en dehors; ni même en arrière, pendant la rotation en dedans. Il suffit de donner sur la tête un coup de couteau perpendiculaire au col, parallèle et adjacent au sourcil cotyloïdien, pour que la tête se luxe sous les efforts de l'aide qui fait la rotation, et présente l'insertion du ligament rond, qu'il devient facile de trancher d'un coup de pointe.

Si, pour ouvrir l'articulation, l'on fend simplement la capsule en avant, suivant sa longueur, et si l'on détruit avec soin les adhérences de chacune des lèvres de la fente à la base du grand trochanter, on peut, après avoir saisi le col avec un davier, tirer la tête de sa boîte comme une molaire, il suffit d'une traction de 13 kil. On y réussit très bien, à l'imitation de Foullioy, en soulevant, avec le manche d'un scalpel ou la pointe du couteau, la lèvre supérieure de la plaie capsulaire pour entr'ouvrir la porte à l'air qui doit pénétrer dans le cotyle. L'emploi du davier est très précieux dans les cas de fracture cervicale ou sous-trochantérienne qui rend impossible la luxation par rotation, puisque le levier fémoral n'existe plus. S. Cooper dit avoir vu un des premiers anatomistes de Londres, assisté d'un aide vigoureux, rester une demi-heure pour luxer la tête, quoique le fémur fût entier.

L'exploration destinée à déterminer la place occupée par l'articulation n'est pas difficile. On reconnaît les attaches osseuses de l'arcade crurale, et l'on trace sur la peau le trajet de l'artère dont on sent les battements, immédiatement en dedans du milieu de l'arcade. La tête fémorale est dans l'angle ouvert que forment le pli de l'aine et les vaisseaux.

Quant au grand trochanter, il faut le saisir, le pincer d'avant en arrière entre le pouce et les doigts, puis remonter jusqu'au-dessus pour en sentir les limites. Si, pendant cette exploration, il est possible d'imprimer au fémur des mouvements de rotation, on atteint bien vite son but. Dans le cas où la région serait déformée, on agirait sagement en étudiant le côté opposé, resté normal, pour y prendre des mesures à reporter du côté malade.

Pour certains procédés, il faut avoir senti le bord interne du moyen adducteur. C'est un gros cordon que l'abduction de la cuisse rend tangible, sinon visible, et qui forme une espèce d'arête mousse entre la face antérieure et la face interne de la cuisse.

Nous avons dit plus haut que l'articulation n'était pas difficile à détruire quand elle était découverte, exposée, accessible. Mais est-elle rendue également accessible, quel que soit le point d'attaque, quel que soit le procédé de taille des parties molles ? Il s'en faut de beaucoup. La levée d'un lambeau antérieur ou antéro-interne donne une facilité extrême. De même, l'incision ovalaire ou raquette antérieure, permet de séparer les os très commodément. Au contraire, l'ovalaire ou raquette externe rend la désarticulation laborieuse et pénible si, pour épargner les vaisseaux, l'on serre de près les surfaces osseuses. Je ne parle que des procédés les plus recommandés à l'heure actuelle.

Sur les procédés rapides. — Ce qui a fait le succès du lambeau antérieur dans les amphithéâtres, c'est que la transfixion en est brillante, rapide et suivie d'un résultat qui flatte l'œil : le lambeau retombé, vrai cache-misère, dissimule entièrement la vaste plaie, mais il n'en comble pas les anfractuosités.

Pour recommander la rapidité, il faut pouvoir assurer que la sécurité y sera jointe : *citissime, si tuto*. Mais en ce temps de chloroforme, alors qu'il s'agit de gagner des secondes, tout au plus des minutes, *sat cito, si sat bene*. A quoi bon lutter de vitesse avec les charcutiers suisses dont parle Mayor? Leurs victimes, les quatre membres bas, criaient encore !

Syme, assisté de Liston, qui comprimait l'artère, à Édimbourg, en 1823, avait opéré vite, en 10 secondes peut-être, comme il l'avait vu faire à Lisfranc. Il s'attendait à une vascularisation extraordinaire, il avait l'habitude du sang, l'artère fémorale venait d'être liée ; cependant il faillit perdre la tête, croyant à première vue qu'il ne pourrait jamais arrêter les forts et nombreux jets de sang artériel qui se croisaient dans tous les sens. Syme en fut quitte pour la peur, mais que d'opérés sont morts de procédés imprudents et dont on n'a pas confié l'histoire au papier !

A côté de ce tableau un peu chargé (il en est de plus sombres encore), en voici un autre bien différent : « Pendant que le membre tombait à terre, le lambeau tombait sur la plaie, tellement mes aides (Velpeau et Guersant) furent prompts et habiles pour lier l'artère fémorale. L'opéré ne perdit pas deux cuillerées de sang. » (Vidal, V, 961). Une observation pareille, si elle n'est pas une gasconnade, est un encouragement dangereux. En général, quand on taille en plein drap, il faut lier 15, 20, 25 artères et artérioles. Vidal faisait, sur un adulte, un étudiant blessé d'une balle, une opération très retardée ; les artères avaient sans doute perdu leur perméabilité, car l'opérateur a divisé certainement de grosses branches de la fémorale profonde, sinon le tronc lui-même, et des rameaux de l'obturatrice, de l'ischiatique et de la fessière. Il y a des exceptions à la règle relative à la multiplicité des voies hémorrhagiques, c'est vrai, mais elles sont rares.

Désarticulation de la hanche.

Raquette antérieure.

Les deux principaux avantages de ce procédé sont : 1° de parer au plus grand danger par la ligature des deux gros vaisseaux fémoraux primitifs; 2° de conduire directement et facilement sur l'articulation, quel que soit l'état du fémur, brisé ou non, tuméfié ou non.

En outre, l'écoulement des liquides est parfaitement assuré.

Le pansement antiseptique ouvert est possible; la réunion l'est également avec un drainage facile.

L'ischion est bien enveloppé : les chairs se rapprochent d'un côté à l'autre et la cicatrice se porte en avant.

L'exécution est aussi rapide que celle de n'importe quel autre procédé hémostatique. Elle n'exige pas qu'on soit prestidigitateur. Il suffit que l'opérateur ait quelques connaissances anatomiques. Les premiers venus peuvent lui servir d'aides. Aucun obstacle n'existe donc à ce que l'opération soit faite *hic et nunc* dans les cas traumatiques pressés.

Malheureusement pour sa vulgarisation, ce procédé n'est qu'excellent; son résultat immédiat n'est pas beau. La plaie reste béante et choque les yeux..., tandis qu'avec un rideau quelconque de peau et de muscles le malade est à peine opéré qu'il semble déjà guéri !

La filiation du procédé qui va être décrit me parait devoir être établie de la manière suivante.

Dominique Larrey, dans sa clinique en 1829, dit qu'après avoir lié les vaisseaux à l'aide d'une incision longitudinale, il faut diviser la peau tout autour du membre et figure sur la face antérieure de la cuisse une véritable raquette. J'ignore s'il opéra jamais ainsi, mais peu importe, car, par le procédé qu'il décrit dans ses *Mémoires* (II, 1812), comme ayant été employé dès 1793, il arrivait au même résultat. La ligature faite au-dessus des vaisseaux fémoraux profonds, il plongeait le couteau dans la partie inférieure de la plaie, taillait de l'intérieur vers l'extérieur (comme pour l'épaule) ce qu'il appelle le lambeau interne, à la surface duquel il faisait immédiatement lier les vaisseaux. Il désarticulait ensuite et, après avoir écarté la cuisse en dehors, découpait le lambeau externe en sortant. Quelquefois, il entaillait les chairs pour former les lambeaux.

A. Cooper, en janvier 1824, traça une véritable raquette, après avoir lié et relié l'artère. Ses incisions furent faites beaucoup trop haut et la queue de la raquette trop courte, si toutefois elle a existé. Le procédé décrit dans *Principles and practice of Surgery*, III, p. 488, 1836, est bien amélioré.

En 1856, à Marbourg, Roser employa la méthode ovalaire antérieure exécutée avec un long bistouri. Voici les expressions de sa *Chirurgie anatomique* (trad. fr., 1870, p. 764) : « Naturellement, on choisira la méthode selon les particularités du cas donné ; en général, cependant, on donnera la préférence à la *méthode ovalaire antérieure*, qui consiste à faire d'abord la ligature de l'artère fémorale au-dessous du ligament de Poupart, avant la naissance de la fémorale profonde, et à ajouter à la section cutanée, qui a servi à mettre l'artère à nu, une section ovalaire autour de la cuisse. Si l'on prend la précaution, en opérant de cette manière, de ne diviser la capsule articulaire qu'à son insertion inférieure au col du fémur, et de ne couper les muscles rotateurs qu'immédiatement sur l'os, on n'atteindra les vaisseaux plus petits, l'obturatrice, l'ischiatique, etc., qu'à leurs dernières ramifications ; on aura donc une hémorrhagie en somme assez minime et une plaie musculaire et cutanée relativement peu étendue. »

Fr. Kœnig (*Lehrbuch der speciellen Chirurgie*, II, 857) se félicite d'avoir opéré lui-même par la méthode ovalaire antérieure. Pitha l'aurait fait également.

Enfin, le professeur Verneuil a exposé et défendu ce procédé devant l'Académie, en y ajoutant des soins particuliers pour lier les artères de second ordre avant de les couper, fidèle à sa méthode *d'extirper les membres comme les tumeurs*.

S'il m'est permis de me citer moi-même, je dirai que j'ai

entretenu la Société de chirurgie de cette question en 1878 et que le procédé en *raquette antérieure* n'a rencontré aucune opposition.

Opération. — Je suppose, bien entendu, que la lésion vous laisse maître de choisir votre procédé.

Vous êtes muni de tout ce qu'il faut pour lier des artères. Vous ferez bien d'avoir un grand nombre de

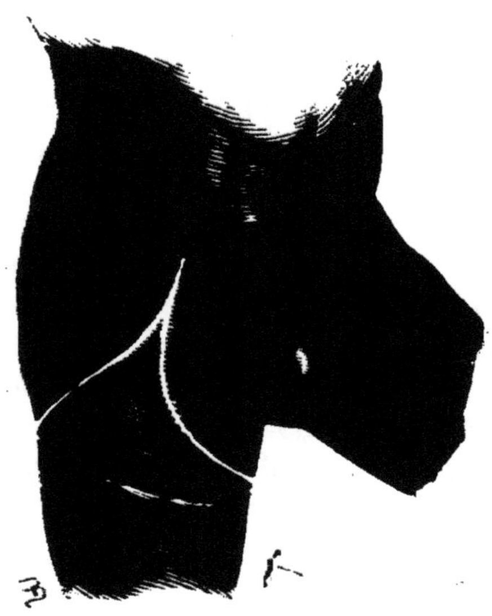

Fic. 377. — Désarticulation de la hanche. Tracé de la raquette antérieure.

pinces à forcipressure et un gros davier.

L'expression du membre va être faite par la bande de caoutchouc, qui restera à demeure. Le compresseur aortique est en place, prêt à être serré.

Vous avez les aides que le temps vous a permis de trouver.

Le malade, endormi, est couché sur le dos, le siège au bout du lit, la jambe saine repliée et tenue écartée; la jambe malade étendue dans les mains d'un aide ou provisoirement sur une petite table portative.

Vous vous tenez en dehors du membre et cherchez, par le palper, le grand trochanter, le milieu de l'arcade crurale et les battements de l'artère.

1° Incisez à partir du milieu du pli de l'aine (a) dans une direction intermédiaire à celles du col fémoral et des vaisseaux (b). Après un trajet rectiligne de quatre doigts au moins, recourbez l'incision en dedans, jusqu'au bord interne du moyen adducteur, à six doigts au-dessous du pli génito-crural. — Mobilisez la lèvre interne de cette plaie, qui devient de moins en moins convexe et découvre bientôt la ligne des vaisseaux. — Aidé par des écarteurs (c), fendez longuement la gaine des vaisseaux devant l'artère, sur la sonde introduite de haut en bas, immédiatement au-dessous de l'arcade crurale. Liez l'artère d'abord, puis la veine, à coup sûr au-dessus de leur bifurcation(d).

2° Complétez maintenant la division des téguments. Passez donc le bistouri sous le membre pour reprendre l'incision sur le bord de l'adducteur moyen, croiser la face interne de la cuisse et sa face postérieure près du pli fessier, puis remonter en dehors, au-dessous de la base du trochanter. — De là, vous devriez gagner obliquement le premier coup de bistouri, à quelques doigts du pli de l'aine. Pour arriver au même résultat avec facilité, faites une reprise devant la cuisse de haut en bas et de dedans en dehors. Vous devrez avoir incisé les téguments, peau et graisse, dans toute leur épaisseur, afin que la lèvre supérieure soit déjà notablement rétractée. Faites poser lestement, pour y rester jusqu'à la fin de l'opération, des pinces hémostatiques sur toutes les veines qui peuvent saigner.

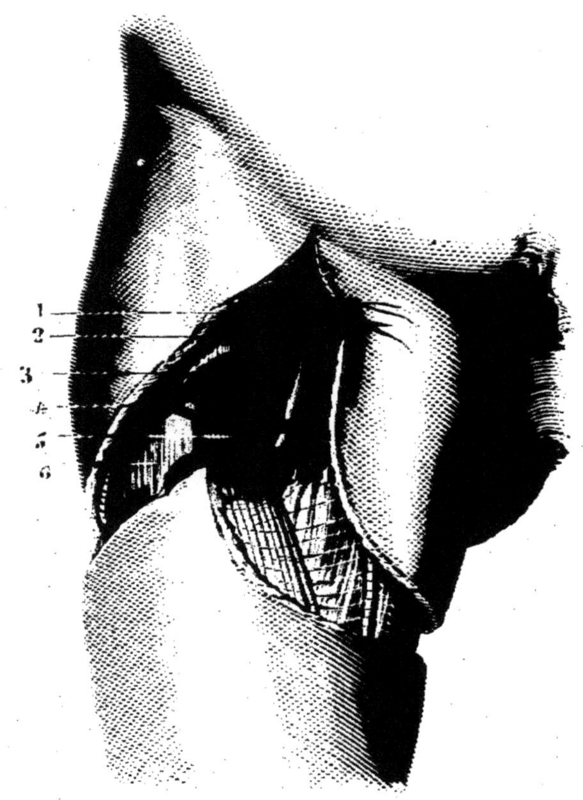

Fig. 378. — Désarticulation de la hanche, raquette antérieure. Une double ligature a été posée sur l'artère et la veine fémorales primitives. — Le couturier (1), le tenseur (4) et le fascia lata, le droit antérieur (3) ont été coupés et se sont rétractés découvrant le psoas (2), les vastes interne (5) et externe (6). — On voit qu'ici, l'artère circonflexe antérieure va gêner pour désinsérer les vastes.

Vous allez à présent disséquer le lambeau externe, par entailles successives à ras de la lèvre externe et supérieure de la plaie. Pincez le couturier du bout des doigts gauches et coupez-le; plus en dehors, pincez et divisez de même le tenseur du fascia lata et continuez à diviser, toujours de plus en plus en dehors, l'aponévrose elle-même à mesure que le doigt gauche la soulève; allez jusqu'à entamer notablement les insertions du grand fessier derrière le fémur. — Revenez en avant et coupez de même le muscle droit antérieur(e).

Le psoas est devenu bien visible (fig. 378); il s'agit de le séparer des vaisseaux et du fémur pour l'attirer dans le lambeau externe.

Placez donc un ou deux larges écarteurs qui attirent les vaisseaux en dedans et les protègent, et commandez la rotation externe de la cuisse afin de pouvoir tendre la gaine du psoas le long de son bord interne. — Ajoutez ensuite un peu de flexion à la rotation externe, pour que l'index gauche puisse accrocher le psoas et l'attirer en dehors, pendant que le tranchant va le désinsérer ou le diviser sans danger, devant la base du col fémoral. Détachez bien le muscle en le rejetant dans le lambeau externe, de manière à largement découvrir la capsule et l'insertion du petit fessier devant le trochanter.

3° Suivant la direction du col, fendez la capsule d'un bout à l'autre, sur le milieu de sa face antérieure. Grâce à la flexion légère, accrochez la lèvre capsulaire externe du bout du doigt et détruisez complètement ses attaches fémorales. Sans désemparer, accrochez à son tour le petit fessier et désinsérez-le. Continuant à raser le trochanter en dehors, grâce à un peu de rotation interne, détachez le tendon du moyen fessier de la ligne oblique. Aussitôt après, manœuvrant toujours dans la même attitude, coupez les tendons qui se fixent au bord trochantérien supérieur (1).

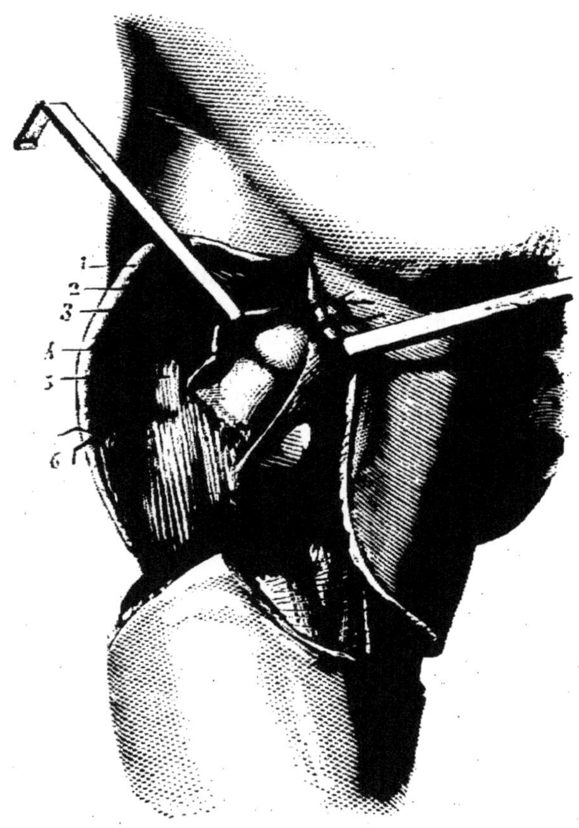

Fig. 379. — Désarticulation de la hanche, raquette antérieure. La capsule a été fendue et sa lèvre externe soulevée par un crochet, désinsérée. Un autre crochet attire en dedans et protège les vaisseaux. L'attaque du tendon petit fessier (5) va avoir lieu, etc. L'artère circonflexe antérieure (6) a dû être coupée entre deux ligatures pour permettre sans danger la section du tendon du psoas. — 1. Coupe du couturier ; 4, du tenseur du fascia lata ; 3, du droit antérieur ; 2, du psoas.

En opérant ainsi, aucun vaisseau notable n'a pu être rencontré et la partie lente et pénible de l'opération est terminée.

Conservant encore la flexion légère, ordonnez un peu

de rotation externe et désinsérez la lèvre interne de la capsule en serrant le fémur de près. C'est l'affaire d'un instant.

Abandonnez maintenant la cuisse à son propre poids dans l'extension et la rotation en dehors. La plaie étant béante du fait de vos aides, transformez en **T** l'extrémité supérieure de la fente capsulaire, le fémur se luxera, surtout si vous forcez l'extension et la rotation externe (g).

Du fait de cette même rotation, le ligament rond se présente ; un coup de pointe, tombant à pic dessus, le divise.

4° La cuisse pend verticale ; au besoin, saisissez le fémur par la tête ; rasez attentivement la face postérieure du col ; coupez le tendon de l'obturateur externe dans la cavité digitale et continuez à dépouiller l'os de haut en bas jusqu'au niveau de l'incision sous-fessière. Sortez alors prestement et à plein tranchant à travers toutes les parties molles jusqu'ici épargnées.

Un assez grand nombre d'artérioles jettent du sang : ce sont, en particulier, des branches ischiatiques voisines du nerf sciatique ; d'autres saignent en bavant : la fémorale elle-même et ses branches alimentées par les voies anastomotiques. Les mains des aides courent au plus pressé et, vous jetez des pinces lestement sur tout ce qui saigne. Ensuite, vous posez des fils en nombre suffisant pour réaliser une hémostase parfaite.

Il est généralement nécessaire de parer le moignon en réséquant quelques bribes musculaires ou tendineuses qui du côté de la fesse peuvent dépasser la peau. L'on pourrait au besoin enlever aux ciseaux la capsule fibreuse, mais il faudrait être bien attentif pour ne pas ouvrir la porte à de nouvelles hémorrhagies.

Quant au nerf sciatique, il convient d'en réséquer un long bout, après l'avoir bien isolé et exploré pour lier au préalable les vaisseaux qui le pénètrent. Malgré toutes ces précautions, il peut arriver que le nerf coupé saigne. Beaucoup mieux vaut alors, en fendre le bout pour trouver le vaisseau central et le lier, que d'étreindre le nerf dans une ligature.

La plaie peut être laissée béante et couverte d'un pansement antiseptique. L'on peut suturer seulement, devant les vaisseaux fémoraux, la queue de la raquette; ou bien, réunir toute la plaie, suivant une ligne à peu près antéro-postérieure, en ayant soin de garder une large ouverture près de la fesse et de drainer absolument bien l'intérieur du moignon. J'ai vu guérir un moignon laissé béant et un autre tenu relativement fermé.

Pour rapprocher et accoler les lèvres minces et élastiques de la queue de la raquette, pourtant sans perte de substance, il faut placer un grand nombre de points de suture à cause de la rétractilité extrême de la peau de cette région. Je pense qu'il serait bon d'agir à distance à l'aide de bandelettes agglutinatives pour aider ces sutures à réaliser le contact parfait des lèvres de la plaie antérieure.

Notes. — (a) Il est inutile d'écouter A. Cooper et de commencer l'incision à deux pouces au-dessus du ligament de Poupart; il suffit de partir du pli de l'aine. C'est assez pour lier les vaisseaux commodément : cette tête de l'incision remonte encore bien trop haut sur le ventre, quand la peau a été coupée tout autour du membre.

(b) **Je conseille cette obliquité**, sans y tenir beaucoup. Elle m'a cependant paru commode et rationnelle pour conserver une largeur notable au lambeau interne très rétractile, et pour atteindre facilement le double but : les vaisseaux d'abord, le col du fémur et le grand trochanter ensuite.

(c) **Il est bon de faire tirer en haut** le commencement de l'incision, pour bien découvrir l'arcade. Le meilleur écarteur pour cela est un élévateur de la paupière supérieure.

(d) **A ce moment, vous pourriez imiter M. Verneuil** et couper les vaisseaux, après avoir placé deux secondes ligatures, à distance et au-dessous de la première, mais encore au-dessus de la bifurcation.

(e) **Maintenant, le lambeau externe** est suffisamment rétracté pour que l'on aperçoive le psoas, le bord antérieur du trochanter où s'attache le petit fessier et plus bas, croisant le fémur, les vaisseaux circonflexes antérieurs. On doit couper ceux-ci entre deux ligatures ou entre deux pinces, s'ils sont assez haut placés pour embarrasser le champ opératoire, c'est-à-dire pour masquer le psoas.

(f) **Il est un peu plus facile** d'opérer cet isolement du grand trochanter sur la cuisse droite que sur la cuisse gauche. On peut se servir avantageusement d'un petit bistouri à résection, véritable détache-tendon. De forts ciseaux seraient aussi d'un bon emploi.

(g) **En cas de fracture,** n'oubliez pas d'employer le davier. Vous saisirez le fémur par le col et sans même inciser en T, vous ferez, en tirant brusquement, sauter la tête fémorale hors du cotyle.

Remarques opératoires sur la méthode ovalaire antérieure.

J'ai déjà indiqué dans l'étude de la filiation du procédé, la manière de faire de Larrey, de Cooper et surtout celle de Roser dont je me suis inspiré.

Il me reste à donner en abrégé les conseils de Verneuil (voy. *Bull. de l'Ac. de méd.* 1877, p. 1159).

1° Inciser la peau en raquette passant à deux bons travers de doigt du pli génito-crural. Lier chemin faisant les vaisseaux divisés.

2° Couper successivement l'artère et la veine fémorales primitives entre deux ligatures.

3° Sectionner les muscles en commençant *ab libitum* en dedans ou en dehors. En dedans, découvrir les vaisseaux obturateurs par la section du moyen adducteur, pour les lier avant de les couper.

4° Désarticuler et raser la face postérieure de l'extrémité supérieure du fémur.

5° Pour terminer, diviser à petits coups les chairs de la fesse, liant au préalable ou à mesure les vaisseaux rencontrés. Réséquer le nerf sciatique.

Désarticulation de la hanche.

Raquette externe.

C'est le procédé que Ravaton se proposait d'appliquer en 1743 de la manière suivante : fendre en long la face externe de la cuisse, saisir le fragment supérieur du fémur qui était brisé, l'énucléer en décollant le périoste et la capsule, puis terminer par une section circulaire (fig. 401, p. 673).

Veitch, Lacauchie, Esmarch, Volkmann et d'autres ont fait ou recommandé quelque chose d'analogue en commençant par une amputation circulaire pour fendre ensuite en dehors, jusqu'au dessus du trochanter et extirper l'extrémité fémorale avec le bistouri ou le grattoir (fig. 402, p. 673).

Foullioy, de Brest, en 1841, après avoir lié l'artère fémorale au pli de l'aine, dessine une magnifique raquette à queue trochantérienne (fig. 398, p. 671). Malgaigne dit avoir appliqué ce procédé.

Au lieu d'une raquette externe, beaucoup d'opérateurs (Kerr (fig. 395, p. 669), Guthrie (fig. 396, p. 671), Langenbeck, Cormau, Scoutetten, Velpeau, Günther (fig. 397, p. 671) se sont contentés d'une incision ovalaire dont le sommet se trouvait dans l'intervalle du grand trochanter et de l'épine iliaque antéro-supérieure.

De ce point, deux incisions descendaient obliquement en bas et en dedans, devant et derrière, pour se joindre à la face interne du membre à une distance variable au-dessous du pli génito-crural. La plaie se réunissait en fente oblique transversale et la cicatrice remontait ensuite en avant.

Le grand avantage attribué à la méthode ovalaire externe, c'est de permettre, sans rencontrer de vaisseaux importants, d'atteindre l'articulation et de passer le couteau d'arrière en avant et de dehors en dedans par dessus la tête fémorale, avant d'avoir coupé les gros vaisseaux qu'il est possible alors de faire saisir à pleine main par un aide, au moment où l'opérateur va entamer, de l'intérieur vers l'extérieur, les chairs de la partie antéro-interne. C'est, en un mot, de traiter la hanche comme on traite l'épaule dans le procédé en raquette ordinaire.

Mais la hanche n'est pas l'épaule : le col fémoral enfonce la tête à une grande profondeur et les artères de la fesse sont là dans le voisinage, dangereuses et nombreuses.

Veut-on raser les os de très près, fournir une plaie juxta-périostée, la besogne est pénible et longue. M. Guyon nous l'a répété il n'y a pas longtemps.

Ose-t-on circonscrire le grand trochanter hardiment, l'on divise d'emblée, en avant, en dessus et en arrière, des rameaux de la fémorale d. la fessière et de l'ischiatique.

Dans les deux cas, la désarticulation proprement dite est difficile, D. Larrey l'avait bien vu.

Pour exécuter la désarticulation de la cuisse par l'incision ovalaire externe, il faut tenir le malade couché sur le côté sain, cela interdit et la compression de l'artère fémorale et celle de l'aorte. Il faut donc un aide sûr.

Voici comment on opère.

Le malade est couché sur le côté sain. La cuisse saine peut être repliée ou bien fortement étendue. Dans ce dernier cas, un assistant la soutient par l'intermédiaire de la jambe fléchie à angle droit. La cuisse malade allongée repose dans les mains d'un aide qui devra exécuter les mouvements commandés.

L'opérateur se place de préférence en face du malade.

A. *Procédé rapide* (a). — Armé d'une lame de vingt centimètres, faites deux entailles de quinze, profondes jusqu'à l'os, qui commencent à deux doigts au-dessus du grand trochanter, descendent obliquement en dedans, l'une en arrière, l'autre en avant, et enserrent cette éminence dans le sinus d'un V renversé.

Commandez à un aide d'exécuter la rotation interne avec adduction et flexion légère, à un autre d'attirer en arrière toute la lèvre postérieure de la plaie et allez vite, votre doigt gauche éclairant la marche du couteau, chercher l'articulation et l'ouvrir en dessus, en arrière et en dessous. — Aussitôt la luxation produite, divisez le ligament rond, franchissez la tête fémorale et engagez le plein du tranchant avec précaution, pendant que la cuisse pend dans l'adduction et la rotation interne forcées. — Avant d'aller plus loin, dites à votre aide de confiance de plonger profondément les doigts dans la plaie, en laissant le pouce dehors ou inversement, et de saisir les vaisseaux. Quand il sera sûr de lui, terminez l'opération en divisant toutes les parties molles internes jusqu'ici épargnées, à quelques travers de doigt du pli génito-crural.

B. Procédé lent (b).— Commencez par inciser les téguments en forme d'ovale ou de raquette ; disséquez un peu la lèvre supérieure et liez tout ce qui saigne. A partir de deux doigts au-dessus du trochanter, incisez en long l'aponévrose fascia lata ; puis débridez-la obliquement : en avant, en incisant son muscle ; en arrière, en entamant les trousseaux fibreux du grand fessier.

Désinsérez l'énorme tendon du petit fessier en glissant le bistouri de haut en bas entre ce tendon et le bord antérieur du trochanter. Coupez ensuite la lame tendineuse qui fixe le moyen fessier à la ligne oblique trochantérienne ; puis enfin les insertions qui se font au bord supérieur de l'os. Cela fait, la plaie prend une certaine béance, surtout à l'aide d'écarteurs. Coupez le tendon obturateur externe dans la cavité digitale.

Pendant que la cuisse est dans la rotation interne et après avoir entamé, s'il l'a fallu, les insertions du carré au bord trochantérien postérieur, enfoncez le court bistouri jusqu'au sourcil cotyloïdien pour fendre en tirant la partie postérieure de la capsule et, si cela n'est fait déjà, diviser en travers le tendon obturateur externe. Aussitôt, vous devrez poser une pince à demeure sur chacune des lèvres de la plaie, car vous venez de diviser l'arcade vasculaire rétro-cervicale.

Cela fait, désarticulez après avoir transformé en T la fente capsulaire près du sourcil cotyloïdien. Saisissez la tête fémorale amenée au dehors et continuez l'espèce de résection sous capsulo-périostée jusqu'à ce que vous ayez dépassé le petit trochanter.

A ce moment, vous commandez à un aide de plonger les doigts dans la plaie pour s'assurer de l'artère ; vous engagez une grande lame et vous terminez l'opération par une section rapide des chairs jusqu'alors épargnées.

Notes. — (a) Je dis procédé rapide et lent ne considérant que l'action du tranchant. Mais les procédés, rapides à ce point de vue, sont souvent les plus longs, à cause de l'hémostase consécutive dont la durée fait partie du temps consacré à une opération.

(b) Dans l'exécution de ce procédé lent, la main gauche jouant un grand rôle pour attirer et soulever les tendons, etc., qu'il s'agit de couper, l'opérateur fera bien de se mettre, pour la cuisse gauche, en face du malade couché sur le côté, et derrière pour la cuisse droite. Dans ce dernier cas, le membre sain devrait être fléchi et replié.

Désarticulation de la hanche.

Lambeau antérieur.

On dit toujours que Lalouette décrivit, en 1748, un procédé à lambeau interne. Cela n'est pas tout à fait juste. Il conseillait d'inciser en arrière, du dessus du trochanter à l'ischion, d'entrer dans l'articulation, de franchir la tête fémorale et de découper en sortant un grand lambeau antéro-interne. Le premier procédé de Lenoir, en 1831, n'était pas autre chose et, à dire vrai, tous les lambeaux antérieurs sont un peu rejetés en dedans (fig. 391, p. 667).

En 1805, Plantade (fig. 385, p. 665) recommandait de découper à la Ravaton un lambeau antérieur carré, d'attaquer l'articulation d'avant en arrière et de couper en sortant, au-dessous de la fesse.

Béclard apprit à tailler par transfixion le lambeau antérieur de son procédé à deux lambeaux (fig. 388, p. 667). A son imitation, Baudens usait dès 1826, dit-il, de la ponction pour tailler un grand lambeau unique antérieur dont il indique les limites avec précision (fig. 389, p. 667). Vers la même époque, Manec (fig. 390, p. 667) et Lenoir enseignaient le même procédé exécuté sensiblement de la même manière.

J. Roux, au dire de Maigaigne, commençait par inciser et disséquer le contour du lambeau antérieur, il ponctionnait les muscles ensuite, liait les vaisseaux, désarticulait; mais, avant de découper les chairs postérieures, il en incisait et disséquait un peu les téguments. Plusieurs avaient déjà recommandé d'inciser la peau et même les muscles du pli fessier, de dehors en dedans, pour plus de régularité. Enfin, Sanson et Bégin, comme Ashmead, disséquaient tout-à-fait un lambeau antérieur cutané arrondi pour découvrir et lier l'artère (fig. 386 et 387, p. 665).

Nous trouvons dans ce bref historique tous les éléments des deux manières, actuellement en usage, de tailler un lambeau inguinal antérieur, à savoir : la manière rapide ou la ponction et la manière lente, l'entaille, dissection plus ou moins méthodique de dehors en dedans, qui permet de découvrir les vaisseaux et de les lier avant de les couper.

Parmi ceux qui aujourd'hui voudraient recourir à la transfixion, il en est plusieurs qui ne le feraient pas sans avoir dessiné les contours du lambeau comme J. Roux. Quant à ceux qui acceptent l'entaille (Verneuil, Rose, M. Duval, etc.), je pense qu'ils n'ont qu'à imiter ce que faisait Verneuil avant d'adopter la méthode ovalaire antérieure comme méthode d'élection.

A. Procédé rapide. — Il s'agit de tailler un lambeau en U de vingt centimètres environ, en enfonçant une lame de vingt-cinq entre le trochanter et l'épine iliaque antéro-supérieure, pour la faire sortir à un doigt derrière le relief du bord interne du muscle moyen adducteur, ou inversement (a).

Placez-vous en dedans de la cuisse droite ou en dehors de la cuisse gauche. Pendant que le membre est légèrement fléchi, empoignez de la main gauche les chairs du futur lambeau pour les rétrécir, les rétracter et les soulever. Plongez le couteau d'abord vers la tête du fémur et ouvrez la capsule; puis rapprochant le manche du tronc, dirigez la pointe vers son issue et, à longs traits, détachez un grand lambeau qui sera immédiatement relevé par vous et saisi par un aide de confiance (b).

Pendant que celui-ci tient le lambeau et les vaisseaux y contenus, incisez la capsule à ras du sourcil, en avant et en dedans; ordonnez ou pratiquez vous-même un peu de rotation externe pour, le poids du membre aidant, amener le ligament rond sous la pointe qui le divise et s'engage à l'instant entre la tête et le col. — A ce moment, la cuisse doit pendre verticale, poussez-en l'extrémité inférieure devant vous pour dégager le grand trochanter afin que le couteau le franchisse en arrière et bientôt, à plein tranchant, sorte dans le pli fessier suivant une courbe régulière (c).

Sans vous occuper encore des vaisseaux antérieurs qui sont en sûreté dans les mains qui tiennent le lambeau, précipitez-vous sur les jets de sang qui sortent de la fesse, etc.

B. Procédé lent. — Tracez le lambeau à la teinture : du milieu de la distance qui sépare le grand trochanter de l'épine iliaque antéro-supérieure, descendez longitudinalement ; traversez la face antérieure de la cuisse à vingt centimètres du point de départ et remontez sur la face interne, à un doigt derrière le bord interne du moyen adducteur, jusque près du pli périnéo-crural. En arrière, vous unirez les deux têtes de l'U antérieur, ou mieux ses deux branches, un peu au-dessous des têtes, par une incision qui viendra passer à un doigt au-dessous du pli fessier (d).

Opération. — Tenez-vous en dehors du membre légèrement écarté et tordu en dehors. Incisez d'un trait le contour du lambeau, en commençant en dedans de la racine de la cuisse pour descendre, croiser la face antérieure et remonter en dehors. Passez le couteau sous la cuisse pour le remettre près du départ de la première incision et diviser les téguments postérieurs (e).

Vous devez, sans la disséquer, libérer tout à fait la lèvre supérieure de la plaie, aussi bien en avant qu'en arrière, de manière à produire une rétraction par glissement, de plusieurs centimètres. Les veines intéressées doivent être liées ou pincées dès à présent.

Sous le bord du lambeau antérieur, en dehors, incisez le fascia lata et l'extrémité de son muscle tenseur; plus en dedans, le couturier soulevé entre deux doigts; entre les deux, le droit antérieur, et relevez le tout par décollement pour découvrir les vaisseaux fémoraux le plus haut possible. Coupez-les entre deux ligatures et relevez-en le bout supérieur avec le lambeau. Un peu plus haut, traitez de même les vaisseaux fémoraux profonds. Tout de suite après, divisez le muscle moyen adducteur, ce qui vous permettra de jeter un fil sur un rameau de l'obturatrice.

Entaillez maintenant le psoas pour atteindre la capsule, l'ouvrir, luxer la tête, et inciser le ligament rond comme d'habitude. Cela fait, vous contournerez l'extrémité supérieure du fémur en serrant l'os (f) pour éviter les gros vaisseaux et, quand vous serez arrivé au niveau du pli fessier vous terminerez en divisant le nerf et les muscles. Dans ce dernier temps, il vous arrivera peut-être d'apercevoir des vaisseaux et de pouvoir les lier avant de les couper.

Notes. — (a) Le couteau doit glisser entre l'artère et la tête du fémur, fuyant l'artère pour ne pas l'atteindre, cherchant l'articulation pour en ouvrir la capsule en passant, à la manière de Baudens. Pour que cela soit possible, il faut opérer pendant que la cuisse est légèrement fléchie, car la flexion éloigne l'artère de la tête fémorale.

La transfixion est impraticable lorsque les chairs sont parsemées d'esquilles ou soulevées par une grosse tumeur.

(b) Quelques opérateurs ont recommandé de faire introduire les doigts d'un aide dans la plaie pour aplatir l'artère dans la base du lambeau, peu après que le couteau a fait sa voie, c'est-à-dire avant la section de l'artère fémorale. Le mieux est de faire vite, car si le couteau ne divise qu'en dernier lieu les vaisseaux fémoraux superficiels, il est à peine introduit qu'il a déjà coupé les gros vaisseaux fémoraux profonds.

(c) Il vaut mieux, quand l'articulation est ouverte, passer le couteau sous le membre pour inciser les téguments, sinon les muscles, de dehors en dedans. L'on revient après, contourner l'extrémité fémorale et terminer à la manière ordinaire.

(d) L'incision postérieure devrait même descendre plus bas, si les téguments antérieurs faisaient défaut pour tailler un lambeau suffisamment long. Quand on opère pour quelque énorme ostéosarcome, le ventre a prêté de la peau qu'il reprendra aussitôt que les incisions seront faites. Il faut tailler en conséquence.

(e) L'on peut remettre à plus tard la section des téguments postérieurs.

(f) La cuisse, avons-nous dit, doit à ce moment pendre verticale. Vertical aussi sera tenu le couteau, la pointe basse, rasant successivement les faces externe et postérieure du grand trochanter et du col, sans abandonner le contact de l'os, malgré les secousses que la droite du chirurgien imprime nécessairement à l'instrument pour trancher les parties fibreuses.

Remarques. — Quand on ampute par un procédé rapide, le couteau travaille vingt secondes; les pinces, vingt minutes, rarement moins, souvent plus. Un tel procédé n'est évidemment pas plus rapide que tel autre réputé lent dans lequel l'action du couteau dure vingt minutes, mais se termine en même temps que l'hémostase.

Abstraction faite du danger d'hémorrhagie foudroyante, s'il était prouvé qu'avec la transfixion ou l'entaille hardie, la dernière ligature est plus vite posée que dans les autres procédés, il faudrait hésiter à recourir à ces derniers. Il vaut mieux, en effet, perdre 200 grammes de sang, en cinq minutes, par quelques grosses artérioles, que 500 en une heure par une longue série de petites hémorrhagies.

Dans tous les procédés, la lenteur est un défaut si elle n'est pas exigée par la sécurité. Ici, dans la désarticulation de la cuisse, il faut redouter presque autant que les hémorrhagies de la fémorale, celles qui durent, venant des petites artères ou des capillaires. C'est pourquoi je crois bon non-seulement de fuir les artérioles en rasant les os, mais encore de préférer à la raquette externe, la raquette antérieure qui permet d'aller vite et facilement, quel que soit l'état des os.

Autres procédés.

Comme l'a dit Barbet, il faut souvent choisir un procédé suivant les circonstances.

A plusieurs reprises, on a dû se contenter du *lambeau interne* de Moublet (fig. 382, p. 663), allongé par Delpech (fig. 383, p. 663), transformé par Blasius (fig. 384, p. 665), qui malheureusement s'est quelquefois gangrené.

Le *lambeau postérieur* unique, indiqué par Puthod et Wohler (fig. 380, p. 663) a servi à Langenbeck et à Bryce.

Le *lambeau externe* a plusieurs fois été employé accidentellement, dans des cas où il s'agissait de compléter par l'extirpation de l'extrémité supérieure du fémur une amputation sous-trochantérienne faite par cette méthode (fig. 381, p. 663).

Béclard, Sanson, Bégin et M. Duval coupent les téguments postérieurs à une certaine distance au-dessous du pli de la fesse, après avoir taillé un lambeau antérieur. C'est donc un procédé à *deux lambeaux antérieur et postérieur*. Mais je ferai remarquer, qu'à moins d'entamer la fesse, comme Lalouette, on en garde toujours la totalité des parties molles quand on pratique le lambeau antérieur dit unique, un peu à tort, comme on le voit.

Les *lambeaux latéraux* paraissent dater de Larrey (fig. 393, p. 669) et d'A. Blandin, mais nous avons vu que le premier faisait, à la hanche, comme à l'épaule, quelque chose qui est devenu la raquette externe ici, antérieure là.

Dupuytren (premier procédé), Lisfranc (fig. 394, p. 669), Kerst, Hammick, Syme, Unger et Walter taillaient de vrais lambeaux latéraux, les uns par transfixion, les autres par entaille, en commençant tantôt en dedans tantôt en dehors.

Lisfranc ponctionnait d'avant en arrière, en dehors de l'artère et même de l'articulation qu'il ouvrait ou rasait en passant, pour aller ressortir plus en dedans, sous l'ischion, et tailler de suite le lambeau externe ou plutôt postéro-externe. Faisant tirer en dedans les chairs internes, il ramenait le couteau à l'attitude du départ, passait cette fois en dedans de la tête fémorale et faisait saisir l'artère avant de terminer le lambeau interne, toujours de l'intérieur vers l'extérieur. La désarticulation venait après.

Quant à B. Bell, en conseillant, après avoir coupé circulairement, de fendre en avant et en arrière (fig. 400, p. 673), il a fourni également un procédé à lambeaux latéraux, que Roser, entre autres. a employé pour extirper l'extrémité du fémur à la suite d'une amputation préalable.

Alanson, Abernethy, Sanson (fig. 399, p. 671), Cornuau, Græfe incisaient *circulairement* ou plutôt un peu obliquement comme le pli de l'aine; puis, creusant le moignon de plus en plus, atteignaient l'articulation.

Voici du reste, comme pour l'épaule, un petit *atlas historique*, incomplet sans doute, mais qui cependant représente avec une exactitude approximative les principaux procédés proposés ou employés jusqu'à ce jour.

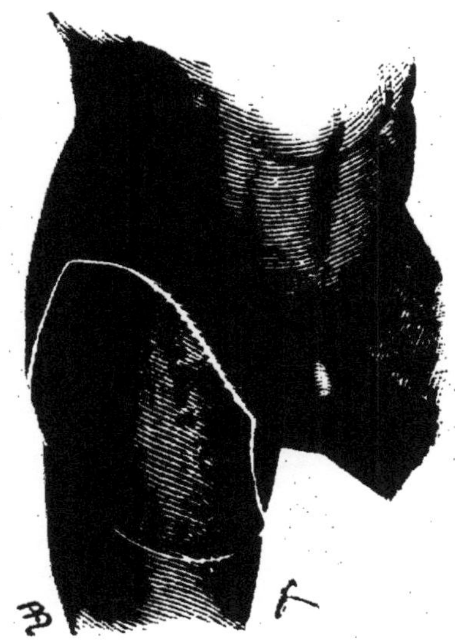

Fig. 380. — Lambeau postérieur indiqué par Puthod et Wohler (1739), employé par Bryce (1827).

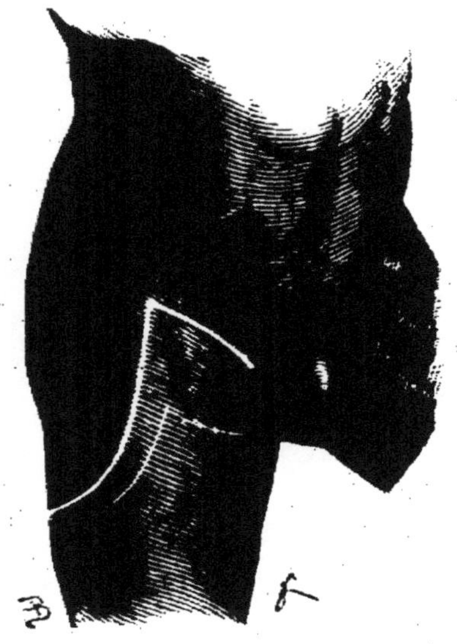

Fig. 381. — Lambeau externe résultant d'une incision dite elliptique coudée, Soupart.

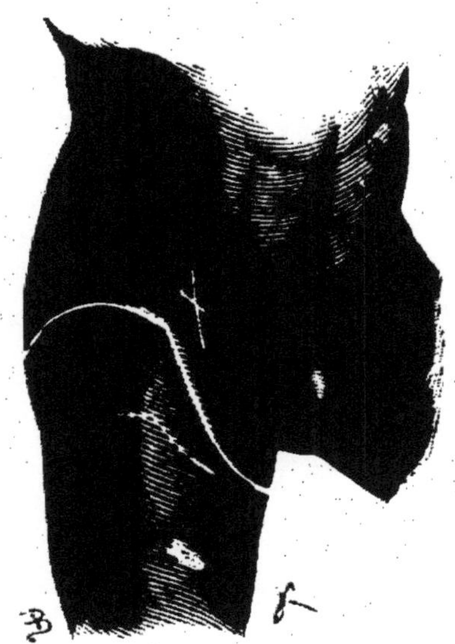

Fig. 382. — Lambeau interne de Monblet (1759), après ligature de l'artère fémorale.

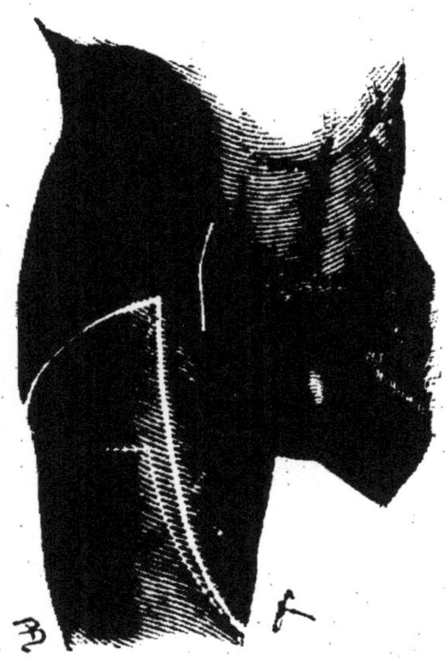

Fig. 383. — Lambeau interne très long de Delpech (1828), après ligature de l'artère fémorale.

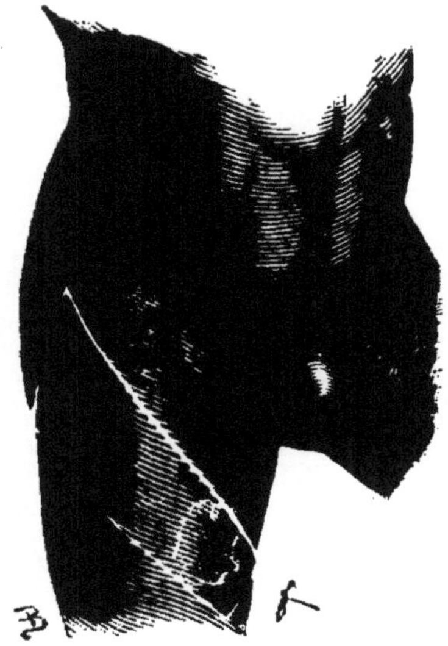

Fig. 384. — Lambeau interne pointu, résultant d'incisions formant losange (Schrägschnitt) de Blasius (1839).

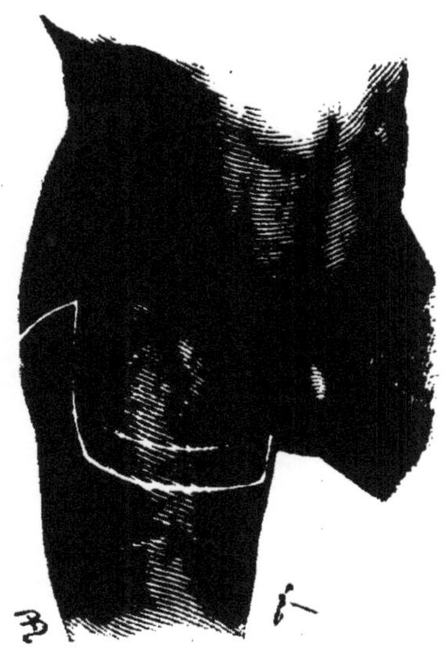

Fig. 385. — Lambeau antérieur carré, musculo-cutané, entaillé à la Ravaton, Plantade (1805).

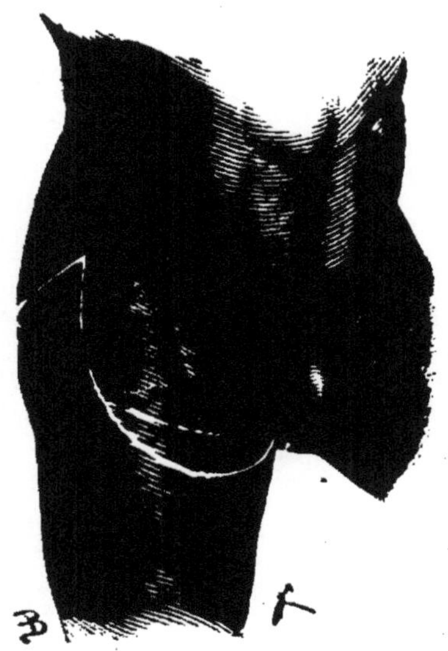

Fig. 386. — Lambeau antérieur arrondi, cutané, disséqué pour lier l'artère avant de désarticuler, Ashmead (XIXe).

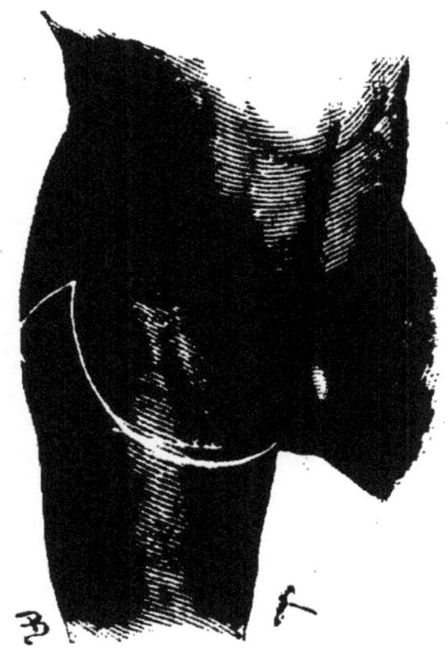

Fig. 387. — Lambeaux arrondis, antérieur et postérieur, courts, l'antérieur cutané, disséqué, Sanson et Bégin.

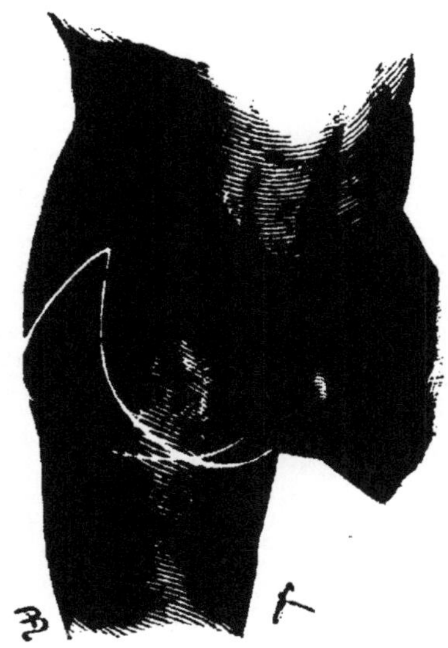

Fig. 388. — Lambeaux arrondis, courts, antérieur et postérieur, l'antérieur ponctionné, Béclard.

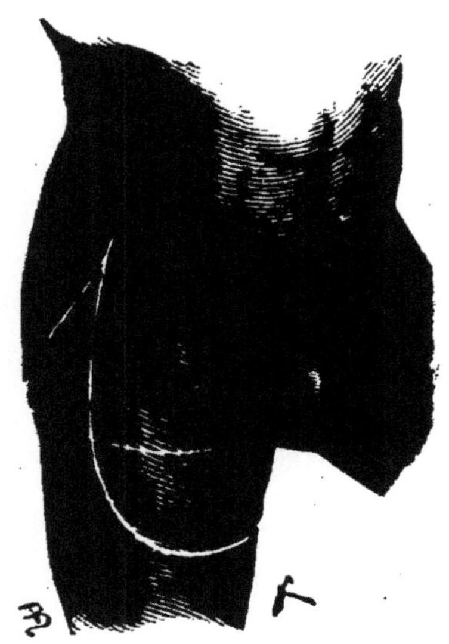

Fig. 389. — Lambeau antérieur prédominant, très long, ponctionné à la Béclard, — Boudens (1826 ?), Lenoir.

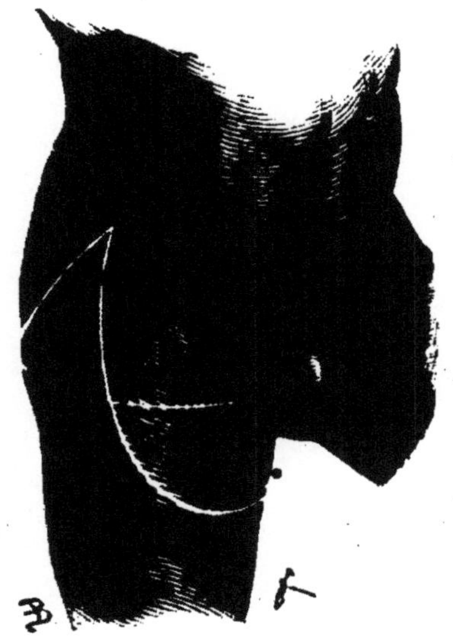

Fig. 390. — Lambeau antérieur, un peu interne, ponctionné, l'incision post. précède la désarticulation, Manec.

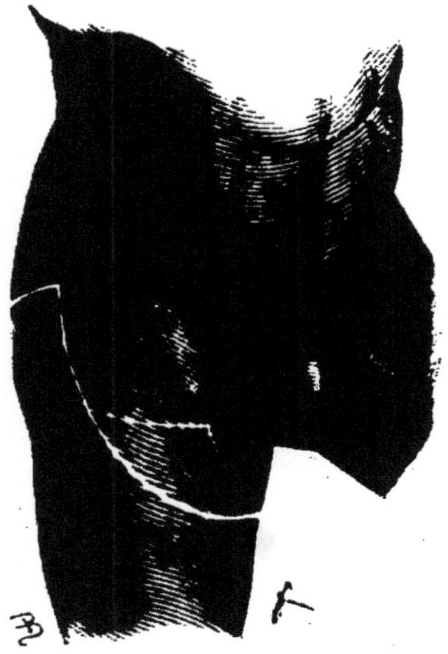

Fig. 391. — Lambeau antéro-interne taillé en sortant, après désarticulation, Lalouette (1748), Lenoir (1831).

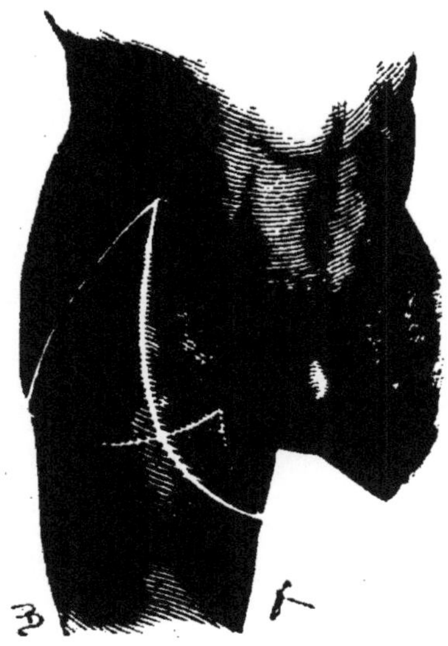

FIG. 392. — Lambeau antéro-interne circonscrit, puis entaillé, 2e procédé ou procédé d'élection de Dupuytren.

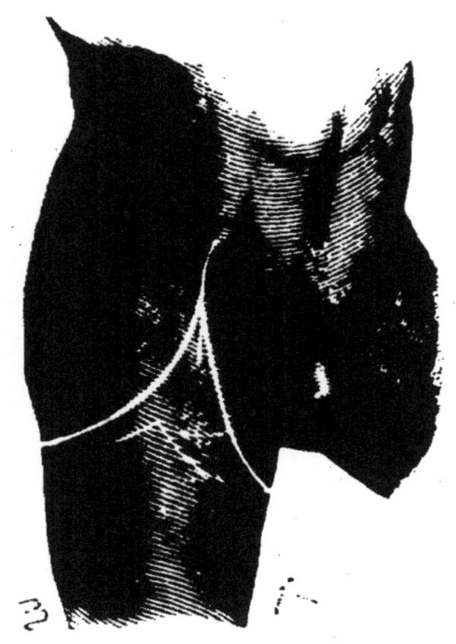

FIG. 393. —Lambeaux interne et externe; entaillés, A. Blandin; ponctionnés, D, Larrey. Ligature préalable.

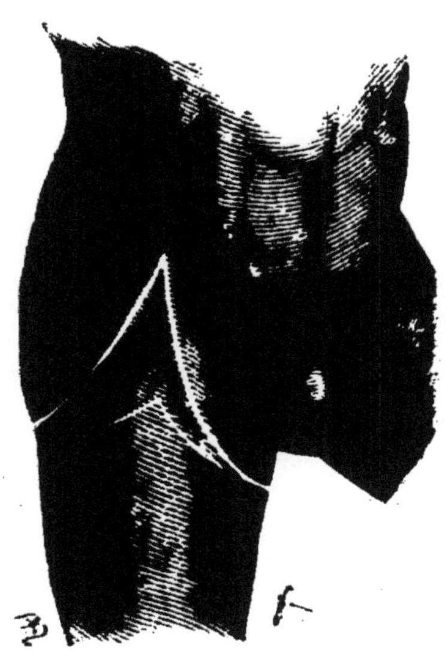

FIG. 394.— Lambeaux int. et ext.; ponctionnés, Lisfranc; il commençait par l'ext. et finissait par la désarticulation.

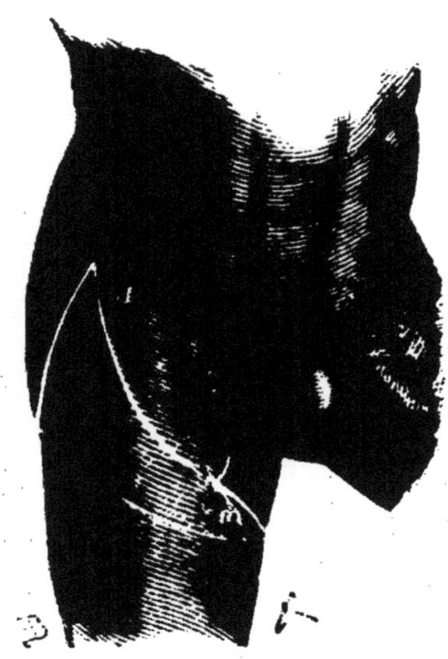

FIG. 395. — Ovalaire, Kerr de Northampton, avant 1795. Il coupait et II, désarticulait et divisait III.

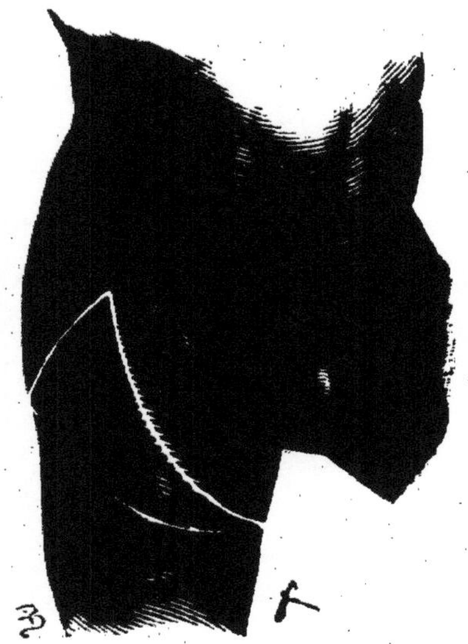

FIG. 396.—Ovalaire, ou deux courts lambeaux obliques, entaille précédant la désarticulation, Guthrie.

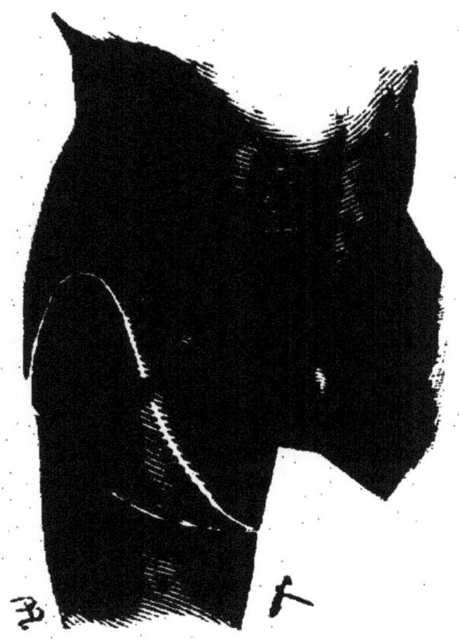

FIG. 397.—Ovalaire ou elliptique à lambeau interne destiné à s'unir à la concavité sus-trochantérienne, Günther

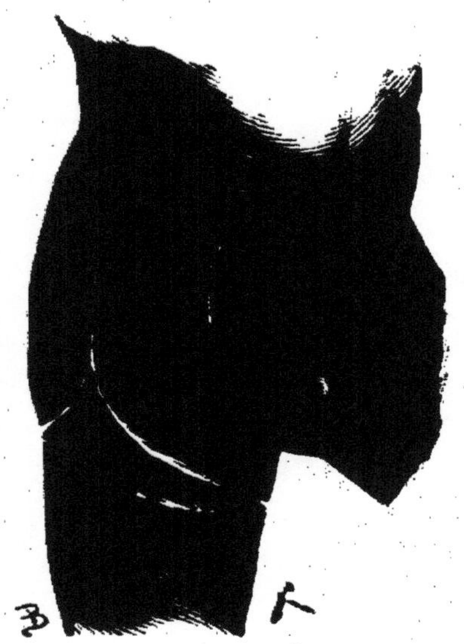

FIG. 398. — Raquette externe de Foullioy (1841), après ligature de l'artère fémorale.

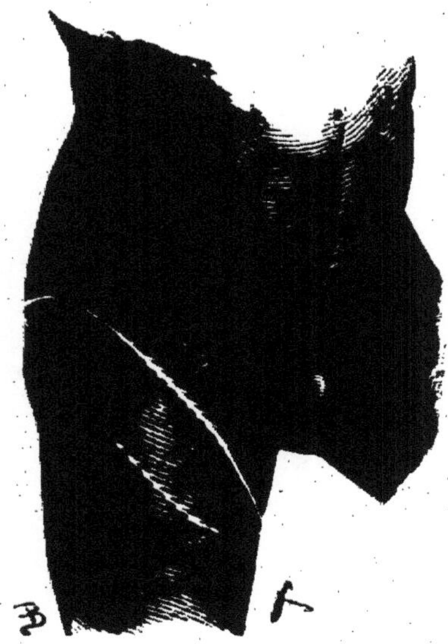

FIG. 399. — Circulaire oblique, Sanson. — Cornuau, etc., coupaient moins obliquement et moins haut.

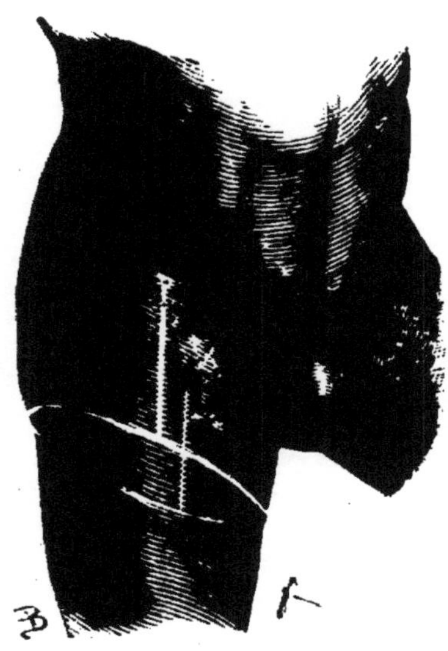

Fig. 400. — Circulaire doublement fendue, en avant et en arrière, donnant deux lambeaux carrés, Benjamin Bell.

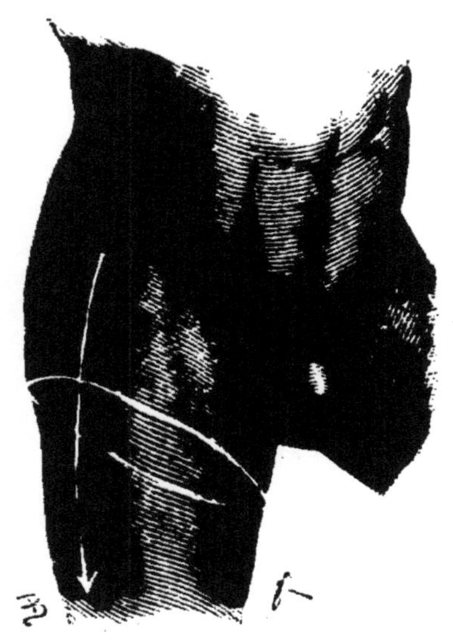

Fig. 401. — Circulaire à grande fente externe préalable, désarticulation sous-périostée, Ravaton.

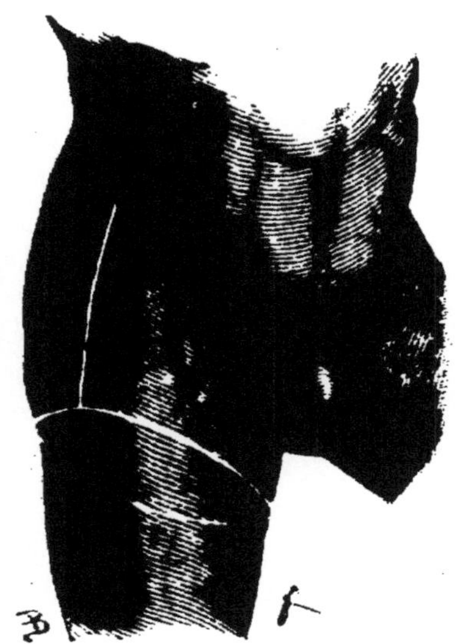

Fig. 402. — Circulaire à fente ext. consécutive, Veitch, Lacauchie, Esmarch. L'opération peut être juxta-osseuse.

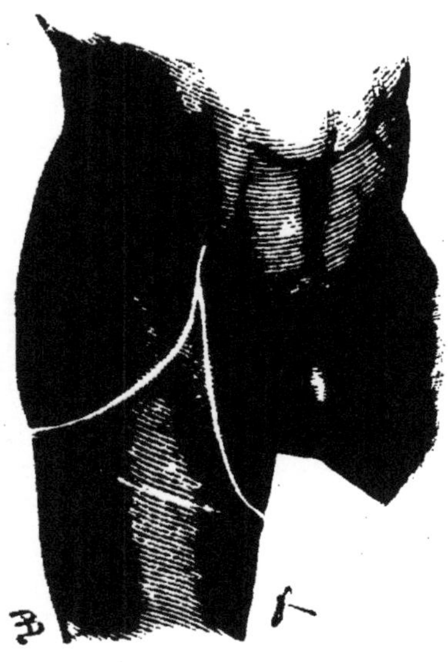

Fig. 403. — Raquette antérieure. A. Cooper, Roser, Verneuil. Ligature au premier temps de l'opération.

TABLE DES MATIÈRES

DEUXIÈME PARTIE.

DES AMPUTATIONS EN PARTICULIER

FIN DE LA TABLE DES MATIÈRES.

PARIS. — IMPRIMERIE ÉMILE MARTINET, RUE MIGNON, 2.